U0350257

血管内超声
INTRAVASCULAR ULTRASOUND

主　编　葛均波

副主编　刘学波　于　波

人民卫生出版社

图书在版编目（CIP）数据

血管内超声 / 葛均波主编 .—北京：人民卫生出版社，2018
ISBN 978-7-117-27291-9

Ⅰ.①血…　Ⅱ.①葛…　Ⅲ.①血管疾病 - 超声波诊断
Ⅳ.① R543.04

中国版本图书馆 CIP 数据核字（2018）第 191467 号

人卫智网	**www.ipmph.com**	医学教育、学术、考试、健康， 购书智慧智能综合服务平台
人卫官网	**www.pmph.com**	人卫官方资讯发布平台

血管内超声

主　　编：葛均波
出版发行：人民卫生出版社（中继线 010-59780011）
地　　址：北京市朝阳区潘家园南里 19 号
邮　　编：100021
E - mail：pmph @ pmph.com
购书热线：010-59787592　010-59787584　010-65264830
印　　刷：北京盛通印刷股份有限公司
经　　销：新华书店
开　　本：889×1194　1/16　印张：26
字　　数：824 千字
版　　次：2018 年 9 月第 1 版　2019 年 7 月第 1 版第 4 次印刷
标准书号：ISBN 978-7-117-27291-9
定　　价：258.00 元

打击盗版举报电话：010-59787491　E-mail：WQ @ pmph.com
（凡属印装质量问题请与本社市场营销中心联系退换）

编 者

（按姓氏笔画排序）

卜 军　上海交通大学医学院附属仁济医院
于 波　哈尔滨医科大学附属第二医院
马士新　上海市第六人民医院
王 晓　首都医科大学附属北京安贞医院
刘学波　同济大学附属同济医院
刘 健　北京大学人民医院
杨峻青　广东省人民医院
来 晏　同济大学附属同济医院
吴小凡　首都医科大学附属北京安贞医院
邱福宇　浙江大学医学院附属邵逸夫医院
宋 雷　中国医学科学院阜外医院
张文斌　浙江大学医学院附属邵逸夫医院
张俊杰　南京市第一医院
张 峰　复旦大学附属中山医院
林晓杰　博动医学影像科技（上海）有限公司
尚云鹏　浙江大学医学院附属第一医院
单守杰　南京市第一医院
单培仁　温州医科大学附属第一医院
赵志敬　西京医院
修建成　南方医科大学南方医院
侯江涛　香港中文大学医学院
贺 勇　四川大学华西医院
贾海波　哈尔滨医科大学附属第二医院
钱 杰　中国医学科学院阜外医院
钱菊英　复旦大学附属中山医院
侯静波　哈尔滨医科大学附属第二医院
徐迎佳　上海市第五人民医院
徐 凯　沈阳军区总医院
郭 宁　西安交通大学第一附属医院
郭 军　中国人民解放军总医院（301医院）
涂圣贤　上海交通大学生物医学工程学院
黄 欣　西安交通大学第一附属医院
曹 阳　哈尔滨医科大学附属第一医院
葛均波　复旦大学附属中山医院
董 樑　浙江大学医学院附属第二医院
蒋 峻　浙江大学医学院附属第二医院
靳志涛　中国人民解放军火箭军总医院（图像制作与处理）
窦克非　中国医学科学院阜外医院

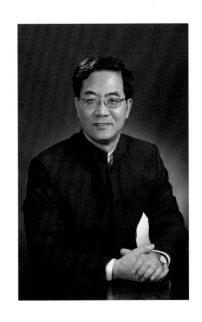

葛均波

中国科学院院士。现任复旦大学附属中山医院心内科主任，上海市心血管临床医学中心主任，上海市心血管病研究所所长，复旦大学生物医学研究院院长，复旦大学泛血管医学研究院院长，复旦大学泛血管基金理事长，教育部"心血管介入治疗技术与器械"工程研究中心主任。被授予"长江学者""科技精英""全国五一劳动奖章""谈家桢生命科学奖""白求恩奖章"等荣誉称号。中华医学会心血管病分会主任委员，中国心血管健康联盟主席，美国心血管造影和介入学会理事会理事，美国心脏病学会国际顾问。长期致力于冠状动脉疾病诊疗策略的优化与技术革新，在血管内超声技术、新型冠脉支架研发、复杂疑难冠脉疾病介入策略、冠脉疾病细胞治疗等领域获得一系列成果。先后承担20余项国家和省部级科研项目，作为通讯作者发表SCI或SCI-E收录论文300余篇，主编英文专著1部、中文专著19部。担任《内科学》（第8版）、《实用内科学》（第15版）教材的主编工作，*Cardiology Plus*主编、*Herz*副主编。作为第一完成人获得国家科技进步二等奖、国家技术发明奖二等奖、教育部科技进步一等奖、中华医学科技二等奖、上海市科技进步一等奖等科技奖项10余项。

Professor Junbo Ge is academician of Chinese Academy of Sciences; the chief of cardiology department of Zhongshan Hospital, Fudan University; the chief of Shanghai Cardiovascular Clinical Center; the chairman of Shanghai Institute of Cardiovascular Diseases; the head of Institutes of Biomedical Sciences; the head of Institute for Pan vascular Medical Research, Fudan University; the chairman of Pan vascular Fund, Fudan University; director of Engineering Research Center for Cardiovascular Devices, Ministry of Education; He was awarded Scholars of the Yangtse River; Elite of science and technology; National Labor Medal; Tan Jiazhen prize in life sciences; the national "Bethune" Medal, etc. He is also the president of the Chinese Society of Cardiology; the chairman of China Cardiovascular Association; board member of The Society for Cardiovascular Angiography and Interventions; member of the international advisory board of American College of Cardiology. Prof. Ge dedicates to the optimization and innovation of diagnosis and treatment strategy for coronary artery disease and made extraordinary achievements in intravascular ultrasound (IVUS). His research areas also includes development of novel coronary stents, treatment strategy optimization of complex CAD and stem cell therapy. Prof. Ge has been responsible for over 20 scientific research projects supported by the government, Furthermore, a total of over 300 papers published by Prof. Ge have been included by SCI-E (as the first author or the corresponding author). Prof. Ge has edited 20books (one published abroad) and co-edited more than 20 monographs and textbooks. He is the chief editor of Internal Medicine (8th edition), Practice of Internal Medicine (15th edition), Cardiology Plus and deputy editor of Herz. As the first person to complete a project, Prof. Ge has received more than fourteen awards, including the second prize of National Award for Science and Technology Progress, the second prize of National Award for Technological Invention, the first prize of Science and Technology Progress Award presented by the Ministry of Education, the second prize of the China Medical Technology Award(twice),the first prize of the Shanghai Science and Technology Progress Award, etc.

Preface

It is indeed my honor to write this preface to the textbook "Intravascular Ultrasound" that has been organized and edited by Professor Junbo Ge, a pioneer in this field. The timing of this book—which has been designed specifically for the Chinese audience—could not be better both from an historic as well from a practical viewpoint.

Historically, it is almost exactly 30 years since Paul Yock presented his poster on intravascular ultrasound at the Scientific Sessions of the American Heart Association in November 2018 (Yock et al. Circulation 1988;78:II-21):

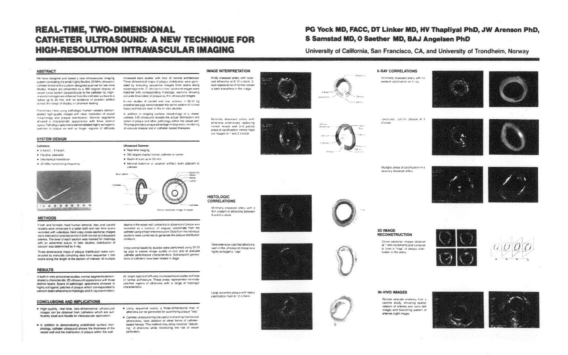

The history of intravascular ultrasound as well as the evolution of intravascular ultrasound in China have been elegantly covered by Professor Ge in Chapter 1.

Paul Yock's invention of intravascular ultrasound led to the development of newer and/or alternative intracoronary diagnostic and guidance devices such as optical coherence tomography, technologies that can assess plaque composition such as near infrared spectroscopy and radiofrequency IVUS, and physiologic lesion assessment. While the major focus is intravascular ultrasound as the title suggests, all of these are covered in this book (Chapter 3 and Chapter 7).

From a practical perspective–from the perspective of the practicing interventional cardiologist– and while there are many research uses (as outlined in Chapter 5), the major clinical utility of intravascular ultrasound is in guiding percutaneous coronary intervention (PCI). Therefore, it is notable that the textbook continues with a presentation of the basics of intravascular ultrasound (Chapter 2 and Chapter 4) and then focuses on its utility in during PCI procedures from pre- intervention lesion assessment, to PCI (especially stent) optimization, and   to assessment of stent failures (Chapter 6).

I am especially pleased that at least 26 of the sections have been written by Chinese physicians who studied at the Cardiovascular Research Foundation (CRF) in New York City, USA. This one- year program combines experience in research at CRF with in depth experience into the clinical utility of intravascular ultrasound and other intracoronary techniques at the New York Presbyterian Hospital of Columbia University Medical Center. These former CRF research fellows have been ambassadors for the adoption of these techniques–especially of intravascular ultrasound–in China.

Gary S. Mintz, MD
Chief Medical Officer
Cardiovascular Research Foundation

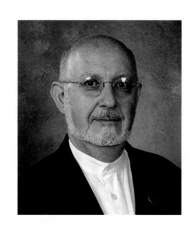

Gary S. Mintz博士是心血管研究基金会（CRF）的首席医学官，TCTMD.com总编，TCT执行总裁。Mintz博士于1991年加入CRF，在血管内成像领域发表了超过900多篇文章或书以及700多篇摘要，其中也包括血流动力学、心血管生理学、心脏放射学、冠脉造影、介入心脏病学，临床心脏病学和心超等多个方面。2005年，Mintz博士作为唯一作者出版了冠脉内超声专著。2014年，他在韩国首尔获得了"Master of the Masters"终身成就奖。2015年在韩国首尔的TCT-AP心血管峰会获得了旨在奖励PCI领域杰出讲师及终身成就的钱氏基金。Mintz教授也是TCT-AP心血管峰会及CIT的联合主席。

Mintz博士于1970年在宾夕法尼亚大学完成本科学位，四年后在费城哈尔曼大学获得医学学位。从1975年到1978年在哈尔曼大学完成了实习、住院医师及心脏专科培训。1978年他加入哈尔曼大学医学院并于1987年提升为医学教授。他同时还是心超实验室主任，冠心病监护病房主任，心脏专科培训项目主任。他还从内科住院医师及心脏专科培训项目获得教学奖励。

Gary S. Mintz, MD, is Chief Medical Officer of the Cardiovascular Research Foundation, Editor- in-Chief of TCTMD. com, and the Managing Co-Director of Transcatheter Cardiovascular Therapeutics（TCT）. Dr. Mintz joined the Cardiovascular Research Foundation in 1991. He is the author of more than 900 articles or book chapters and 700 abstracts focusing on intravascular imaging, but also including various aspects of hemodynamics, intravascular physiology, cardiac radiology, coronary arteriography, interventional cardiology, clinical cardiology, and cardiac ultrasound. In 2005, Dr. Mintz published the single-authored textbook Intracoronary Ultrasound. In 2014, he received the "Master of the Masters" career achievement award in Seoul, Korea. In 2015, he received the Chien Foundation Award for Outstanding Lectureship and Lifetime Achievement in PCI at the TCTAP-Cardiovascular Summit in Seoul, Korea. He also serves as co-director of both the annual TCT-AP Cardiovascular Summit and the annual China Interventional Therapeutics in Partnership with TCT.

Dr. Mintz completed his undergraduate education at the University of Pennsylvania in 1970 and received his medical degree from Hahnemann University in 1974, both in Philadelphia, PA. He finished his internship in 1975, residency in 1976, and cardiology fellowship in 1978, each at Hahnemann University. He joined the Hahnemann University Department of Medicine faculty（with a joint appointment in the Department of Diagnostic Radiology）in 1978 and was ultimately promoted to Professor of Medicine in 1987. His administrative appointments there included Director of the Cardiac Ultrasound Laboratory, Director of the Coronary Care Unit, and Director of the Cardiology Fellowship Training Program. He received teaching awards from both the Department of Medicine Residency and Cardiology Fellowship Training Programs.

前　言

　　较十八年前我刚回国工作期间编写的《血管内超声波多普勒学》，这一版《血管内超声》的内容和章节有较大幅度的更新，并充实了部分新的技术手段。冠状动脉疾病仍是当前危害国人健康的主要问题，也是心血管医生面临的主要挑战。动脉粥样硬化病变是冠心病的主要病理类型，临床工作中我们需要了解粥样硬化发生、发展和破裂并发不良事件等众多问题；同时，斑块稳定性、狭窄程度、"罪犯"病变、"造影正常"的急性冠脉综合征、复杂冠心病介入治疗、支架失败等一系列问题也是心血管医生所面临的。血管内超声等腔内影像学技术，是目前心导管室中重要应用工具之一，帮助解决并回答上述实际工作中的许多问题，越来越多国内外研究结果显示其在冠心病的诊治中具有重大的指导意义。几月前，我们发行了国内第一版《血管内超声中国专家共识》，引起广大读者的浓厚兴趣，也让我有强烈的紧迫感来编撰这本书籍，希望真正能对大家掌握此项技术有所帮助。

　　与冠脉造影相比，血管内超声将微型化超声探头置入冠脉管腔内进行显像，可以观察管腔的形态和管壁的结构，具有直观、准确等优点，被认为是诊断冠心病新的"金标准"。目前，该技术被用于发现早期冠脉粥样硬化斑块，了解斑块性质，准确评价管腔狭窄程度和斑块负荷；对于左主干病变、分叉病变、慢性完全闭塞性病变、弥漫性病变等复杂病变的介入治疗具有非常明确的指导作用，也常用于了解支架术后失败的原因。在心导管室，其弥补了"二维"冠脉造影在定量和定性分析冠脉病变方面的不足，补充了重要的解剖信息。随着冠脉介入性诊疗技术的蓬勃开展，冠脉内超声显像技术也得到了迅速发展，并在临床得以迅速应用和推广。

　　本书主要由国内大部分在此领域有一定造诣的中青年专家共同参与撰写，他们工作在心血管临床和科研一线，具有极强的学术能力和丰富的经验。本书的内容涵盖血管内超声的原理、技术和基本操作；在血管内超声指导复杂冠心病介入治疗有大量章节和内容，在阐述理论的同时，更加侧重临床实际应用，侧重对手术策略的指导和使用的技巧，并结合目前国内外的最新研究结果，真正体现了血管内超声的实战意义。本书体现了血管内超声优化复杂冠心病介入治疗的新理念，细化、优化在复杂手术中使用的重要环节。本书部分章节涉及"易损斑块"和当代抗动脉粥样硬化药物治疗稳定斑块的研究结果，从腔内影像技术角度帮助心血管临床医生更深入地理解冠心病的病理基础，并可建立研究的方法学，尤其在急性冠脉综合征的诊治中。光学相干断层成像和NIRS等其他腔内影像技术和冠脉生理功能的快速发展，涌现大量的临床研究结果并形成新理念，本书立足血管内超声技术，系统介绍临床上其他重要的腔内成像和生理功能技术，帮助读者更好地理解、定位和应用血管内超声技术及其他技术，在临床工作中各取所需，精准获得最重要的资料。

本书是国内众多专家学者共同辛勤付出所取得的成果，在此谨向他们表示衷心的感谢。然而，鉴于编者能力、经验和时间的限制，或个人的理解有偏颇，虽几易其稿，肯定存在诸多疏漏和不足之处，恳请广大读者不吝赐教。

2018年7月10日于上海

目　录

第一篇
血管内超声历史、发展和展望

冠状动脉（冠脉）造影术一直以来被视为诊断冠脉形态以及粥样硬化病变的"金标准"。冠脉造影通过显示造影剂填充下的血管腔内二维轮廓来间接反映管壁情况，但在提供冠状动脉内结构、斑块性质以及冠脉生理学功能等信息方面作用非常有限；同时，当动脉粥样硬化发生后，血管壁往往代偿性出现重构，在一定程度上影响了冠脉造影对于冠脉病变以及血管狭窄程度的判断，从而对冠脉病变临床处理策略的选择及其发病机制的深入研究造成影响。

与冠脉造影相比，血管内超声（intravascular ultrasound，IVUS）将微型化超声探头植入冠脉管腔内进行显像，通过血管横截面图像的显示，不仅可以观察管腔的形态，还可以观察管壁的结构，具有直观、准确等优点，被认为是诊断冠心病新的"金标准"。目前，该技术被用于发现早期冠脉粥样硬化斑块，了解斑块性质，准确评价管腔狭窄程度和斑块负荷以及病变长度，同时对于左主干病变、分叉病变、慢性完全闭塞性病变、弥漫性病变等复杂病变的介入治疗具有非常重要的指导作用，也常用于了解支架术后失败的原因，近来，IVUS用于慢性闭塞病变的介入治疗。IVUS可以弥补冠脉造影在定量和定性判断冠脉病变方面的不足，随着冠脉介入性诊疗技术的蓬勃开展，冠脉内超声显像技术也得到了迅速发展，并在临床得以迅速推广和应用。

第一章

血管内超声的早期探索

一、腔内超声在心脏参数测量中的应用

血管内超声是广义的腔内超声（intraluminal ultrasound）显像在血管显像的应用。而冠脉内超声（intracoronary ultrasound）又是血管内超声显像在冠状动脉显像的应用。由于血管内超声临床主要用于冠状动脉显像，因此IVUS一般多指冠脉内显像。早期的腔内超声主要利用声波的传播时间从而计算身体某些器官的径线，图1-1是早期腔内超声用于测量心血管径线的探头示意图[1]，黑色区域为固定在导

Cieszynski	1956	单晶体探头	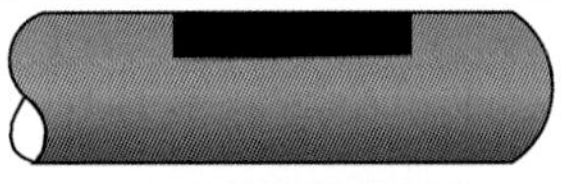	心脏径线
Kossoff	1966	单晶体探头	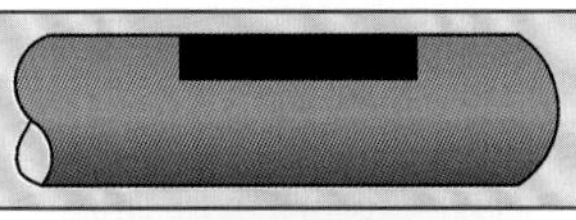	心脏径线 室间隔厚度
Peronneau	1968	双晶体探头	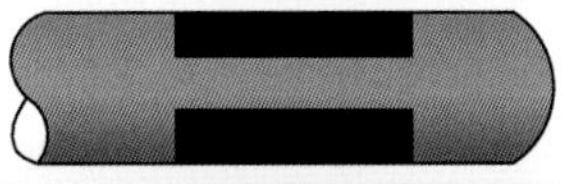	体腔径线
Carleton	1968	柱状探头	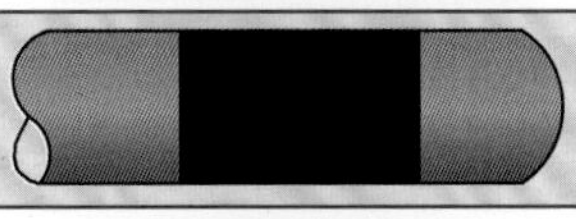	左室直径
Stegall	1969	时间传播探头	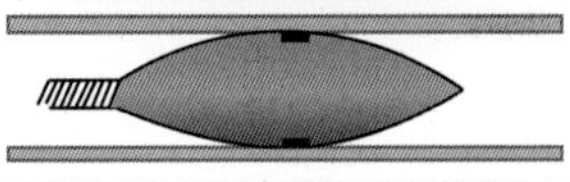	颈动脉直径
Kardon	1971	时间传播探头	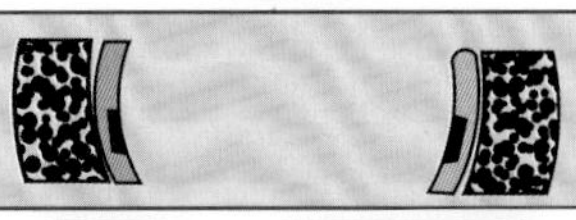	左室直径
Olson	1974	超声和多普勒探头	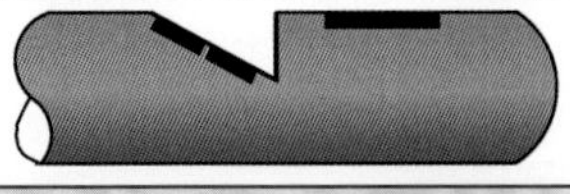	经食管心脏测量
Frazin	1976	M型超声	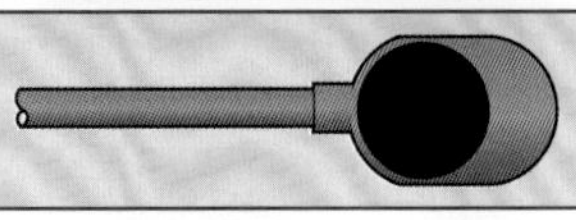	经食管心脏测量
Hughes	1978	3晶体探头	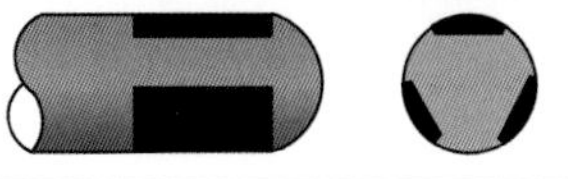	主动脉内径

图1-1　应用于心脏和大血管进行测量的超声探头发展示意图（引自Bom N,等）

管前端的超声晶片以确保超声波束与导管长轴垂直。1956年Cieszynski利用研制的超声导管用于心内超声测量研究，发现该超声导管可以在实验模型上得到软组织回声，在进一步的动物实验中发现该超声导管可以获得犬左、右心室内膜及肺动脉的超声反射，因此他大胆预言该方法将会成为诊断心脏疾病的新方法[2]。几年后，Kossoff研制出一种直径为2mm，工作频率为8MHz的超声导管用于心室壁厚度的测量，精确度可达0.1mm[3]。1968年，Peronneau利用双晶体固定在超声导管末端测量各晶体至腔壁的距离，以此为基础再加上导管的直径精确测量管腔的径线[4]；同年，Carleton研制出一种频率2.5MHz、直径3.1mm的柱状超声探头，该探头以360°发出超声波来得到腔壁的回声以测量犬心腔的大小，从而为精确测量心脏结构参数奠定基础[5]。

二、大血管径线的测量

1969年，Stegall利用一种双晶体探头超声导管（"口径测量器"，一种频率为5MHz、测量超声波在两晶体间传播时间的腔内超声系统）来测量主动脉及颈动脉的内径[6]，Kardon也曾应用类似系统测量心室内径[7]。1971年，Bom等尝试将32晶体5.6MHz的探头安装在9F导管顶端，通过在心脏腔内放置相控阵超声传感器避免骨结构干扰，发现高频率可以用于产生较高分辨率的心脏结构图像[8]。1974年，Olson利用经食管超声探头监测升主动脉内同一平面的直径和血流速度[9]；Franzin等则应用9mm直径、3.5MHz频率的超声探头经食道M-型超声心脏描记了38例病人的心脏结构[10]，原则上讲食道超声应该被认为是广义的腔内超声。1978年，Hughes将超声晶体从两个改为三个来动态测量主动脉的直径。但上述测量仅用于实验性研究，并未引起临床医生的重视[11]。

三、腔内超声在冠脉造影中的应用

1967年，Stegall首先通过连续波多普勒导管测量了冠脉的瞬时血流速度[12]。1974年，Reid报告了能通过7F导管的脉冲波多普勒导管，并用此导管来测量犬股动脉和冠脉的血流速度[13]。同年，Hartley和Cole研制了5F、20MHz多普勒导管，在58例病人中，他们均能记录到基础和注射造影剂后血管充血反应时的血流速度变化[14]，其设计方法为12年后Sibley发明多普勒导管提供了基础[15]。1990年，Kern等报道了一种在左冠脉造影导管顶端安置20MHz晶体的装置[16]。然而，上述两种装置均不能选择性地测量靶血管的血流，主动脉内血流影响到冠脉血流形态。同时，这种能记录血流的造影导管直径相对较大，放在冠脉开口处可能会影响冠脉血流，尤其是在观察冠脉的充血反应时。1988年，Hodgson、Pandian和Yock等率先报道了利用安装在心导管顶端的微型传感器系统，通过在血管内发射和接收高频超声信号来显示动脉壁结构和粥样硬化成分的细致变化，开创了冠心病影像学诊治的里程碑式飞跃。接下来就是对腔内显像技术的安全性、可行性以及准确性做了离体和在体评价[17-21]。

第二章

血管内超声技术及应用发展

一、血管内超声器械技术的改进

传感器的持续改进极大地带动了血管内超声成像检查的发展，利用微型超声换能器（超声探头）从血管内部成像来检测管腔大小和管壁结构，可以实时显示血管横断面解剖结构，观察粥样硬化斑块形态及性质，从而为病变评估以及经皮介入治疗提供指导。从成像功能角度来看，血管内超声检查主要依赖于IVUS探头、探头运动与回撤系统以及超声成像主机三部分。

作为实现腔内超声成像的关键技术，IVUS换能器（即超声探头及其所在的导管）的设计与制造是至关重要的问题，目前适用于血管内或心腔内成像的超声导管直径一般在2.6~10F（0.87~2.97mm），频率在20~45MIHz，轴向和侧向分辨率分别可达到100~120μm和200~250μm。

目前，依照探头设计类型，IVUS导管及其相应的成像系统可分为机械旋转型和相控阵型。机械旋转型IVUS换能器以波士顿科学公司的40MHz换能器为带代表，原理主要是利用导管近端的马达驱动轴以约1800转/分钟的转速旋转单阵元换能器旋转，换能器发射或接收信号约以1°递增，这些脉冲的不同延迟时间和振幅可为每幅图像产生256个独立径向扫描线。电子相控阵系统以火山公司的20MHz多阵元阵列式换能器为代表，采用电子相控阵系统，由多个超声传感器镇元呈环形排列，通过时序调控产生图像，经过时序编码，各组传感器通过孔径矩阵优化合成图像。

就目前技术而言，机械旋转型和电子相控阵型各有特点，一般而言，前者探头中心频率更高，在各束扫描之间不存在盲区，因此得到的图像分辨率更高，也更加完整真实，但由于旋转扫描的影响，容易产生伪影，同时探头距离导管前端较远，需要更多的操作空间；而电子相控阵型探头更加靠近导管前端，不易产生伪影，但探头中心频率较低，并且每束矢量均存在少量盲区，需要重建图像。

近年来，随着超声换能器材料的发展，IVUS探头技术的发展亦有较大的进步。以上所提到的两种IVUS换能器均采用目前主流的压电陶瓷（PZT），具有成型简单、机械强度好的特点。然而，近年来伴随复合材料的不断发展[22, 23]，IVUS复合材料换能器表现出高频率、宽带宽以及高分辨率的特点，其中较为成熟的为CMUTs（capacitive micromachined ultrasoic transducers），主要由很多小的空气填充电容构成，当施加偏置电压时，微型膜出现应变并由此产生声波，与PZT相比，可以提供较宽的带宽并提高敏感度，适合用于高频、微型换能器，并且可以根据直流偏置电压改变工作频率，从而可以在穿透深度和分辨率两方面获得平衡，还可实现3D-IVUS的实时成像，用于评估支架的位置以及与血管的贴壁情况，具有更大的实用价值和临床应用前景[24]。

二、血管内超声成像技术的发展

伴随IVUS在临床应用的不断推广和深入，临床对于IVUS的技术需求亦在不断增加，近年来，以虚拟组织学成像为代表的新型成像技术不断涌现，极大地丰富了IVUS的临床应用。

虚拟组织学成像血管内超声（virtual histology-IVUS，VH-IVUS）是利用反向散射的超声射频信号，通过功率频谱的处理进行分析比较，重建实时斑块分类的组织图像，对斑块性质如纤维性斑块、钙化斑块等可以进行更加准确的分辨，相较于传统的灰阶IVUS，VH-IVUS可以更加准确定性和定量分析不稳定斑块的脂质核心，对于识别不稳定斑块具有重要的临床意义[25, 26]。

IVUS三维重建是近年来IVUS成像技术研究的热点之一，它利用IVUS能够实时呈现血管横断面图像的特点，对于超声探头轴向移动所产生的系列连续血管断面图像进行重建，从而获得血管腔及粥样硬化斑块的纵向结构信息，对于冠脉整体评价以及介入治疗的评估具有更大的临床价值，利用三维重建图像可以测量斑块的体积，用于研究病变的进展和消退。

血管内超声弹性成像（IVUS elastography，IVUSE）是利用不同组织力学特性不同，通过检测冠脉内斑块的机械学特性来评价其性质的一种技术，该技术将IVUS图像和射频测量结果相结合，能够测定紧张度增加而倾向破裂的区域，利用超声传感器接收管壁和斑块的射频回波信号，经过转换处理后构建反映组织受牵拉情况的横断面弹性图，为临床识别易损斑块提供新的技术方法[27, 28]。

整合背向散射的血管内超声（integrated backscatter-IVUS，IB-IVUS）是通过分析超声检查时被组织反射或者散射传回探头产生的相应超射能量信息（即所谓的背向散射或射频数据）来确定斑块构成[29]，相关研究[30]显示IB-IVUS在三维重建下可以准确定量纤维、脂质以及混合性斑块成分的容积变化，从而对斑块组织成分进行定量分析提供基础。

在IVUS图像和造影图像的处理方面，过去数年里，每更新一代导管，图像质量都有很大改善，德国Essen大学最早采用"画中画"技术融合血管造影图像和IVUS图像，使IVUS图像通过一个小的视窗显示在血管造影图像上，或反之。这一技术的主要好处是能将换能器的位置与在该位置获得的实际IVUS图像联系起来，使血管内超声探头在冠脉中可以精确的定位[31]。

血管内超声技术除了用于冠脉形态学的成像外，还可以利用多普勒原理，测量冠状动脉内的血流速度。冠脉内血流速度的评价对于评价冠脉血流储备，评价微循环的功能以及介入治疗的指导具有较大的意义，最早荷兰Rotterdam大学成功地应用一种端置20MHz多普勒晶体的冠脉球囊导管，在球囊扩张前后连续记录冠脉内血流速度。该装置能在狭窄远端记录球囊扩张前、扩张时及扩张后的高质量的血流流速图形。发现球囊扩张后的最大充血反应血流速度是评价经皮冠状动脉球囊成形术临床预后的重要指标。但是导管复合式传感器在病变通过性方面的不足，且本身直径较大，可造成病变部位狭窄程度的加重，影响测量的准确性，随后，Cardiometrics公司开发了一种支持型多普勒导丝（FloWire），直径为0.36mm或0.46mm，端置12MHz或15MHz的多普勒超声探头，该导丝的操作与普通的血管成形术导丝一致，可进行重复塑形，并可以作为工作导丝用于介入器械例如球囊或支架的通过。相比超声导管，FloWire在血管内产生血流涡流更小，其柔韧性和可控性能轻松越过冠脉狭窄部位，到达冠脉远端小血管而不明显地影响血流，在冠脉血管成形术中能放在远端保持较长时间的稳定位置而不需要重复出入冠脉。由多普勒导丝测定的阻力血管最大程度扩张下（充血状态）的冠脉血流速度与基础血流速度之比称为冠状动脉血流储备（coronary flow reserve，CFR），冠状动脉心外膜血管的病变和微循环功能的改变均可以对CFR产生影响。

三、血管内超声在冠脉疾病诊疗中的应用与发展

随着IVUS在临床的作用逐渐凸显，2001年Mintz代表ACC发布了IVUS临床应用专家共识，使IVUS的临床标准化[32]。当然，IVUS是和心导管结合的有创检查技术，在操作的过程中不可避免的会有一些安全问题需要注意，IVUS操作过程中的一些并发症的发生也见于报道[33]，因此在本书中的规范性操作也

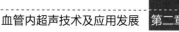

做了介绍。

（一）IVUS在冠心病诊断中的应用

由于冠脉造影对于病变狭窄程度的评估基于参照血管正常的假定前提，因此对于弥漫性病变、开口病变、严重的偏心病变易于低估狭窄程度，而IVUS不受投照体位与病变位置的影响，对于血管直径、管腔横截面积能够准确测量，并可以直接显示管壁结构，从而对于上述病变以及临界病变、造影中发现的"模糊"病变具有较高的诊断价值。同时，随着工程技术的进步，VH-IVUS相较于传统的灰阶IVUS能够进一步评估斑块性质和发现不稳定斑块的存在，对于易损斑块的诊断更加敏锐。对于血管重构，IVUS可以通过提供管腔的横截面积、粥样斑块以及外弹力膜面积，从而进一步明确血管重构类型，避免冠脉造影对于病变严重程度以及冠脉血管真实大小的误判。

（二）IVUS在冠脉介入治疗中的应用

自20世纪70年代末开始，经皮冠脉介入治疗已逐步成为冠心病治疗的基石之一，伴随介入治疗技术的不断完善以及相关器械的革新发展，介入治疗的领域愈来愈广，在高危复杂病变（如左主干、分叉病变、慢性闭塞病变、重度钙化病变、弥漫性病变、再狭窄病变等）的处理以及临床预后的改善方面得到巨大发展，其中IVUS功不可没。

相比于冠脉造影，IVUS能够精确地反映左主干病变的程度、范围、性质以及参考血管的直径情况，有助于术者选择最佳的治疗策略和介入器械来处理病变，进而指导左主干病变介入治疗以达到最理想的治疗效果，同时，IVUS所获得的解剖学资料与心肌灌注显像、冠脉血流储备和血流储备分数等密切相关，因此诸多指南均推荐在左主干病变中使用IVUS进行血运重建指征判断以及治疗策略的制定、术后效果的评价。

在分叉病变中，IVUS可以辅助评价管腔内斑块分布、精确测量血管参考直径、明确主支血管与分支血管成角角度、解剖关系，从而指导分叉病变治疗策略的选择。而在慢性完全闭塞病变（CTO）介入治疗中，IVUS可以辅助判断导丝是否位于血管真腔并指导穿行在假腔的导丝进入真腔，同时，对于无残端的CTO病变，IVUS可以辅助寻找病变入口；并且在CTO病变介入治疗中由于夹层、壁内血肿以及内膜片撕裂等并发症较普通病变多发，IVUS可以辅助诊断并避免注射对比剂可能伴发的损伤加重，同时指导支架的选择和定位，因此IVUS的辅助被认为是近年来CTO介入治疗不断发展的重要贡献因子之一。

相较于冠脉造影对钙化病变检测和定位的局限性，IVUS可以通过确定钙化斑块的位置、范围、分布以及程度的判定来指导再血管化策略的选择、辅助旋磨术治疗以及判断支架贴壁状况，从而改善支架植入的临床疗效。

对于对比剂肾病或对比剂急性肾损伤高危的病人，冠脉介入术中IVUS的使用可明显减少对比剂使用的剂量，从而降低对比剂急性肾损伤的发生。

（三）IVUS对于介入治疗术后效果的评价

相比冠状动脉造影，IVUS可以提供更多支架术后即刻效果的评价信息，尤其是及时明确冠脉夹层、壁内血肿、支架贴壁不良等并发症，从而降低支架内血栓、再狭窄的发生，减少再次血运重建。对于少见并发症如支架断裂，IVUS被认为是诊断的"金标准"。

四、新兴影像技术的挑战

近年来，新的影像学技术如光学相干断层显像（OCT）、血管镜检查等技术不断涌现，IVUS作为常用的腔内影像学技术，由于其分辨率的限制，对于斑块表面薄层纤维帽、微小的内膜撕裂及糜烂、微小血栓、脂质核心等结构难以分辨，在一定程度上受到新兴技术的挑战。相对于IVUS，OCT检查分辨率更高，在识别斑块特性、血管夹层、血栓、组织裂片、撕裂的内膜、腔内血栓、组织脱垂和内膜增生等方面能够提供更多的信息，有利于早期识别高危斑块，指导临床治疗，近年，OCT对急性冠状动脉罪犯病变的研究丰富了我们对急性冠状动脉综合征发病机制的认识；但OCT组织穿透力欠佳，应用时容易受到血液的干扰，在评价斑块负荷、左主干分叉病变的指导、血管壁正性或负性重构、血管周围损伤如血肿和穿孔等方面则逊于IVUS。

五、IVUS 设备的发展

在早期研究样机的基础上血管内超声显像主要用于研究，其临床应用在20世纪80年代末，超声探头的微型化使该技术的临床应用成为可能。不同的超声系统，手动旋转型、机械旋转型、相控阵型等先后被引入，对其可行性及安全性也作了详尽的研究。在过去30年中，血管内超声显像导管每2~8年更新一代。手动旋转型导管已被淘汰，临床常用的超声导管有机械旋转型冠状动脉内导管经过了Ultracross 3.2F（30MHz），Ultracross 2.9F（30MHz），Discovery 2.6F（40MHz）（CVIS），3.5F（20和30MHz）Sonicath（HP）；相控阵冠状动脉内导管：Visions Five-64F/X（20MHz），远端3F，近端3.4F（Endosonics），Volcano Eagle Eye；用于周围血管的超声导管：10F（10MHz）及8F（20MHz），Intracardiac（CVIS）等。图1-2 显示早期腔内超声探头的样品。图1-3~5展示血管内超声显像系统的变迁，新型血管内超声显像系统将在本书中详细介绍。

Wild	1955	超声内镜	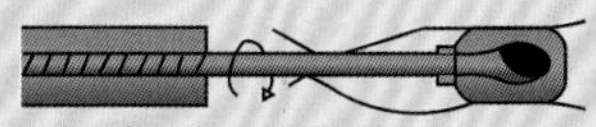	直肠肿瘤定位
Omoto	1962	旋转探头	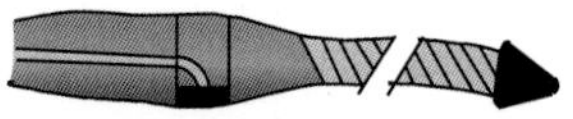	心腔内结构
Ebina	1964	经食管超声探头	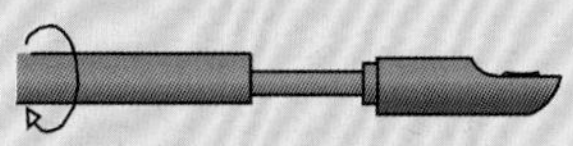	心脏和大血管
Eggleton	1969	心电图触发4晶体探头	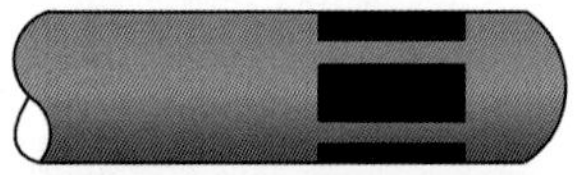	心脏
Born	1971	32晶体相控阵探头	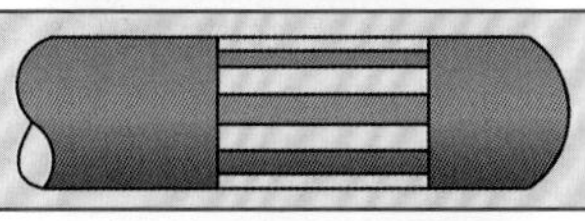	心脏内结构
Hisanaga	1977	经食管旋转超声探头	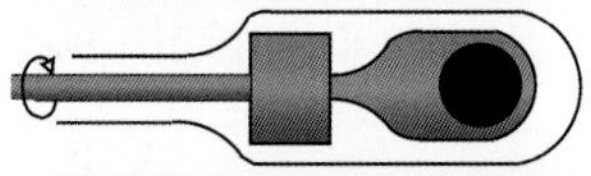	心脏切面图像
DiMagno	1980	64晶体探头	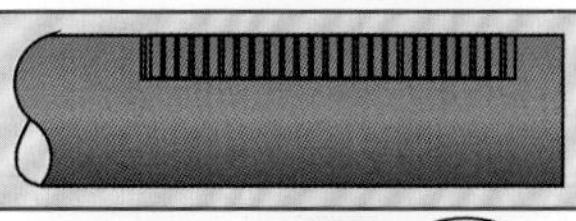	上腹部脏器
Bertini	1981	前端可伸缩的探头	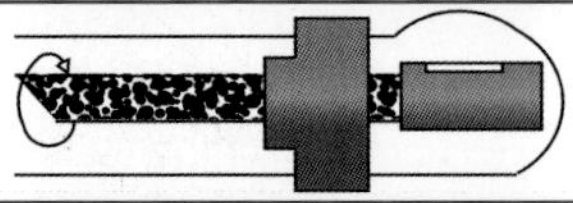	食管和心脏结构
Souquest	1982	经食管相控阵双平面探头	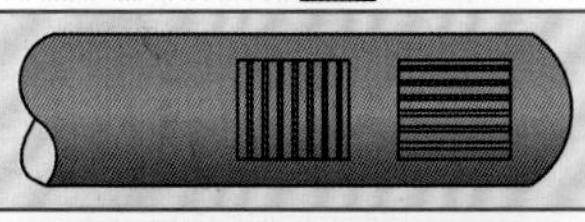	心脏的切面图像
Natori	1982	5MHz线控阵食管探头	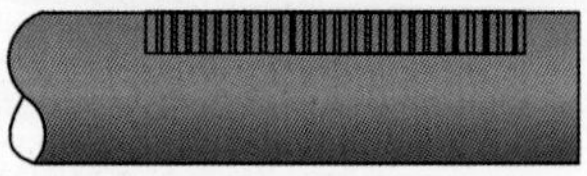	纵隔

图1-2　早期腔内超声探头的样品（引自Bom N,等）

8

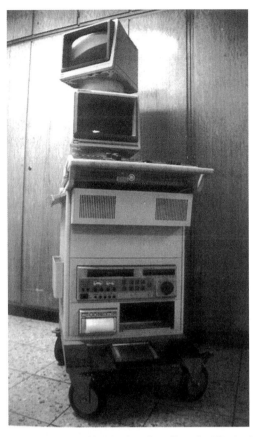

图1-3　Hewllet Parkard的血管内超声显像系统，该系统采用机械旋转式探头

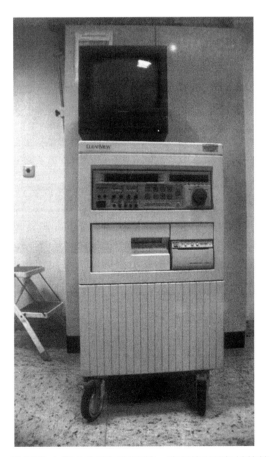

图1-4　CVIS的血管内超声显像系统，该系统采用机械旋转式探头

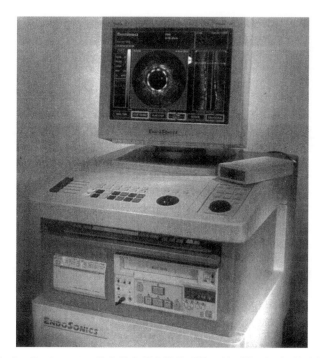

图1-5　Endosonics的血管内超声显像系统，该系统采用相控阵探头

第三章

血管内超声在我国的开展与推广

我国IVUS的开展始于20世纪90年代初，上海中山医院、山东齐鲁医院、北京协和医院以及西安、武汉和广州等地区的多家医院进行了大量基础研究和临床应用。国内学者，进行了IVUS安全性、准确性可行性评价以及标准值建立等大量工作，对于血管壁三层结构的成像特征、不稳定斑块的量化指标、血管重构规律进行了深入探讨，并原创性提出心肌桥的特异性诊断指标"半月现象"，并将研究工作应用到冠状动脉疾病的诊疗过程中，有力地推动了心血管腔内超声在国内的规范与推广。

总体上来说，相对于国内日益增长的冠脉介入诊疗数量来说，血管内超声在指导冠脉介入诊疗中使用的比例仍较低，且不同中心之间存在很大的差异。近年来，伴随国内诸多大型学术会议对腔内影像技术推广的影响，以及诸如中国血管内超声学院等各种形式的规范教育与培训，IVUS在国内逐步得到了更为广泛的应用与普及，凝聚众多冠心病介入专家智慧的《IVUS在冠状动脉疾病中应用的中国专家共识2018》的颁布[33]，将进一步规范IVUS的操作并提高临床医生腔内影像学的运用和解读能力，优化冠心病的诊疗水平。

血管内超声显像仅提供血管的切面图像，在评价治疗效果及随访过程中，要找到同一平面常较困难，尤其是在评价粥样斑块的进展和消退时，不能衡量斑块容积变化而使判断困难，因此，血管内超声当前的两大任务是准确的组织学定征和精确的三维重建。

伴随IVUS三维重建、虚拟组织学IVUS以及超声弹性成像等技术的发展，IVUS对于斑块性质以及不稳定斑块的识别将大为改善；同时，材料学与制作工艺的提升，新型IVUS导管在更小直径的基础上，分辨率也有一定程度的提高；且可与其他影像学及功能学检查手段相结合，如近红外光谱、光学相干断层显像及FFR测定等，以提供更完整的腔内影像及功能学信息。多种影像学技术与功能学检测手段的有机结合将为深入研究和防治冠状动脉粥样硬化性心脏病带来更加美好的愿景。

（葛均波）

参考文献

[1] Bom N, ten Hoff H, Lancee CT, Gussenhoven WJ, et al. Early and recent intraluminal ultrasound devices. In: Bom N, and Roeland J, eds. Intravascular ultrasound: Techniques, developments, clinical perspectives. Kluwer Academic Publishers, Dordrecht, 79–88.

[2] Cieszynski T. Intracardiac method for the investigation of structure of the heart with the aid of ultrasonics. Arch Immunol Ther Exp (Warsz), 1960; 8:551–557.

[3] Kossoff G. Diagnostic applications of ultrasound in cardiology. Australas Radiol, 1966,;10: 101–106.

[4] Peronneau P. Catheter with piezoelectric transducer, 1970, US patent 3: 542 014.

[5] Carleton RA. Diameter of heart measured by intracavity ultrasound. Medres Engng, 1969; 2: 28–32.

［6］ Stegall HF, Pratt JR, Moser PF. Carotid mechanics in situ. Fed proc, 1969; 28: 585.

［7］ Kardon MB, O'Rourke RA, Bishop VS. Measurement of left ventricular internal diameter by catheterization. J Appl Physiol, 1971; 31(4): 613–615.

［8］ Bom N, Lancee CT, van Egmond FC. An ultrasonic intracardiac scanner. Ultrasonics 1972; 10: 72–76

［9］ Olson, RM, Cooke JP. A nondestructive ultrasonic technique to measure diameter and blood flow in arteries. IEEE Trans Biomed Eng, 1974, 21(2): 168–71.

［10］ Franzin L, Talano JV, Stephanides L, Loeb HS, Kopel L, Gunnar RM. Esophageal echocardiography. Circulation,1976; 54: 102–108.

［11］ Hughes DJ, Geddes LA, Bourland JD, et al. Dynamic imaging of the aorta in-vivo with 10MHz ultrasound. In: Metherell AF, ed. Acoustic imaging 8. New York and London: Plenum Press,1980;699–707.

［12］ Stegall, HF, Stone HL, Bishof VS, et al. A cathetertip pressure and velocity sensor. Proc 20th Ann of Eng med Biol, 1967(abstract), 27:4.

［13］ Reid JM, Davis DL, Ricketts HJ, et al. A new Doppler flowmeter system and its operation with catheter mounted transducers. Amsterdam/London: North Holland Publishing Co,1974;8:241–243.

［14］ Hartley CJ, Cole JS. An ultrasonic pulsed Doppler system for measuring blood flow in small vessels. J Appl Physiol, 1974; 37: 626–629.

［15］ Sibley DH, Millar HD, Hartley CJ, et al. Subselective measurement of coronary blood flow velocity using a steerable Doppler catheter. J Am Coll Cardiol, 1986; 8: 1332–1340.

［16］ Kern MJ, Courtois M, Ludbrook P. A simplified method to measure coronary blood flow velocity in patients: validation and application of a Judkins–style Doppler–tipped angiographic catheter. Am Heart J, 1990; 120: 1202–1212.

［17］ Ge J, Erbel R, Seidel I, et al. Experimental evaluation of accuracy and safety of intraluminal ultrasound. Z Kardiol, 1991; 80: 595–601

［18］ Hausmann D, Erbel R, Alibelli–Chemarin MJ, et al. The safety of intracoronary ultrasound, a multicenter survey of 2207 examinations. Circulation, 1995; 91: 623–630.

［19］ Pandian NG, Kreis A, Brockway B, et al. Ultrasound ultrasonography: real time, two–dimensional, intraluminal imaging of blood vessels. Am J Cardiol, 1988; 62: 493–494.

［20］ Yock PJ, Fitzgerald PJ, Sudir K, et al. Intravascular ultrasound imaging for guidance of atherectomy and other removal techniques. Int J Cardiac Imag, 1991; 6: 179–189.

［21］ Hodgson JMcB, Graham SD, Savakus AD, et al. Clinical percutaneous imaging of coronary anatomy using an over–the–wire ultrasound catheter system. Int J ardiac Imag, 1989; 4: 187–193.

［22］ Smith WA. Modeling 1–3 composite piezoelectrics: hydrostatic response. IEEE Trans Ultrason Ferroelectr Freq Control, 1993; 40: 41–49.

［23］ Smith WA, Auld BA. Modeling 1–3 composite piezoelectrics: thickness–mode oscillations. IEEE Trans Ultrason Ferroelectr Freq Control, 1991; 38: 40–47.

［24］ 吴鸿宜, 钱菊英, 张峰, 等. 血管内超声分析斑块组成与冠状动脉重构之间的关系. 中华心血管病杂志, 2005; 33: 894–898.

［25］ Papadopoulou SL, Brugaletta S, Garcia–Garcia HM, et al. Assessment of atherosclerotic plaques at coronary bifurcations with multidetector computed tomography angiography and intravascular ultrasound–virtual histology. Eur Heart J Cardiovasc Imaging, 2012;13: 635–642.

［26］ Park YH, Kim YK, Seo DJ, et al. Analysis of Plaque Composition in Coronary Chronic Total Occlusion Lesion Using Virtual Histology–Intravascular Ultrasound. Korean Circ J, 2016; 46: 33–40.

［27］ Baldewsing RA1, Schaar JA, de Korte CL, et al. Intravascular Ultrasound Elastography: A Clinician's Tool for Assessing Vulnerability and Material Composition of Plaques. Stud Health Technol Inform, 2005;113:75–96.

［28］ Maurice RL1, Fromageau J, Brusseau E, et al. On the potential of the lagrangian estimator for endovascular ultrasound elastography: in vivo human coronary artery study. Ultrasound Med Biol, 2007;33:1199-1205.

［29］Ohota M, Kawasaki M, Ismail TF, et al. A histological and clinical comparison of new and conventional integrated backscatter intravascular ultrasound (IB-IVUS). Circ J, 2012;76:1678-1686.

［30］Kawasaki M, Bouma BE, Bressner J, et al. Diagnostic accuracy of optical coherence tomography and integrated backscatter intravascular ultrasound images for tissue characterization of human coronary plaques. J Am Coll Cardiol, 2006;48:81-88.

［31］葛均波主编. 血管内超声多普勒学. 北京：人民卫生出版社，2000：6.

［32］Mintz GS, Nissen SE, Anderson WD, et al. American College of Cardiology Clinical Expert Consensus Document on Standards for Acquisition, Measurement and Reporting of Intravascular Ultrasound Studies (IVUS). A report of the American College of Cardiology Task Force on Clinical Expert Consensus Documents. J Am Coll Cardiol, 2001;37:1478-1492.

［33］血管内超声在冠状动脉疾病中应用的中国专家共识专家组. 血管内超声在冠状动脉疾病中应用的中国专家共识 (2018). 中华心血管病杂志, 2018;46:344-351.

［34］Ge J, Liu F, Kearney P, et al. Acute coronary closure following intracoronary ultrasound examination. Catheter Cardiovasc Diagn, 1995;35:232-235.

第二篇
血管内超声基础

第一章

血管内超声原理

第一节 系统的成像原理

超声系统的成像原理（图2-1-1-1），利用超声导管发射的超声遇到不同介质的界面后产生的回声信号，经换能器再转换成电脉冲。用于成像的超声探头安置在导管顶端，像钟摆一样的超声发生器控制脉冲重复频率和时相。需要大约每秒25帧横断面图像才能进行实时二维显像，如果每个血管横断面以255条扫描线进行扫描，脉冲重复频率至少需要6250Hz，就是说两个连续发射的脉冲之间的间隔为8μs。

脉冲发生器产生的短电压脉冲作用于探头上的压电晶体。正常振荡电压脉冲的振幅（传播压）间期（传播频率）是可调的。一般的使用范围为：振幅为50~100V，间期为100~300ms，相应的传播频率为10~30MHz。

接收器将探头接收到的微弱的返回电压信号放大。超声脉冲在组织中传播时会发生衰减，因此为了弥补因距离引起的回声振幅的衰减，采用时间有关的补偿（深度代偿，时间增益补偿GC：Time Gain Compensate）。常规有一个附加的整体增益放大按钮（overall gain，总增益），并使用滤波器降低信号的噪音。

在荧光屏显示时采用逻辑压缩（logic compression）以防止信号传播的丢失，因为人的眼睛只能分辨200个灰阶，而接收到的信号动态范围要宽得多（约50dB）。

从高频超声信号产生的增强信号经调制后按照255个增强等级用8比特（8-bit）的模/数（AD）转换进行数字化处理，然后产生数字信号。

在扫描血管横断面时，将产生一系列增强扫描线，把数字的信号转变成几何形式进行显示（扫描转换，图2-1-1-2）。有可能将几个连续的图像进行平滑处理以降低图像的噪音从而

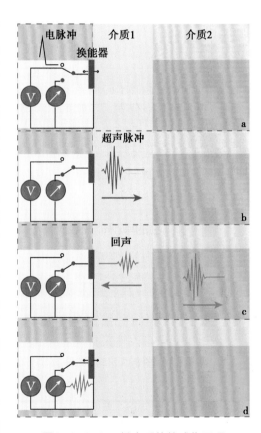

图2-1-1-1　超声系统的成像原理

（a）超声换能器被脉冲电压激动，产生超声脉冲；（b）超声脉冲在介质1中传播；（c）部分脉冲波在介质1与介质2之间的界面被反射回换能器；（d）当回声触发换能器时，产生了电压信号，从探头到反射界面之间的距离可根据发射脉冲与回声之间的延迟计算

增强图像质量（时相平滑处理、后处理等，但缺点是处理过程中图像显示变慢）。最后，将处理好的二维横断面图像显示在荧光屏上，在此时仍可通过改变灰阶调节图像。显示时可动态也可静态冻结观察图像，冻结图像时可测量距离和面积。

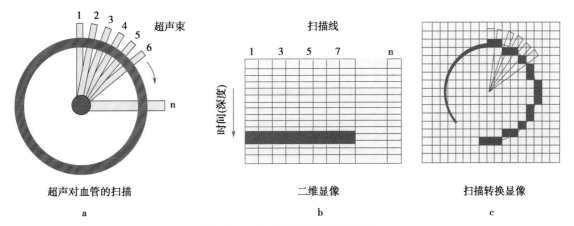

图2-1-1-2 扫描转换原理示意图

在探头转换过程中产生的扫描线（a）与二维阵列图像（b）结合起来，再转换成正确的图像显示（c）

一、血管内超声导管

目前随着导管技术的发展，细小（0.66~1.5mm，即2~5F）而柔韧的血管内超声导管可随导丝进入冠状动脉系统的各个分支。导管顶端探头的超声频率为10~40MHz，选择IVUS探头频率时要考虑两个因素：随着频率的增加，轴向分辨率亦增加，但穿透深度下降，频率在30MHz以上时红细胞的散射就比较明显。机械性的单晶体探头导管和电子的多晶体的探头导管（图2-1-1-3），各有其优缺点。目前，波士顿科学公司推出最新一代超声导管，其工作频率为60MHz，属机械性单晶体探头。且目前市场上只有机械式探头以及相控阵探头两种。

（一）机械性的单晶体探头

送入血管腔内的超声导管顶端单一的压电晶体（换能器）发射的声波经反射镜形成垂直于血管壁的扇形超声信号，遇到血管壁后反射回的超声信号再被转换成电信号和扫描图像，在同一位置时，导管快速旋转从而可以将采集到的扇形图像重建成整个血管的横截面图像。有镜旋转式导管（晶体静止而反射镜旋转）和探头旋转式导管（反射镜静止而晶体旋转）两种类型。通过导管近端的马达带动柔韧的驱动轴旋转（速度达900转/分钟），将取得每秒25帧的实时二维横断面显像。如果在弯曲的血管段，驱动轴的不均匀转动将导致图像的变形。最近报道在导管顶端安装的微型马达可能解决因驱动轴旋转不均匀而产生的图像变形问题。

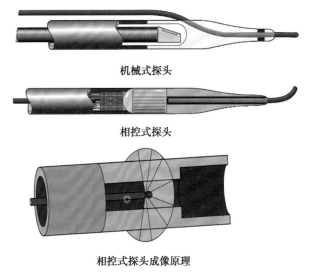

机械式探头

相控式探头

相控式探头成像原理

图2-1-1-3 机械式探头和相控阵式探头

由于压电晶体在开始启动时的环晕效应（ringdown），在晶体表面不能即刻显示图像，存在着声学的一个"死区"（dead zone）。使用反射镜旋转的导管由于在导管内较长的声束传播距离，可减少这样的"死区"，但其缺点是，连接晶体的导线产生的声影将引起图像的回声失落（drop-out）。

　　在机械性的旋转晶体或旋转反射镜的导管内，超声换能器在鞘内从远端到近端平滑、均匀地慢慢回撤。超声声束在晶体和导管鞘之间传播的空间，需要充满液体（一般用生理盐水）以获得最佳声学耦合效应。故送入人体内之前，一定要排除导管鞘内的空气，否则空气会影响声波的传导而导致图像质量明显下降甚至无法生成图像（高频声波不能透过空气传导）。

（二）电子的多晶体相控阵型探头

　　多个超声换能器（到目前为止最多64个）呈环形序列分布，通过顺序调控而产生超声图像。经序列编程，这样第一组超声传感器发射超声信号时，第二组超声传感器就可以同时接收超声信号，各组超声传感器协调所产生的光束集被称为合成孔径矩阵），可在宽泛的深度范围内优化聚集成图像。其优点是没有旋转的部件，无连接单个晶体的导线，中央腔可通过导丝，使用时不需注射液体。缺点是图像分辨率较机械性探头稍差，在导管周边存在超声的"死区"。

第二节　伪像

　　伪像的识别对正确判读图像非常重要。

一、环晕伪像（ringdown artifact）

　　环晕伪像是指导管周围或换能器表面附近的影像。在声波脉冲的传播期间，关闭接收器的电路以防止其电流的超负荷，接收器打开时接收返回的信号，传播脉冲的轨迹将出现在中央空白区周围，呈现为白色的晕环，称为环晕伪像（图2-1-2-1），环晕伪影在所有超声仪器中均可出现，影响换能器表面附近影像的正确判读。这种伪像的出现与否与近场增益的放大有关。

　　血管内超声图像中央的环形空白区是电子产生的，不是导管本身的"影像"。在将这个空白区作为距离测量的参考直径时尤应注意，测量的中央空白区直径可能比导管的实际几何直径大。

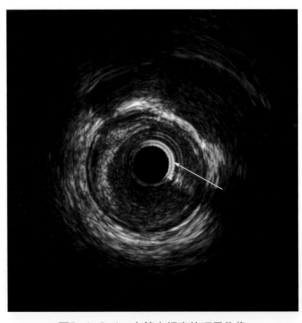

图2-1-2-1　血管内超声的环晕伪像

在图像中心导管黑色影像的周围出现的光亮晕环（箭头所指处）

二、导丝伪像（guidewire artifact）

机械探头使用的侧面导丝可能在血管内超声图像上呈现为亮的回声信号，导丝后方是声影（图2-1-2-2）。

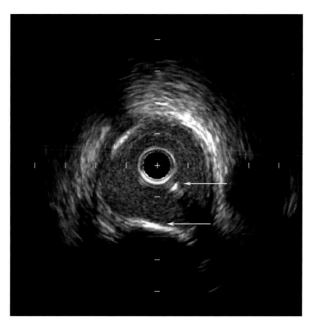

图2-1-2-2　血管内超声图像的导丝伪像和钙化病变
图中5点（单箭头）部位的亮回声伴有多重回声为导丝伪影，同时5~7点
部位（单箭头）可见钙化斑块所致的强回声及声影

三、声影（acoustic shadowing）

声影出现在钙化斑块的后方，即钙化后方不能看见组织（图2-1-2-2），这是由于绝大部分声束被组织和钙化斑块之间的边界所反射之故。如果存在高声阻抗的组织，当声束与其反射界面垂直时即可出现多重反射。此时，返回的部分声束被导管再次反射回到界面，如此往复多次，多重反射回声呈等距离显现。

四、无回声暗区（echolucent zones）

无回声区，指在图像中不出现发光亮点的区域，有时分辨比较困难。流动的血液、脂质池（lipid pool）以及血管壁内超声频率范围在40MHz内的血肿亦可显像为无回声区（图2-1-2-3）。

五、与导管位置有关的伪像（catheter-related artifact）

理想的血管内超声显像需将导管顶端放置在血管腔中央并与血管长轴平行。在实际应用时这点很难做到。导管探头倾斜和血管迂曲均可导致椭圆形的图像失真。对探测大血管的影响尤为显著（图2-1-2-4）。冠状动脉显像时，在管腔较大部位（例如左主干）容易发生此类伪像，影响管腔和血管的正确测量。

六、血管内超声的系统工作状态（IVUS system settings）

系统工作状态如纵向总增益、逻辑压缩等对血管内超声图像的影响也很大。若前后两次采集图像需要比较，建议使用同一工作状态。由于系统工作状态的多种不同组合，很难用一种参数来定义某一组织。

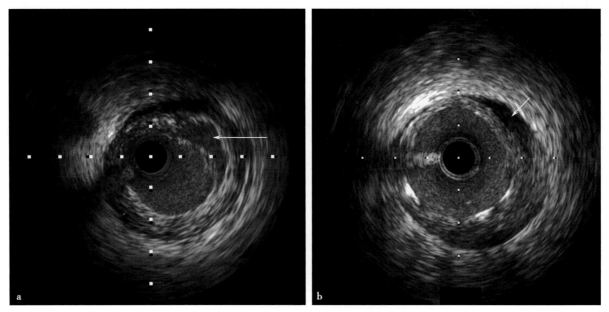

图2-1-2-3　血管内超声图像上的无回声区域

a图中箭头所指之处为脂核；b图中箭头所指之处为壁内血肿（图中亮回声的为支架金属丝）

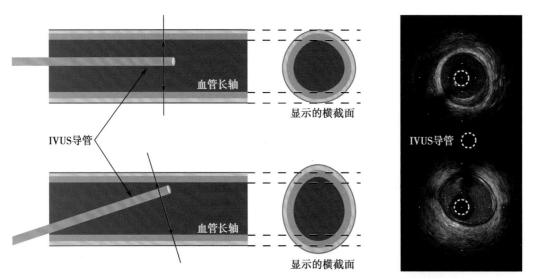

图2-1-2-4　不同的血管内超声导管位置对图像的影响

如果导管顶端与血管长轴不平行，则圆形的血管横切面在超声图像上将显示为椭圆形；

正常的血管因导管位置不同轴显像成椭圆形

七、旋转角度伪像（rotation angle artifact）

机械性的旋转探头由于驱动轴的摩擦性而产生的不均匀转动可引起图像的变形，使观察斑块的范围发生偏差（图2-1-2-5）。另外，如果机械性超声探头在冠状动脉角度较大的转弯处亦可发生不均匀旋转，导致其以传感器高速旋转的速度周期性地振动，可引起图像变形。此伪像称为不均匀旋转伪像（non-uniform rotation distortion，NURD）（图2-1-2-6），产生NURD原因很多，包括血管成角、扭曲、重度狭窄病变、导引导管形态、驱动鞘、止血阀过紧、血管外鞘的折叠和导引导管内径过小等。

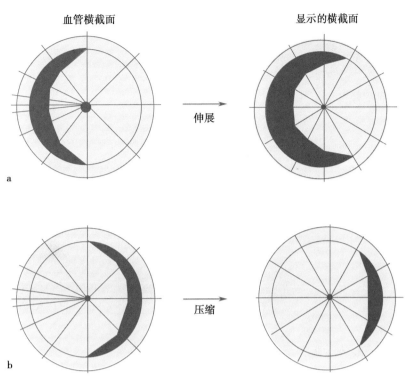

血管横截面   显示的横截面

伸展

a

压缩

b

图2-1-2-5 旋转角度伪像

机械性旋转导管的驱动轴摩擦性引起其不均匀转动，产生图像的变形。左侧图示实际血管横断面，放射状线条表示超声束方向。右侧图示血管内超声显示的图像，放射状线条表示扫描转换的扫描线。（a）如果斑块（黑色区域）在低速旋转区将显示为放大的图像；（b）如果斑块在高速旋转区将显示为压缩的图像

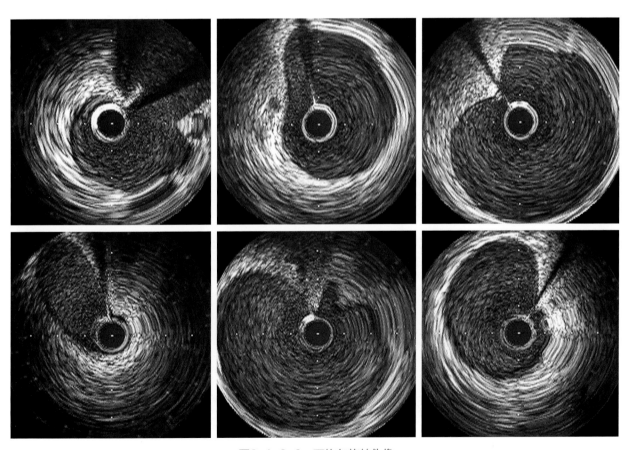

图2-1-2-6 不均匀旋转伪像

八、移动伪像（movement artifact）

在一个心动周期，心脏的收缩和舒张活动常常引起导管顶端的多达5mm的纵向移动，且导管相对于血管的角度也会有所改变。由于同一平面只能在同一超声束旋转时间内完成，因此，这段时间内任何导管的移动将引起横切面图像的变形（图2-1-2-7）。

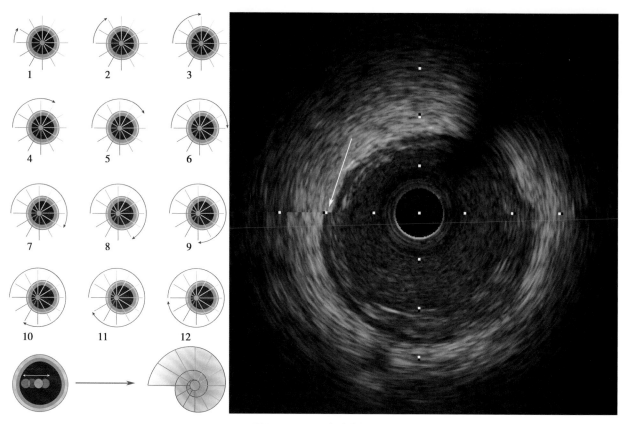

图2-1-2-7　移动伪像

如果超声束的一圈旋转中（用箭头表示），血管壁移动相对于导管顶端的移动快些，所呈现的横断面图像将变形。如图中所示，导管位于旋转开始时的中心位置（1），并依次（2~12）连续的移动。左下图显示从一圈旋转中重建的最终血管腔变形图像。实际显示的血管内超声图像上的移动伪像见右图

九、测 量 误 差

血管内超声图像上根据超声束传播的时间来测量距离。通常使用固定的声速（如在血液中的声速）。在不同的软组织中，声速差异很小，可被忽略，但钙化斑块的厚度常被低估。在离体实验时要考虑到20℃时水中的声速比37℃的血液中的声速小6%左右。

（钱菊英）

第二章

血管内超声技术

　　血管内超声一般包括三部分：超声导管、自动回撤装置、超声主机。目前国内主要使用的是美国波士顿科学公司的机械超声导管系统，火山公司的相控阵超声导管及超声导管系统。下面将对它们进行一个简要介绍。

　　1. 美国波士顿科学iLab机械超声导管系统：目前主要使用40MHz opticross机械式探头超声导管。以下图片介绍了其主要结构（图2-2-1-1，图2-2-1-2，图2-2-1-3，图2-2-1-4）。

　　2. 火山公司相控阵超声导管系统：目前主要使用20MHz Eagle eye超声导管。以下图片介绍了其主要结构（图2-2-1-5，图2-2-1-6，图2-2-1-7，图2-2-1-8）

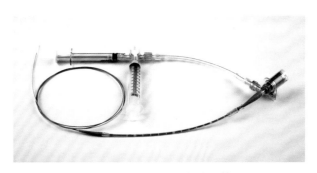

图2-2-1-1　机械超声导管

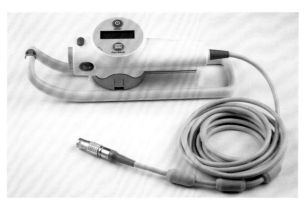

图2-2-1-2　机械超声导管自动回撤装置

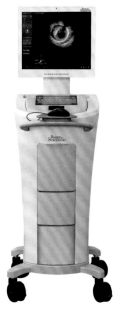

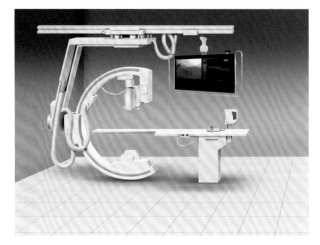

图2-2-1-3　机械超声系统分离式主机　　　　图2-2-1-4　机械超声系统一体式主机

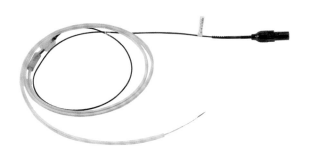

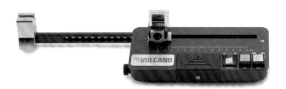

图2-2-1-5　超声导管　　　　　　　图2-2-1-6　自动回撤装置及PIM

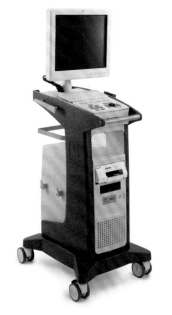

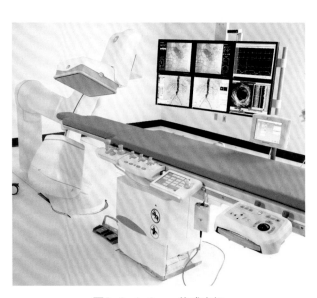

图2-2-1-7　分离式主机　　　　　　　图2-2-1-8　一体式主机

3. 火山公司机械超声导管系统：目前主要使用45MHz Revolution机械式探头超声导管。（图2-2-1-9，图2-2-1-10）

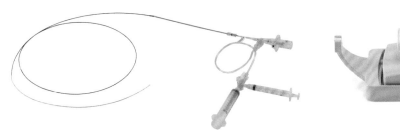

图2-2-1-9　超声导管

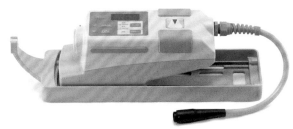

图2-2-1-10　自动回撤装置及PIM

第二节　适应证和禁忌证

一、适应证

理论上所有可以进行冠状动脉检查的患者均可以接受IVUS检查，但实际工作中，我们经常是在冠状动脉造影对患者诊断和治疗提供的信息不够充分时，考虑使用IVUS检查以弥补造影不能提供的很多信息，特别是有关血管壁结构的信息。下面我们将按照诊断、指导治疗、治疗效果评价、失败原因探讨和随访来概述它的适应证[1, 2]。

1. 诊断　冠状动脉造影是有局限性的，在一些特殊情况下，这种局限性就显得格外突出。例如，左主干开口病变，有时候造影发现左主干开口"鹰嘴"样狭窄，有时候甚至伴随造影导管或者指引导管的压力"衰减"，但是IVUS检查发现很多这种造影发现并非真正的左主干开口狭窄，而是一种"假象"，其可能原因包括血管负性重塑、偏心斑块，血管开口角度大等[3]。另外一种特殊情况如自发性夹层患者，造影看到的可能是通畅但细小的血管，或者临界的病变，完全不能显示出血管壁的血肿存在，也不能解释患者发生急性心肌梗死的原因。此外，移植心脏血管病变，往往造影不能充分显示整个血管病变演变情况，需要IVUS帮助。总之，我们可以简单总结为当造影不能提供充分和足够的信息，特别是和患者的临床情况不能对应，我们就需要进行IVUS检查以帮助诊断。

2. 指导治疗　冠状动脉造影发现前降支从开口部位齐头闭塞，造影只看到左主干和回旋支，前降支从回旋支到左主干之间哪个具体位置发出，多体位造影、甚至双侧造影均无提示，如果需要准备进行前向CTO治疗，则需要从回旋支回撤IVUS导管以发现前降支开口的确切位置，从而指导介入治疗。如造影发现冠状动脉钙化病变，但它不能判断钙化是内膜还是外膜钙化，是表浅钙化，还是深层钙化，钙化是360度，还是180度，是否需要旋磨治疗，IVUS检查则可以补充这些信息，对诊断和治疗均有指导意义。当然，IVUS指导治疗最常用的是帮助更准确的选择支架的大小和长度及放置的位置。

3. 治疗效果评价　IVUS在30多年的临床使用过程中，无论是临床试验和临床实践均证实了它的价值，其中一个核心就是可以评价介入治疗效果，现在通常指的是支架植入的效果，膨胀是否充分；支架边缘有无异常，如夹层、血肿；贴壁是否良好等，对于左主干介入治疗，它的意义就更大。此外，支架植入术后还会发现一些造影显示不清的影像，往往需要IVUS来明确其发生的机制。

4. 介入治疗失败原因探讨　介入治疗发展多年，即便是目前广泛使用的新型支架，仍然有急性、亚急性、晚期、迟发晚期支架血栓形成，也还有相当多的再狭窄发生，它们形成的机制多种多样，很多时候，需要依靠IVUS的帮助才能比较好的寻找其发生的原因，特别是机械方面的原因，从而对症处理。

5. 随访　在新型支架研制和很多有关斑块消退的研究中，IVUS都是必不可少的工具。以斑块消退研究为例，通过IVUS系列检查，我们可以对固定一段血管内斑块的容积和成分进行评价。这对我们探讨很多抗动脉粥样硬化药物研究的治疗效果和机制很有帮助。

二、禁　忌　证

理论上IVUS没有什么绝对禁忌证，但是当血管非常钙化、扭曲，IVUS导管难以通过，或者冠状动脉造影已经提供足够的信息，我们就没有必要去进行IVUS检查，可以被认为是相对禁忌证或者是节省医疗资源。

本节主要讨论了IVUS的适应证和禁忌证，在实际工作中，我们每次进行IVUS检查的原因可能各不相同，因此，我们应该每次在检查时记录下来本次检查的主要目的，这对我们高质量完成整个检查很重要，对将来回顾病例也很有帮助。

第三节　操作技术

一、术　前　准　备

1. 基本准备　进行IVUS检查和冠状动脉介入治疗类似，通常需要6F或以上的指引导管，在植入常规0.014英寸指引钢丝前，需要给患者肝素或其他抗凝药物，其剂量通常和我们建议给患者介入治疗的剂量相当。

2. 硝酸甘油　在进行IVUS检查前，一个关键步骤是要冠状动脉内给予硝酸甘油，其剂量最好根据患者当时的血压，通常建议使用100~200微克，这是一个关键步骤，原因如下：防止因为送入超声导管导致的冠脉痉挛；更加准确的提供血管直径的信息，当然，如果是预扩张前的IVUS检查结果，往往对于严重狭窄病变近、远端参考血管直径判断并不准确，预扩张后，应再次给予硝酸甘油，再次进行检查，这其实和我们常规介入治疗预扩张后给予硝酸甘油再造影选择支架大小是类似的。如果患者术前血压很低，例如90/60mmHg，我们仍然需要检查前给予硝酸甘油，只是剂量可以更少一些。

3. 机械超声导管的排气　由于目前常规介入治疗中绝大多数使用的IVUS都是机械系统，因此，这也是一个非常重要的问题。如果体外排气不充分，就会导致超声影像模糊，但更加严重的情况是如果没有充分排气，术中因为影像不够清晰冠脉内再次推注盐水时就可能将残留气体推入动脉远端，从而引发严重的气栓并发症。

4. 体外测试超声影像　将超声导管和主机连接后，一定要测试主机上屏幕是否有清晰IVUS影像，如果根本没有影像，应该重新连接以确认是否为连接问题，如果机器提示连接成功，仍然没有影像应该检查是否主机、连接系统或者超声导管本身有问题；如果影像不清楚，应该重复盐水冲洗保护鞘，直到图像清楚，才可以送入冠脉血管内。

5. 图像调整　术前根据造影显示血管大小可以对景深和增益进行微调，主要是检查粗大血管时可以适当增加景深，以便包括整个血管结构。增益目前主要靠自动调整，只有非常必要时才需要微调，但要注意过多增加增益，会增加血液斑点，减少图像清晰度。

二、术　中　操　作

1. 自动回撤与手动回撤的选择　在IVUS检查过程中，我们常规都推荐使用自动回撤装置，一般设定在速度0.5~1mm/s，理由是这样不容易遗漏重要的IVUS信息，因为手动有时候会快速通过一个短而有意义的节段，使我们没有发现这个异常，第二个理由是可以对血管长度和斑块容积进行测量，前者对介入治疗中支架的选择和定位有极大的帮助，后者是进行斑块进展/消退研究所必须的，第三个理由是方便以后的回顾分析，手动进出会使我们回顾时很难确认血管的节段和分支。但是，有些情况下我们为什么需要使用手动回撤呢？一个是严重的狭窄或者弥漫的狭窄，如左主干或者前降支，IVUS检查过程中，自动回撤需要相对较长时间，特别是从相对正常节段开始，这个过程中患者可能不能耐受IVUS检查引发的严重缺血，从而发生心绞痛，严重者可能发生血流动力学变化，增加了手术的风险，因此，我们可以手动快速检查我们感兴趣的区域，并获得必要的信息。当然，进行预扩张后再进行自动回撤也是一个办法，但仍然需要密切注意患者血压、心电图监测和患者的症状。第二个手动回撤常见的理由是处理CTO病变过程中，无论是对齐头闭塞病变入口的识别，还是IVUS指导的CTO导丝从假腔回真腔，由于我们的兴趣点不在整个血管段，因此，手动回撤结合造影定位是更方便、实际的选择。此外，有一些短病变，长度只有0.5mm到2mm，特别是开口部位或者分叉部位，往往自动回撤时也看不清晰，手动回撤可以在这个区域反复确认。

2. 曝光技术与bookmarks联合使用　在进行IVUS检查过程中，我们推荐大家在IVUS检查的起始点进行曝光，这样可以达到几个目的，一是在造影下记录了这一次IVUS检查，将来回顾病例时知道IVUS检查都是在什么介入时段完成的，比如支架后扩前，还是后扩后；二是在分析IVUS检查结果过程中，我们更容易把IVUS发现和造影发现对应起来。至于bookmarks和曝光联合使用的技巧，同样非常实用，主要是我们在IVUS检查过程中发现了兴趣点，比如支架远端合适的放置区，我们一边让技术员或者自己控制IVUS键盘时按下bookmarks键，同时进行曝光，当我们需要知道支架放置在这个投照角度下确切位置时，我们可以参考曝光确认造影下IVUS探头位置来放置支架；另外一个方法是发现兴趣点时立即推注造影剂，曝光或透视保存IVUS探头位置，用来指导支架放置的合适位置。

3. 回撤到升主动脉的重要性，指引导管需要后撤　在IVUS检查过程中，我们推荐IVUS回撤到升主动脉，如果多次进行IVUS检查，至少应该有一次检查从病变远端回撤到升主动脉，为此，需要在IVUS检查开始前，应轻轻回撤指引导管离开冠状动脉开口。下面我们来解释一下这种操作的重要意义。众所周知，由于IVUS显示的是横断面结构，它没有立体定位功能，因此，对分支血管的识别对IVUS的定位是非常重要的。在三支血管的超声检查过程中，右冠状动脉的分支较少，通常只有最远端的后降支和后侧支意义较大，但也比较容易识别；回旋支同右冠类似，主要是区分主支和钝缘支。实际工作中，前降支分支的识别是最为重要，也是最为困难的，因为对角支和间隔支众多。当IVUS从前降支远端回撤到左主干过程中，我们不能确定它途经的血管哪一个是对角支，哪一个是间隔支，虽然有一些通过粗细、形态确认的办法，但都不太可靠。目前最为可靠的一个方法是：前降支的回撤无论从哪里开始，最终一定要回撤到左主干并进入升主动脉，为什么这样就可以准确识别分支血管了呢？因为，从解剖学上看，我们逆向分析这些分支血管时，从左主干开口即和升主动脉相通的部位向前降支远端逆向追溯，解剖学上几乎100%发现的第一个重要分支血管就是回旋支，当回旋支确认后，由于解剖上，通常对角支和回旋支在同一方向上，其发出部位和回旋支开口的夹角不会超过90度，因此，超过90度即可以确认为间隔支，这样就可以比较准确的识别出这两个比较难以区分的分支血管，如果再和造影上相应分支的大小结合，就更容易识别出对临床意义比较重要的第一对角支、第一间隔支、第二对角支等等。此外，IVUS检查回撤到升主动脉和回撤指引导管也是防止错过开口部位病变或者误认为指引导管为狭窄的重要方法。事实上，除了在介入治疗过程中，在进行IVUS冠脉内斑块进展/消退研究时，分支识别也极其重要，如果识别不清楚，第一次和第二次测量的范围就发生了变化，其结果则可能变得毫无价值。

4. 注射盐水与缺血、注射气体的严重危害　机械探头的IVUS导管术前排气是非常重要的事情，术中有时候影像模糊，通常需要推注生理盐水，如果术前排气不够彻底，或者体外三通导管连接过程中不够紧密，回抽盐水过程中进入空气，导致空气注射进入冠状动脉，会产生严重的气栓，轻者一过性心肌缺血，患者发生心绞痛，严重者会导致急性血流动力学障碍，甚至有多支病变患者因此发生死亡的病例报告。此外，推注盐水有时候也会导致自身病变严重，特别是前降支弥漫病变患者发生心肌缺血，血压下降等情况。如果同时自动回撤耗时较长，两种因素的叠加会加重患者的心肌缺血，我们应该术前尽可能做好超声导管的准备工作，术中尽量少推注盐水进入冠状动脉。

5. 超声导管的放置 大多数常规冠脉介入均使用比较软的工作指引钢丝，如BMW，runthrough，sionblue等，IVUS导管为mono rail 导管，在指引钢丝放置在冠脉最远端位置后，通常我们先把超声导管推送到左冠或右冠开口，再次确认主机上超声图像是否清晰，然后在透视下将超声导管沿着工作导丝推送到冠脉需要检查的节段，一般不要把超声导管放置到这些工作导丝最远端的软垂段。另外，放置时往往需要把非自动止血阀打开，以免推送超声导管时阻力过大，导致超声导管折断。一般而言，可以认为超声导管通过性和2.5mm预扩张球囊类似，每次IVUS检查时，我们通常不需要把导管放置到冠脉非常远端的位置，大多数时候放置到病变部位远端10mm左右相对血管正常段即可，但如果血管非常扭曲、钙化，难以通过时，我们可以回撤机械导管的探头，单独送入头端塑料保护鞘，当保护鞘到达远端合适位置时，再推送机械探头进入远端保护鞘，即可到达目标区域。需要注意的是，如果血管内阻力很大，一定不要过度用力推送超声导管。一般比较细小的分支血管，没有特别必要，不需要进行超声检查，如果需要检查，也要非常小心地推送，阻力较大应该停止前送。支架术后超声导管放置：如果是支架植入后即刻送入超声导管困难，特别是指引钢丝从来没有撤出过，常见两种原因，一种情况是支架段血管钙化、扭曲，另外一种情况是支架贴壁不良，两者均可以先进行后扩张，然后再次尝试送入超声导管。两种情况下均可以使用先推送保护鞘，后进入探头的方法，但都要注意，不要过于用力推送超声导管到达支架远端，特别是长支架接近血管远端三分之一时，笔者见到过超声导管被远端支架卡住，不能回拉，最后被迫外科手术的病例。如果是既往支架或者本次支架术后，指引钢丝曾经不慎拉出后再次进入支架血管，此时超声导管送入困难，特别是左主干支架术后，应该注意是否是指引钢丝穿过支架网眼，往往需要再次放置一根指引钢丝，使用大的loop形态通过整个支架段，然后再次尝试送入IVUS导管，如果还有阻力，一定要反复确认，轻易不要用力推送超声导管，以免损伤支架，导致支架变形，继而带来并发症。

6. 相控阵超声导管的ringdown 在送入相控阵超声导管到达指引导管开口部位管腔较大处时，应该停止推送超声导管，进行ringdown处理，即在控制键盘中按下ringdown 键，等环晕伪影去除干净，再继续推送超声导管，否则会严重影响影像判断。

7. 超声影像是否看到指引钢丝 在进行IVUS检查过程中，我们要知道，由于机械探头monorail段非常短，我们可以看到自身的指引钢丝"伪影"，而相控阵探头由于其指引钢丝从晶体换能器近心端穿出，因此看不到自身指引钢丝的"伪影"。

8. 术中并发症的识别 IVUS检查过程中，最常见的并发症即血管痉挛，这也是强调每次IVUS检查前使用硝酸甘油的意义所在。如果检查过程中，明确发生严重血管痉挛，应该即刻停止IVUS检查，将超声导管撤出冠脉，并再次给予硝酸甘油。如果发生夹层或者严重血肿，往往IVUS检查即可发现，通常这种情况发生在介入治疗的病例，而非单纯的IVUS检查病例，此时一定要注意轻推造影剂，观察血流情况，如果确实发生严重夹层或者血肿，应该立即送入支架到夹层或者血肿远端进行封闭，由于造影剂推注量小，不能完全暴露夹层或者血肿蔓延的范围，这时候宁可支架放置到稍远的位置，以免发生支架没有覆盖住血肿，反而将血肿推送到远端的情况。术中最严重的并发症是血管没有血流，这通常包括两种原因，一个是上文提到的气体栓塞，一般发生在机械探头没有充分排气，术中因为影像不清晰，再次进行冠脉内推注盐水时引发气栓，导致冠脉没有血流，此时需要撤出超声导管，冠脉内回抽血液，确认没有气体后，进行冠脉内推注，反复多次，如果患者有严重血流动力学障碍，需要给予IABP等措施支持；另外一种情况即血肿或夹层过大，封闭血流，同上所述，识别后即刻植入支架往往可以马上解决问题。

三、术 后 操 作

IVUS检查完成后，特别是没有进行介入治疗的患者，通常需要给予硝酸甘油后进行两个不同体位的造影，以便确认此次检查没有对血管造成损伤，包括夹层、血肿和痉挛。

IVUS检查的安全性总体上是非常高的，严重并发症发生率非常低[4, 5]。

（钱　杰）

参考文献

［1］ Mintz GS, Nissen SE, Anderson WD, et al. American College of Cardiology Clinical Expert Consensus Document on Standards for Acquisition, Measurement and Reporting of Intravascular Ultrasound Studies (IVUS). A report of the American College of Cardiology Task Force on Clinical Expert Consensus Documents. J Am Coll Cardiol, 2001;1478–1492.

［2］ Di Mario C, Gorge G, Peters R, et al. Clinical application and image interpretation in intracoronary ultrasound. Study Group on Intracoronary Imaging of the Working Group of Coronary Circulation and of the Subgroup on Intravascular Ultrasound of the Working Group of Echocardiography of the European Society of Cardiology. Eur Heart J, 1998;19:207–229.

［3］ Abizaid AS, Mintz GS, Abizaid A, et al. One-year follow-up after intravascular ultrasound assessment of moderate left main coronary artery disease in patients with ambiguous angiograms. J Am Coll Cardiol, 1999; 34: 707–715.

［4］ Hausmann D, Erbel R, Alibelli-Chemarin MJ, et al. The safety of intracoronary ultrasound. A multicenter survey of 2207 examinations. Circulation, 1995; 91(3): 623–630.

［5］ Batkoff BW, Linker DT. Safety of intracoronary ultrasound:data from a Multicenter European Registry. Cathet Cardiovasc Diagn, 1996; 38(3): 238–241.

第二篇

第三章

血管内超声分析软件

第一节 常用软件介绍

IVUS的影像分析在影像诊断和科研中至关重要，协助测量血管直径、横断面积/体积、狭窄程度和进行斑块的定量分析[1, 2, 3]，从而判断斑块和血管壁顺应性、判断斑块组成、确定病变准确位置、并辅助支架等器械的选择和使用[4, 5]。而且，由于传统的灰阶IVUS影像上除了较大的钙化、脂质等斑块外，难以区分不同斑块组织之间的灰度，因此虚拟组织学（virtual histology，简称 VH-IVUS）的定量分析也成了一种较为常用的斑块组织定量方法[6]。

不论是灰阶IVUS还是虚拟组织学分析，均需要标准和规范的分析方法和软件，以满足临床和科研的需求，本章节将以QIvus软件为例介绍常用专业版软件分析方法，以iReview软件为例介绍该软件的分析方法。

IVUS数据采集系统均含有系统自带的或附加安装的IVUS影像分析软件，美国波士顿科学公司的IVUS系统拥有一款影像分析软件 – iReview软件，IVUS系统分析软件的优点是方便在临床应用时直接调用并分析，快速简便，缺点是仅能对本系统产生的数据进行分析，往往不兼容其他系统产生的数据；血管、管腔和斑块的分割及定量是手动完成，分析不便捷，准确度较差；同时定量分析参数少，往往无法满足临床科研的需要。

第三方专业版IVUS影像分析软件中较常用的为QIvus（version 3.1，Medis Medical Imaging System bv，The Netherlands），QIvus是2002年由荷兰Medis医学影像公司首次推向临床应用的产品，也是国际上首个第三方IVUS影像后处理系统，也被认为是IVUS影像分析的"金标准"，越来越多的临床科研工作采用QIvus软件对IVUS数据进行分析[7, 8]，QIvus软件于2018年已更新至3.1版本。第三方专业版分析软件的优点是具有自动化分析流程和结构化分析报告和表格，以满足临床客观性和分析结果完整性。

以QIvus软件为例，其具有以下特点：

1. 兼容所有常见IVUS系统的数据，如波士顿科学、Infraredx、火山（VH）等；

2. 自动保存每次分析的分析过程，方便再编辑和追溯；

3. 具有回顾视图（LoopViewer）浏览，即在当前帧的前后各5帧图像反复回顾播放，以便更立体、动态地分析影像；

4. 自动和半自动识别冠脉血管、管腔和支架，并自动定量其面积、体积、狭窄程度和斑块负荷；

5. 可定量分析iMap、VH和Infraredx TVC等的虚拟组织学；

6. 除了IVUS影像分析功能外，QIvus软件同时也兼容OCT图像分析，并具有自动化定量OCT可降解支架和易损斑块分析。

第二节 QIvus软件分析流程

一、IVUS影像分析时所需注意事项如下：

1. 影像务必经过系统校准或人工校准，以保证定量分析的准确度；
2. 分析前需定义分析的血管节段，即感兴趣血管段；若研究需要，即可同时定量近端和远端参考段；
3. 若需分析术前、术后基线/随访数据之间的对比，分析者需按照研究方案的要求设置相同的感兴趣血管段，并定义标准的分析流程；
4. 分析者需从短轴位和长轴位均对每一帧影像进行分割并确认；
5. 虚拟组织学定量分析时，需去除导丝后伪影和黑像素（Black Pixel）。

二、血管、管腔和斑块的面积测量的基本步骤

IVUS影像分析流程依分析者具体研究的SCOPE的目的而定，分为冠脉结构参数定量分析和虚拟组织学定量分析。结构参数定量分析主要分七步：①图像校准；②选择感兴趣血管段；③生成血管轮廓；④生成管腔轮廓；⑤生成支架轮廓（若有）；⑥快速查看感兴趣帧；⑦生成结构化分析数据；⑧查看斑块参数；⑨导出感兴趣影像和视频。虚拟组织学定量分析主要分为四步：①自动生成iMap图谱；②去除导丝伪影；③去除黑像素"Black Pixel"；④浏览结果并生成Excel结构化分析数据。

QIvus软件界面主要包含工具栏、短轴视图、长轴视图（L-View）和动态回顾视图（LoopViewer）（图2-3-2-1）。

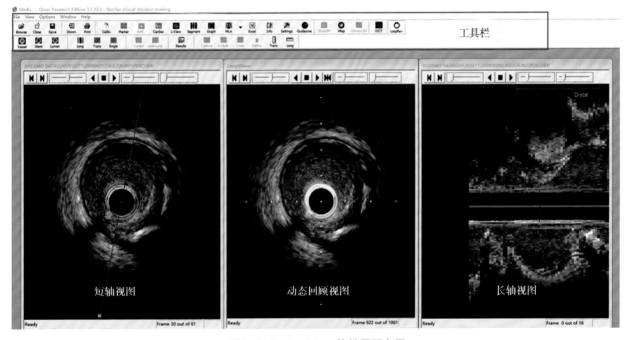

图2-3-2-1　QIvus软件界面布局

三、QIvus软件分析流程

（一）图像校准

通常，在IVUS成像系统在生成数据时（Raw或Dicom格式）已经包含了校准参数（Calibration），为

确保影像已经过校准，分析者需再次确认校准是否正确，通过查看整个run的第一帧图像（图2-3-2-2），横向和纵向的白点即为校准标志点（Marker），每2个标志点之间的实际距离为1mm，QIvus软件会自动对影像进行校准，若校准参数不准确，则需要按照以下方法进行手动校准。

手动校准时，需手动选择纵向的第一个标志点和最后一个标志点作为校准参考线（图2-3-2-2，纵向红色标志线），被选择的参考线的实际长度则为8mm，右键确认该参考线，点击工具栏中的"Accept"按键完成第一次校准。用相同的方法对横向的校准点进行校准，点击"OK"完成校准。该校准方法是根据（标志点与标志点的实际距离）/（标志点与标志点的像素数）求解得到每个像素的实际大小。

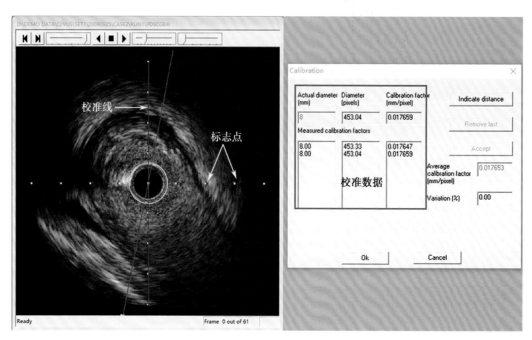

图2-3-2-2　IVUS影像校准

（二）冠脉结构参数定量分析

QIvus软件具有对血管（vessel）、管腔（lumen）和支架（stent）的自动识别并生成轮廓，同时提供了便捷的半自动智能调整功能，大大减低分析的工作量。分析流程如下：

1. 选择感兴趣血管段（segment）　在长轴视图（L-View）的上方有蓝色的感兴趣血管段区间标志，分析者需根据具体研究目标和分析方法选择感兴趣血管段（图2-3-2-3），通过鼠标拖动蓝色血管段的区间标志可调整感兴趣血管段。若研究涉及到病变的近端和远端，则可以通过点击工具栏"Segment"的按键增加相应的血管段，可增加的血管段包括：近/远端参考血管段、近/远端边缘段、感兴趣血管段的子分段。

2. 生成血管轮廓（vessel contour）　点击"Vessel"（血管）按钮可自动识别并在短轴位和长轴位分别显示感兴趣血管段的血管轮廓（图2-3-2-3）所示；系统默认生成4个长轴视图（分析者可手动修改长轴视图的截面数量），并相应地在短轴视图上显示8个轮廓点，轮廓点为血管轮廓的权重值，系统根据各轮廓点的权重值自动拟合生成准确的轮廓线，同时系统将自动识别到错误的轮廓点并去除该轮廓点的权重，从而大大提高轮廓自动识别的效率。分析者有以下方法调整血管轮廓：

1）使用鼠标左键拖动短轴视图上的轮廓点至正确的位置，或直接按住鼠标左键勾画正确的轮廓线，（提示：若分析者使用触屏电脑，可以通过触屏笔直接勾画，该方法更为简便）；

2）使用鼠标在各长轴视图上修改轮廓线；该方法较为主观，不推荐常规使用；

在短轴视图上每修改一帧影像的轮廓线，系统将采用轮廓自适应算法，根据该帧修改后的各轮廓点所在位置和其权重值，对该帧影像前后若干帧影像上的轮廓线做相应的自适应修正，以减少分析者的工作量，并能提高轮廓识别的客观性和准确度。

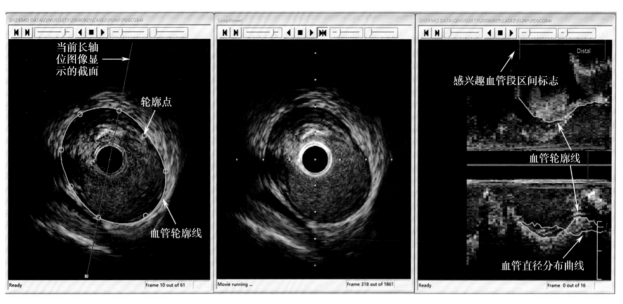

图2-3-2-3　在QIvus软件上进行感兴趣血管段的调整和生成血管轮廓

3. 生成管腔轮廓（lumen contour）　点击"Lumen"（管腔）按钮可自动识别感兴趣血管段中的管腔轮廓，并在短轴位和长轴位分别显示其管腔轮廓（图2-3-2-4）；调整方法同步骤（2）。

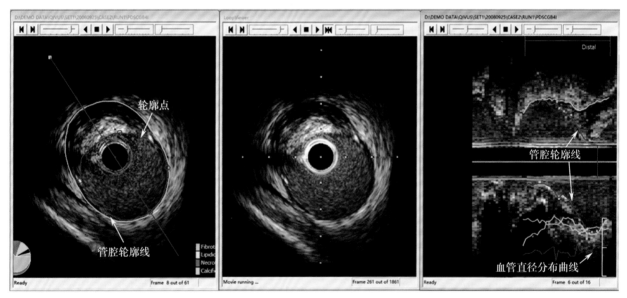

图2-3-2-4　通过QIvus软件自动生成管腔轮廓

4. 生成支架轮廓（stent Contour）（若有）　点击"Stent"（支架）按钮可自动识别感兴趣血管段中的支架点，并生成支架轮廓线，分析者可参考步骤（2）的方法对支架轮廓进行修正。

5. 快速查看感兴趣帧　分析者可通过快捷键按钮查看并更快速切换特征影像所在帧，如："最大/最小管腔面积"、最大/最小血管面积、最大/最小斑块面积、支架内狭窄最大/最小所在帧等。

6. 生成结构化分析数据　分析完成后，分析者可通过"Results"（结果）按钮快速查看结果报告（图2-3-2-5），报告中包含当前帧影像所分析的血管、管腔、支架、斑块定量（斑块负荷、面积狭窄率、）等长度、面积、体积等参数。

QIvus软件也具有强大的科研平台，分析者可通过点击"Excel"（表格）按钮而得到所分析影像的所有分析结果，并以结构化的表格呈现。分析者可通过该表格去计算更多的分析参数。分析结果包含以下内容：

1）基础统计分析数据：血管面积/体积、管腔面积/体积、斑块面积/体积、斑块负荷、支架内斑块面积/体积等（图2-3-2-6）；

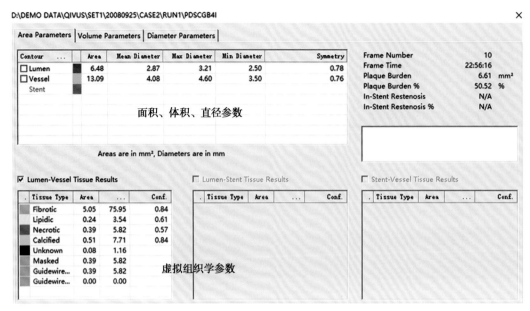

图2-3-2-5　通过QIvus软件快速浏览分析结果

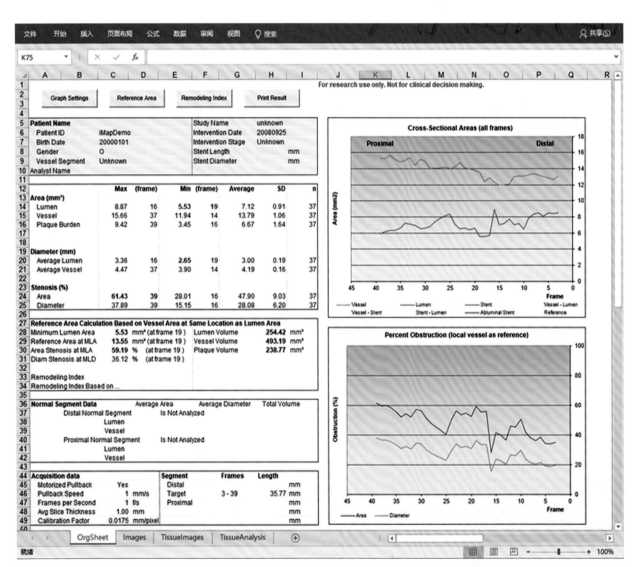

图2-3-2-6　通过QIvus软件导出的结构化Excel表格结果，显示基础统计分析数据

2）详细数据：感兴趣血管段每一帧影像的分析结果（图2-3-2-7）。

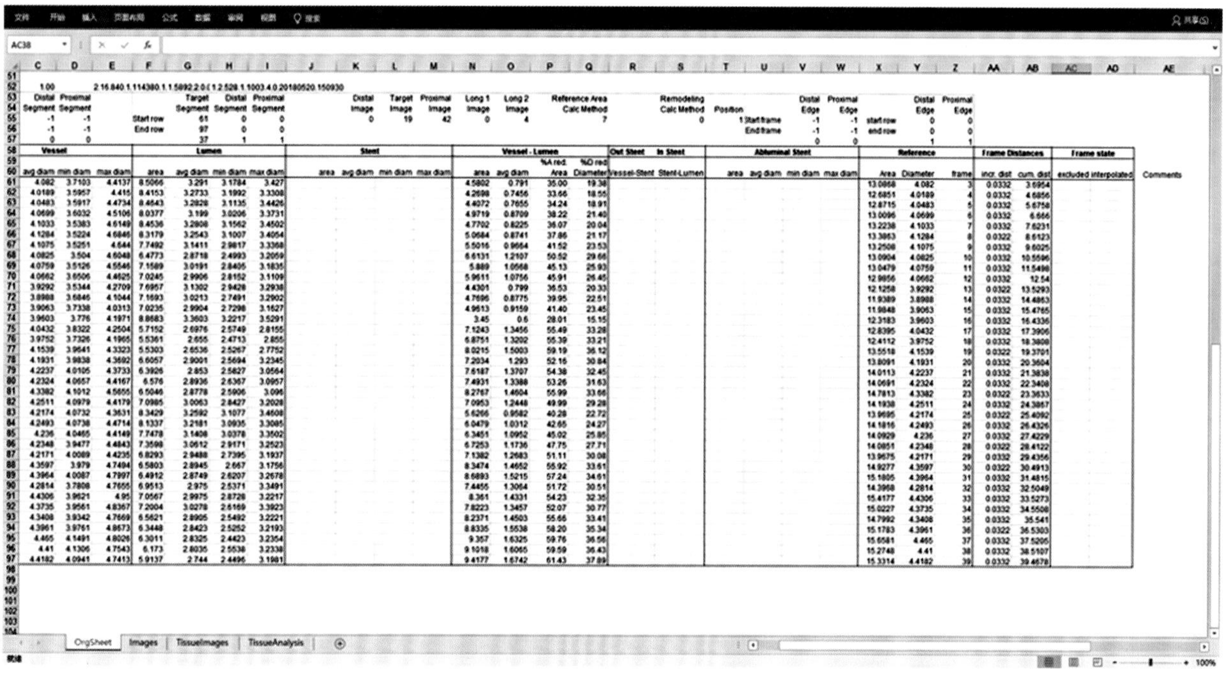

图2-3-2-7　通过QIvus软件导出的结构化Excel表格结果，显示每帧详细分析数据

7. 查看斑块参数

1）血管、管腔面积/体积：血管、管腔面积/体积（lumen area/lumen volume）可通过结果报告（见图2-3-2-5）中的Lumen/Vessel行、Area列查看当前所在帧的管腔面积。或者通过查看所导出的Excel表格（见图2-3-2-6）中查看每一帧的Lumen/Vessel的面积（Area）。血管/管腔的体积为感兴趣血管段的全部血管/管腔体积，可通过所导出的Excel表格中查看Lumen Volume。

2）斑块负荷：斑块负荷（plaque burden）=血管面积−管腔面积，分析者可通过查看结果报告（见图2-3-2-6）的Plaque Burden（%）一项，其中斑块负荷百分比（Plaque Burden %）为（血管面积−管腔面积）/血管面积。斑块体积为感兴趣血管段的全部斑块体积，可查看所导出的Excel表格（见图2-3-2-6）中的Plaque Volume。

8. 导出感兴趣影像和视频

分析者可通过点击"File-Save"将感兴趣的影像或序列另存为"BMP/JPEG/TIFF"格式的图片，或将所分析的序列另存为"AVI"格式的视频。

（三）虚拟组织学定量

对于采集了虚拟组织学数据的IVUS影像，如iMap/VH/TVC，分析者可通过QIvus软件对虚拟组织学进行定量分析。以iMap虚拟组织学影像分析为例，分析步骤如下：

1. 自动生成iMap图谱　QIvus软件根据iLab成像系统生成的虚拟组织学参数对不同像素的斑块性质进行自动定性（图2-3-2-8），绿色代表纤维斑块，黄色代表脂质斑块，红色代表坏死斑块，蓝色代表钙化斑块；并根据不同斑块性质的像素数量对其进行定量分析。

2. 去除导丝伪影　由于金属导丝会干扰超声信号，并在导丝后形成金属伪影，在影像上体现为回声减弱，该信号会干扰虚拟组织学的定量，因此在定量分析前，需去除导丝后伪影区域（图2-3-2-8）。分析者可点击"Guidewire"（导丝）进入导丝自动识别界面，并选择导丝数量，确定导丝伪影区域，并删除伪影区域。

3. 去除黑像素"Black Pixel"　由于钙化斑块易造成回声减弱，而导致钙化外侧的区域在影像学上往往呈现黑色，即该黑色区域为信号弱或无信号，QIvus系统可自适应识别黑像素的信号并去除该区域的像素（见图2-3-2-8）；若不去除，则该类黑像素容易被误认为坏死斑块而造成虚拟组织学定量错误。

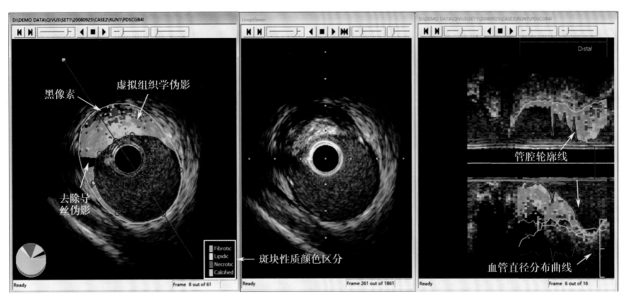

图2-3-2-8　通过QIvus软件进行虚拟组织学定量分析

　　4. 浏览结果并生成Excel结构化分析数据　与结构参数定量后的结果浏览相同，虚拟组织学定量分析完成后，分析者可通过"Results"（结果）按钮快速查看结果报告（见图2-3-2-6）；并可通过点击"Excel"（表格）按钮而得到所分析影像的所有分析结果（图2-3-2-9），并以结构化的表格呈现，Excel表格里包含了每一帧影像的虚拟组织学定量结果（图2-3-2-10），分析者可对此结果做更多的分析。

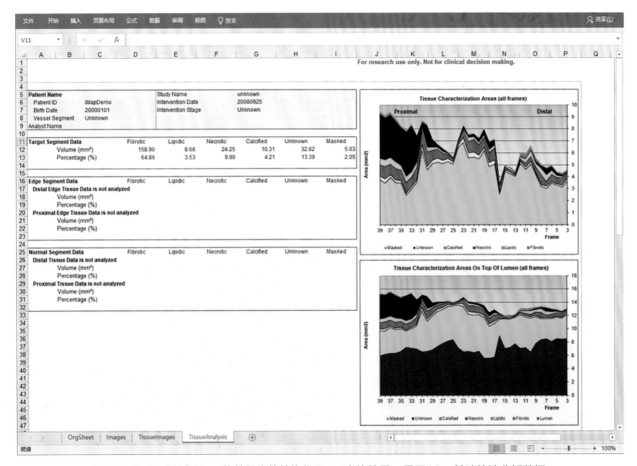

图2-3-2-9　通过QIvus软件导出的结构化Excel表格结果，显示iMap基础统计分析数据

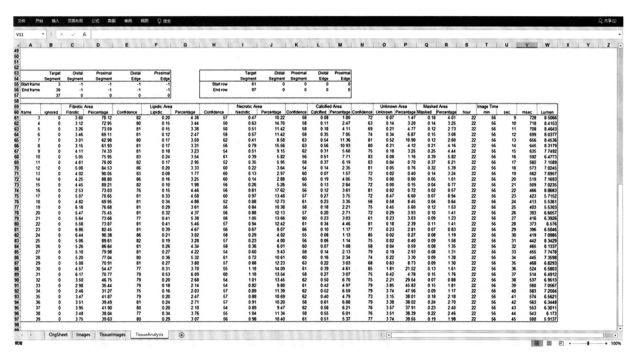

图2-3-2-10 通过QIvus软件导出的结构化Excel表格结果，显示iMap每帧详细分析数据

第三节 iReview软件分析流程

一、简 介

iReview是由波士顿科学公司开发的一款专用的IVUS分析软件。该软件界面友好，简洁美观，同时具有IVUS影像后处理能力，其分析步骤包含以下十步：①数据导入；②浏览IVUS影像；③显示或隐藏长轴视图；④动态回顾；⑤血管、管腔的手动测量；⑥测量病变或支架；⑦浏览管腔及边支情况；⑧截取视频并导出；⑨图像导出；⑩打印。

二、分 析 流 程

1. 数据导入 进入iReview软件主界面（图2-3-3-1）；病例导入操作流程为：
①"File"（文件）-单击；②"Open"（打开）-单击；③"Browse"（浏览）-单击；④"DICOMDIR"-在硬盘或光驱中找到需要读取的病例，选择命名为DICOMDIR的文件，随后单击"Open"进行读取；⑤"OK"-单击，在列表中选定需要读取的病例。

2. 浏览IVUS影像 病例导入后，序列列表显示为该病例的IVUS序列；选定目标序列后，即可对该序列进行回顾及分析。播放该序列操作流程为：①"Play Run"（播放序列）-单击；②"Play"（播放）-单击。亦可直接单击播放键或空格键进行播放和暂停，或者手动滑动长轴及进度条上的光标。

3. 显示或隐藏长轴视图 选择显示或隐藏长轴（图2-3-3-2），操作流程为："LongView"（长轴）-单击，隐藏长轴；"LongView"（长轴）-单击，显示长轴。

4. 动态回顾 移动光标寻找目标图进行动态回顾，操作流程为："Dynamic Review"（动态回顾）-单击，动态回顾；"Dynamic Review"（动态回顾）-单击，静态回顾。

5. 血管、管腔的手动测量
对目标图进行测量，操作流程如下：曲线选定框-单击，选定手动测量面积（图2-3-3-3）；管腔边缘-双击左键后释放左键，移动鼠标，使光标沿管腔边缘移动，双击左键结束操作。

6. 在长轴上测量病变或支架，操作流程如下：①"LongView"（长轴）-单击，显示长轴；②直线选定框-单击，选择直线测量；③长轴远端参考段-双击，从起点位置拖动光标；④长轴近端参考段-双击，使测量在终点位置停止（图2-3-3-4）。

7. 浏览管腔及边支情况 在长轴上360度观察管腔及边支情况，操作流程如下：①"LongView"（长轴）-单击，显示长轴；②Cut Plane（剖面）-移动光标至横断面上的白色箭头处（图2-3-3-2），显示出黄色的旋转图标后，按住左键进行旋转，在目标角度后释放左键停止。

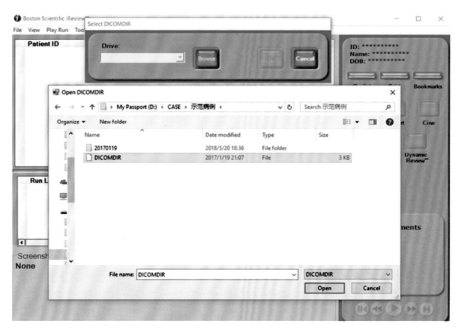

图2-3-3-1 iReview主界面及病例导入

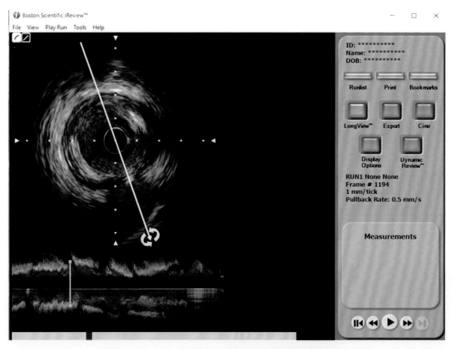

图2-3-3-2 iReview软件显示或隐藏长轴视图

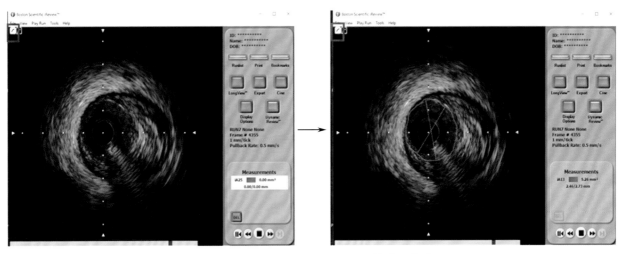

图2-3-3-3　使用iReview软件进行管腔手动测量

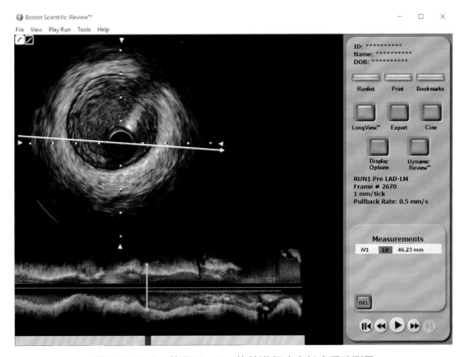

图2-3-3-4　使用iReview软件进行病变长度手动测量

8. 截取视频并导出　截短视频后导出为常用视频格式（图2-3-3-5），操作流程如下：①"Cine"（影片）-单击，进度条两端显示出两个倒三角图标，移动两个倒三角图标至目标节段两侧；②"Export"（导出）-单击，显示出Export Type（导出类型）界面，选择"Video"，并单击"Next"；③"Video Format"（视频格式）-选择"WMV"/"AVI"格式；④"Video Content"（视频内容）-选择"IVUS cross section"（IVUS横截面）/"IVUS and Longview"（IVUS横截面与长轴）；⑤"Export As"（导出为）-单击，显示出Save As（保存为）界面，选择目标文件夹后命名，单击"Save"（保存）。

9. 图像导出　导出特定一帧图像（图2-3-3-6），操作流程如下：①"Export"（导出）单击，显示出Export Type（导出类型）界面，选择"Still"，并单击"Next"；②"Export Format"（导出格式）-选择"BMP"/"TIFF"/"JPEG"格式；③"Export Format"（导出格式）-选择"Current Frame"（当前格式）；④"Export As"（导出为）-单击，显示出Save As（保存为）界面，选择目标文件夹后命名，单击"Save"（保存）。

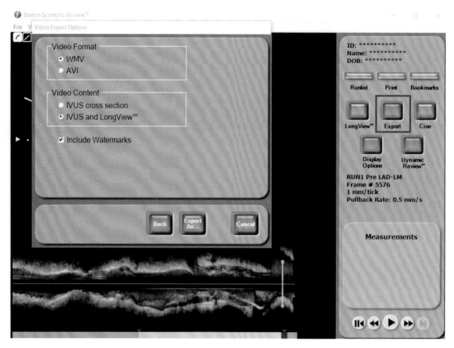

图2-3-3-5 使用iReview软件导出视频

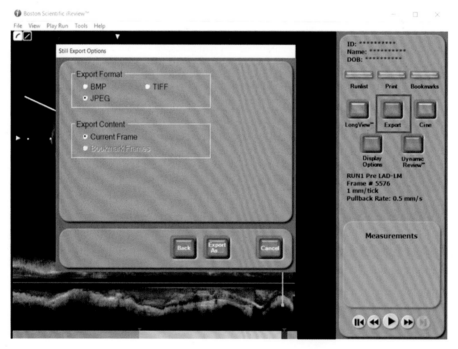

图2-3-3-6 使用iReview软件导出图片

10. 打印 打印特定一帧图像,操作方法为:"Print"(打印)-单击,选择打印机,单击"OK"。

三、Review软件常见问题解答

1. 需要隐藏病人个人信息,解决方案如下:①"View"(视野)键-单击;②"Anonymize"(隐去)-勾选。

2. iReview软件无法读取iLab机器刻录光碟里的病例,可能是由于从iLab上导出了WMV格式的病例,解决方案如下:在iLab机器上找到病例,使用"Achieve Case"键导出病例到DVD光盘,即可通过iReview软件重新读取。

第四节 总结与展望

　　本章节详细介绍了IVUS影像分析的方法、注意事项和常用软件的分析流程；分析者需根据研究或临床的具体需求和定义对IVUS影像进行分析，尤其是针对科研用途的分析可使用可靠的QIvus软件等专业版分析软件进行分析。

　　近十年的IVUS影像后处理得到了快速发展，管腔、血管和支架等自动识别和定量分析变得更加智能化，然而，自动分析的准确度仍存在缺陷、三维重建技术不成熟、缺乏功能学定量数据；未来IVUS影像后处理将结合人工智能算法提高自动分析的准确度，并通过三维配准以完成IVUS影像的三维重建；在功能学方面，IVUS应结合斑块剪切力、应力、血流动力学等信息，将IVUS影像诊断从结构学向功能学发展。

（林晓杰）

参考文献

［1］Tu, L. Xu, J. Ligthart, et al, In vivo comparison of arterial lumen dimensions assessed by co-registered three-dimensional (3D) quantitative coronary angiography, intravascular ultrasound and optical coherence tomography. Int J Cardiovasc Imaging, 2012; 28(6): 1315-1327.

［2］Tu, Z. Huang, G. Koning, et al, A novel three-dimensional quantitative coronary angiography system: In-vivo comparison with intravascular ultrasound for assessing arterial segment length. Catheter Cardiovasc Interv, 2010; 76(2): 291-298.

［3］Hoffmann, G.S. Mintz, G.R. Dussaillant, et al, Patterns and mechanisms of in-stent restenosis. A serial intravascular ultrasound study. Circulation, 1996; 94(6): 1247-1254.

［4］Fujii, H. Hao, M. Shibuya, et al, Accuracy of OCT, grayscale IVUS, and their combination for the diagnosis of coronary TCFA: an ex vivo validation study. JACC Cardiovasc Imaging, 2015; 8(4): 451-460.

［5］Mintz, S.E. Nissen, W.D. Anderson, et al, American College of Cardiology Clinical Expert Consensus Document on Standards for Acquisition, Measurement and Reporting of Intravascular Ultrasound Studies (IVUS). A report of the American College of Cardiology Task Force on Clinical Expert Consensus Documents. J Am Coll Cardiol, 2001; 37(5): 1478-1492.

［6］Kubo, A. Maehara, G.S. Mintz, et al, The dynamic nature of coronary artery lesion morphology assessed by serial virtual histology intravascular ultrasound tissue characterization. J Am Coll Cardiol, 2010; 55(15): 1590-1597.

［7］Baquet, C. Brenner, M. Wenzler, et al, Impact of Clinical Presentation on Early Vascular Healing After Bioresorbable Vascular Scaffold Implantation. J Interv Cardiol, 2017; 30(1): 16-23.

［8］Haude, H. Ince, A. Abizaid, et al, Safety and performance of the second-generation drug-eluting absorbable metal scaffold in patients with de-novo coronary artery lesions (BIOSOLVE-II): 6 month results of a prospective, multicentre, non-randomised, first-in-man trial. Lancet, 2016; 387(10013): 31-39.

第二篇

第三篇
超声衍生及其他腔内成像技术

第一章

虚拟组织学

随着IVUS技术的快速发展和应用普及，其在冠脉介入治疗中的作用也逐渐为心脏介入医生所重视。IVUS作为冠状动脉病变新的和重要的诊断手段，除了可显示冠脉管腔形态，还可清晰显示血管壁，从而帮助心脏介入医生初步确定冠脉粥样硬化斑块的组织形态学特征。同时，IVUS通过准确的定量分析，包括测量血管直径、横断面积、粥样硬化斑块面积和斑块负荷，可以帮助心脏介入医生制定冠脉介入治疗的策略[1, 2, 3]。

传统的灰阶IVUS成像（图3-1），可以实时显示冠脉内血管壁组织和粥样硬化斑块的图像，但是，对粥样硬化斑块成分的准确判定，却存在明显的局限性。在灰阶IVUS的图像中，不同粥样硬化斑块组织的回声特征经常是相近的，很难准确区分开来。比如，血管腔内的低回声信号有可能是血栓，也有可能是脂质含量较高的"软斑块"；然而高回声信号伴有声影的，也不一定能百分百地确定为钙化组织，也有可能是致密的纤维斑块。这是因为，非常致密的纤维斑块可以阻挡超声声波透过，而被误认为是钙化病变的影像。在与病理组织学对比的研究中显示，灰阶IVUS不能准确预测粥样硬化斑块的组织成分[4, 5]。因此，以传统灰阶IVUS为基础，衍生发展出来的血管内粥样硬化斑块组织超声分析技术，称之为虚拟组织学（Virtual Histology）超声，这是一种新型的粥样硬化斑块的超声成像技术[6]，目前，临床应用的技术种类，包括VH-IVUS和iMap。本章将分别对上述两种技术的原理、技术特点以及临床应用方面的内容进行阐述。

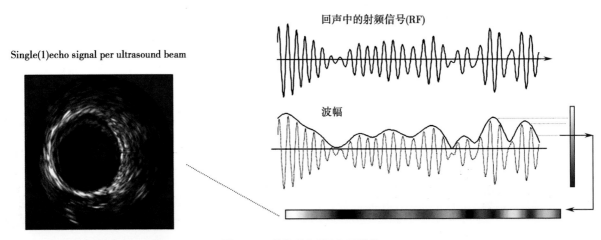

图3-1　传统的灰阶IVUS显像

第一节 VH-IVUS

一、VH-IVUS的原理

虚拟组织学超声（virtual histology，VH-IVUS）能够对回声中的频谱信号进行分析，通过识别不同冠脉粥样硬化组织的不同回声频率，对粥样硬化斑块的组织成分进行模拟显像，建立相应的彩色编码，从而区分出不同的粥样硬化斑块成分（图3-1-1-1），使得IVUS能够更加直观的对粥样硬化斑块进行更准确的定性及定量分析。那么，VH-IVUS的成像原理是什么呢？如果能对IVUS回声中的射频（radiofrequency，RF）信号进行更深入的频谱处理（图3-1-1-2），我们就能够对不同的粥样硬化斑块组织，进行更加详细的分析，从而，对斑块进行更加准确的评估。Nair等学者基于多种特征的分类法[6]，证实利用反向散射的超声射频信号，采用自动回归（autoregressive，AR）分析的方法，比传统的傅立叶转换的分析方法，能够更好地分辨粥样硬化斑块的成分[7, 8]（图3-1-1-3）。同时，可以实时地重建斑块分类的组织图像，这也就是VH-IVUS的基本原理（图3-1-1-4）。在临床应用方面，Nasu等学者的研究[9]进一步证实VH-IVUS与病理组织学具有很高的一致性。

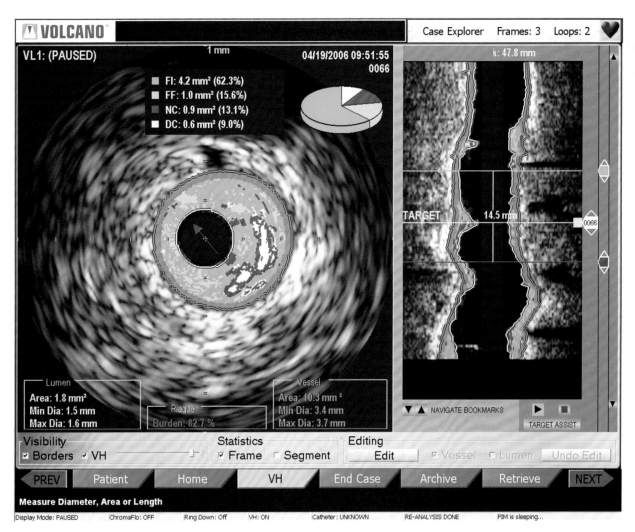

图3-1-1-1　美国火山公司VH-IVUS图像

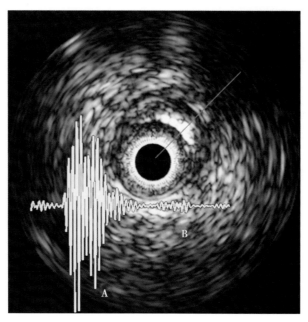

图3-1-1-2　VH-IVUS的原理：对IVUS回声中的
射频信号进行更深入的频谱处理

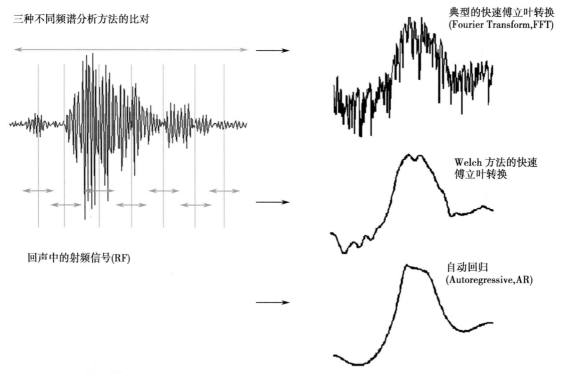

图3-1-1-3　三种不同频谱分析方法的对比：自动回归法较传统的
傅立叶转换分析法，更够更好的分析粥样斑块的成分

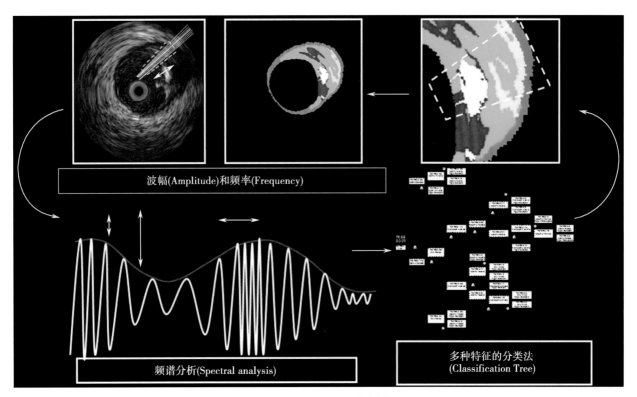

波幅(Amplitude)和频率(Frequency)

频谱分析(Spectral analysis)

多种特征的分类法
(Classification Tree)

图3-1-1-4　VH-IVUS的基本原理

在临床应用中，采用固态数字化技术的鹰眼（eagle-eye）20MHz IVUS导管（火山公司，美国），能够采集分析VH-IVUS的信息。VH-IVUS除了图像信息采集，同时需要采集受试患者的心电图信号，这是源于VH-IVUS的图像采集是通过心电图门控来采集射频（RF）数据的。换句话说，在回撤鹰眼IVUS导管时，通过IVUS机器的控制台和患者的心电图信号R-R波的波幅去采集射频信息。然后，再通过IVUS机器上的VH-IVUS分析软件，对采集到的射频信号进行分析，从而虚拟出粥样硬化斑块的组织成分图像。因此，如果患者的心电图信号缺失，或者心电图的R波波幅太低，就不能分析VH-IVUS的图像。

在体外病理组织学研究的基础上，将获得的射频信号与相应的病理组织学进行对比研究，计算出不同组织的光谱曲线和频率区信号的特征参数，从而进一步转换成VH-IVUS图像，就能够依据不同的着色表述，对不同的组织特性进行区分。目前VH-IVUS定义四种主要的冠脉粥样硬化斑块组织成分，分别是纤维斑块、纤维脂肪斑块、坏死核心和钙化。纤维斑块定义为深绿色区域，主要由胶原纤维构成；纤维脂肪斑块定义为浅绿色区域，主要由包含脂质的松散胶原纤维构成，其中没有坏死组织的成分；坏死核心定义为红色区域，主要是由大量的死亡细胞和脂质所构成；钙化定义为白色区域，这种组织是由大量钙盐晶体沉积而成（图3-1-1-5）。 VH-IVUS预测上述类型斑块组织的准确度分别为：纤维斑块93.4%，纤维脂肪斑块94.6%，坏死核心95.1%，钙化斑块96.8%[10]。

二、VH-IVUS的临床研究及应用

（一）VH-IVUS在检测易损斑块中的价值

急性冠状动脉综合征（acute coronary syndrome，ACS）是心血管病死亡的主要原因。研究显示约有75%的ACS是由不稳定性斑块破裂引起的血栓所致[11]。因此，如果某种技术可以帮助医生识别不稳定性斑块，及早制定预防粥样硬化进展或者稳定斑块的方案，对于预防或减少ACS的发生具有重要意义。目前，我们主要依据病理学研究的结果，来描述和判断斑块的稳定性[12, 13, 14]，主要内容包括坏死核心融合的程度、纤维帽厚度、钙化程度、血管正性重塑和管腔狭窄程度，以及靶病变的位置等。但是，不稳定性斑块是否最终导致临床事件，以及不稳定性斑块是自发性破裂，还是逐步消退的风险难以预测，所以，针对不稳定性斑块进行的介入治疗策略仍存在争议。

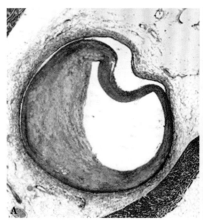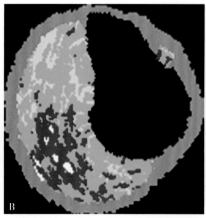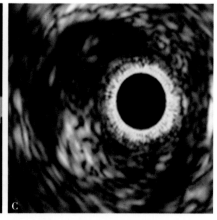

图3-1-1-5　体外研究VH-IVUS在所显示不同着色区域对应不同的斑块性质

　　为了更好地预防和减少冠脉事件的发生，选择合理有效的检测方法很重要。然而，依据冠状动脉造影术的结果和患者的临床表现都不能准确预测急性冠脉事件的发生。有研究显示，48% - 78% 的ACS患者，在其出现冠脉事件前所进行的冠状动脉造影检查，血管的病变狭窄程度小于50%[15]。同时，无创性心脏检查也不能有效地识别斑块破裂可能，或者预测冠脉事件的发生。

　　什么是"易损斑块"或者"不稳定性斑块"？目前的共识为，斑块具有一个大的脂核，有一层厚度 < 65μm的薄纤维帽，坏死核心超过斑块面积的10%以上，有较多的巨噬细胞浸润和严重的内皮功能不全等特征[16, 17]，结合病理组织学研究的结果，此类斑块也被称为薄帽纤维帽粥样硬化斑块（thin-cap fibroatheromas，TCFA）。据此，作为检测和判断不稳定性斑块的理想技术，应该可以显示血管病变的狭窄程度、血管直径和斑块纤维帽的厚度，还有更重要的是，可以检测到粥样硬化斑块的组成成分。VH-IVUS成像技术具备了上述能力，既可以区分斑块的不同类型（图3-1-1-6），又可以判断斑块的进展情况，还能识别斑块的稳定性。

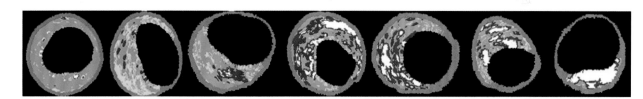

图3-1-1-6　VH-IVUS可以帮助区分斑块的不同类型

　　Rodriguez-Granillo等学者应用VH-IVUS进行了人体的在体研究[18]，他们根据病理组织学研究的结果，对VH-IVUS识别的TCFA斑块进行了定义，其诊断标准为：血管内横断面积狭窄率超过40%；坏死核心占整体斑块面积超过10%以上；靠近管腔，并至少在 3 个连续横断面出现此类表现（图3-1-1-7）。研究结果发现，相对于稳定性心绞痛患者，在ACS患者中VH-IVUS能够检测更多的TCFA斑块。而且，超过80%以上的TCFA斑块，都是出现在冠脉近端30mm以内的位置。来自韩国的Hong等学者[19]，根据上述诊断标准，针对107名稳定型心绞痛和105名ACS患者，进行了冠脉三支血管的VH-IVUS检查，研究结果显示，ACS患者的冠脉存在更多的破裂斑块（3∶1），存在更高比例的VH-IVUS定义的TCFA斑块，同时再次证实，超过80%以上VH-IVUS定义的TCFA斑块和破裂斑块，存在于冠脉血管近端40mm以内的位置上。上述两个研究的结果与病理学研究结果具有很好的相关性，也进一步证明VH-IVUS在检测不稳定性斑块方面，具有重要的临床指导价值。依据冠状动脉造影术的研究也发现，急性ST段抬高的心肌梗死（ST-elevation myocardial infarction，STEMI）患者的罪犯病变通常位于在冠脉近端三分之一的位置[20]。有关VH-IVUS的研究证实，STEMI患者的罪犯病变距离冠脉开口越近，其斑块中的坏死核心的比例就越高[21]。

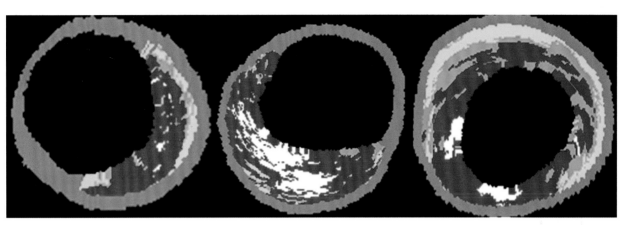

图3-1-1-7　VH-IVUS定义的TCFA斑块

基于灰阶IVUS的研究显示，存在正性重塑（positive remodeling）的血管中，低回声斑块的比例明显增多，此现象可能是该类斑块的脂肪成分比例增加所致[22]。Rodriguez-Granillo等学者的研究[23]发现，血管正性重塑的程度与纤维脂肪性斑块呈正相关（r = 0.83，P < 0.0001），而与纤维性斑块呈负相关（r = −0.45，P=0.003），并与高危病变如TCFA斑块存在直接关系。而血管的负性重塑程度，则与稳定性斑块如内膜增厚或是纤维性斑块有正相关性。Surmely 等学者的研究却指出[24]，如果正性重构发生在血管病变的最小管腔直径处，其坏死核心百分比少于存在负性重构病变的百分比。上述研究结果的不一致性，可能与病变的特征、研究方法、以至患者的年龄和两性比例不同有关。Surmely 等研究的入选患者，平均年龄比Rodriguez-Granillo等研究的入选患者年龄相差十岁以上，而且，入选的男性患者比例较多，上述原因可能导致研究结果的差异。

PROSPECT（Providing Regional Observations to Study Predictors of Events in the Coronary Tree）研究，是第一个采用VH-IVUS技术对三支冠状动脉进行检测病变特征的前瞻性、全球多中心研究，共入选了697例ACS患者，进行了两年的随访。该研究的主要目的是分析急性冠脉综合征与冠脉病变进展的自然发展过程的关系，从而识别未来发生不良心脏事件的危险因素。研究结果显示，冠脉造影确定为临界病变的患者中，仅有27%的病变的狭窄程度与IVUS判断的病变最严重位置相一致；冠脉造影认定的非罪犯病变中，28%经过VH-IVUS检查确定为潜在高危TCFA斑块；在所有入选的患者中，有28.4%患者存在至少一个VH-IVUS定义的高危TCFA斑块。PROSPECT研究的结果指出，VH-IVUS定义的高危TCFA斑块，病变处的斑块负荷超过70%，最小管腔面积小于4mm^2，上述三个指标是预判该患者未来三年再次出现冠脉事件的最重要的危险因素。高危斑块所引发的冠脉事件，比没有冠脉危险因素的患者增加十倍以上[25]。随后的VIVA[26]研究和ATHEROREMO-IVUS[27]研究也再次证实了PROSPECT研究的结果。

（二）VH-IVUS在冠脉介入治疗中的应用

在冠状动脉介入治疗过程中，机械挤压和血栓脱落都会造成冠脉远端微血管发生栓塞，引起冠脉血流减慢，导致无复流现象的发生，并且，增加冠脉介入术的围术期风险[28, 29]。Kawaguchi[30]等学者的研究指出，应用VH-IVUS可以预测STEMI患者介入治疗后出现远端微栓塞的风险。其中，粥样硬化斑块内坏死核心的体积是STEMI患者在支架植入术后，ST段再次抬高的最佳预测因子，其最佳预测值为33.4mm^3，敏感性为81.7%，特异性为63.6%。另外，Kawamoto[31]等的研究也指出，通过VH-IVUS检测到的粥样硬化斑块内坏死核心部分与支架植入术中微小血栓的释放有关，并可以导致冠脉血流储备的延迟恢复。还有为了探讨粥样硬化斑块成分和急性冠脉综合征的患者在支架植入术后出现无复流的现象的关系，Hong[32]等对190个急性冠脉综合征的患者进行了VH-IVUS的研究。结果显示，急性冠脉综合征的患者在支架术后出现无复流的现象与粥样硬化斑块的成分密切相关。他们比对了行支架植入术后出现无复流现象与没有出现无复流现象的急性冠脉综合征的患者。发现出现无复流现象的患者的病变狭窄段中，粥样硬化斑块内坏死核心成分的百分比和体积明显较高，而VH-IVUS检测到的TCFA斑块也更多。

以上的研究结果进一步表明，如果在支架植入术前，能够检测导致术后发生远端微栓塞风险的高危斑块，就可以帮助心脏介入医生制定出有效的治疗方案，如采用远端栓塞保护装置以预防远端微栓塞的发生，或者采用强化的抗栓策略，包括服用阿司匹林、氯吡格雷或者GP Ⅱb/Ⅲa抑制剂等。

（三）虚拟组织学在斑块进展和逆转研究中的作用

目前，已经有研究指出，粥样硬化斑块的稳定性与斑块的组成成分有密切关系，而不是取决于冠脉病变的狭窄程度。因此，对于药物治疗后粥样硬化斑块组成成分的改变，远较粥样硬化斑块的体积及负荷变化更有临床上的意义。所以，以传统的灰阶IVUS为基础，发展出来的血管内粥样硬化斑块组织超声分析技术VH-IVUS，在药物治疗对粥样硬化斑块的进展和消退的研究上，有着更重要的角色。现在，已经有多项药物干预治疗动脉粥样硬化斑块的临床研究，以VH-IVUS技术作为研究的观察终点。

吡格列酮（Pioglitazone）是一种过氧化物酶增生活化（PPAR- ）受体拮抗剂，常用于治疗2型糖尿病患者。这种药物可通过多种途径对心血管系统产生影响，其中包括降低血糖、血脂、C反应蛋白（C-Reactive Protein，CRP）和增加高密度胆固醇（HDL）水平。也有研究证实，吡格列酮能够有效地减缓冠脉斑块增长的进程。目前，尚不明确该药物对动脉粥样硬化斑块成分的影响[33,34]，因此，Ogasawara等[35]应用VH-IVUS技术，探讨吡格列酮对于减缓动脉粥样硬化斑块进展的效果，以及它对斑块成分改变的影响。54例具有稳定性心绞痛症状的2型糖尿病患者被随机分配到接受吡格列酮（15mg/d）组或是对照组，然后，使用VH-IVUS去定量评估整个冠状动脉粥样硬化斑块总体积和斑块成分。在药物治疗前后的6个月的变化百分比。研究结果显示，吡格列酮组患者的血糖水平、C反应蛋白和脂蛋白的水平显著改善。而与基线相比，两组的动脉粥样硬化斑块体积没有明显变化。但是，从VH-IVUS检查结果发现，吡格列酮组患者的粥样硬化斑块中坏死核心面积显著减少（P= 0.001），同时与血脂水平呈负相关（r=-0.46，P < 0.0001）。从这个研究结果可以看出，吡格列酮能够显著减少动脉粥样硬化斑块中坏死核心的部分，同时，增加脂联素的水平，从而稳定粥样硬化斑块，减轻粥样硬化病变的程度。

Nasu等[36]采用VH-IVUS技术评估在降脂治疗和低脂饮食下氟伐他汀（Fluvastatin）对血脂和冠状动脉粥样硬化斑块进展的影响。80名入选患者分别接受氟伐他汀治疗（60mg/d）或低脂饮食。12个月的结果显示，在氟伐他汀治疗组，粥样硬化斑块中纤维性斑块和纤维脂肪斑块都明显减少，而坏死核心部分没有增加，另外，患者的脂蛋白也大量减少。而在低脂饮食组，患者的粥样硬化斑块负荷以及斑块中的纤维性斑块、纤维脂肪斑块、坏死核心和钙化斑块都有明显增加。从研究的结果可以发现，氟伐他汀可以减少动脉粥样硬化斑块中纤维斑块和纤维脂肪斑块的部份，从而延缓动脉粥样硬化斑块的进展情况。此外，Lee和Hau等也应用了VH-IVUS去评估阿托伐他汀（Atorvastatin）在斑块稳定和逆转的作用。他们对40名入选患者分为两组，分别接受10mg和40mg阿托伐他汀治疗。6个月的研究结果显示，接受40mg阿托伐他汀治疗组的斑块有明显消退，而且，VH-IVUS上的坏死核心没有增加，而接受10mg阿托伐他汀治疗组的斑块和坏死核心都有明显增加。这个研究果证实了高剂量的阿托伐汀治疗具有稳定和消退斑块的作用[37]。

三、总　　结

VH-IVUS的粥样硬化斑块分析技术是目前与病理学最为符合的导管成像技术。从越来越多的临床研究数据中可以看到，应用VH-IVUS的粥样硬化斑块分析技术，可以帮助心脏介入医生对患者的粥样硬化病变有更多的了解，有助于识别导致血管事件的高危斑块，从而制定合适的治疗方案。 虽然，VH-IVUS目前还存在着一些技术上的不足，如不能发现血栓（图3-1-1-8）[38]、夹层，不能区分出支架（图3-1-1-9），还有需要人工进行血管边界校正（图3-1-1-10）等。 但是，随着科学技术不断的进步，VH-IVUS的技术也会逐步改进，其存在的不足也可以最终得到解决。我们有理由相信VH-IVUS将会在未来的临床诊断发挥更重要的作用，帮助我们进一步了解粥样硬化病变的病理过程。

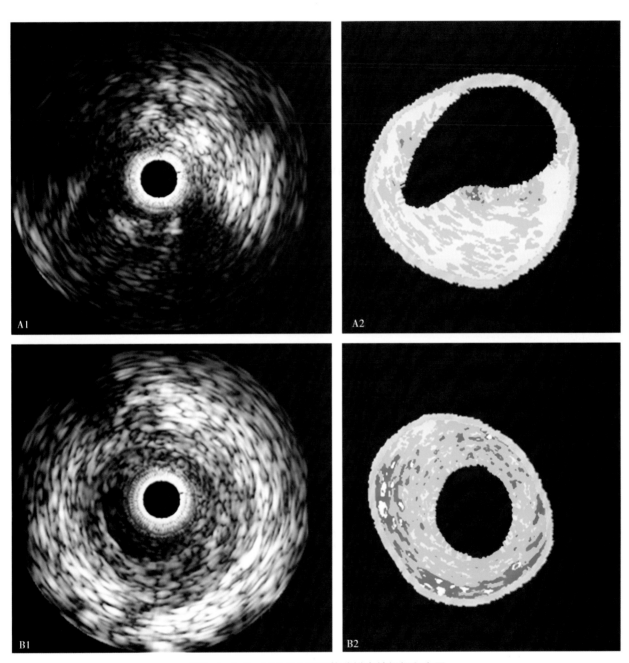

图3-1-1-8　VH-IVUS不能分辨血栓组织和夹层

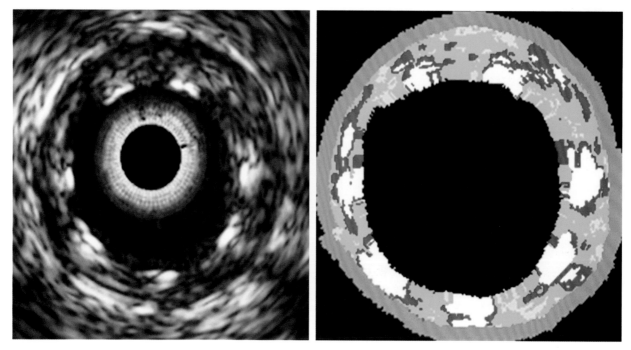

图3-1-1-9　VH-IVUS在支架植入后显示多出钙化病变

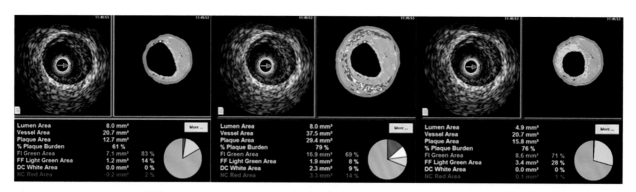

图3-1-1-10　VH-IVUS在部分图像中需要进行血管人工边界校正

第二节　iMap

1. iMap的概述　iMap分析功能是波士顿科学公司的iLab 血管内超声系统具备的一项功能，它可在手动或自动回拉记录数据的成像过程中自动显化组织特征。iMap 功能通过用适于组织类型预测的颜色对斑块区域进行着色以增强当前的灰度 IVUS 图像。

2. iMap的原理　iMap所使用的组织描述方法采用图像识别算法，而该算法经检验可推断截面 IVUS 图像上特定小范围关注区（ROI）内的血管斑块组织类型。该算法可将此区域所发射超声射频（RF）信号的频谱与已知组织类型的频谱库进行比较。该频谱库的构建方式是采集尸体解剖标本中斑块的 RF 信号，而标本中的组织类型已知，随后通过组织学分析确定为纤维化、坏死、脂肪化或钙化组织。通过将特定频谱与频谱库加以比较，不但可以确定最有可能与 ROI 相关的组织类型，还能够提供所推断组织类型符合实际情况的可能性估计值。然后，对可能性估计值进行标准化以测量各个 ROI 的置信度，并在系统中显示为 Confidence Label（置信度标签）（CL）。向用户提供的已描述斑块组织的图像显示为覆盖于 IVUS 灰度图像上的颜色层，而且 CL 值是以色彩深度定性地表示，并在测量值窗格中定量地显示。测量值窗格中的评估面板可分别显示帧（截面）和节段（LongView）视图中置信度以及相关面积/ 体积的定量结果。该系统能够通过手动或回拉的记录方式显示出纤维化、脂肪化、坏死和钙化组织的特征。

3. iMap 的算法 基于频谱推断组织类型时运
用的基本概念是频谱相似性。运用此概念，可将血
管上某区域的频谱与已知组织类型的频谱库加以比
较，从而能够对组织类型进行描述。若要进行这一比
较，可用数学上定义的方法对任意两段指定频谱间相
似性进行测量（欧几里德距离法）（图3-1-2-1），显示
将未知类型区域的频谱（灰度频谱，已复制4次）与
检验过程中所获的预定义频谱库（带颜色的频谱）中
条目加以比较的过程。本例中显示，输入频谱与频
谱库中纤维化条目最为相似，因而，会将相应的
ROI 识别为纤维化类型。

4. iMap操作方法 按常规步骤进行IVUS数据
采集。当数据采集完成后，按下控制面板上的 iMap
按钮，也可点击成像显示屏上的 iMap 图标。跟踪

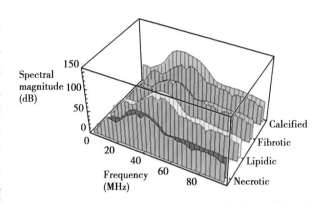

图3-1-2-1 频谱相似性原理。未知类型区域的频谱
（灰度）呈现为叠加于坏死、脂肪化、纤维化或钙化类型
对应的典型频谱（带颜色的频谱）上。灰度频谱会被识
别为来源于纤维化组织

协助功能（TraceAssist）可用于确定和勾勒管腔和血管边界。左侧的图像用颜色突显出了管腔和血管的
轮廓。右侧的图像则显示了代表管腔和血管之间各种组织类型的色度（图3-1-2-2）。

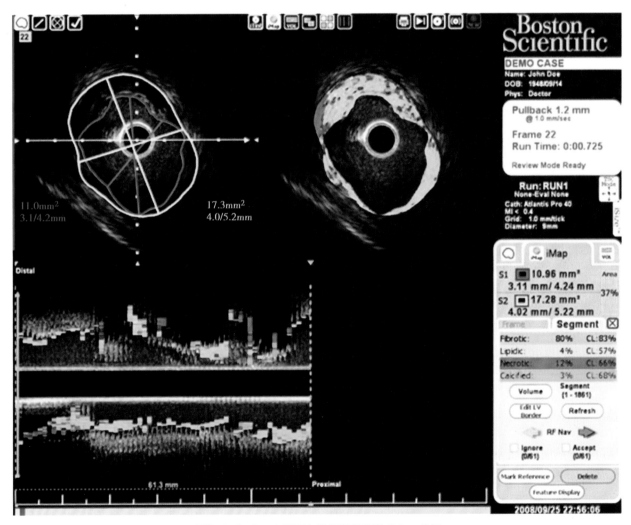

图3-1-2-2 应用于自动回拉数据的 iMap 分析

iLab 系统可以自动计算出边界内的面积，并在测量值窗格的顶部显示总面积以及最小和最大直径（参见图3-1-2-3）。iMap结果将会显示在面积测量值下的 Frame（帧）选项卡中。选中的组织将会进行纤维化、脂肪化、坏死和/或钙化特征分析。也可以使用手动面积测量（手动启动的封闭测量，包括手动面积测量和用户启动的 跟踪协助测量），手动面积测量将覆盖自动跟踪协助测量。

此外，还会提供根据 波士顿科学公司的专利算法得出的平均置信度标签（CL），该标签基于该区域中的信号特征与组织类型库比对后得出的匹配程度。iMap功能可显示预定范围内各图素的组织类型和计算得出的 CL。四种组织类型分别指定一种唯一的辨别色，在截面图像或 长轴（LongView）视图中的每一个图素都会根据组织类型用特定的颜色在显示屏上进行标记。这四种组织的指定颜色将会显示在测量值窗格中以供参考。每一图素的 CL 将会通过色彩浓度醒目地显示出来：对应的色彩浓度越深，置信程度则越高。每一组织类型的平均 CL 也会用数值在测量值窗格中显示出来。平均 CL 是指预定范围内某一组织类型中所有图素的平均 CL（图3-1-2-3）。

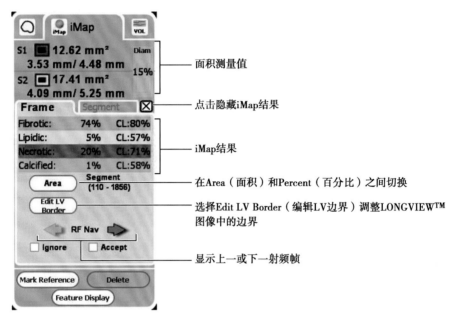

图3-1-2-3 显示 Frame（帧）选项卡的测量值窗口

5. iMap的局限性 由于不同组织类型的声波属性重叠，不同 IVUS 传感器的属性存在差异以及射频波在穿过介入组织和/或血液时会改变携带信息的信号等多方面因素，基于 IVUS 的粥样硬化斑块组织分类算法仍存在挑战。此外，该算法仅通过斑块组织部位返回的射频信号进行过验证，可能无法正确解析其他部位返回的信号。例如，当应用于存在导丝伪影、钙化病变声影、支架柱、血液和正常动脉组织的部位时，组织图可能会呈现出不相关的组织类型或 CL 值。信号强度较弱的区域（例如导丝后方、钙化组织后方、或成像较远区域）可能会被划作为坏死组织类型。

（刘 健 侯江涛）

参考文献

［1］Potkin BN, Barorelli AL, Gessert JM, et al. Coronary Artery Imaging with Intravascular High-frequency Ultrasound. Circulation, 1990; 81: 1575-1585.

［2］Tobis JM, Mallery J, Mahon D, et al. Intravascular Ultrasound Imaging of Human Coronary Arteries in Vivo. Circulation, 1991; 83: 913-926.

［3］Mintz GS, Nissen SE, Anderson WD, et al. American College of Cardiology Clinical Expert Consensus Document on Standards for Acquisition, Measurement and Reporting of Intravascular Ultrasound Studies (IVUS): A Report of the American College of Cardiology Task Force on Clinical Expert Consensus Documents. J Am Coll Cardiol, 2001; 37: 1478–1492.

[4] Peters RJ, Kow WE, Havenith MG, et al. Histopathologic Validation of Intravascular Ultrasound Imaging. J Am Soc Echocardiogr, 1994; 7: 230–241.

[5] Kimura BJ, Bhargava, and DeMaria AN. Value and Limitations of Intravascular Ultrasound Imaging in Characterizing Coronary Atherosclerotic Plaque. Am Heart J, 1995; 130: 386–396.

[6] Nair A, Kuban BD, Tuzcu EM, et al. Coronary Plaque Classification With Intravascular Ultrasound Radiofrequency Data Analysis. Circulationm, 2002; 106: 2200–2206.

[7] Moore MP, Spencer T, Salter DM, et al. Characterization of Coronary Atherosclerotic Morphology by Spectral Analysis of Radiofrequency Signal: In Vitro Intravascular Ultrasound Study with Histological and Radiological Validation. Heart, 1998; 79: 459–467.

[8] Watson RJ, MeLean CC, Moore MP, et al. Characterization of Arterial Plaque by Spectral Analysis of In Vivo Radiofrequency Intravascular Ultrasound Data. Ultrasound Med Biol, 2000; 26: 73–80.

[9] Nasu K, Tsuchikane E, Katoh O, et al. Accuracy of In Vivo Coronary Plaque Morphology Assessment: A Validation Study of In Vivo Virtual Histology Compared With In Vitro Histopathology. J Am Coll Cardiol, 2006; 47: 2405–2412.

[10] Nair A, Margolis MP, Kuban BD . et al. Automated Coronary Plaque Characterization With Intravascular Ultrasound Backscatter: Ex Vivo Validation. Eurointerv, 2007; 3: 113–120.

[11] Virmani R, Kolodgie FD, Burke AP, et al. Lessons Learn Sudden Coronary Death: A Comprehensive Morphological Classification Scheme for Atherosclerotic Lesions. Arterioscler Throm Vasc Biol, 2000; 20: 1261–1275.

[12] Virmani R, Burke AP, Farb A . et al. Pathology of the Vulnerable Plaque. J Am Coll Cardial, 2006; 47: C13–C18.

[13] Burke AP, Farb A, Malcom GT, et al. Plaque Rupture and Sudden Death Related to Exertion in Men with Coronary Artery Disease. JAMA, 1999; 281: 921–926.

[14] Burke AP, Farb A, Malcom GT, et al. Effect of Risk Factors on the Mechanism of Acute Thrombosis and Sudden Coronary Death in Women. Circulation, 1998; 97: 210–2116.

[15] Giroud D, Li JM, Urban P, et al. Relation of the Site of Acute Myocardial Infarction to the Most Severe Coronary Arterial Stenosis at Prior Angiography. Am J Cardiol, 1992; 69: 729–732.

[16] Kolodgie FD, Burke AP, Farb A, et al. The Thin-cap Fibroatheroma Type of Vulnerable Plaque: The Major Precursor Lesion to Acute Coronary Syndromes. Curr Opin Cardiol, 2001; 16: 285–292.

[17] Virmani R, Burke AP, Kolodgie FD, et al. Pathology of the Thin-Cap Fibroatheroma: A Type of Vulnerable Plaque. J. Interv Cardiol, 2003; 16: 267–272.

[18] Rodriguez-Granillo GA, Garcia-Garcia HM, McFadden E, et al. In Vivo Intravascular Ultrasound-Derived Thin-Cap Fibroatheroma Detection sing Ultrasound Radiofrequency Data Analysis. . J Am Coll Cardial, 2005; 46: 2038–2042.

[19] Hong MK, Mintz GS, Lee CW, et al. A Three Vessel Virtual Histology Intravascular Ultrasound Analysis of Frequency and Distribution of Thin-Cap Fibroatheromas in Patients With Acute Coronary Syndrome or Stable Angina Pectoris. Am J Cardiol, 2008; 101: 568–572.

[20] Wang JC, Normad SL, Mauri L, et al. Coronary Artery Spatial Distribution of Acute Myocardial Infarction Occlusions. Circulation, 2004; 110: 278–284.

[21] Vagimigli M, Rodriguez-Granillo GA, Garcia-Garcia HM, et al. Distance From the Ostium as an Independent Determinant of Coronary Plaque Composition In Vivo: an Intravascular Ultrasound Study Based Radiofrequency Data Analysis in Humans. Eur Heart J, 2006; 26: 655–663.

[22] Nakamura M, Nishikawa H, Mukai S, et al. Impact of Coronary Artery Remodeling on Clinical Presentation of Coronary Artery Disease; An Intravascular Ultrasound Study. J Am Coll Cardial, 2001; 37: 63–69.

[23] Rodriguez-Granillo GA, Serruys PW, Garcia-Garcia HM, et al. Coronary Artery Remodeling is Related to Plaque Composition. Heart, 2006; 92: 388–391.

［24］Surmely JF, Nasu K, Fujita H, et al. Association of Coronary Plaque Composition and Arterial Remodeling: A Virtual Histology Intravascular Ultrasound Analysis. Heart, 2007; 93: 928-932.

［25］Stone GW, Maehara A, Lansky AJ, et al. A Prospective Natural History Study of Coronary Atherosclerosis. N Engl J Med, 2011; 364: 226-235.

［26］Calvert PA, Obaid DR, O'Sullivan M, et al. Assoication Between IVUS Findings and Adverse Outcomes in Patients With Coronary Artery Disease. J Am Coll Cardiol Img, 2011; 4: 894-901.

［27］Cheng JM, Garcia-Carcia HM, de Boer SP, et al. In Vivo Detection of High-risk Coronary Plaques by Radiofrequency Intravascular Ultrasound and Cardiovascular Outcome: Results of the ATHEROREMO-IVUS Study. Eur Heart J, 2014; 35: 639-647.

［28］Pian RN, Paik GY, Moscucci M, et al. Incidence and Treatment of "No-refolw" After Percutaneous Coronary Intervention. Circulation, 1994; 89: 2514-2518.

［29］Abbo KM, Dooris M, Glazier S, et al. Features and OutCome of No-reflow After Percutaneous Coronary Intervention. Am J Cardiol, 1995; 75: 778-782.

［30］Kawaguchi R, Oshima S, Jingu M, et al. Usefulness of Virtual Histology Intravascular Ultrasound to Predict Distal Embolization for ST-Segment Elevation Myocardial Infarction. J Am Coll Cardial, 2007; 50: 1641-1646.

［31］Kawamoto T, Okura H, Koyama Y, et al. The Relationship Between Coronary Plaque Characteristics and Small Embolic Particles During Coronary Stent Implantation. J Am Coll Cardial, 2007; 50: 1635-1640.

［32］Hong YJ, Jeong MH, Choi YH, et al. Impact of Plaque Compositions on No Re-flow Phenomenon After Stent Deployment in Patients With Acute Coronary Syndrome: A Virtual Histology Intravascular Ultrasound Analysis. Eur Heart J, 2009.

［33］Nissen SE, Nicholls SJ, Wolski K, et al. Comparison of Pioglitazone vs Glimepiride o Progression of Coronary Atherosclerosis in Patients with Type 2 Diabetes: The Periscope Randomised Controlled Trial. JAMA, 2008; 299: 1561-1573.

［34］Sugamura K, Sugiyama S, Matsuzawa Y et al. Benefit of Adding Pioglitazone to Successful Statin Therapy in Nondiabetic Patients with Coronary Artery Disease. Circ J, 2008; 72: 1193-1197.

［35］Ogasawara D, Shite J, Shinke T, et al. Pioglitazone Reduces the Necrotic-core Component in Coronary Plaque in Association With Enhanced Plasma Adiponectin in Patients With Type 2 Diabetes Mellitus. Circ J, 2009; 73:343-351.

［36］Nasu K, Tsuchikane E, Katoh O, et al. Effect of Fluvastatin on Progression of Coronary Atherosclerotic Plaque Evaluated by Virtual Histology Intravascular Ultrasound. JACC Cardiovasc Interv, 2009; 2: 689-696.

［37］Lee SW, Hau WK, Kong SL, et al. Virtual Histology Findings and Effects of Varying Doses of Atorvastation on Coronary Plaque Volume and Composition in Statin-Naïve Patients. The VENUS Study. Circulation J, 2012; 76: 2662-2672.

［38］Nasu K, Tsuchikane E, Katoh O, et al. Impact of Intramural Thrombus in Coronary Arteries on the Accuracy of Tissue Characterization by In-Vivo Intravascular Ultrasound Radiofrequency data Analysis. Am J Cardiol, 2008; 101: 1079-1083.

第二章

背向散射积分血管内超声（IB-IVUS）

国内外研究显示，绝大多数冠状动脉事件发生在"无血流动力学意义"的病变，因此早期识别和干预亚临床动脉粥样硬化具有重要意义。传统血管内超声可以诊断钙化或纤维-脂肪性斑块，但对脂质丰富的斑块、坏死核以及血栓的鉴别价值有限。新近的IVUS研究诸如射频数据分析、虚拟组织学及弹性图允许对冠状动脉斑块组织的斑块性质及机械特性实施进一步分析，对动脉粥样硬化组织定征显现出独特价值。背向散射积分血管内超声（IB-IVUS）便是其中一种。

第一节　背向散射技术原理

IVUS包括两种探头技术：电子相控阵型和机械旋转型。这两种技术均发射和接收高频超声波脉冲来形成图像，即脉冲回波成像模式。探头产生的脉冲波在组织中传播，被组织反射或散射传回探头产生相应的电压，即所谓的背向散射或射频数据。探头获取的背向散射信号会形成512行（电子型）或256行（机械型）扫描线以构成所需图像（视频光密度分析）。每行扫描线均包含着一序列相应组织反射或散射回来的超声波能量信息。通过分析背向散射信号的频率和振幅，可以确定斑块的构成。这种方法称之为射频数据的频谱分析[1]。

超声组织定征是采用超声视频法、射频法、声速与声衰减等技术检测组织细微病理变化的方法。射频法中背向散射技术是利用声波物理特性，当入射波波长小于界面直径时，发生反射；大于界面直径时，发生散射，其中与入射波呈180°的散射波称为背向散射波（Backscatter）。仪器将接收的背向散射波信号进行整合、分析，即为背向散射积分（Integrated backscatter，IB）。所测背向散射参数值在不同组织或同一组织不同病生理状态下会因组织超微结构的不同而发生变化。

第二节　冠状动脉斑块组织显像

目前，有多种临床检测方法来确定冠状动脉内斑块的组织学表征。常规的超声技术，尤其是IVUS，被广泛应用于确定3层动脉壁结构。对于钙化的检测，IVUS是敏感的，但对于脂质核心与纤维组织的鉴别，仅通过使用普通超声的回声强度很难完全区分。

最早，IB技术被用于区分心肌组织的表征。之后的研究发现，此项技术还可以用来区分离体动脉的纤维组织和脂肪组织。之后，有日本学者报道，IB技术可以区分颈动脉及股动脉中的7种组织的表征，包括血栓、脂质池，内膜增生、纤维组织、混合病变、钙化和中膜的存在。

为了比较IB值和它们相对应的冠状动脉病理学结构，Kawasaki等在尸检标本的18个冠状动脉中总共检测了88个具有典型组织学特征的取样部位（表3-2-2-1）。这些典型部位的组织学结构分别为钙化（N=9）、混合病变（N=11）、纤维组织（N=17）、脂质核心（N=16）、内膜增生（N=5）、血栓（N=6）以及中膜（N=24）。这些组织的IB值分别为−26.7±3.6、−40.7±4.6、−58.9±3.6、−67.5±3.6、−70.7±2.7，和内膜的−84.2±3.8，在中膜为−74.56±2.2。IB值在钙化斑块中最高，血栓最低。血栓、纤维组织、混合病变、钙化和脂质核、内膜增生和中膜的差异有统计学意义。根据不同的IB值，在IB-IVUS上赋予不同的组织不同的颜色，红色代表钙化，黄色代表混合病变，绿色代表纤维组织，而蓝色代表脂质核心或增生内膜。

表3-2-2-1　冠状动脉斑块内5种不同组织的IB值

组织	IB 值
钙化	−30<IB≤−23
混合病变	−55<IB≤−30
纤维组织	−63<IB≤−55
脂质核心或内膜增生	−73<IB≤−63
血栓	−88<IB≤−80

摘自Kawasaki等，Circulation，2002；105：2487-2492

第三节　临床应用

一、在易损斑块研究中的应用

易损斑块（vulnerable plaque）是指那些不稳定的和有血栓形成倾向的斑块，主要包括破裂斑块、侵蚀性斑块和部分钙化结节性病变。大量的研究表明，约70%~80%的动脉硬化血栓形成是由于轻、中度狭窄的动脉斑块的破裂、继发血栓形成所致。然而，斑块破裂并不是易损斑块的唯一表现，那些有血栓形成倾向、可能快速进展成为罪犯斑块的粥样病变都属于易损斑块的范畴。易损斑块的组织学的主要标准包括活动性炎症、薄的纤维帽和大的脂质核心、内皮缺损伴表面血小板聚集、斑块有裂隙或损伤以及严重的狭窄。

为了确定急性冠状动脉综合征患者中易损斑块的IB-IVUS的表现，Kenji等对140例心绞痛患者进行了研究。在这些患者中选取了160个无严重狭窄的病变进行了IB-IVUS评价。超声信号是通过使用40MHz导管的IVUS系统获得的。这些患者平均随访30个月，12个斑块在完成基线IVUS检查后引起了急性冠状动脉综合征。在这12个斑块中，有10个在基线记录有IVUS参数。这10个斑块被定义为易损斑块，其他斑块被定义为稳定斑块。

结果显示，易损斑块和稳定斑块的基线血管面积、管腔面积、斑块面积无显著性差异。但两种斑块的斑块负荷、偏心指数、重塑指数和脂质核心面积有明显区别。此外，易损斑块的纤维成分的面积比例明显低于稳定斑块。

这些结果提示，可以根据IB-IVUS所测定的纤维成分面积比例以及脂质核心面积作为预测斑块易损性的指标。

二、在降脂治疗研究中的应用

他汀类药物的降脂治疗益处已通过很多大规模、多中心、随机的一级预防和二级预防临床试验得到了验证。此外，大量的IVUS研究显示他汀类药物可以抑制动脉粥样硬化的进展，甚至可以降低动脉粥样硬化体积的百分比。IB-IVUS相关研究已显示，他汀可以降低斑块内的脂质成分，增加纤维成分。因为IVUS的分辨率低，如果将其与分辨率更高的OCT相结合，可以得到更好的评价效果。

有研究应用了IB-IVUS和OCT相结合的方式，观察了匹伐他汀对于斑块进展的影响。IB-IVUS结果显示，他汀治疗可以显著减少脂质体积指数。而OCT的观察同时发现了他汀可以使纤维帽厚度明显增加[2]。

IB-IVUS与OCT的组合可以互相取长补短。IB-IVUS可以弥补OCT信号穿透力不强的弱点，另外，对于纤维组织的判定要比OCT更全面、准确。而OCT的分辨率可以保证对纤维帽厚度的精确判定。

三、在支架再狭窄研究中的应用

支架内再狭窄是困扰冠心病介入技术的长期难题，随着药物洗脱支架的广泛应用，再狭窄仍然是PCI术后的一大难题。在裸金属支架时期，再狭窄的发生主要是内膜增生导致。而药物洗脱支架再狭窄机制更加复杂，因此腔内影像学成为研究再狭窄机制的有力工具。其中，IB-IVUS因为具有组织定性的优势，已经成为再狭窄研究领域的最有力工具之一。

Sato等选取了24例再狭窄患者（24个病变）的共120个横截面进行了IB-IVUS和OCT评估。每个病变都选取5个横截面，包括最小管腔面积（MLA）截面，MLA近端及远端分别距离为1和2mm的横截面。结果发现，与OCT相比，IB-IVUS能正确地评价出支架再狭窄（ISR）中BMS和DES的新内膜组织特性。IB-IVUS和OCT的ISR新生内膜的检查结果完全一致。DES术后晚期支架内再狭窄的特征包括：非均质性、低IB值和富含脂质的新生内膜。

非均质性是IB-IVUS在DES术后再狭窄中的重要发现，这些发现无法在普通灰阶IVUS中实现。此外，因为OCT穿透性差的缺点，因此，IB-IVUS在支架术后再狭窄评价中具有重要的意义。

与其他冠状动脉影像学技术的比较：

iMap是一种基于射频信号模式识别的IVUS组织表征系统。Yamada等[3]比较了iMap和IB-IVUS在体内对不同组织的分辨能力，来阐明这两种方法之间的相似性和差异。他们对16例缺血性心脏病患者（共31个病变）进行了研究。使用40MHz IVUS导管进行IVUS成像。然后输出来自每个病变的RF信号，用iMap和IB-IVUS分析组织特征。iMap将冠状动脉斑块分为纤维组织、脂质、坏死核心或钙化四大类。通过IB-IVUS，将冠状动脉斑块也分为四类：纤维组织、脂质池、致密纤维组织或钙化。在获得图像后，将IB-IVUS和iMap图像在完全相同的截面上进行比较。他们发现，iMap纤维化和钙化与IB-IVUS的纤维化和钙化密切相关。虽然iMap对脂质的探查与IB-IVUS中的脂质池无明显相关性，但iMap发现的坏死核心与IB-IVUS探查到的脂质池有良好的相关性。这些结果提示，虽然iMap分类的组织类型与IB-IVUS的组织类型有很好的相关性，但两种系统之间存在一定的差异。因此，在解释由不同的IVUS系统所得到的组织表征信息时需要谨慎对待。

此外，冠状动脉CTA（MDCT）扫描作为一种无创性评估对冠状动脉危险分层具有重要意义。为了阐明MDCT与IB-IVUS相比的准确性，Harada等[4]对17个冠状动脉的32个部位分别进行了64层MDCT和IB-IVUS检查。结果显示，MDCT测定的总斑块体积与IB-IVUS结果呈显著正相关。然而，由两种方法确定的不同斑块成分的体积不相关。钙化和衰减斑块在MDCT中被高估。这些结果提示，MDCT是一种有前途的无创检测不同类型冠状动脉斑块的方法，因此可能有助于冠状动脉危险分层。然而，MDCT确定不同斑块成分体积的能力是有限的。

目前，越来越多的影像学技术被应用到冠心病介入治疗领域，使得手术医生有了更多的选择[5, 6]。为了增加诊断的准确性，多种影像学技术的联合应用有着广泛的前景，而IB-IVUS作为一种颜色编码的组织学超声，在联合应用领域将有越来越大的应用空间[7]。

（徐 凯）

参考文献

［1］Sano K, Kawasaki M, Ishihara Y, et al. Fujiwara H.Assessment of vulnerable plaques causing acute coronary syndrome using integrated backscatter intravascular ultrasound. J Am Coll Cardiol, 2006; 47(4): 734−741.

［2］Hattori K, Ozaki Y, Ismail TF, et al.Impact of statin therapy on plaque characteristics as assessed by serial OCT, grayscale and integrated backscatter−IVUS. JACC Cardiovasc Imaging, 2012; 5(2): 169−1677.

［3］Yamada R, Okura H, Kume T, et al. A comparison between 40 MHz intravascular ultrasound iMap imaging system and integrated backscatter intravascular ultrasound. J Cardiol, 2013; 61(2): 149−154.

［4］Harada K, Amano T, Uetani T, et al. Murohara T.Accuracy of 64−slice multidetector computed tomography for classification and quantitation of coronary plaque: comparison with integrated backscatter intravascular ultrasound. Int J Cardiol, 2011; 149(1): 95−101.

［5］Sato K, Costopoulos C, Takebayashi H, et al.Haruta S.The role of integrated backscatter intravascular ultrasound in characterizing bare metal and drug−eluting stent restenotic neointima as compared to optical coherence tomography. J Cardiol, 2014; 64(6): 488−495.

［6］Kawasaki M, Takatsu H, Noda T, et al.Fujiwara H.In vivo quantitative tissue characterization of human coronary arterial plaques by use of integrated backscatter intravascular ultrasound and comparison with angioscopic findings. Circulation, 2002; 105(21): 2487−2492.

［7］李华，等. 超声背向散射技术的基础研究与临床应用。中国医学影像学杂志，2004；12（3）：218−220

光学相干断层成像（OCT）

光学相干断层成像（optical coherence tomography，OCT）技术是继IVUS后出现的一种新的冠状动脉内成像技术，通过使用干涉仪记录不同深度生物组织的反射光，通过计算机构建能够让人简单识别的图像。OCT的最重要的特点就是其高分辨率，约为10~15μm，是血管内超声成像技术的10倍左右，同时成像速度快，可以对生物组织内部的微观结构进行高分辨率横断面层析成像。与此同时，由于其与病理组织学图像具有良好的对应性，它又被称为"光学活检"。OCT成像原理是将光源发出的光线分为两束，利用两束反射光发生干涉作用，从组织中反射回来的光信号随组织的性状而显示不同强弱。这些光信号经过计算机处理，通过比较分析反射波和参考波即可获得关于组织反射性和距离的数据，由此得到组织断层成像。1990年Fujimoto和Tanno发明OCT技术；1991年，麻省理工学院第一次发表了关于OCT的研究，阐述了OCT成像系统的基本概念，并讨论了OCT在视网膜和动脉内的应用；1996年 Brezinski第一次应用OCT技术进行了体外动物研究；2001年哈佛大学的IK Jang教授首次将OCT应用于人冠状动脉内的检查。

目前OCT可以分成两类：第一代的时域OCT和第二代的频域OCT。时域OCT（Time domain OCT，TD-OCT）是把同一时间从组织中反射回来的光信号与参照反光镜反射回来的光信号叠加、干涉，然后成像的。而新一代的频域OCT（frequency domain OCT，FD-OCT）就是参考臂的参照反光镜固定不动，通过改变光源光波的频率来实现信号的干涉。2010年后，第二代OCT——频域OCT相继在美国、中国及其他国家批准上市。与第一代时域OCT相比，频域OCT是通过改变光线的频率而获得不同深度组织的成像，成像速度快，一次扫描只需要几秒钟时间，更为重要的是，它不需要阻断血流，因此，不会造成相关的缺血事件。

一直以来，冠脉造影CAG被认为是评价冠脉病变的金标准，20世纪90年代早期，IVUS开始被应用于冠脉介入诊疗，但无论是IVUS还是之后相继出现的其他成像技术（如冠脉血管内镜，血管内核磁等），由于其分辨率较低并不能提供冠脉内更多详细信息。随着医学影像学的不断发展和进步，人们一直在不断探索，试图研究一种分辨率更高的血管成像技术。OCT的出现，为我们提供了一个强有力的诊断工具，以其近乎组织学的分辨率和良好的安全性在美国、日本、韩国及欧洲等多个中心开始应用，从对不稳定斑块的评价逐渐应用于冠心病介入诊疗的多个方面，包括评价支架植入后即刻效果（支架贴壁，支架膨胀，内膜撕裂，组织脱垂）以及远期效果（晚期贴壁不良，晚期血栓，支架内膜覆盖），这些病变特征的观察对于其他影像学技术来说是不可能实现的。近几年，愈来愈多的临床研究将OCT作为主要手段用于评价生物可降解支架及其他新型药物洗脱支架的疗效。可以说OCT的出现不仅使我们对冠心病尤其是急性冠脉冠脉综合征的病理机制有了更深入的研究，对介入诊疗的理念也有了新的认识和理解，目前OCT在冠脉介入中的地位越来越受到重视，具有广阔的应用空间和很好的发展前景。

第二节 操作基本技术与技巧

目前OCT分为两大类：时域OCT（TD-OCT）和频域OCT（FD-OCT）。TD-OCT自出现到之后的10年中一直处于主流地位。随着其在临床的应用以及研究的进一步深入，TD-OCT的局限性也越来越明显：①成像速度慢；②需要进行球囊阻断或冲洗血液。这样易造成心肌缺血，而且操作较复杂，限制了临床应用。FD-OCT的出现克服了以上缺点，并具备以下优点：①可以进行高速扫描，其每秒钟的扫描帧数为100帧；②无需球囊阻断血流；③可获得高分辨率的图像。然而，FD-OCT尚不能对左、右冠状动脉开口部的病变进行检测，对一些严重狭窄病变，其成像质量并不是很理想。目前C7-XR OCT广泛应用于临床，以下主要介绍C7-XR OCT成像系统的构成及图像采集过程。

一、OCT成像系统的构成

1. C7-XR OCT成像系统集成到移动推车中的组件有：成像引擎，2个显示器，驱动马达和光学控制器（DOC）——提供最重要的成像功能的临床控制，隔离变压器，计算器，键盘和鼠标。

2. C7 DragonflyTM成像导管：C7 DragonflyTM成像导管工作长度为135cm，外径2.7F，采用亲水涂层设计。光纤包裹在中空的金属旋转丝中，能以100 转/秒的速度旋转，在成像导管头端及距离头端20mm处各有一个不透X-ray的标记点，用于定位和评估长度。光学透镜距离近端标志5mm。

二、OCT操作过程

1. OCT术前准备 在进行OCT成像之前，所有被检测者都应该充分肝素抗凝。在无相关禁忌证的条件下，应在冠状动脉靶血管内给予硝酸甘油100~200μg，之后获取图像，以减少可能存在的血管痉挛。对于TIMI血流在2级及以下者，建议恢复冠状动脉前向血流至TIMI 3级，生命体征平稳，再行OCT检查。

2. OCT图像获取过程 OCT图像的采集包括以下流程：①进行C7 XR的初始设置；②创建新的病人记录或更新现有的病人记录并输入相关病例信息；③连接成像导管与DOC；④获取测试图像并验证校准；⑤准备获取病人图像；⑥断开成像导管与DOC的连接。

具体操作过程：

（1）将C7 XR系统放在病人检查床旁，并使显示器朝向术者。避免与导管床发生碰撞；打开系统电源，在初始启动检查后，C7 XR的系统显示屏会在两个显示器上显示打开现有的病例，或根据需要创建新的病人病例；根据情况创建新的病人记录或更新现有的病人记录并输入相关病例信息。

（2）在术中助手（无菌者）的协助下，将DOC置于无菌袋内，放于导管床上，防止滑落地上，注意与DOC相连接的电缆线也要无菌保护，防止污染台面。

（3）准备DragonflyTM成像导管，术中助手（无菌者）轻轻将成像导丝从保护套中取出，切记不可打折。用肝素化盐水打湿导管末端部分中从尖端到临近大约100cm的一段，以确保亲水性涂层的最佳性能。取下侧臂鲁尔接口上的盖子，然后连接装有100%造影剂的3ml注射器。使用3ml注射器中的100%造影剂冲洗Drangonfly成像导管的管腔，除去导管中的所有空气。一直冲洗，直至从导管尖端流出3~5滴（必须在连接到DOC之前进行清洗）

（4）将成像导管通过DOC连接到C7 XR系统，DOC的绿色Load LED已亮起并且不闪烁，表示已做好连接准备。一旦导管连接到DOC，系统便会自动开始初始校准过程，初始校准完成后，即可开始图像采集。

（5）成像时将OCT导管通过指引导丝送入指引导管，透视条件下缓慢至靶病变的远端，在OCT导管扫描光源前端5mm的位置有一mark点，操作者可通过此标记点来确定扫描起始点。OCT导管就位后，先"冒烟"确保指引导管与靶血管完全同轴，在C7 XR成像系统界面上选择Start Scanning（开始扫描），再选择C7 XR上的Enable，助手通过使用3ml注射器注入0.1ml造影剂，来清洗C7 Dragonfly成像导管，从而确保没有血液扩散到导管管腔中，以防造成图像模糊。然后透视条件下用力推注造影剂（要保证三环注射器中无血液），冲洗（flush）管腔，清除管腔中的红细胞。图像清晰时后撤（pullback）成像导丝，2~3秒即可完成图像扫描。成像完成后，图像自动保存。整个过程称作4P法：即Position（定位）是确定导管相对于目标损伤部位/支架的位置；Purge（清洗）是清除导管管腔中的血液（如果存在）；Puff（喷入）是注入少量造影剂来评估清除率；Pullback（回拉）是选择Enable（启用）可启动成像过程。

（6）所有OCT成像都完成后，在透视下将Dragonfly成像导管收回到指引导管中（如果在Dragonfly成像导管收回过程中遇到阻碍，请停止操作，查找原因。如无法确定或解决阻碍原因，请将导管和导丝作为一个整体，小心地从病人体内取出）。通过按黄色Unload（卸载）按钮，使Dragonfly导管与DOC断开连接。等待光纤在内部断开连接，这通过DOC绿色指示灯闪烁进行指示。当绿色指示灯变为稳定状态时，将白色导管衬套轻轻逆时针旋转1/8圈，它会从DOC上脱离。

第三节　操作注意事项及技巧

1. 在手术过程中，必须给予足量的抗凝剂；每次行OCT图像采集前均要予血管扩张剂如硝酸甘油；

2. OCT成像导管是比较精细的器械，比较"脆弱"，光纤易损坏，所以要求操作者要有一定的介入技术经验，而且要求所有OCT成像操作者都应进行相关正规培训；

3. 成像导管进入指引导管要动作缓慢，避免因推进速度过快而打折；成像导管在靶血管内所有的推进和移动，要在透视条件下进行；回撤导管同样动作要慢；

4. 在成像导管推进或者回撤过程中遇到任何阻碍应立即停止操作，并在透视下进行仔细评估。如果无法确定或解决其可能的原因，则小心的将导管撤出，必要时将指引导丝一起取出；

5. 严重狭窄病变如成像导管无法通过或即使通过但血流较差（TIMI分级小于2级）则应使用小球囊低压扩张病变段，保证前向血流正常，再进行图像采集。避免强制送入导管扫描；

6. 靶血管迂曲、成像导管通过困难者，可采用双导丝技术将迂曲的血管"拉直"再送入成像导管；如迂曲明显，在pullback时极易出现成像导丝的损坏或图像畸变形成伪像；

7. 过度迂曲伴钙化者不建议行OCT检查

8. 推送和回收成像导管时要确保Dragonfly导管处于不旋转状态，也就是OCT系统处于Stop Scanning（停止扫描）。

第四节　冠心病诊疗中应用

借助OCT技术，我们可以清楚地观察到冠状动脉三层结构，即内膜、中膜、外膜，这是既往任何在体血管内成像技术无法达到的。OCT图像所得的定量分析可以完善临床工作中的诊断与治疗。例如：罪犯病变部位斑块结构性质，脂质斑块的长度、脂质核角度、纤维帽厚度，易损斑块中薄纤维帽易损斑块（TCFA）的发生率，斑块破裂的发生率，罪犯病变血管腔直径和面积，判断斑块及破裂部位在血管内的空间位置，以及血栓的构成、长度、角度及空间位置分布等。

（一）易损斑块

急性冠脉综合征（acute coronary syndrome，ACS）病理基础多为易损斑块（Vulnerable plaque）破裂，继发冠脉血栓的形成。尸检发现，在发生破裂的斑块中，有95%的斑块纤维帽厚度<65μm（平均23mm±19mm），并伴有巨噬细胞浸润，继而转变为薄帽纤维脂质斑块（thin-capped fibroatheroma，TCFA）。光学相干断层成像（optical coherence tomography，OCT）因其良好的分辨率，对组织的观察结果与病理学结果有较高的匹配度，允许我们在体内观察这些高风险斑块。OCT可以清晰地辨别区分钙化、纤维及脂

质斑块，区分脂质核心和血管内膜，进而能对纤维帽的厚度进行测量，并且能够观察脂质核心的大小、巨噬细胞聚集或纤维蛋白沉积、斑块帽裂隙等。

OCT对冠状动脉病变诊断最大的贡献是可以发现造成急性冠脉综合征（ACS）的元凶——易损斑块，同时可以详细观察纤维帽的撕裂或粥样硬化斑块的破裂（图3-3-4-1）。我们判断斑块易损性的主要标准包括：①活动性炎症（单核，巨噬或T细胞浸润）；②薄纤维帽厚度（FCT）伴大脂质核心；③内皮剥脱伴表面血小板聚集；④斑块（帽）裂隙；⑤严重狭窄>90%；次要标准包括：①浅表钙化结节；②新生血管/滋养血管；③斑块内出血；④内皮功能障碍；⑤正性重构。而上述诊断标准或特征大都能通过OCT技术检测。因为目前对OCT-TCFA的纤维帽厚度的定义仍存有争议，综合此前关于OCT-TCFA的定义，我们或许可以将OCT图像中纤维帽厚度<80μm，且脂质核心大于90度的脂质斑块认为是OCT-TCFA。TCFA是急性冠脉综合征发病的一个重要因素。

当斑块发生破裂时，OCT图像表现为斑块纤维帽连续性的中断和斑块内的空腔形成。通过OCT我们发现，相比于未发生罪犯病变斑块破裂的ACS患者，罪犯病变斑块发生破裂的患者，其非罪犯病变斑块往往具有更高的脂质指数（OCT图像中的平均脂质角度乘以纵切面脂质长度）、更薄的纤维帽厚度，即非罪犯斑块稳定性更差。

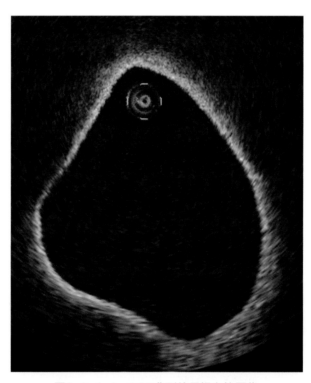

图3-3-4-1　OCT典型的易损斑块图像

（二）OCT检测冠状动脉侵蚀病变（Erosion）

冠状动脉内急性血栓形成，管腔闭塞可引起急性冠脉综合征和心源性猝死的发生。其常见的三个病理过程为斑块破裂、斑块侵蚀和钙化结节。尽管尸检病理学显示斑块破裂是最常见的病因（占60%~80%），但仍有三分之一的心源性猝死是由斑块侵蚀造成的，这一点在年轻女性和吸烟患者中更为突出。ACS发病的另一重要机制是斑块侵蚀。20%~40%的冠脉事件被认为与斑块侵蚀相关。与斑块破裂不同，斑块侵蚀是指血管内皮缺失合并血栓形成，但是没有纤维帽破裂的证据。斑块侵蚀在病理学上表现为血管内皮的连续性丧失，常伴有附壁血栓。与斑块破裂不同，斑块侵蚀在病理上血管结构相对较好，管腔直径通常较大。斑块侵蚀的在体诊断目前相对缺乏形态学证据。

近来，我们已经应用新的OCT诊断标准对ACS患者的罪犯病变的进行系统的形态学分析（图3-3-4-2）。明确的OCT-斑块侵蚀（definite OCT-erosion）定义为纤维帽完整，伴血栓且血栓所覆盖的斑块结构可识别。可能的OCT-斑块侵蚀（Probable OCT-erosion）定义为：①不伴血栓，罪犯病变表面不规则；②伴血栓，血栓所覆盖斑块结构不可识别，但血栓近端或远端邻近处未见浅表钙化或脂质。可能的OCT-斑块侵蚀的第一种定义与病理上斑块侵蚀的定义相反，病理上的斑块侵蚀定义要求有血栓形成。之所以定义其为可能斑块侵蚀，因为考虑到了该患者在行OCT检查前进行了溶栓或者抗血小板治疗，导致血栓消失。我们先前的研究结果显示，在非ST段抬高型ACS患者中斑块侵蚀病变十分常见。

非ST段抬高型ACS主要病理基础为斑块侵蚀，这类患者的罪犯病变管腔面积较大，同时血栓负荷较小（以白色血栓为主）。基于这些不同的特点，由斑块侵蚀导致的ACS患者，经过溶栓或者血栓抽吸后，造影结果显示无严重管腔狭窄且血流动力学稳定，TIMI血流达到3级，临床上优先考虑的治疗策略可能会是强化抗凝、抗血小板治疗。

（三）OCT测定纤维帽内巨噬细胞含量的分析

巨噬细胞内含有大量的吞噬溶酶体可对纤维帽内基质进行降解，测定纤维帽中巨噬细胞的含量，可以评价动脉粥样硬化斑块的稳定程度。由于巨噬细胞胞浆内不同成分折射率不同，这些细胞将产生强烈的光学信号。OCT下巨噬细胞表现为纤维帽脂质池交界区的大片高反射区域。OCT检测中可以看到斑块内方向一致的、线状的、高度反射结构（图3-3-4-3）。OCT可检测到不稳定心绞痛患者的高巨噬细胞密度、同时伴有纤维斑块和富含脂质斑块明显增加，罪犯病变部位巨噬细胞密度大于非罪犯病变，破裂斑块部位的巨噬细胞密度大于非破裂斑块等。由此我们可以得出罪犯病变斑块表面的巨噬细胞浸润更能预测不稳定的临床情况。OCT同样也可发现冠状动脉粥样硬化斑块中其他的一些细微结构，例如微通道等。研究提示，OCT提示伴有微通道的斑块纤维帽更薄，脂核角度更大，同时TCFA的发生率更高。对于血栓特征方面的评价，OCT无论从血栓成分、形态或位置上，均表现出了与病理学较高的一致性。另有研究显示，胆固醇结晶可以增加脂质池的硬度，从而可能降低斑块破裂的危险。利用OCT还可以测量纤维帽厚度，测量病变部位管腔面积，确定斑块破口位置，明确内膜撕裂等。基于OCT对管腔内各种细节的清晰观测，在临床上可以观测ACS的各种犯罪病变，从而为临床明确诊断和治疗策略选择提供清晰、可靠的循证医学证据。

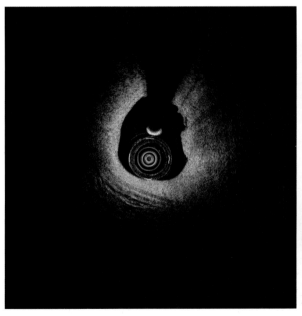

图3-3-4-2 斑块侵蚀（Erosion）

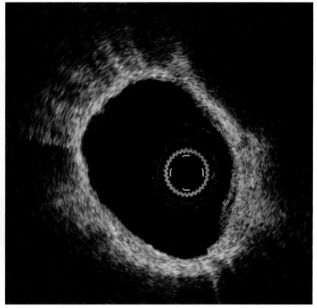

图3-3-4-3 OCT检测巨噬细胞

（四）OCT可评价冠脉内血栓

斑块的破裂可导致局部血栓形成（图3-3-4-4）。OCT同样能够准确识别斑块破裂继发的血栓。OCT的红色血栓定义为突入管腔中的组织为高反光信号，伴有无信号尾影的图像，而白色血栓则是突入管腔中的组织为强反光信号，低衰减图像。OCT对兔颈动脉血栓动物模型的观察，并将影像学与病理相对照，进一步完善了Kume等对血栓的定义，同时使斑块和血栓的鉴别更加容易可靠。Kubo等的研究发现，OCT发现100%的急性心肌梗死患者中出现了血栓，而IVUS仅发现了33%[1]。

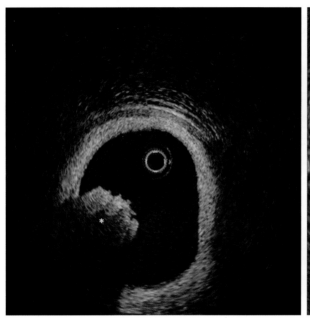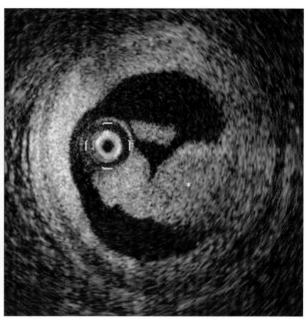

图3-3-4-4　冠脉内血栓

（五）OCT可准确评价钙化斑块

OCT还可检测钙化病变，其检测敏感性和特异性与IVUS相似。钙化病变的OCT图像特点是有清晰边缘的低密度区域，这个清晰的边缘可与脂核的模糊边缘相鉴别（图3-3-4-5）。Jang IK 等发现急性冠脉综合征的患者钙化斑块的检出率明显高于稳定型心绞痛患者[2]。钙化斑块影响支架扩张，更容易发生贴壁不良。OCT对钙化斑块的准确检测对选择再血管化方式是很重要的，高钙化斑块支架贴壁不良的发生率更高。

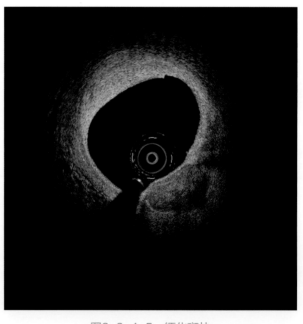

图3-3-4-5　钙化斑块

第五节　经皮冠状动脉介入治疗中应用

　　在经皮冠状动脉介入（PCI）术前，我们可以通过OCT了解罪犯病变的精细结构从而判断冠状动脉病变特征、TCFA事件发生率并预测并发症，以利于决定手术策略和正确选择支架；在PCI术后即刻，OCT可以分辨冠状动脉支架植入术后支架周围超微结构特征，包括支架释放、贴壁情况，以及是否有组织脱垂或内膜撕裂；在PCI术后随访，OCT协助了解支架内膜愈合、覆盖情况，判断内膜性质以及是否有新生斑块（图3-3-5-1）。

　　通过OCT我们发现支架贴壁不良是支架内血栓的成因之一。尽管IVUS研究表明支架小梁贴壁不良是少见的现象，发生率仅为7%，但与此相反的是，OCT能够更加清晰地看到支架术后复杂的血管壁情况。OCT研究表明支架术后即刻有很大一部分的支架小梁未能完全贴壁，甚至在高压后扩后，尤其是在支架重叠部位。在复杂冠脉病变中，Tanigawa等发现支架植入后每个病变支架小梁贴壁不良的概率是9.1%±7.4%。支架贴壁不良的原因可能跟支架小梁的厚度，支架网孔的设计以及急性支架回缩有关。对于支架不完全贴壁而言，高压释放是必须的，但是这也容易导致支架植入后的血管壁损伤。这种支架植入后造成的管壁夹层可能导致支架内再狭窄。OCT的高分辨率可以观察到血管壁损伤的详细情况，区分各种类型的损伤，并可对这些损伤进行定量分析，研究发现支架植入后组织脱垂和支架内夹层的发生率很高。

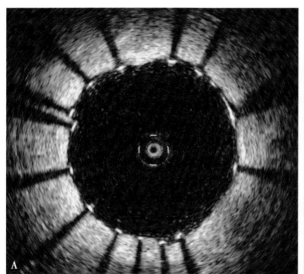
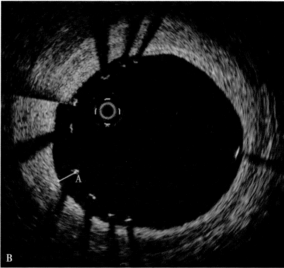
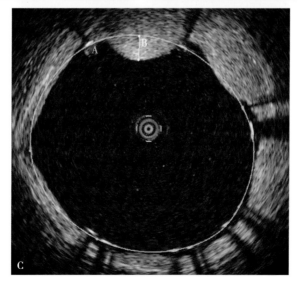

图3-3-5-1　PCI术后支架贴壁情况

A.贴壁良好；B.贴壁不良；C.组织脱垂

第三篇

在OCT指导下，根据支撑杆内膜覆盖情况，我们对其分级：A级为贴壁良好并有新生内膜覆盖，B级贴壁良好但无新生内膜覆盖，C级为贴壁不良且无新生内膜覆盖，D级情况为支架在分支开口处。同时，也对支撑杆内膜（NIH）厚度分为0~3级：0级为支撑杆完全暴露于管腔，无内膜覆盖。1级为NIH厚度< 100μm，IVUS不可识别，2级为NIH厚度在100~200μm，3级为NIH厚度>200μm。支撑杆内膜按性质分为：均质性、异质性、分层。内膜增生程度的差异也导致了冠状动脉支架植入术后的不同。例如内膜过度增生，意味着较高的再狭窄率，较低的血栓发生率。而内膜修复延迟，意味着较低的再狭窄率，较高的血栓发生率。

随着技术的迅速发展，OCT在以下几个领域也将扮演愈来愈重要的角色：

（一）分叉病变

分叉病变是冠状动脉支架植入失败率较高的复杂病变之一，新一代OCT系统的实时三维成像功能还可以提供血管的空间分布和结构，特别是对分叉开口的显示更为清楚。研究表明3D-OCT指导分叉病变支架植入具有可行性，并且可减少支架贴壁不良的发生。因此，在临床指导分叉病变治疗时，可考虑应用OCT。

（二）钙化病变

OCT检测钙化病变的敏感度（95% ~ 96%）和特异度（97%）很高。当OCT发现严重的环形钙化时，应避免直接植入支架，推荐优先考虑采用预扩张或试验性扩张的策略，在短的钙化环中可使用球囊切割或冠状动脉内旋磨术。

（三）OCT在生物可降解支架中的应用

生物可降解支架开启了新型支架时代,OCT能够更精准地评价动脉粥样硬化斑块、支架组织贴壁情况和支架表面新生内膜覆盖等。同时，对于支架的术后即刻及随访数据的重复性高，且不受分析方法或应用软件差异的影响。以上OCT成像技术特点使得其在可吸收支架领域的应用优势进一步提高。

OCT除了在冠心病的诊断和治疗中有无法比拟的作用外，在支架术后的远期随访中也扮演了重要的角色。OCT可以评价远期支架植入后的内膜覆盖情况，支架内再狭窄、支架内斑块、晚期贴壁不良、晚期血栓等，这些指标对于评价支架的性能、支架术后的愈合都具有重要的作用。在评估新型支架的性能的研究中，OCT同样作为一种有效的评估手段而被采用，比如生物可降解支架等。

第六节 对急性冠脉综合征治疗策略的影响

针对引起ACS的冠脉血栓目前的治疗主要有支架植入、血栓抽吸、溶栓治疗以及抗血小板治疗等。尽管斑块破裂和斑块侵蚀的病理生理学机制不同，目前两者的治疗方案皆为PCI指导下的支架植入。为了使内膜的损伤降低到最小程度，尽量保留血管结构和邻近管腔，我们假设在不植入支架的条件下，使用稳定有效的抗栓治疗可以有效地避免PCI的早期和晚期并发症的发生。

从抗栓治疗到球囊血管成形再到裸支架及最新的药物支架，ACS患者的治疗策略已经逐步形成。尽管ACS患者均接受有创的治疗策略，但从临床研究的亚组分析显示这种治疗策略并不能使所有的患者受益。在FRISCII，TACTICS-TIMI和RITA三项研究的亚组分析中显示，侵袭性治疗并不比保守治疗能更多使肌钙蛋白及TIMI风险评分较低的患者受益，相反它使女性和吸烟患者的心肌梗死死亡率升高[3,4]。

第七节 不足与展望

如同任何一种诊断技术，OCT也存在着一些缺点和局限：OCT最大的局限是穿透深度只有1.5mm左右；

某些非凸入管腔的红血栓可能会被误认为是坏死的脂质池，这可能是由于两种成分具有相同的OCT信号特征；当存在大量血栓或有红血栓存在时，其下方的血管及斑块形态则难以被观测到；另外，动脉粥样硬化斑块可以均匀包绕血管腔四周形成一个同心圆斑块，也可以形成厚度差异明显的偏心性斑块，而当有脂质斑块或泡沫细胞存在的时候，也有可能出现因OCT无法透过严重增厚的血管壁而不能看清血管外层的情况。

OCT成像也会受血管形态等其他因素的影响。如有些冠状动脉血管极度扭曲，OCT成像装置可能无法通过扭曲的血管，也可能成像导丝不会位于与目标血管同轴的中心位置，从而影响OCT的穿透深度、亮度和分辨率。大多数情况下，冠脉内OCT成像的穿透深度应该能够覆盖整个管腔范围，然而，当血管腔相对较大或病变附近有较大的分支血管，则可能造成OCT图像不清楚。

目前OCT在常规冠状动脉造影中已经越来越多地应用，并不断显示出其不可替代的成像优势，俨然从最初的替补位置提高到了主力。血流生理学评价功能的整合有望提高OCT的竞争优势，因为这样可以避免使用不同器械带来的医疗费用的增加。与危险评分系统或生物学标记物检测联合应用，OCT可以用于病人的随访筛查，尤其是无症状的高危病人，这些病人接受一系列无创影像学检查后，阳性病人进行OCT检查，进一步明确易损斑块的特征，从而作为一种有效的一级预防手段。我们仍相信，随着OCT技术的改进和完善，该操作将更加简单，并且可以常规应用于临床，广泛应用于心血管各个领域。

（侯静波）

参考文献

［1］ Liu Y, Shimamura K, Kubo T, et al. Comparison of longitudinal geometric measurement in human coronary arteries between frequency-domain optical coherence tomography and intravascular ultrasound. Int J Cardiovasc Imaging, 2014; 30(2): 271-277.

［2］ Higuma T, Soeda T, Abe N, et al. A Combined Optical Coherence Tomography and Intravascular Ultrasound Study on Plaque Rupture, Plaque Erosion, and Calcified Nodule in Patients With ST-Segment Elevation Myocardial Infarction: Incidence, Morphologic Characteristics, and Outcomes After Percutaneous Coronary Intervention. JACC Cardiovasc Interv, 2015; 8(9): 1166-1176.

［3］ Janzon M, Levin LA, Swahn E, et al. Cost effectiveness of extended treatment with low molecular weight heparin (dalteparin) in unstable coronary artery disease: results from the FRISC II trial. Heart, 2003; 89(3): 287-292.

［4］ Sabatine MS, Morrow DA, Giugliano RP, et al. Implications of upstream glycoprotein IIb/IIIa inhibition and coronary artery stenting in the invasive management of unstable angina/non-ST-elevation myocardial infarction: a comparison of the Thrombolysis In Myocardial Infarction (TIMI) IIIB trial and the Treat angina with Aggrastat and determine Cost of Therapy with Invasive or Conservative Strategy (TACTICS)-TIMI 18 trial. Circulation, 2004; 109(7): 874-880.

第四章

近红外光谱成像（NIRS）

近年来，信号处理技术的发展催生了许多新型腔内成像技术。除IVUS、光学相干断层扫描（optical coherence tomography，OCT）外，出现了近红外光谱成像（near-infrared spectroscopy，NIRS）、血管内光声成像（intravascular photoacoustic，IVPA）和时间分辨荧光光谱成像（time resolved fluorescence spectroscopy，TRFS）等，这些新技术为我们提供了血管腔和斑块形态详细的可视化图像以及可靠的斑块负荷和组分信息，拓展了我们对于冠状动脉粥样硬化的认识。这些新型腔内成像技术中，NIRS成像技术是目前已在导管室临床应用的腔内成像技术，尤其是NIRS与IVUS结合后诞生的NIRS/IVUS混合成像技术，可以更好地对斑块特征进行评估以指导临床决策。

第一节 近红外光谱技术

近红外光谱（near-infrared spectroscopy，NIRS）是近年来发展较为迅速的一种光谱成像技术。红外光是波长比红色可见光要长的电磁波，光谱在红色光的外侧；而近红外光是指波长介于可见光区与中红外光区之间的电磁波。样品经近红外光照射后，被C-H、O-H、S-H、N-H等含氢基团吸收，根据波长范围不同则对光的吸收率亦不同。通过检测样品的反射光线，可以绘制出样品对光的吸收率与波长范围为坐标的光谱。通过多变量校准技术的化学计量学，可将近红外光谱特征赋予特定的化学成分。由于胆固醇在近红外光谱区域具有突出的特征，能将富脂质坏死核心与其他组织成分良好地区分，因而NIRS特别适合用于分析和检测人体冠状动脉中的富脂质坏死核心，从而为富脂质核心斑块（lipid core plaques，LCP）的化学测量提供了直接检测方法[1]。此外，NIRS具有以下这些特点：① NIRS可以穿透血液和一定深度的组织；②NIRS可以用超快扫描激光完成，克服心脏运动的影响；③NIRS能够获得数以万计的空间测量数据进而构建动脉图像，最终结果可以将冠状动脉壁以化学图谱形式呈现，显示出冠状动脉中的LCP的定性存在和相应定位。

第二节 与血管内超声的结合

对冠脉标本的尸检病理对照研究发现，运用NIRS评估尸检标本中的冠脉斑块，NIRS所识别的富含脂质的粥样斑块与病理组织学具有良好的一致性；其分辨冠状动脉中LCP具有高敏感性和高特异性[2]。进一步地，SPECTACL临床研究证实，NIRS在活体冠脉系统中可获得与尸检病理标本类似的光谱数据，为该技术的临床应用奠定了基础[3]。

NIRS将在冠状动脉内获得的扫描数据以化学图谱的形式呈现（图3-4-2-1），图谱可看作是冠状动脉沿其长轴纵行剪开并平铺，其横坐标刻度为毫米（mm），纵坐标刻度为角度（°）。以采集到的光谱数据从0（红色）到1（黄色）定量编码脂质核心的概率，并可进一步定量计算脂质核心负荷指数（lipid core burden index，LCBI）。任一冠状动脉节段的LCBI值等于黄色像素点占所有像素点的比例乘以1000，因而LCBI的数值范围为0~1000。在信号不良区域，图谱上则呈现出黑色。

NIRS还可生成区域化学图谱，即对每2mm动脉节段光谱信息的半定量总结，可直观地反映某一区域中是否存在富含脂质的斑块。区域化学图谱中每一区域的数值对应相应2mm宽度普通化学图谱中所有像素值的第90百分位数，并转化为四种颜色来反映该2mm区域中存在富含脂质的斑块的概率（红色表示概率 < 0.57，橙色表概率 ≥ 0.57但 < 0.84，茶色表示概率 ≥ 0.84但 < 0.98，黄色表示概率 ≥ 0.98）。另外，在化学图谱上可测量并计算各种数据，例如可对某一兴趣区（region of interest，ROI）计算出LCBI值[2, 3]。这其中对识别冠状动脉内富含脂质斑块最有价值的数据是最大LCBI4mm值，其定义为每4mm节段中LCBI的最大值。

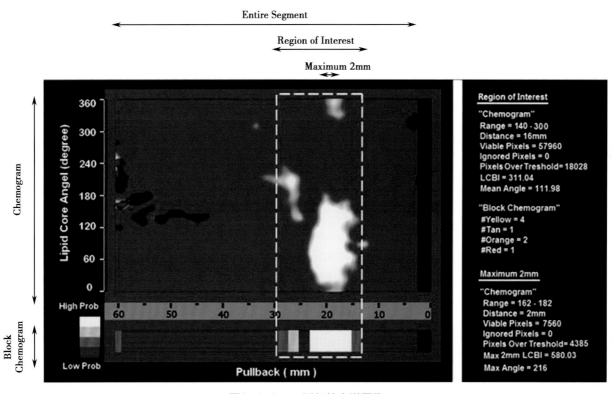

图3-4-2-1 近红外光谱图像

上方为近红外光谱（NIRS）所呈现的冠状动脉"化学图谱"：可看作是冠状动脉沿其长轴纵行剪开并平铺。横坐标表示导管回撤的位置，刻度为毫米（mm）；纵坐标表示测量点在冠脉横截面圆周上的位置，刻度为角度（°）。下方为"区域化学图谱"：用四种颜色来反映该2mm区域中存在富含脂质的斑块的概率（黄色 > 茶色 > 橙色 > 红色）。图像解释：NIRS在冠状动脉中检测到明显脂质核心信号（范围14-30mm，距离16mm），白色虚线所示的兴趣区的LCBI值为311，平均脂质核心角度112°；最大LCBI2mm值580，最大脂质核心角度216°。兴趣区的区域化学图谱包括4块黄色（50%），1块茶色（12.5%），2块橙色（25%），1块红色（12.5%），提示存在富脂质核心的概率高

单独运用的NIRS的主要缺陷在于其仅能提供斑块化学组成成分的相关信息，但不能提供结构性的空间信息，而将NIRS与IVUS相结合则有效地解决了这一问题（图3-4-2-2）。

灰阶IVUS是目前广泛应用于导管室的腔内影像学工具，可以用于定量评价冠脉斑块的分布情况以及严重程度，并指导冠脉介入的治疗。灰阶IVUS主要通过信号的衰减以及血管横截面图像的纹理特征

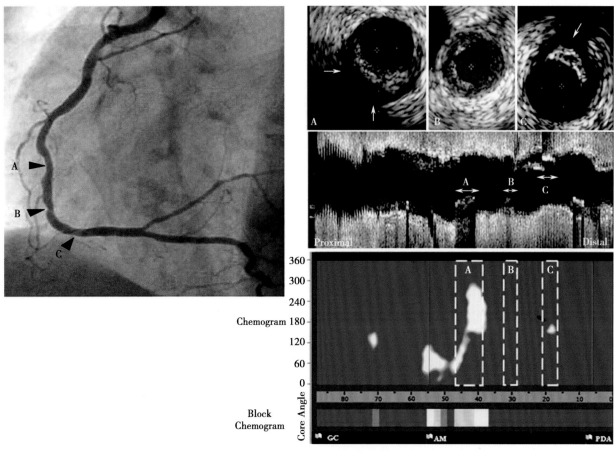

图3-4-2-2　近红外光谱图像以及相应的血管造影以及血管内超声图像

A、B和C代表同样的解剖部位在右冠造影（左图），灰阶IVUS（右上图，横断面；右中图，纵切面）以及近红外光谱（右下图）下的显影。在冠脉造影中，A处有轻微病变，B处明显狭窄，C处管腔稍不规则。灰阶IVUS可见A处典型回声衰减斑块（白色箭头），而对应的近红外光谱兴趣区在化学谱上可见黄色脂质核斑块

定性地对动脉粥样硬化斑块进行评价。众所周知，除钙化以外，传统灰阶IVUS的斑块性质分类方法有很大局限性。与此同时，某些IVUS特征性腔内图像，如IVUS回声衰减或回声透亮所对应的斑块病理性质，长时间以来不被完全理解而未能纳入到斑块性质分类中。近年来，利用近红外光谱NIRS的病理影像学研究，在尸检离体解剖学和临床急性冠脉综合征中发现，回声衰减斑块提示斑块中存在巨大脂质或坏死核，回声透亮区域提示斑块中存在较小的脂质或坏死脂核[4]。通过大样本的病理对照研究，发现提示易损斑块存在的四种灰阶IVUS图像特征：回声衰减（echo-attenuated plaque）、回声透亮（echolucent plaque）、点状钙化（spotty calcification）和钙化结节[4, 5]，并推荐基于IVUS斑块特征性图像的新型易损斑块识别流程（图3-4-2-3）。结合IVUS的斑块性质图像特征的NIRS/IVUS技术，可以更加明确冠脉斑块的性质和识别易损斑块。

　　因此，NIRS-IVUS超声导管可以在提供斑块结构性信息的同时，提供斑块的化学成分信息，从而识别富含脂质的易损斑块并定位其空间方位。研究发现相比单独使用IVUS或者NIRS，联合这两种技术，检测脂质坏死核心斑块的准确性将很大提升，且两种技术各自的检出率也得到改善[2]。因此，对于检测斑块特征而言，声（IVUS）与光（NIRS）的有机结合具有互补优势，且新型NIRS/IVUS血管内成像导管TVC成像系统（InfraReDx）的设备尖端同时具有NIRS光源和IVUS探头，允许同时采集NIRS和IVUS的数据，即只需1根导管即可得到两种技术所需的各项资料（图3-4-2-4）。

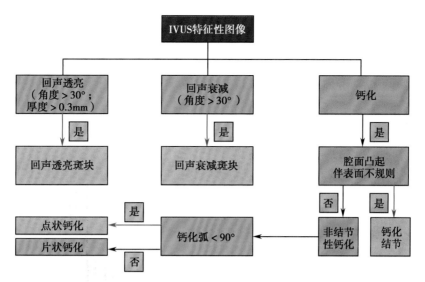

图3-4-2-3 血管内超声（IVUS）易损斑块分类和识别流程

根据IVUS、近红外光谱（NIRS）与病理对照建立的IVUS易损斑块分类和识别流程。依据IVUS上具有病理意义的三种特征性图像回声衰减、回声透亮和钙化，提示易损斑块存在的四种灰阶IVUS图像特征是：回声衰减（echo-attenuated plaque）、回声透亮（echolucent plaque）、点状钙化（spotty calcification）和钙化结节（calcified nodule）（图中为红色标记）。结合IVUS的斑块性质图像特征的NIRS/IVUS技术，可以更加明确冠脉斑块的性质和识别易损斑块

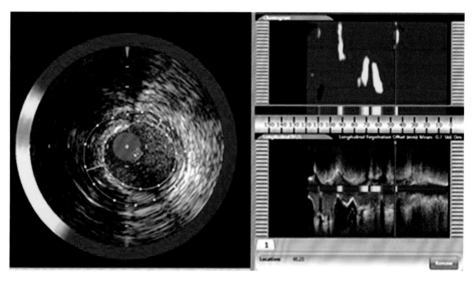

图3-4-2-4 近红外光谱/血管内超声（NIRS/IVUS）成像系统

NIRS/IVUS结合成像系统能够评估血管形态、斑块分布和定位富脂斑块。NIRS在黄-红彩色化学图谱上标识富脂脂质核心斑块存在的概率（黄色对应于高概率；红色对应于低概率）

第三节 与其他腔内影像学技术的比较

（一）虚拟组织学IVUS（virtual-histology IVUS，VH-IVUS）：

VH-IVUS采用血管内超声频谱数据分析，在灰阶IVUS的基础上通过色彩编码提升了对斑块特征判

断的准确性：白色标识致密钙化组织，红色标识坏死核，浅绿色标识纤维脂质，深绿色标识纤维组织。近年来，利用VH-IVUS和近红外光谱NIRS的影像学研究发现，对于含有钙化的斑块，NIRS评估的脂质坏死核心更准确[6]。高度钙化区域对于IVUS的频谱数据分析来说具有解剖学上的局限性。VH-IVUS在评估钙化后面的斑块成分（特别是坏死核心）方面的精确度一直存在争议：VH-IVUS的钙化区域总是可以见到被周围红色坏死所包裹，并被VH-IVUS标记成坏死核灶的一部分，研究表明这种钙化周围的红色坏死区域很可能是伪影。此外，几乎大部分严重钙化斑块被VH-IVUS划分为含有坏死核心的纤维粥样斑块，这显然与病理不符：病理学研究示并非所有的钙化斑块都含有坏死核心，钙化可以沉积在坏死区域内或其周围，形成含坏死核心的钙化纤维粥样斑块；钙化也可以沉积在纤维胶原组织，形成不含坏死核心的钙化纤维斑块。由于VH-IVUS在检测高度钙化的斑块时可能高估坏死核心的面积，所以在重度钙化的血管中评估坏死核心时，须谨慎应用VH-IVUS。近红外光谱不同于超声，其原理是基于近红外光的吸收和播散特性评估斑块的化学组成。尸检研究提示NIRS可以区分含脂质核心的钙化粥样斑块以及不含脂质核心的钙化纤维斑块。因此，对于富钙化的脂质坏死核心斑块，NIRS-IVUS对脂质核心的评估更准确。

（二）光学相干断层扫描（OCT）：

OCT是一种二维的横断面血管成像方式。由于OCT的空间分辨率达到$10\,\mu m$级别，因此其提供的图像分辨率可接近组织学分辨率，从而能够识别血管壁及管腔的形态学信息，如管腔直径、斑块特征、血管夹层、血栓和组织裂片等。有研究对比了NIRS-IVUS成像与OCT检测脂质斑块的能力，结果显示NIRS-IVUS检测脂质斑块的能力明显优于单独运用OCT，这可能是由于斑块内巨噬细胞和表面钙化的存在影响了OCT的检测能力。此外，OCT成像受深度所限，对脂质丰富的斑块成分的分析有一定的局限性。因此，如能结合一种检测深度良好并能提供斑块化学组分信息的成像技术，OCT的检测能力将会大有提升。已有研究发现OCT和NIRS-IVUS联合运用可对斑块性质的判断产生协同效应。OCT检测出的薄帽纤维斑块（thin-cap fibroatheroma，TCFA）在灰阶IVUS成像中的特点为具有较大斑块负荷和斑块体积，较小管腔面积，较长斑块长度的正性重塑斑块，运用NIRS成像技术发现OCT检出的TCFA其$LCBI_{2mm}$值较大，提示OCT检测的TCFA在NIRS-IVUS上表现为血管正性重塑、高斑块负荷及大脂质核心。以OCT为金标准，采用NIRS图谱上$LCBI_{2mm}$值>315且重构指数>1.046这一标准识别TCFA的准确性极高[7]。目前已有研究者构建了双模态OCT-NIRS混合成像系统以及双探头OCT-NIRS导管，并进行了活体内验证，但尚未应用于临床[8]。OCT、IVUS以及NIRS-IVUS，每种腔内影像学技术对斑块特征识别的能力不同（表3-4-3-1）。

表3-4-3-1　不同腔内影像学技术的比较

	OCT	IVUS	NIRS-IVUS
薄纤维帽	++	−	−（尚在研究）
正向重构	−/+	++	同IVUS
斑块体积	−	++	同IVUS
钙化	++	++	−
血栓	++	+	−（尚在研究）
新生血管	+	−	−
巨噬细胞	+	−	−
脂质核心	+	+	++

第四节 临床应用

（一）确定病变长度指导支架植入

在冠脉造影时由于投影缩短效应以及对斑块负荷的低估，用肉眼对病变进行评估往往是不精确的。IVUS可在恒定速度的回撤过程中覆盖整个病变节段，并提供精确的长度测量信息。在IVUS的基础上联合NIRS可以识别出整个病变中脂质含量较高的区域。有研究指出，约16%的LCP其范围超出最初在冠脉造影时肉眼所判断的靶病变范围。运用NIRS-IVUS指导介入治疗时可采用"红色到红色"的策略，选用较长的支架覆盖至没有LCP的区域，或是在靶病变区域缺乏LCP时选用较短的支架。尽管理论上这种运用NIRS-IVUS指导支架长度选择的介入治疗策略是可行的，但仍需长期的随访研究验证其对远期预后的影响。

（二）预测远端栓塞和围术期心肌梗死的发生

冠状动脉内坏死核心斑块的特征包括泡沫细胞脂质沉积形成的脆弱组织、斑块内出血以及胆固醇结晶，这种易损斑块极易破裂并形成血栓，并且容易在介入治疗过程中释放入血造成远端栓塞。多项研究表明，NIRS脂质斑块与冠脉介入术中远端栓塞存在相关性。

COLOR注册研究的亚组分析发现，在62例因稳定型冠心病行支架植入的患者中运用NIRS-IVUS技术，有14例患者的$maxLCBI_{4mm} \geqslant 500$，这些患者中有7例（50%）发生围术期心肌梗死，而其余$maxLCBI_{4mm} < 500$的48例患者中仅2例（4.8%）发生围术期心肌梗死[9]。另一项研究也发现，支架覆盖的病变在NIRS图谱上有$\geqslant$1个黄色区域的患者中有27%术后肌酸激酶同工酶升高至3倍以上，而没有黄色区域的患者术后肌酸激酶同工酶始终正常。实施介入治疗前$maxLCBI_{4mm}$值越高，其发生围术期心肌梗死的可能性也越大[10]。在具有较大LCP的患者中使用远端血栓回收装置的成功案例已见诸报道。然而，有研究指出对于$maxLCBI_{4mm} \geqslant 600$的患者在介入治疗过程中即使运用远端血栓保护装置也不能有效减少围术期心肌梗死的发生[11]。但这一阴性结果尚不能否定NIRS其自身的价值，因为更多的原因可能归咎于$maxLCBI_{4mm}$的截断值选定是否恰当以及远端血栓保护装置本身所存在的缺陷。未来如能研发出更为可靠的预防远端栓塞的装置，再结合NIRS-IVUS技术的准确预测，相信可以进一步降低围术期心肌梗死的发生率。

（三）评估易损斑块

尽管缺乏前瞻性的自然病程证据，但回顾性尸检研究揭示了斑块的某些潜在组织形态学特征是导致心肌梗死和猝死的元凶，目前这种易于形成血栓或有迅速进展成为罪犯斑块风险的斑块被定义为易损斑块。易损斑块的特征主要包括，脂质核心较大、纤维帽薄以及巨噬细胞浸润有破裂倾向。TCFA是最常见的易损斑块类型，其纤维帽厚度$<65\mu m$，纤维帽内有巨噬细胞浸润、大的坏死核心、丰富的斑块内血管滋养管以及正向性重构，同时常有斑块内出血或钙化，这些成分构成了导管成像的潜在靶点。大的脂质核心是TCFA的主要成分，其富含脂质为斑块提供了特征。

动物研究发现NIRS-IVUS成像可以识别易损斑块并预测其未来进展。临床研究发现，在ST段抬高型心肌梗死（ST-segment elevation myocardial infarction，STEMI）中NIRS测量所得$maxLCBI_{4mm}$值>400可以精确地区分罪犯和非罪犯病变[12]。在非ST段抬高型心肌梗死（non ST-segment elevation myocardial infarction，NSTEMI）中罪犯病变的$maxLCBI_{4mm}$值是非罪犯病变的3.4倍，而在不稳定性心绞痛（unstable angina，UA）中罪犯病变的$maxLCBI_{4mm}$值是非罪犯病变的2.6倍。NSTEMI罪犯病变$maxLCBI_{4mm} \geqslant 400$的比率明显高于UA的罪犯病变（64%对38%）[13, 14]。基于这些临床数据，有研究者提出采用$maxLCBI_{4mm}$的不同阈值来区分ACS的各种不同类型（非罪犯病变：0~130，UA：约380，NSTEMI：约450，STEMI：约550）[15]，其本质是STEMI和NSTEMI的罪犯斑块为富含较多脂质的易损斑块。需要指出的是，大约近50%的稳定性冠心病患者的靶病变为脂质核心斑块，这也就意味着一些临床上"稳定"的患者很可能携带着未来可能诱发ACS的潜在的富含脂质的易损斑块，而NIRS-IVUS可能可以将其识别并指导临床积极干预。

一项前瞻性研究通过NIRS-IVUS评估并观察了稳定与急性患者的非罪犯血管，研究发现LCBI≥430的患者其1年的累积主要终点事件（全因死亡、非致死性ACS、卒中、非计划冠状动脉血运重建）发生率显著升高[16]，无论是稳定性冠心病亦或是ACS患者，LCBI值与主要终点事件的发生均有一致的相关性。

（四）发现冠状动脉造影无法识别的病变

临床工作中有一些典型的胸痛患者，具有冠心病危险因素以及冠脉事件特征性的心肌酶学变化，然而作为金标准的冠状动脉造影却是阴性结果或仅存在轻微的与临床表现不相符的病变。一旦冠状动脉造影结果"正常"并排除ACS诊断，患者可能将不会接受包括双联抗血小板、他汀、血管紧张素转化酶抑制剂以及β受体阻滞剂在内的二级预防措施，从而使部分真正有问题的患者错失最佳的治疗时机。在这种情况下，NIRS-IVUS能够很好地帮助我们排除或确定罪犯斑块。富含脂质的斑块伴溃疡形成往往提示着真正冠脉事件的发生。基于NIRS-IVUS所提供的斑块组成成分特征，可以指导术者明确诊断并植入支架，更重要的是可以进一步让患者接受二级预防改善预后。若NIRS-IVUS检查结果亦是阴性，则ACS的可能性将大大降低，此时就需要积极鉴别其他导致心肌酶升高的原因。

（五）评价降脂治疗效果

胆固醇的动态变化在斑块的消退、稳定和进展中发挥着重要的作用。使用NIRS技术测量斑块内的胆固醇含量可以随访并评估降脂药物的药理作用及效果。YELLOW研究以接受冠状动脉介入治疗的多支病变患者为研究对象，运用NIRS-IVUS进行基线评估，然后随机分为强化他汀治疗（瑞舒伐他汀40mg/天）组和标准剂量降脂治疗组。研究发现短期强化他汀治疗组在6~8周后，斑块的脂质含量（maxLCBI$_{4mm}$值）显著降低[17]。然而需要注意的是，YELLOW研究中随机分配到强化他汀治疗组患者的基线LCBI值明显高于标准剂量治疗组，这可能在一定程度对结果的解读造成影响。IBIS-3研究利用新型NIRS-IVUS血管内成像导管TVC成像系统观察瑞舒伐他汀对富含脂质斑块的疗效，但结果却显示高强度瑞舒伐他汀治疗在1年随访期间内并不能减小坏死核心的体积以及降低LCBI值。此外，YELLOW-Ⅱ研究也采用了NIRS-IVUS和OCT技术来进一步评估高剂量他汀的治疗效果，其结果显示大剂量瑞舒伐他汀短期治疗即可显著提高人体细胞胆固醇溢出能力，改善冠状动脉粥样硬化斑块的稳定性[18]。目前，正有越来越多的研究着手采用NIRS-IVUS技术来评价降脂药物的临床效果。

（六）其他

NRIS-IVUS在颈动脉斑块检测方面也有良好的应用前景。类似于冠状动脉，运用NIRS-IVUS有助于确定颈动脉支架的放置位置，并对围术期可能出现的卒中等栓塞并发症作出评估。NIRS还可在支架植入后的随访过程中区分支架纤维性内膜增生和新生动脉粥样硬化（in-stent neo-atherosclerosis，ISNA）[19]。此外，NIRS也可应用于心脏移植患者。一项关于心脏移植患者的研究显示，与动脉粥样硬化患者相比，心脏同种异体移植血管病变组在斑块负荷＜40%的病变中有着明显更高的maxLCBI$_{4mm}$值，提示早期脂质沉积可能参与心脏移植患者的移植物血管病[20]。临床也有报道将NIRS-IVUS技术运用于川崎病患者钙化斑块的脂质含量评估，并指出了炎症性疾病与动脉粥样硬化之间存在的联系[21]。

第五节　总结与展望

血管内成像技术蓬勃发展，在过去的十几年中，已经发展了众多方法学以克服现有IVUS成像技术的局限性，使获得的数据得到更好的处理。与此同时，大量混合成像模式的出现弥补了现有成像技术的缺点，使不同技术间取长补短。NIRS-IVUS技术本身还在不断发展完善，越来越多的临床研究也相继采用NIRS-IVUS对斑块进行评估（表3-4-5-1），其临床和研究应用具有相当大的潜力。NIRS-IVUS检测出的非罪犯血管的富含脂质斑块是否需要进行处理或是采用不同的抗血小板和降脂治疗方案，其与未来的冠脉事件和主要心血管不良事件是否相关尚待进一步的临床试验来验证。在研的LRP、PROSPECT Ⅱ以及ORACLE-NIRS研究正在评估NIRS-IVUS检出的非罪犯病变富含脂质斑块对预后的影响，其结果或许能解决上述的疑惑。此外，若有前瞻性的研究证实NIRS-IVUS具有检测出日后可能导致冠脉事件发生的斑块的能力，那么该技术可用于新型抗动脉粥样硬化药物的研发，从而在早期的Ⅱ期临床试验中确定哪些药物是有效的。

表3-4-5-1 运用NIRS识别富含脂质斑块的临床研究

研究名称	拟解决问题	病例数	结论	文献
SPECTACL	比较NIRS在活体冠脉系统中的成像与尸体标本的相似性	106	NIRS在活体冠脉系统中可获得与尸体标本类似的光谱数据	Waxman et al 2009
COLOR	LCBI预测围术期心肌梗死的价值	62	NIRS能自动快速地检出与围术期心肌梗死发生相关的富含脂质斑块	Goldstein et al 2011
NIRS-ACS	运用NIRS比较ACS与稳定性心绞痛患者冠脉斑块的特征	68	与稳定性心绞痛相比，ACS患者的斑块多为富含脂质斑块	Madder et al 2012
NIRS-STEMI Ⅰ	识别STEMI罪犯斑块的maxLCBI4mm切点	20	maxLCBI4mm > 400可用于识别STEMI罪犯斑块	Madder et al 2012
NIRS-NSTEMI	识别NSTEMI罪犯斑块的maxLCBI4mm切点	81	maxLCBI4mm > 400可用于识别NSTEMI罪犯斑块	Madder et al 2012
NIRS-STEMI Ⅱ	前瞻性评价maxLCBI4mm > 400用于识别STEMI罪犯斑块	79	前瞻性地证实了maxLCBI4mm > 400可用于识别STEMI罪犯斑块	Erlinge et al 2013
LIPOSUCTION	血栓抽吸能否降低富含脂质斑块内的脂质含量	18	血栓抽吸能降低富含脂质斑块的脂质含量	Erlinge et al 2014
CANARY	远端保护装置能否降低围术期心肌梗死的发生率	85	远端保护装置未能降低围术期心肌梗死的发生率	Stone et al 2014
YELLOW	瑞舒伐他汀能否减少富含脂质斑块的脂质含量	87	大剂量瑞舒伐他汀（40mg/天）能降低富含脂质斑块的LCBI值	Kini et al 2013
DES vs. BMS	评价DES植入后的新生动脉粥样硬化	65	与BMS相比，DES更多地产生富含脂质斑块以及新生动脉粥样硬化	Ali et al 2013
Coronary endothelial function	NIRS检测出的富含脂质斑块与冠状动脉内皮细胞功能之间的关系	32	冠状动脉内皮功能障碍患者的斑块内脂质含量较高	Choi et al 2013
ATHEREMO-NIRS	LCBI值能否预测冠脉事件	203	LCBI值大于平均水平的患者发生MACE事件的几率升高4倍	Oemrawsingh et al 2014
YELLOW Ⅱ	瑞舒伐他汀能否减少斑块的脂质含量，探讨他汀降胆固醇治疗改善心血管预后的机制	85	大剂量瑞舒伐他汀（40mg/天）短期治疗即可显著提高人体细胞胆固醇溢出能力，改善冠状动脉粥样硬化斑块的稳定性	Kini et al 2017
LRP	评估NIRS-IVUS检出的非罪犯病变富含脂质斑块对预后的影响	1562	在研状态（预计至2018年）	—
PROSPECT Ⅱ	评估NIRS-IVUS检出的非罪犯病变富含脂质斑块对预后的影响	902	在研状态（预计至2020年）	—

续表

研究名称	拟解决问题	病例数	结论	文献
PROSPECT ABSORB	ABSORB生物可吸收支架是否能改善非血流限制且斑块负荷>65%斑块的最小管腔面积	300	在研状态（预计至2020年）	—
ORACLE-NIRS	对有NIRS-IVUS临床使用适应证患者的远期预后观察	10000	在研状态（预计至2030年）	—

　　除了NIRS与IVUS融合外，OCT-NIRS导管已被证明是可行的，而OCT、IVUS和INRS的三重成像导管也正在研发中。不止于此，NIRS-IVUS的数据也可与冠状动脉CT成像数据相融合，这种方法提供了能够识别富含脂质斑块的三维模型，或许有助于研究血管集合结构、剪切应力和斑块组分之间的关系。此外，NIRS目前主要用于脂质成分的检测，作为一种光谱信号，如若能建立一种算法来识别胶原组织，NIRS则可直接定量评估脂质斑块表面纤维组织的含量。在此基础上再联合新近出现但尚未投入使用的高分辨率IVUS，将能够用于对纤维帽薄厚程度的鉴别。在今后几年将有更多新的成像技术、新型导管设计和创新融合方法的开发建立，IVUS衍生或者混合血管内成像预期将有一个繁荣的未来。

（卜　军）

参考文献

［1］ Kilic ID, Caiazzo G, Fabris E, et al. Near-infrared spectroscopy-intravascular ultrasound: scientific basis and clinical applications. Eur Heart J Cardiovasc Imaging, 2015, 16(12): 1299-1306.

［2］ Kang SJ, Mintz GS, Pu J, et al. Combined IVUS and NIRS detection of fibroatheromas: histopathological validation in human coronary arteries. JACC Cardiovasc Imaqing, 2015, 8(2): 184-194.

［3］ Waxman S, Dixon SR, Moses JW, et al. In vivo validation of a catheter-based near-infrared spectroscopy system for detection of lipid core coronary plaques: initial results of the SPECTACL study. JACC Cardiovasc Imaging, 2009, 2(7): 858-868.

［4］ Pu J, Mintz GS, Biro S, et al. Insights into echo-attenuated plaques, echolucent plaques, and plaques with spotty calcification: novel findings from comparisons among intravascular ultrasound, near-infrared spectroscopy, and pathological histology in 2294 human coronary artery segments. J Am Coll Cardiol, 2014, 63(21): 2220-2233.

［5］ Lee JB, Mintz GS, Pu J, et al. Histopathologic validation of the intravascular ultrasound diagnosis of calcified coronary artery nodules. Am J Caridol, 2011, 108(11): 1547-1551.

［6］ Pu J, Mintz GS, Brilakis ES, et al. In vivo characterization of coronary plaques: novel findings from comparing greyscale and virtual histology intravascular ultrasound and near-infrared spectroscopy. Eur Heart J, 2012, 33(3): 372-383.

［7］ Yonetsu T, Suh W, Abtahian F, et al. Comparison of near-infrared spectroscopy and optical coherence tomography for detection of lipid. Catheter Cardiovasc Interv, 2014, 84(5):710-717.

［8］ Fard AM, Vacas-Jacques P, Hamidi E, et al. Optical coherence tomography--near infrared spectroscopy system and catheter for intravascular imaging. Opt Express, 2013, 21(25): 30849-30858.

［9］ Goldstein JA, Maini B, Dixon SR, et al. Detection of lipid-core plaques by intracoronary near-infrared spectroscopy identifies high risk of periprocedural myocardial infarction. Circ Cardiovasc Interv, 2011, 4(5): 429-437.

［10］ Raghunathan D, Abdel-Karim A-RR, Papayannis AC, et al. Relation between the presence and extent of coronary lipid core plaques detected by near-infrared spectroscopy with postpercutaneous coronary intervention myocardial infarction. Am J Cardiol, 2011, 107(11): 1613-1618.

［11］ Stone GW, Maehara A, Muller JE, et al. Plaque Characterization to Inform the Prediction and Prevention of Periprocedural

Myocardial Infarction During Percutaneous Coronary Intervention: The CANARY Trial (Coronary Assessment by Near-infrared of Atherosclerotic Rupture-prone Yellow). JACC Cardiovasc Interv, 2015, 8(7): 927-936.

［12］ Madder RD, Goldstein JA, Madden SP, et al. Detection by near-infrared spectroscopy of large lipid core plaques at culprit sites in patients with acute ST-segment elevation myocardial infarction. JACC Cardiovasc Interv 2013, 6(8): 838-846.

［13］ Madder RD, Husaini M, Davis AT, et al. Detection by nearinfrared spectroscopy of large lipid cores at culprit sites in patients with non-ST-segment elevation myocardial infarction and unstable angina. Catheter Cardiovasc Interv, 2015, 86(6): 1014-1021.

［14］ Madder RD, Smith JL, Dixon SR, et al. Composition of target lesions by near-infrared spectroscopy in patients with acute coronary syndrome versus stable angina. Circ Cardiovasc Interv, 2012, 5(1): 55-61.

［15］ Erlinge D. Near-infrared spectroscopy for intracoronary detection of lipid-rich plaques to understand atherosclerotic plaque biology in man and guide clinical therapy. J Intern Med, 2015, 278(2): 110-125.

［16］ Oemrawsingh RM, Cheng JM, García-García HM, et al. Near-Infrared Spectroscopy Predicts Cardiovascular Outcome in Patients With Coronary Artery Disease. J Am Coll Cardiol, 2014, 64(23): 2510-2518.

［17］ Kini AS, Baber U, Kovacic JC, et al. Changes in plaque lipid content after short-term intensive versus standard statin therapy: the YELLOW trial (reduction in yellow plaque by aggressive lipid-lowering therapy). J Am Coll Cardiol, 2013, 62(1): 21-29.

［18］ Kini AS, Venqrenyuk Y, Shameer K, et al. Intracoronary Imaging, Cholesterol Efflux, and Transcriptomes After Intensive Statin Treatment: The YELLOW II Study. J Am Coll Cardiol, 2017, 69(6): 628-640.

［19］ Ali ZA, Roleder T, Narula J, et al. Increased thin-cap neoatheroma and periprocedural myocardial infarction in drug-eluting stent restenosis: multimodality intravascular imaging of drug-eluting and bare-metal stents. Circ Cardiovasc Interv, 2013, 6(5): 507-517.

［20］ Zheng B, Maehara A, Mintz G, et al. The Comparison Between Cardiac Allograft Vasculopathy And Atherosclerosis Detected By Near-Infrared Spectroscopy. J Am Coll Cardiol, 2014, 63(12): A1801.

［21］ Kilic ID, Di Mario C. Atherosclerotic changes in coronary aneurysms post-Kawasaki disease: in vivo demonstration with near-infrared spectroscopy and intravascular ultrasound. Eur Heart J, 2014; 35(37): 2506.

第三篇

第五章

冠脉血管镜

　　内镜技术在消化、呼吸及泌尿系统等疾病的诊断与治疗中得到广泛使用。早在1922年，就有报道将内镜用于心脏外科手术[1]，伴随着冠脉介入治疗的发展和科技的进步，内窥镜尺寸和柔韧性得到了极大改进，1983年有学者将冠状动脉血管镜（coronary angioscopy）在人体中尝试使用[2]。随后，冠脉血管镜先后应用于缺血性心肌病患者[3]、破裂斑块和血栓性病变[4]、经皮冠脉球囊扩张术后[5]、激光治疗术后[6]、支架植入或切割球囊治疗术后[7]以及其他特殊性疾病，如川崎病[8]。近来，由于设计和技术上的更新，冠状动脉血管镜在临床工作，尤其是科研中得到了更方便地使用。

　　冠状动脉血管镜由以下几个系统组成：光纤导管，光源，观测成像系统。既往的血管镜需要球囊阻断病变近端血流以获取好的图像质量，而目前新一代的血管镜不再需要球囊阻断系统。将延长导管（如 GuideLiner，Guidezilla，Guideplus）到达冠脉口，沿导丝送入血管镜到达指定位置，同时用低分子右旋糖苷冲洗血液，手动回拉血管镜导管，观察感兴趣的区域，这些可以通过6F的指引导管就能完成（图3-5-1-1）。冠脉血管镜利用的是可见光，分辨率在10~50μm，是一种独特的腔内影像技术，通过内镜系统可以直接观察冠状动脉腔内表面斑块、血栓、支架梁和增生内膜情况，达到宏观的病理诊断。

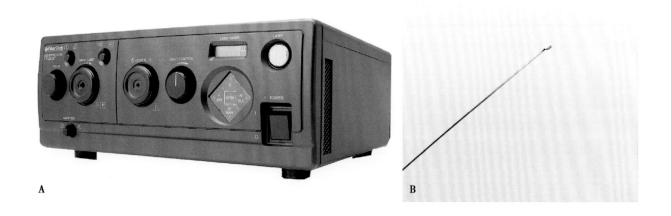

A　　　　　　　　　　　　　　　　　　　　　　　　　B

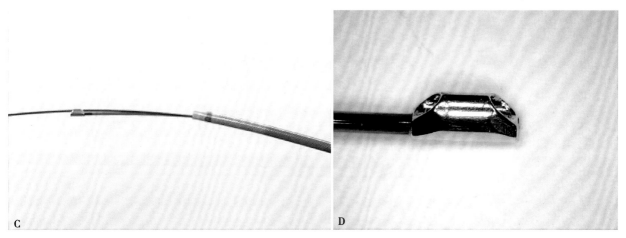

图3-5-1-1　新一代非球囊阻断冠脉血管镜系统（FiberTech公司，日本）

A：操控台；B~D：冠脉血管镜探头，可以通过延长导管协助输送和完成血流冲洗。

（图由日本关西玫瑰医院心血管中心Takayuki Ishihara医生赠予）

第二节 临床应用

一、易损斑块

　　冠脉血管镜有助于发现易损斑块和了解急性冠脉综合征的潜在机制。通过斑块表面颜色进行易损性分级：白色、淡黄色、黄色、深黄分别代表0、1、2、3级（图3-5-2-1所示）[9]。在大多数急性冠脉综合征患者中，冠脉血管镜下表现为破裂的黄色斑块上伴有血栓形成。血管镜下表现为黄色和深黄色斑块往往被认为是易损斑块，因为与组织病理学和其他腔内影像技术，如光学相干断层扫描（OCT）对比发现，这些斑块具有脂质池和薄纤维帽特征。Takano等比较205个病变中血管镜和OCT的影像学结果，发现斑块颜色分级和纤维帽厚度呈负相关，血管镜下的0、1、2、3级斑块，在OCT下的纤维帽厚度分别是（218±89）μm，（101±8）μm，（72±10）μm和（40±14）μm[10]，所以斑块颜色分级越高，纤维帽越薄，破裂概率越高。深黄色斑块最容易发生破裂引起心血管事件，通过前瞻性随访发现，这些斑块将来发生急性冠脉综合征高达68.4%，而白色斑块组仅为3.3%[11]。同时黄色斑块的数量和心血管事件也存在正相关，Ohtani等对552名患者进行血管镜检查并平均随访了57.3个月，结果发现血管镜下黄色斑块数量为≥2和≥5 的患者的急性冠脉综合征事件发生率比数量为0/1个的患者分别高2.2和3.8倍[12]。

　　但这种斑块的血管镜颜色评估属于半定量分析，容易受光线照射和观察者主观感觉差异的影响。为了避免这种主观评分，有研究者尝试了定量的颜色分析，开发了一种用于定量评估斑块黄色的比色仪，发现黄度值高的斑块易形成血栓事件[13, 14]。斑块的黄色主要是由与血管壁上脂质共存的β胡萝卜素所引起，因此它是易损性的间接标记。几乎所有的前瞻性研究表明，黄色斑块比白色斑块更容易破裂，但并不意味着所有的黄色斑块都会破裂，而白色斑块就是稳定斑块。

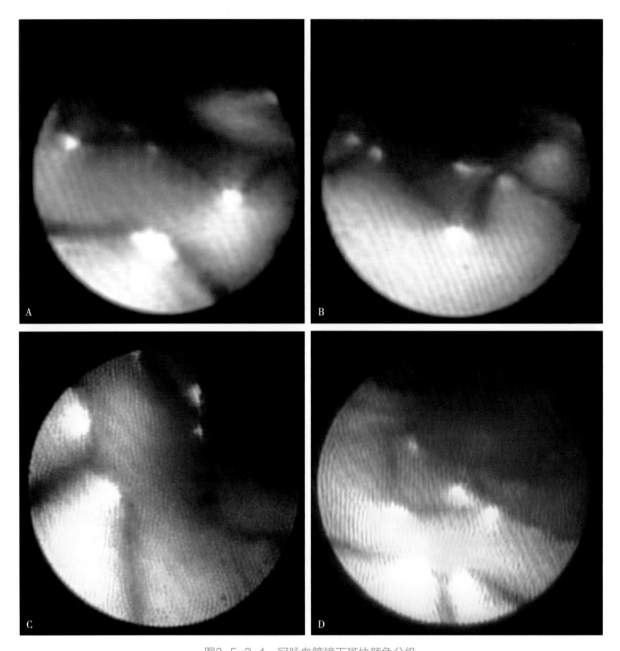

图3-5-2-1　冠脉血管镜下斑块颜色分级

A：白色；B：淡黄色；C：黄色；D：深黄

（图由日本关西玫瑰医院心血管中心Takayuki Ishihara医生赠予）

二、支架新生内膜

冠脉血管镜的另一大作用是评价支架梁的组织覆盖情况，支架梁表面新生内膜的形成对于血管创面愈合过程至关重要。药物洗脱支架抑制内皮细胞和平滑肌细胞的活动和分化，从而抑制再狭窄，同时也阻碍新内膜的形成，这可能导致支架血栓形成。支架梁上的新生内膜程度可以通过血管镜来评估，基于支架梁是否透过新生内膜可见，目前血管镜下将新生内膜覆盖分为：0级，未覆盖，支架梁暴露在管腔内；1级，支架梁嵌在管壁中，但内膜未完全覆盖，覆盖薄层；2级，支架梁被内膜完全覆盖，但半透明状态；3级，支架梁完全覆盖，而且不可见[15, 16]（图3-5-2-2）。通过血管镜发现，药物洗脱支架的新生内膜覆盖明显延迟于裸金属支架，而且不同的药物洗脱支架也存在明显差异。

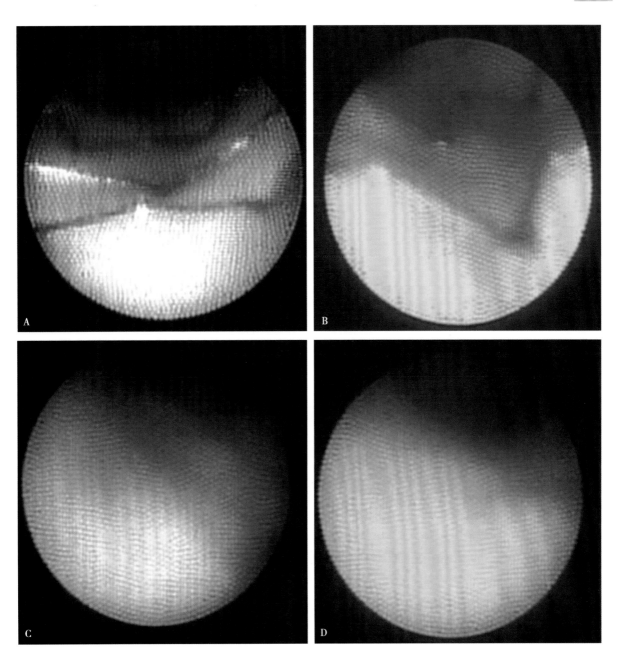

图3-5-2-2　血管镜下支架梁上的新生内膜覆盖程度分级

A：分别代表支架梁裸露于管腔，未覆盖；B：支架梁嵌在管壁中，内膜未完全覆盖；C：支架梁被内膜完全覆盖，
但半透明状态；D：支架梁完全覆盖，而且不可见（图由日本关西玫瑰医院心血管中心Takayuki Ishihara医生赠予）

第三节　最新进展

　　常规血管镜使用白光检测易损斑块，仅能表现表面颜色及形态，而不能表现斑块内组织与分子变化，具有明显的局限性。因此，为了更客观地诊断易损斑块，人们研发出新的成像工具，在分子影像学上发展了彩色荧光血管镜和近红外荧光血管镜，更好地用于检测易损斑块。

　　彩色荧光血管镜利用345nm带通滤波器和420nm带吸收滤光片，用荧光血管造影对冠状动脉斑块进行检查。冠状斑块呈蓝色、绿色、白至浅蓝，或黄橙色荧光。荧光显微镜研究表明胶原亚型、胆固醇、胆固醇酯、钙和β胡萝卜素决定斑块的荧光颜色。冠状动脉是肌肉型动脉，正常的胶原纤维可保护冠状动脉和其中的斑块免遭破坏。在斑块生长期间，胶原纤维逐步退化，破裂，最终毁坏。组织学检查显示，在蓝色斑块中存在密集的胶原纤维，没有脂质；在绿色斑块中存在密集的胶原纤维和脂质；白至浅蓝斑块中存在微量的胶原纤维和大量的脂质；在黄橙斑块薄纤维帽中缺乏胶原纤维，并有脂质、钙和巨噬细胞泡沫细胞沉积，说明黄橙斑块是最易损的[17]。

近红外荧光血管镜可对人体冠状动脉斑块内胆固醇及胆固醇酯进行二维成像。体外和体内的冠状动脉斑块分为4种类型，分别为近红外荧光缺失型、均质型、环状型和斑点型。组织学检查显示，这些图像模式主要是由β胡萝卜素结合的胆固醇、胆甾醇酯和钙导致，后两种类型被认为是易损性斑块[18]。

染色冠脉血管镜则采用伊文思蓝作为生物标志物，使纤维蛋白和受损的内皮细胞可视化，阐明了冠状动脉疾病迄今未能解释的许多现象的机制。该技术在临床上用于动脉粥样病变组成物质的分子成像。染色冠脉血管镜可直接且实时观测心内膜下的心肌血流量，因此可确定哪条冠状动脉分支为特定壁段提供侧支血流[19]。

第四节 不足与展望

目前，冠状动脉血管镜技术有了很大改进，但至今还未能像其他腔内影像学技术一样得到广泛应用，原因包括：①导管的通过性较差，对于狭窄严重、远端、迂曲或钙化性病变受到限制；②为了避免流动的血液影响光线传播，使视野清晰，在检查过程中需阻断血流或不断用生理盐水冲洗，这有可能诱发心肌缺血和冠脉夹层；③和其他内窥镜一样，只能提供管腔表面的影像资料，而不能发现管壁中的病变解剖性质；④血管镜的检查结果大部分还是半定量，不能对所查出的病变的大小程度、位置及颜色等作出定量化的测定，而且被检物与血管镜的距离影响结果判读，观察物表面颜色也随光照强度及角度不同而有所差异，这就容易导致结果判断上的主观化；⑤血管镜的观测范围较小，仅能显示病变的一部分，且图像像素较低，影响判断的准确性。

在目前腔内影像学技术中，只有冠脉血管镜能直接反映血管内管腔表面情况。随着工艺技术的进步和分子染色标记物的发展，冠脉血管镜在临床操作中将更方便，在定量分析中有更大的技术改进，而在识别造影易损斑块的敏感性和特异性的方面将更大提高，有助于对未来急性冠脉综合征事件的风险分类和预测；同时，通过观测药物治疗和导管介入后冠脉内膜的连续变化，也可为治疗方式和患者管理的潜在获益和替代终点提供重要信息。

（单培仁）

参考文献

［1］Allen DS, Graham EA. Intracardiac surgery: a new method. Am Med Assoc, 1922,79:1028.

［2］Spears JR, Marais HJ, Serur J, et al. In vivo coronary angioscopy. J Am Coll Cardiol, 1983, 1:1311–1314.

［3］Uchida Y, Nakamura F, Tomaru T, et al. Percutaneous coronary angioscopy in patients with ischemic heart disease. Am Heart J, 1987, 114: 1216–1222.

［4］Hoeler M, Homback V, Hoepp HW. Percutaneous coronary angioscopy during cardiac catheterization. J Am Coll Cardiol, 1988,11(65A).

［5］Uchida Y, Hasegawa K, Kawamura K, et al. Angioscopic observation of the coronary luminal changes induced by percutaneous transluminal coronary angioplasty. Am Heart J, 1989,117:769–776.

［6］Nakamura F, Kvasnicka J, Uchida Y, et al. Percutaneous angioscopic evaluation of luminal changes induced by excimer laser angioplasty. Am Heart J, 1992;124:1467–1472.

［7］Ueda Y, Nanto S, Komamura K, et al. Neointimal coverage of stents in human coronary arteries observed by angioscopy. J Am Coll Cardiol, 1994,23:341–346.

［8］ Ishikawa H, Uchida Y. Angioscopic features of coronary artery in Kawasaki disease. In: Proceedings of 4th international Kawasaki disease conference, 1991, 20–22.

［9］ Ueda Y, Ohtani T, Shimizu M, et al. Assessment of plaque vulnerability by angioscopic classification of plaque color. Am Heart J, 2004, 148:333–335.

［10］ Takano M, Jang IK, Inami S, et al. In vivo comparison of optical coherence tomography and angioscopy for the evaluation of coronary plaque characteristics. Am J Cardiol, 2008,101:471–476.

［11］ Uchida Y, Nakamura F, Tomaru T, et al. Prediction of acute coronary syndromes by percutaneous coronary angioscopy in patients with stable angina pectoris. Am Heart J, 1995,130:195–203.

［12］ Ohtani T, Ueda Y, Mizote I, et al. Number of yellow plaques detected in a coronary artery is associated with future risk of acute coronary syndrome: detection of vulnerable patients by angioscopy. J Am Coll Cardiol, 2006,47:2194–2200.

［13］ Ishibashi F, Mizuno K, Kawamura A, et al. High yellow color intensity by angioscopy with quantitative colorimetry to identify high–risk features in culprit lesions of patients with acute coronary syndromes. Am J Cardiol, 2007,100:1207–1211.

［14］ Okada K, Ueda Y, Oyabu J, et al. Plaque color analysis by the conventional yellow–color grading system and quantitative measurement using LCH color space. J Interv Cardiol, 2007,20:324–334.

［15］ Higo T, Ueda Y, Oyabu J, et al. Atherosclerotic and thrombogenic neointima formed over sirolimus drug–eluting stent: an angioscopic study. JACC Cardiovasc Imaging, 2009,2:616–624.

［16］ Oyabu J, Ueda Y, Ogasawara N, et al. Angioscopic evaluation of neointima coverage: sirolimus drug–eluting stent versus bare metal stent. Am Heart J, 2006,152:1168–1174.

［17］ Masamichi Takano, Kyoichi Mizuno. Coronary Angioscopic Evaluation for Serial Changes of Luminal Appearance After Pharmacological and Catheter Interventions. Circ J, 2010, 74: 240 –245

［18］ Uchida Y, Uchida Y, Sugiyama Y, et al. Two–dimensional visualization of cholesterol and cholesteryl esters within human coronary plaques by near–infrared fluorescence angioscopy. Clin Cardiol, 2010,33:775–82.

［19］ Uchida Y, Uchida Y. Dye–Staining Angioscopy for Coronary Artery Disease. Curr Cardiovasc Imaging Rep, 2015,8:10.

第二篇

第四篇
血管内超声在冠状动脉疾病诊断中应用

第一章

基础读图及测量概述

通过经皮导管技术将微型超声探头送入血管腔内，IVUS显示在体血管的横截面和纵向的血管影像。IVUS应用于冠状动脉疾病，能够精确测定管腔、血管直径以及判断病变严重程度及性质，可弥补冠状动脉造影诊断的不足之处，提高对冠状动脉病变的认识，并在指导冠状动脉介入治疗方面具有非常重要的作用。IVUS基础读图包括识别伪像、正常冠状动脉及毗邻结构、粥样硬化斑块、夹层、血栓及血肿、冠状动脉动脉瘤和支架植入后系列图像。测量的内容包括管腔、粥样斑块和支架的横截面测量，纵向长度的测量。本章对读图和测量做一系统性概述[1-3]，具体细节会在后续章节中进一步阐述。

第一节 基础读图

一、正常冠状动脉和毗邻结构

（一）正常冠状动脉

冠状动脉管壁由具有不同回声特性的层状结构组成，可呈现3层膜状结构：内层为纤薄的白色回声带，由内膜和内弹力膜组成；中层为黑色或暗灰色无回声的中膜层；外层为"洋葱皮"样的外膜和外膜周围组织。由于外膜和周围组织无明显的回声差异，因而血管外膜边界通常无法识别；而管腔内可见黑色或黑白相间的"闪烁"血流信号，大多数情况下可与内膜进行区分。IVUS显示的3层结构与血管组织学3层结构并不是一一对应的，仅有管腔-内膜交界面和中膜-外膜交界面与组织学对应。IVUS图像上可因导管本身或冠状动脉的特殊解剖特征等因素而引起一些伪像，正确识别并排除伪像的干扰后，才能准确地解读IVUS图像。常见的伪像包括：不均匀转动伪像、导丝伪像、多重反射伪像、血液及近场伪像等。目前，其对图像的判断并不具有很大的影响，但规范的操作能提高图像质量，降低伪像对其的干扰，比如不均匀转动伪像是机械旋转型IVUS导管不均匀转动造成的图像变形，重度狭窄、钙化以及血管扭曲成角时易出现该类伪像，保持指引导管的同轴性、IVUS导管成像时的平顺性均非常重要。

（二）毗邻结构

广义的冠状动脉毗邻结构中应包括分支动脉及冠状动脉血管外结构，如冠状静脉和心包等。其中，心肌桥具有重要的临床意义。

1. 冠状动脉分支血管分布在主支血管图像外围，其特征性表现为随着IVUS导管的移动回撤从外围最终汇入主支血管管腔，汇入部位可见"8"字形或"葫芦"样表现，较大分支血管汇入部位可见三层血管结构。

2. 冠状静脉可与冠状动脉平行或交叉走行，分布在冠状动脉血管图像外围，自身可有大小分支的汇入，其特征性表现为不汇入动脉主支，即不会与成像的冠状动脉血管相连。

3. 心包是包绕心脏外面的一层薄膜，分为脏层心包和壁层心包，二者之间有少量浆液。IVUS表现为高回声反射面和后方的低回声带状区域。

4. 冠状动脉心肌桥又称为壁冠状动脉，指的是部分冠状动脉走行在心肌内，多见于左前降支中段。心肌内的壁冠状动脉会随着心脏的收缩和舒张被动性地出现收缩期管腔缩小，舒张期管腔增加，特征性的造影表现称之为"挤奶现象"。在IVUS图像中，心肌桥的特征性表现为围绕在壁冠状动脉一侧的半月型低回声或无回声区，称为半月现象。

二、冠状动脉粥样硬化斑块

（一）斑块成分

IVUS检查发现冠状动脉斑块时，需要对其成分进行分析，也就是确定斑块的"软硬"程度。通常将斑块内的回声与血管外膜或外膜周围组织的回声进行比较，分为：①低回声斑块，斑块回声低于外膜组织。通常被认为是软斑块，代表冠状动脉斑块内富含较多的脂质成分，也可能是斑块内坏死组织、出血、血栓、空腔等；②等回声斑块，其回声与外膜类似。通常提示纤维斑块，纤维组织含量越多，回声强度越高，大多数的动脉粥样硬化斑块都是此类斑块；③高回声斑块，斑块回声超过周围的外膜组织。通常提示钙化病变，表现为高回声并伴有后方的声影，声影的存在使IVUS很难测量钙化斑块的厚度。以粥样斑块厚度的50%处为界，可分为浅表钙化与深层钙化。基于以上斑块成分的划分，将含有上述1种及以上回声特性的冠状动脉斑块命名为混合性斑块，如纤维钙化斑块或纤维脂质斑块。此外，回声衰减斑块（attenuated plaque）、无回声斑块（echolucent plaque）、薄纤维帽斑块（thin-cappedfibroatheromas，TCFA）等都是大家关注的热点，此类易损斑块（Vulnerable Plaque）是大多数ACS的主要病理生理机制。

（二）斑块几何特性

受冠状动脉局部血流动力学的影响，冠状动脉斑块的几何特性也有所不同，分为向心性斑块和偏心性斑块，大部分的冠状动脉斑块都是偏心性斑块。偏心性斑块表现为斑块在血管壁周围不均匀分布，可为局限性也可为弥漫性，斑块最厚处与最薄处的比值超过2∶1。冠状动脉造影常会低估偏心性斑块的狭窄程度。

血管重构是指动脉粥样硬化进展过程中外弹力层面积的变化。目前应用重构指数来描述重构的程度及趋势。负性重构大多为稳定斑块，它的形成可能和钙化沉积量相关；负性重构导致的开口狭窄可能不伴有任何冠状动脉粥样硬化斑块。正性重构广泛存在于动脉粥样硬化病变段内，IVUS研究显示，与稳定心绞痛或"非罪犯"血管病变相比，ACS的"罪犯"血管病变更易发生正性重构。

三、冠状动脉夹层、血肿和动脉瘤

斑块破裂在IVUS影像特征为斑块内膜不完整，斑块内可出现空腔并和血管腔相通，部分可见残余纤维帽、内膜片及血栓。根据破裂时间的长短及斑块内容物和血栓情况，可分为陈旧性破裂斑块和破裂溃疡斑块。

大多数冠脉夹层发生于造影或介入治疗时，常由造影导管和指引导管操作不当、球囊或支架扩张造成；可分为内膜夹层、中膜夹层、壁内血肿和壁周损伤。在IVUS上可呈孤立的新月形组织斑片，随心动周期飘动；也可形成双线征或螺旋征；在斑片后方有血管壁的环形撕裂呈现无回声区（血肿），可深达内膜下、中层甚至外膜层；外膜血肿时外膜外新出现腔性回声区域，外膜外渗时外渗的血液及造影剂新出现的回声区域。注射对比剂或生理盐水后，可见该无回声区消失或被充盈；造影剂或生理盐水积聚在血肿腔内时，也可表现为分层结构（低回声和等回声分割现象）。血肿可纵向前后扩大，但通常会止于分支或严重病变处。自发性夹层发生率低，80%为女性。

冠状动脉瘤是指血管壁内弹力纤维层遭到破坏后导致的管壁向外扩张，与邻近参考段血管相比管腔面积及外弹力膜面积增加 > 50%，瘤体内血流为湍流，易发生血栓。冠状动脉瘤分为真性动脉瘤和假性动脉瘤。真性动脉瘤表现为病变处血管壁全层向外膨出，而假性动脉瘤一般为局部扩张，可见外弹力膜断裂，常见于介入诊疗术后。区分二者的标准在于血管外弹力膜是否完整。

血栓常表现为突入管腔的不规则团块，可表现为分层、分叶，相对低回声且通常不均匀，斑点状或闪烁状影像，血栓组织与原有的斑块组织可呈分层现象，两者的回声强度可有明显的差异。不同时期血栓的IVUS表现有所不同：新鲜血栓通常以低回声为主，呈略松散的棉絮状或层片状，常伴点状闪烁样回声，有时可随血流移动；而陈旧性血栓闪烁样回声消失，较难与纤维斑块区分。部分血栓中存在微通道，可观察到血流通过，需与瘀滞的血液相鉴别。瘀滞血液在注射生理盐水或对比剂后回声性质会发生改变。蜂窝状改变（Honeycomb）是指同一血管腔内出现了多个管腔结构，通常认为是血栓机化的结果，腔与腔之间是机化血栓。

四、冠状动脉内支架

金属支架小梁对超声波有很强的反射作用，表现为血管内沿管腔走行且规律分布的强回声点或回声弧，其后可见声影或多重反射。生物可降解支架的主体为生物可吸收多聚乳酸，在IVUS表现为双层小梁结构，植入后即刻呈规则的方形结构，声学强度与钙化组织相似，但小梁后方无声影。理想的支架植入状态为：①支架完全贴壁；②支架扩张充分；③支架展开均匀，完全覆盖病变，或支架边缘斑块负荷 < 50%。因此实际操作中，支架植入后可能会面临以下问题：支架贴壁不良、支架膨胀不全、支架断裂、支架内再狭窄、支架内组织脱垂及支架内血栓等。

支架贴壁良好的定义为支架小梁紧贴血管壁，小梁与管壁之间没有血流通过。与之对应，支架贴壁不良（incomplete stent apposition，ISA）定义为1个或多个支架小梁与血管壁分离（除外血管分支开口部位的支架与血管分离假象），在支架后方可以看到闪烁的血流信号。难以分辨时可经导管注射盐水或对比剂来辅助判断，ISA可分为急性ISA和晚期ISA。急性ISA发生在支架植入后即刻，而晚期ISA则发生在支架植入术后随访过程中。支架膨胀不全定义为支架最小管腔横断面积小于平均参考血管管腔横断面积的80%，常见于钙化斑块引起的支架不完全扩张。支架膨胀不全是急性和亚急性支架内血栓独立预测因子[4]。支架断裂主要发生于血管扭曲、成角部位，与再狭窄和血栓发生有关。

支架内再狭窄为支架内最小管腔面积 < 4mm^2（左主干 < 6mm^2）和/或直径狭窄 < 参考管腔直径的70%。较早期支架内再狭窄的内膜增生通常表现为很低回声的组织，有时甚至低于血流斑点的回声。晚期支架内再狭窄观察到的内膜增生通常回声较强。有时需与支架内组织脱垂相鉴别，急性冠脉综合征、退行性静脉桥和充满血栓的病变进行支架植入后易于发生组织脱垂，较轻的组织脱垂不会影响支架术后远期结果，较重的组织脱垂可能需再次植入支架来减少组织脱出。

支架内血栓是支架术中和术后最为严重的并发症之一。IVUS表现为支架内的不规则团块，相对低回声的斑点状或闪烁状影像。根据发生的时间不同，分为急性（支架植入术中至术后24小时内）、亚急性（支架植入术后24小时至术后1个月内）、晚期（支架植入术后1个月至术后1年内）和晚晚期（支架植入术后1年以上）血栓。其与手术操作因素、抗血小板药物及病变本身特点密切相关。

第二节 测量指标

一、横截面的测量

测量前需要依据IVUS的3层结构明确两个声学界面，一是内膜与管腔的界面，另一个是中膜与外膜之间的分界线，也称之为外弹力膜（EEM）。测量指标包括管腔横断面积（cross sectional area，CSA），其中最小管腔横断面积（minimal lumen area，MLA）和最小管腔直径（minimum lumen diameter，MLD）均是重要指标，外弹力膜横断面积（external elastic membrane cross sectional area，EEM-CSA）和管腔面积狭窄。应用的参考血管可以是远端、近端或是平均参考血管。参考血管的定义如下：（1）近端参考血管，指同一段血管的病变近端最大管腔部位（通常是距离病变10mm且无主要分支处），并不一定是斑块最少部位；（2）远端参考血管，指同一段血管的病变远端最大管腔部位（通常是距离病变10mm且无主要分支处），并不一定是斑块最少部位；（3）平均参考节段，指近端与远端参考血管的平均值。

二、纵向长度的测量

IVUS测量过程中，可利用自动回撤系统对病变段、狭窄段、钙化灶或其他血管纵轴方向的参数进行测量。但指引导管的摆动会引起IVUS导管随心动周期发生前后移动，进而降低纵向长度测量的准确性。

三、动脉粥样硬化斑块的测量

广义的动脉粥样硬化病变是指与参考血管相比有明显动脉粥样硬化斑块的部位；狭义的动脉粥样硬化病变是指与参考血管相比管腔CSA减少50%以上的部位。如果同一支血管中存在多个病变，病变与病变之间至少相隔5mm以上，否则应视为同一病变。在介入术前及术后，病变及参考节段的选择和测量应该具有较好的一致性，可依据血管的特征性定位标志（小分支、静脉结构、钙化及纤维化斑块或支架）进行辅助定位。

为获得完整的病变信息（如斑块结构、性质及分布等），需要整体观察，而不只是单纯测量狭窄最重部位。动脉粥样硬化斑块的IVUS测量指标可包括：斑块CSA、最大斑块厚度、最小斑块厚度、斑块偏心率、斑块负荷和管腔面积狭窄率；钙化病变依据钙化所占的象限进行半定量分析。

四、支架的测量

（一）支架常见的测量参数：

1. 支架CSA　支架边界所围绕区域的横断面积；
2. 最小支架直径　经过支架中心的最短直径；
3. 最大支架直径　指经过支架中心的最长直径；
4. 支架对称性　计算公式=（最大支架直径-最小支架直径）/最大支架直径；
5. 偏心指数　每一帧图像测得的最小支架直径/最大支架直径的平均值；
6. 支架扩张系数　最小支架CSA/参考血管管腔CSA；参考血管可以是近端、远端、最大或平均参考血管。

支架对称性、偏心指数及支架扩张系数等是评估支架扩张是否对称及充分的几何参数，与临床预后相关。

（二）支架术后随访评估参数

应将随访中发现的MLA与介入术前或术后即刻图像进行对比，可依据血管的特征性定位标志（小分支、静脉结构、钙化及纤维化斑块或支架）进行定位，寻找相对应的病变部位。参考血管的直径有可能改变，因此在随访比对分析中，对参考血管的定位应更加准确。

1. 无支架覆盖的病变　至少应用EEM、管腔面积、斑块和中膜面积的绝对值及改变量等3种测量值；

2. 有支架覆盖的区域　至少测量支架及管腔直径的绝对值及改变量这两个指标。

3. 内膜增生（％）的定义　内膜增生面积/支架面积×100%；

4. 支架内再狭窄　定义为支架内最小管腔面积<4mm^2，且内膜显著增生（内膜增生面积>50%）。

（赵志敬）

参考文献

[1] Mintz GS, Nissen SE, Anderson WD, et al. American College of Cardiology clinical expert consensus document on standards for acqui- sition, measurement and reporting of intravascular ultrasound studies. JACC, 2001, 37:1478-1492.

[2] 血管内超声在冠状动脉疾病中应用的中国专家共识（2018）. 中华心血管病杂志,2018,46(5);344

[3] Mintz GS, Guagliumi G. Intravascular imaging in coronary artery disease. Lancet, 2017;390:793-809.

[4] Cheneau E, Leborgne L, Mintz GS, et al. Predictors of subacute stent thrombosis: results of a systematic intravascular ultrasound study. Circulation, 2003;108:43-47.

第二章

原位病变定性分析

在灰阶IVUS上，健康的冠脉表现为典型的三层结构。由里向外第一层为内膜，由内弹力膜将其于中膜分隔开，内膜也是粥样硬化斑块形成的位置。第二层为中膜，由平滑肌细胞构成，在IVUS图像上表现为低回声区。第三层为外弹力膜与外膜之间的声学阻抗界面（图4-2-1）。

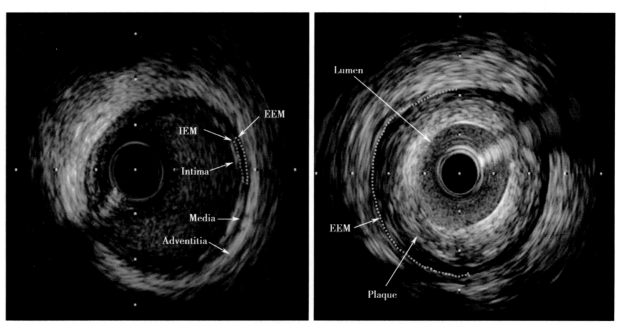

图4-2-1　灰阶IVUS图像中的正常血管与粥样硬化病变血管

左侧：正常血管的IVUS图像；右侧：粥样硬化病变血管的IVUS图像。IEM：内弹力膜；EEM：外弹力膜；Intima：内膜；Media：中膜；Adventitia：外膜；Lumen：管腔；Plaque：斑块

灰阶IVUS图像无法用于定性和定量判断不同的血管壁组织学成分，但不同的组织学成分在灰阶IVUS图像还是有很大区别。一般来说，纤维斑块产生中等强度回声（图4-2-2），脂质斑块表现为低回声区（图4-2-3）。根据斑块的分布位置，还可分为偏心斑块与同心斑块（图4-2-4）。

一、回声衰减斑块

回声衰减斑块是指IVUS图像上出现的低回声或等回声斑块，且伴随与钙化无关的斑块后方超声信号衰减，使斑块后组织不能显示，回声衰减的角度要求≥30度（图4-2-5）。组织病理学和IVUS图像的

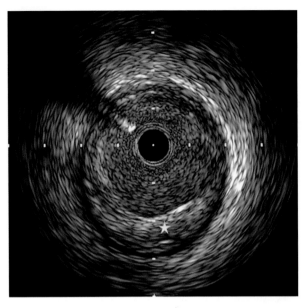 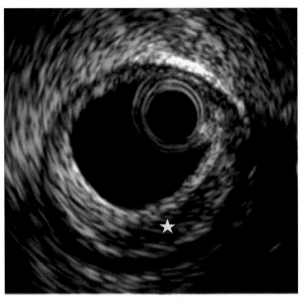

图4-2-2 纤维斑块

灰阶IVUS图像，图中4点至11点星号标注处可见纤维成分为主的粥样斑块，呈中等回声，与外膜回声信号强度相似

图4-2-3 脂质斑块

灰阶IVUS图像，图中3点至6点星号标注处可见斑块内存在新月形无回声区，为斑块中的脂质成分

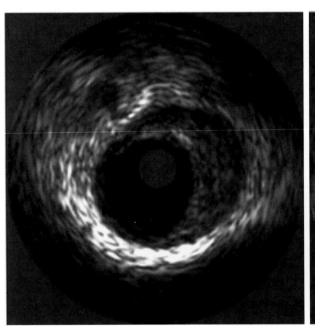 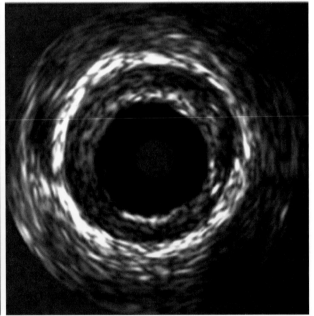

图4-2-4 偏心斑块与同心斑块

灰阶IVUS图像，左侧为偏心斑块，管腔中心与外弹力膜横截面中心不一致；右侧为同心斑块，
管腔中心与外弹力膜横截面中心基本一致

对比研究提示回声衰减与斑块内的微小钙化，玻璃样变纤维组织，胆固醇结晶以及脂质池对信号的吸收与折射有关。与VH-IVUS，NIRS，OCT的图像比较后，发现IVUS中的回声衰减斑块是存在大坏死核或大脂质池斑块，薄帽纤维斑块，血栓或微小钙化的表现[1, 2, 3]。灰阶IVUS中发现的回声衰减斑块是斑块不稳定的一种表现，还被发现是冠脉介入手术围手术期CK-MB升高，术后无复流等现象的高危征象[4]。

二、斑块破裂

IVUS定义的斑块破裂表现为血管壁内出现一个与血管腔相通的管壁缺损,可见覆盖于其表面的残余纤维帽片段(图4-2-6)。斑块破裂是最常见的ACS病因(60%~70%),预后往往较差。但是,IVUS发现的斑块破裂并不总是ACS的犯罪血管。研究显示在AMI患者中约66%的犯罪血管和17%的非梗死相关冠脉中出现了IVUS定义的斑块破裂[5]。

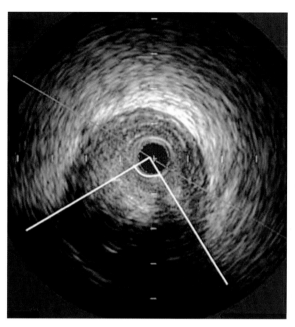

图4-2-5 回声衰减斑块

灰阶IVUS图像,图中5点至8点处可见斑块后方显著的回声衰减形成无回声区,而斑块内没有明显的钙化征象。衰减区域的弧度为93°。

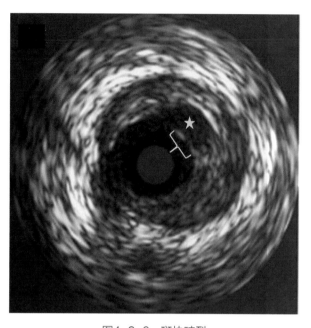

图4-2-6 斑块破裂

灰阶IVUS图像,星号标注处可见由于斑块纤维帽破裂形成的斑块内缺损,括号标注处可见破裂后残留的纤维帽片段

三、血　　栓

IVUS图像中的血栓表现为血管腔内的团块状物质,呈分叶状或分层状,相对低回声,随血流可见轻微搏动,有时可见该团块内部有微小血流通过(图4-2-7)。然而IVUS判断血栓的敏感性和特异性都较低,只有所有图像内都没有血栓征象时才可作出排除诊断。

四、钙　　化

冠脉钙化的范围与患者粥样硬化的程度以及未来的心血管事件相关。在IVUS中的钙化表现为高回声斑块(比同帧图像的外膜更明亮),斑块后方出现声影(图4-2-8)。一般来说,稳定病变比不稳定病变有更广泛的钙化,而不稳定病变的钙化往往表现为点状钙化或钙化结节。点状钙化定义为小的钙化沉积,所对的内角弧度<90°,点状

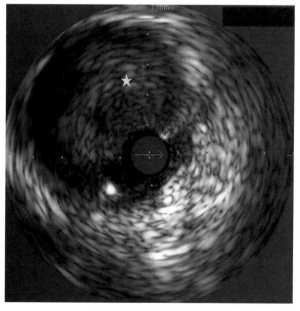

图4-2-7 血栓形成

灰阶IVUS图像,星号标注处可见左主干开口处有分叶状均匀中等回声的团块状物质,外科手术取出后病理证实为血栓

钙化预示着更广泛的粥样硬化和更快的病变进展。

IVUS对钙化的诊断准确率显著高于血管造影[6]。IVUS诊断的钙化与围手术期并发症相关，包括严重钙化区域的支架扩张不良，无复流，夹层，球囊扩张后穿孔等[7]。因此，IVUS的钙化评估对术前选择针对性预处理技术有很好的参考价值。

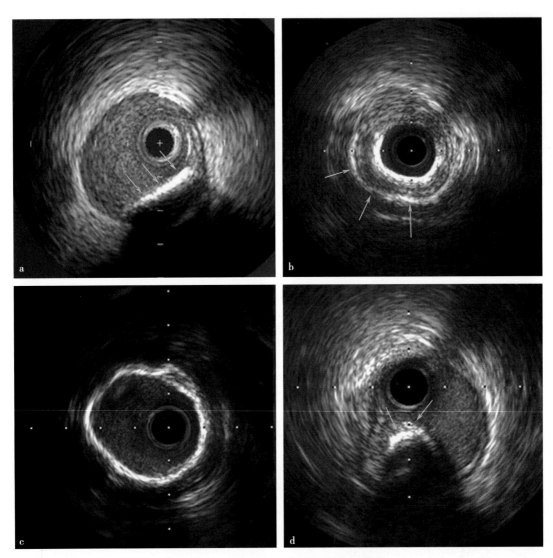

图4-2-8 不同的钙化表现灰阶IVUS图像

a：浅表钙化（箭头处）及其后方声影；b：浅表钙化（箭头处）及其后方的混响伪影；

c：围绕血管壁的环状钙化及其后方声影；d：钙化结节（箭头处）及其后方声影

五、斑块内出血/动脉壁血管生成

动脉壁内的新生血管以及斑块内出血是造成斑块进展，增加斑块不稳定性以及使斑块急性扩张从而引起ACS的重要原因。大部分动脉壁新生血管起源于外膜并向斑块内生长。斑块内出血可由动脉壁新生血管破裂或动脉内膜破裂造成。IVUS图像中的动脉壁新生血管表现为血管中膜外侧发现的圆形或管状无回声区。斑块内出血表现为粥样斑块内出现的不规则无回声或低回声区，大多位于斑块表浅部位（无回声区边缘与血管腔距离比其与外弹力膜的距离更近）（图4-2-9），一般出现在斑块负荷较大的患者中。常规灰阶IVUS对斑块内出血/动脉壁血管生成的诊断准确率较低，应用微气泡对比增强IVUS可清晰显示粥样斑块内的血管生成和出血情况，提高IVUS的诊断价值。

六、重　　构

随着粥样斑块的进展，受累冠脉血管壁出现反应性的向外扩张（正性重构）或向内增生（负性重构）。当患者出现正性重构时，血管造影往往低估了病变的严重程度。医师可通过计算IVUS图像中的重构指数（RI）来判断病变处的重构情况。RI定义为病变处的外弹力膜横断面积除以参照段的平均外弹力膜横断面积。一般来说，RI>1.05定义为正性重构，RI<0.95定义为负性重构。正性重构与大脂质核，钙化和巨噬细胞浸润等斑块组织学特点有关。在表现为ACS的患者中，犯罪血管的正性重构更为常见，且与斑块破裂，血栓形成等事件相关。而负性重构在症状稳定患者的目标病变中更常见[11]。然而，近期的PROSPECT亚组研究显示严重的正性重构与负性重构都与日后出现的非犯罪血管相关的主要不良心血管事件（MACE）有关[8]。

七、自发性冠脉夹层

自发性冠脉夹层（SCAD）是一种罕见的非粥样硬化冠心病，在所有冠脉造影中的患病率约0.1%~1%。IVUS对血管壁较强的穿透力，在诊断SCAD方面可提供可靠的证据。典型的SCAD在IVUS图像中可清晰见到内膜剥离以及血管假腔和真腔，多数血管壁结构正常，可没有粥样硬化病变（图4-2-10）。更重要的是，IVUS可准确显示SCAD的轴向和管周累及范围以及假腔内的血栓，对治疗方案的制定有很强参考价值。

八、虚拟组织IVUS在冠脉原位病变中的应用

VH-IVUS是一种新兴的IVUS技术，利用组织成分特异性的背向散射射频信号对血管壁成分进行详

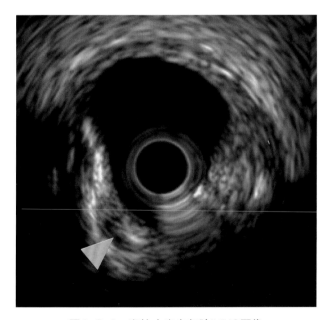

图4-2-9　斑块内出血灰阶IVUS图像

三角形所指区域可见斑块内散在的点状低回声，为斑块内出血的征象。4点至9点方向可见斑块后方信号衰减区域，为信号衰减斑块

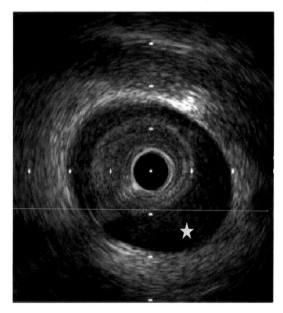

图4-2-10　自发性冠脉夹层灰阶IVUS图像

星号标注处可见环绕管腔一周的无回声区，为自发性冠脉夹层形成的血管假腔

细的分析。与灰阶IVUS仅仅利用超声回波的振幅来构建图像的原理不同，VH-IVUS技术利用超声回波的振幅和频率计算并生成彩色图像，可准确区分斑块内的不同成分。VH-IVUS生成的图像中斑块主要有四种成分：纤维组织（fibrous tissue，绿色）、纤维脂肪组织（fibrofatty tissue，浅绿色）、致密钙化（dense calcium，白色）和坏死核（necrotic core，红色）。并可根据4种组织学成分所占比例的不同和斑块的厚度对斑块进行进一步的分类（图4-2-11）。

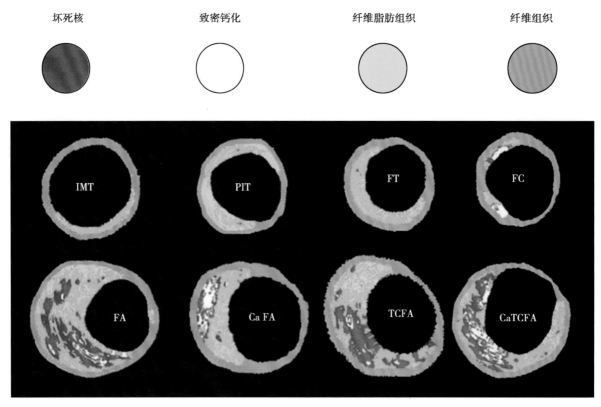

图4-2-11　VH-IVUS图像定义的不同病变类型

根据4种组织学成分所占比例的不同和斑块的厚度，可大致将VH-IVUS图像中的病变分为以下8类：IMT：内膜-中膜增厚；PIT：病理性内膜增厚；FT：纤维化变性斑块；FC：纤维钙化斑块；FA：纤维斑块；CaFA：钙化的纤维斑块；TCFA：薄帽纤维斑块；CaTCFA：钙化的薄帽纤维斑块

　　既往组织学研究证实，在AHA的粥样斑块分类中，薄帽纤维斑块（TCFA）与ACS以及心源性猝死的关系最为密切[9]。此类斑块包含较大的脂质坏死核，纤维帽较薄且有较多巨噬细胞浸润，极易破裂引起ACS。VH-IVUS定义的薄帽纤维斑块为富含坏死核成分（>10%）且有较多的坏死核成分表面没有纤维组织覆盖的斑块。PROSPECT研究中，623名ACS患者进行了三支血管的VH-IVUS检查，随访时间中位数为3.4年。结果发现非犯罪血管相关的主要不良心血管事件的独立预测因素为斑块负荷≥70%（风险比5.03；95%可信区间2.51~10.11；$P<0.001$），最小管腔面积1 4.0mm²（风险比3.21；95%可信区间1.61~6.42；$P<0.001$）以及VH-IVUS诊断的薄帽纤维斑块（风险比3.35；95%可信区间1.77~6.36；$P<0.001$）[10]。通过VH-IVUS可较为准确地检测出薄帽纤维斑块，从而为判断预后以及决策制定提供依据。

（徐迎佳）

参考文献

［1］Amano H, Wagatsuma K, Yamazaki J, et al. Virtual histology intravascular ultrasound analysis of attenuated plaque and ulcerated plaque detected by gray scale intravascular ultrasound and the relation between the plaque composition and slow flow/no reflow phenomenon during percutaneous coronary intervention. J Interv Cardiol, 2013,26:295-301.

［2］ Pu J, Mintz GS, Biro S, et al. Insights into echo-attenuated plaques, echolucent plaques, and plaques with spotty calcification: novel findings from comparisons among intravascular ultrasound, nearinfrared spectroscopy, and pathological histology in 2,294 human coronary artery segments. J Am Coll Cardiol, 2014, 63:2220-2233

［3］ Kang SJ, Ahn JM, Han S, et al. Multimodality imaging of attenuated plaque using grayscale and virtual histology intravascular ultrasound and optical coherent tomography. Catheter Cardiovasc Interv, 2016, 88:E1-E11

［4］ Wu X, Mintz GS, Xu K, et al. The relationship between attenuated plaque identified by intravascular ultrasound and no-reflow after stenting in acute myocardial infarction: the HORIZONSAMI (Harmonizing Outcomes With Revascularization and Stents in Acute Myocardial Infarction) trial. JACC Cardiovasc Interv, 2011, 4:495-502.

［5］ Higuma T, Soeda T, Abe N, et al. A combined optical coherence tomography and intravascular ultrasound study on plaque rupture, plaque erosion, and calcified nodule in patients with ST-segment elevation myocardial infarction: incidence, morphologic characteristics, and outcomes after percutaneous coronary intervention. JACC Cardiovasc Interv, 2015, 8:1166-1176.

［6］ Mintz GS, Popma JJ, Pichard AD, et al. Patterns of calcification in coronary artery disease. A statistical analysis of intravascular ultrasound and coronary angiography in 1155 lesions. Circulation, 1995, 91:1959-1965

［7］ Genereux P, Madhavan MV, Mintz GS, et al. Ischemic outcomes after coronary intervention of calcified vessels in acute coronary syndromes. Pooled analysis from the HORIZONS-AMI (harmonizing outcomes with revascularization and stents in acute myocardial infarction) and ACUITY (acute catheterization and urgent intervention triage strategy) TRIALS. J Am Coll Cardiol, 2014, 63:1845-1854.

［8］ Inaba S, Mintz GS, Farhat NZ, et al. Impact of positive and negative lesion site remodeling on clinical outcomes: insights from PROSPECT. JACC Cardiovasc Imaging, 2014, 7:70-78

［9］ Burke AP, Farb A, Malcom GT, et al. Coronary risk factors and plaque morphology in men with coronary disease who died suddenly. N Engl J Med, 1997, 336:1276-1282

［10］ Stone GW, Maehara A, Lansky AJ, et al.; PROSPECT Investigators. A prospective natural-history study of coronary atherosclerosis. N Engl J Med, 2011, 364:226-235.

第四篇

第三章

非原位病变定性分析

支架植入后的定性分析包括支架植入术后即刻优化手术结果与随访时明确支架失败原因。众多的临床研究与大样本的荟萃分析结果表明，IVUS可优化支架植入术后的结果，改善患者预后；随访时IVUS可判断支架失败的原因。因此，对于支架植入后图像的正确分析与解读非常重要。

第一节　支架植入后

支架植入后，可以通过IVUS发现支架以及支架之后的血管壁的可导致PCI术后不良事件的异常情况，包括支架膨胀不全、支架贴壁不良、支架边缘夹层等并发症[1]。

一、支架膨胀不全

大量研究证实支架膨胀不全为支架失败的最主要原因之一[2]。支架膨胀定义有两种方式：一为测量的支架内最小横断面积的绝对值；或是最小支架内面积与预设的参考面积的比值，而这一预设面积可以为支架近端、远端、最大的或平均的参考面积。总体来说，支架膨胀越好，长期通畅率越高，支架失败的风险越低，患者的临床预后越好，且最小支架内面积的绝对数值较相对比值对于长期支架通畅性的预测价值更好[3, 4, 5]。

对于非左主干病变来说，第一代药物洗脱支架无论是SES还是PES的IVUS研究均较为一致地证实最小支架内面积小于$5.5mm^2$为随访时支架再狭窄率升高的界值[3, 5]，第二代药物洗脱支架EES与ZES这一界值分别为$5.3mm^2$与$5.4mm^2$[6]，因此目前较为公认地采用$5.5mm^2$这一绝对数值。对于左主干病变来说，由于左主干的直径更大，因此要求支架植入术后有更大尺寸的最小支架内面积，例如Kang的研究显示，左主干末端的MSA应大于$7mm^2$，而左主干近端的MSA应大于$8mm^2$，按照这一标准定义的支架膨胀不全患者的MACE无事件生存率显著低于充分膨胀的患者（89.4% vs 98.1%）[7]。值得说明的是这一数值并不是绝对的，不同的研究显示不同的界值，DES与BMS也不相同[8]；但总体来说，相对于血管直径应尽可能获得较大的MSA以降低不良事件的发生。

支架植入术后相对膨胀并没有统一标准，不同的研究得出的结论并不相同，例如IVUS-XPL研究与CTO-IVUS研究显示MSA应大于远端参考的管腔面积，RESIST研究、TULIP研究与AIR-CTO研究认为MSA应大于平均参考管腔面积的80%，而SIPS研究、OPTICUS研究及AVID研究则表明MSA应大于平均参考管腔面积的90%[9]。最新的IVUS-XPL研究表明，若MSA大于远端参考的管腔面积，1年的不良事件率非常低（1.5%）[10]。欧洲新近发表的冠状动脉腔内影像学专家共识当中指出，MSA至少应大于平均参考管腔面积的80%[9]（图4-3-1-1，图4-3-1-2）。

二、支架贴壁不良

支架贴壁不良是指支架植入术后支架小梁与血管壁未连接，在无分支血管加入之处IVUS可见支架小梁与血管壁之间有血流信号通过。若支架贴壁不良发生在支架植入后即刻则成为急性支架贴壁不良（ASM）（图4-3-1-1）；反之，若随访时发现支架贴壁不良则称为晚期支架贴壁不良（LSM）。LSM可分为持续性支架贴壁不良（ASM没有愈合而持续存在的）以及晚期获得性支架贴壁不良（LASM，指支架植入术后即刻无ASM，而随访时出现）[11, 12]。支架贴壁不良通过冠状动脉造影很难发现，主要是通过腔内影像学检查探测。

支架贴壁不良与支架膨胀不良可分别存在或共

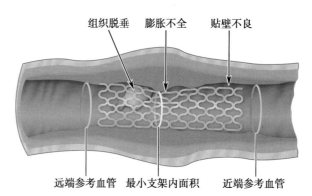

图4-3-1-1 支架植入后测量示意图

支架植入后判断支架植入结果的各定性指标的示意图：支架近段可见支架贴壁不良，中段可见最小管腔面积处支架膨胀不良以及组织脱垂。平均参考管腔面积为近端与远端参考管腔面积的均值

远端　　　　　　　　　　　　　　　　　　　　　　　近端

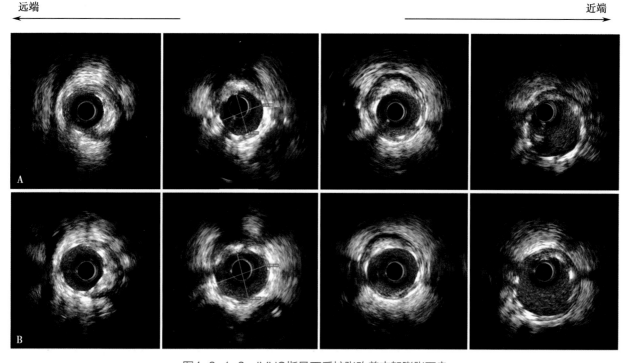

图4-3-1-2 IVUS指导下后扩张改善支架膨胀不良

A组为支架植入后，IVUS可见远端支架膨胀不良；B组为非顺应性球囊扩张后，IVUS可见支架膨胀不良改善

同存在。总体来讲，IVUS探测到的ASM的发生率大约为15%，而OCT可高达50%[13]。与支架膨胀不良不同，较多的前瞻性研究表明急性支架贴壁不良与不良事件无关，ASM并不是支架内血栓的独立预测因素[11, 14]，这是因为部分ASM在随访时消失（图4-3-1-2、图4-3-1-3）。TAXUS-II IVUS亚研究显示超过50%的ASM在随访时消失，主要因为支架周围斑块的生长而外弹力膜（EEM）的大小没有变化[15]。相反，HORIZONS-AMI的一项IVUS亚研究却表明无论是DES或BMS，大约40%的ASM在随访时消失，其原因为血管的负性重塑，而不伴有支架周围的斑块进展[11]。

与消失的ASM相比，持续存在的ASM患者新生内膜的增生较少；此外，持续存在的ASM在支架植入术后即刻支架贴壁不良的面积往往较大。LASM的发生机制为：①血管外膜的正性重塑，而支架周围的斑块并没有相应增加，从而导致血管壁离开支架，尤其是DES植入术后；②AMI患者直接PCI术后斑块或血栓的消融导致支架与血管壁之间出现缝隙。此外，Kang等发现DES植入后6个月出现的LASM面积由于

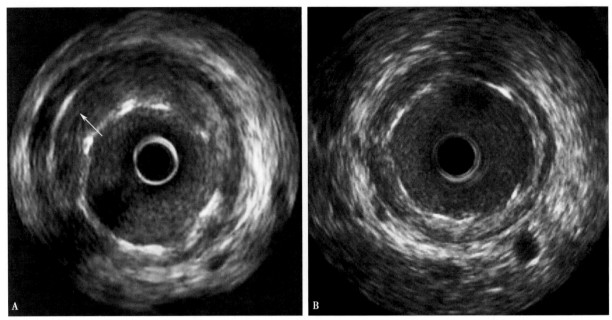

图4-3-1-3 急性支架贴壁不良随访时消失

A：支架植入术后即刻，箭头所指为急性支架贴壁不良；B：1年随访时，贴壁不良消失

血管壁不断的正性重塑而继续增加[16]（图4-3-1-4，图4-3-1-5）。Cook等首先证明LSM与VLST相关[17]，

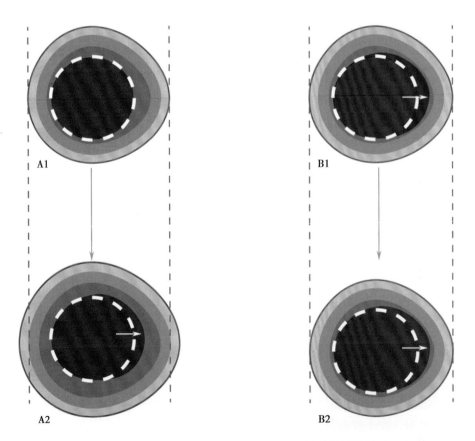

图4-3-1-4 晚期获得性支架贴壁不良机制示意图

A图为血管正性重构所导致的晚期获得性支架贴壁不良，A1为支架植入后即刻无贴壁不良；A2为随访时EEM增加而斑块面积未增加，箭头所指可见支架贴壁不良。B图为血栓消融后所导致的晚期支架贴壁不良，B1为支架植入后即刻无贴壁不良，箭头所示为支架与血管壁之间的血栓；B2为随访时EEM无变化，箭头所指为血栓消失后的支架贴壁不良

此研究纳入了DES术后发生VLST的13例患者，其中77%患者可见LSM，且最大的LSM面积是未发生VLST的LSM患者的2倍，这一结果与OCT研究所观察的极晚期支架内血栓患者结论类似[18]。

ASM若面积较小且不伴有支架膨胀不良可以不需要进行处理；但是，较为显著的ASM还应使用球囊扩张支架使其贴壁，以免导丝再次通过时进入支架贴壁不良处，导致支架被挤压变形。LSM尤其是LASM的处理尚无明确定论，较为一致的意见为长期甚至终生进行双联抗血小板治疗，以免支架内晚期与极晚期血栓形成。也有个案报道使用大尺寸球囊扩张支架、使用覆膜支架处理LSM或是行冠状动脉搭桥术，但目前尚无明确指南建议。

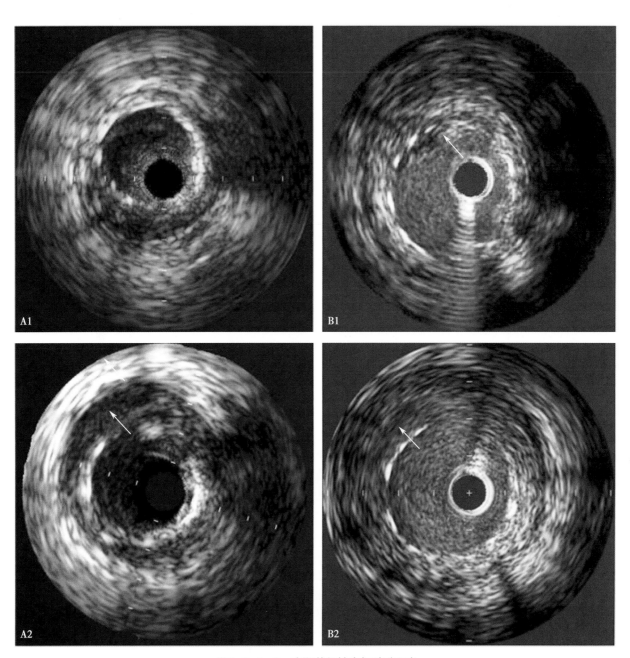

图4-3-1-5　晚期获得性支架贴壁不良

A1为支架植入术后即刻IVUS提示无支架贴壁不良；A2为随访时EEM增加而斑块面积未增加，箭头所指可见支架贴壁不良。B1为支架植入后即刻无支架贴壁不良，箭头所示为组织脱垂；B2为随访时EEM无变化，箭头所指为支架贴壁不良

三、支架内组织脱垂

支架内组织脱垂，也称为斑块脱垂，定义为支架植入术后即刻在支架血管腔侧可见与支架相连的脱垂的组织，这些组织既可能为斑块内组织也可能为急性冠脉综合征时的血栓（图4-3-1-6），常见于斑块负荷较重的急性冠脉综合征患者支架植入术后，尤其是血栓负荷较重的急性心肌梗死以及静脉桥血管支架植入后。对于面积较大的组织脱垂，冠状动脉造影常显示为支架植入后的残余狭窄，难以和支架膨胀不良鉴别。IVUS诊断支架内组织脱垂具有良好的敏感性与特异性，不仅可进行定性分析，还可进行定量分析。

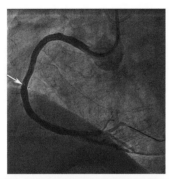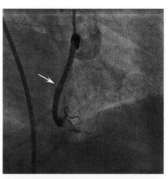

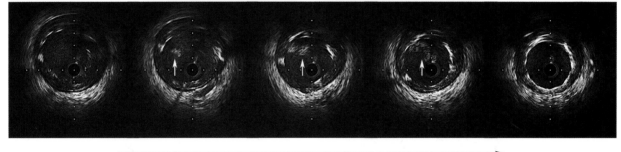

远端　　　　　　　　　　　　　　　　　　　　　　　　　近端

图4-3-1-6　ACS支架植入术后支架内组织脱垂

造影图像如箭头所示，支架植入后可见充盈缺损；IVUS图像可见支架内大量组织脱垂（箭头所示）

Guo等的研究显示急性心肌梗死直接PCI后支架内组织脱垂发生率较高，尤其是随访时发现有支架晚期获得性贴壁不良（LASM）者，支架术后即刻组织脱垂的发生率可高达88.1%，为LASM的预测因子之一（OR 5.60；95%CI 2.32 – 13.54）[11]。另外一篇关于急性心肌梗死患者直接支架术后的研究结果显示：由于大量支架内组织脱垂导致有效管腔面积减少是急性心梗直接PCI术后早期急性支架内血栓的重要预测因子[19]。另一项OCT研究也表明不规则形状的组织脱垂常见于心肌梗死患者支架植入术后，且为1年时临床不良事件的独立预测因素[20]。

四、夹层与血肿

冠状动脉支架边缘夹层是支架植入术后最常见的并发症之一，常可导致急性闭塞。与冠状动脉造影相比，IVUS诊断支架边缘夹层有更好的敏感性及特异性。它能清晰地显示血管横断面图像，对于夹层破口的定位、真假腔的鉴别以及夹层原因的判断具有一定的优势。

IVUS所示的支架边缘夹层表现为支架两端节段内可见平行于血管壁的斑块上的撕裂片，其后假腔内可见血流信号。根据撕裂片部位和范围的不同，夹层分为以下四类[21, 22]：

1. 内膜夹层　撕裂片仅局限于血管内膜或斑块上，未累及冠状动脉中膜层。（图4-3-1-7）

2. 中膜夹层 撕裂片延展至血管中膜层。(图4-3-1-8)

3. 壁内血肿 为中膜层内均匀的高回声信号的血流聚集，常为新月形，并将血管的外弹力膜向外推挤，内弹力膜挤压向内侧。(图4-3-1-9)

4. 血管周围损伤与破裂 撕裂延展至冠状动脉外膜层，导致血管周围组织内可见血流信号或造影剂滞留（图4-3-1-8）。

IVUS检测到的大边缘夹层常与PCI术后早期支架内血栓形成相关，包括夹层累及至血管中膜层、角度>60度、以及长度超过2mm[23]。Liu等的研究显示支架边缘夹层的预测因素包括残余斑块的偏心性、支架边缘的不对称、以及平均管腔面积小于支架边缘面积。此外，若夹层发生处血管相对正常或斑块负荷较小，则更易进展为壁内血肿[22]。

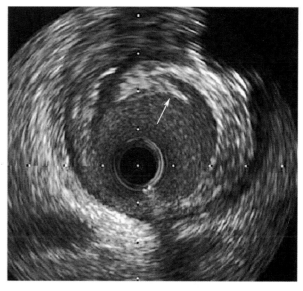

图4-3-1-7 支架植入后远端内膜夹层
如箭头所指方向可见夹层，仅累及血管内膜层

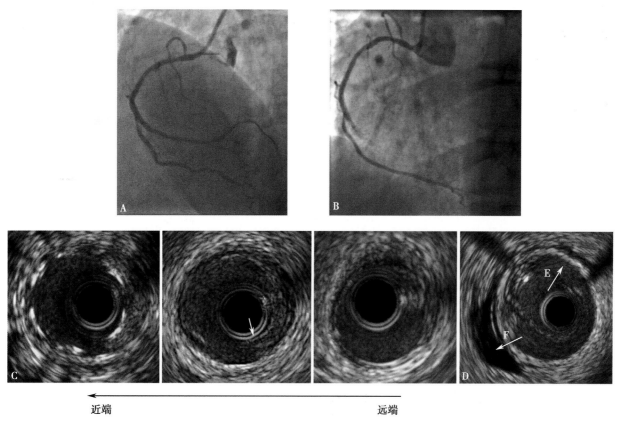

近端　　　　　　　远端

图4-3-1-8 支架植入后远端中膜夹层，发展为壁内血肿与血管破裂
A图为支架植入术后即刻造影，支架远端未见夹层；C图为支架术后即刻IVUS可见支架远端中膜夹层。B图为术后2小时血管急性闭塞，D图为血管闭塞后IVUS图像，可见壁内血肿（E）与血管破裂后造影剂外渗（F）

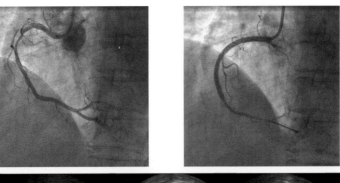

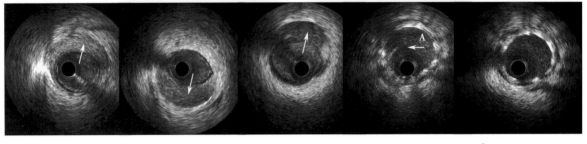

远端　　　　　　　　　　　　　　　　　　　　　　　　　　近端

图4-3-1-9　支架植入后远端壁内血肿

右冠近中段支架植入后远段血管狭窄，IVUS可见壁内血肿（箭头所示），A处为支架远端边缘夹层

第二节　支架失败

　　支架失败包括支架再狭窄与支架内血栓形成，寻找支架失败的原因对于后续的处理十分关键。系列的IVUS与OCT研究表明，支架失败的原因常常是多因素的。因此，2018年欧洲EAPCI关于腔内影像学的专家共识中明确指出，对于支架失败的病例应使用腔内影像学工具明确失败原因[9]，2014年ESC血运重建指南也把这一观点作为IIa C推荐[24]。

一、支架内再狭窄

　　再狭窄病变是指随访时支架内最小管腔面积处，值得注意的是再狭窄病变不一定是支架术前最狭窄处[25]。导致支架内再狭窄的因素包括新生内膜、支架膨胀不良（约18%~40%）[26]、支架断裂（<5%）以及支架内新生动脉粥样硬化斑块，前二者可通过IVUS检测发现，而后者需通过OCT确定[27]。内膜增生是指支架植入后支架内管腔侧增生的组织，大约60%的支架内再狭窄仅能发现内膜增生。较早期支架内再狭窄的内膜增生通常表现为很低回声的组织，有时甚至低于血流斑点的回声。晚期支架内再狭窄的内膜增生通常回声较强。（图4-3-2-1）

　　支架植入后支架梁杆不连续即称为支架断裂，可为完全断裂，也可为部分断裂；可发生于支架植入后即刻，也可发生于随访时。根据程度，支架断裂可分为5型（图4-3-2-2）：Ⅰ型，为单一的支架梁杆断裂；Ⅱ型，≥2个支架梁杆发生断裂，但无支架变形；Ⅲ型，≥2个支架梁杆发生断裂，伴随支架变形；Ⅳ型，多个支架梁杆断裂导致支架横向错位，但错位处无明显间隙；Ⅴ型，多个支架梁杆断裂导致支架横向错位，且错位处有明显间隙出现[28]。但IVUS不能明确区分这5型支架断裂，通常情况下，IVUS发现的支架断裂分为完全性、不完全性以及支架错位。若支架植入处无支架丝的影像，称为完全断裂；若部分象限可见支架丝，但有大于1/3的象限无支架影，则称为部分断裂；如在非支架重叠处见到不完全断裂伴有双重支架丝，则为支架错位（图4-3-2-3）。Charkravarty等认为，尽管不是所有的支架断裂都伴有不良事件，但是支架断裂处的支架内再狭窄及靶病变血运重建率均升高[29]，Kuramitsu等的研究表明依维莫斯支架植入后支架断裂与升高的靶病变血运重建相关[30]。

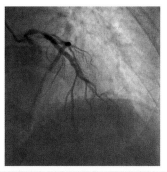
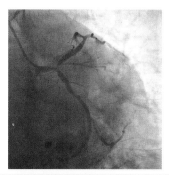

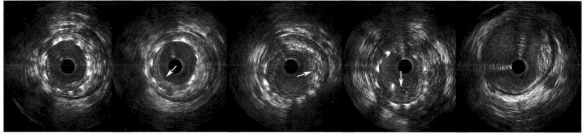

远端　　　　　　　　　　　　　　　　　　　　近端

图4-3-2-1　新生内膜导致支架内再狭窄

前降支支架植入后支架近端造影可见再狭窄，IVUS可见支架内新生内膜（箭头所示）

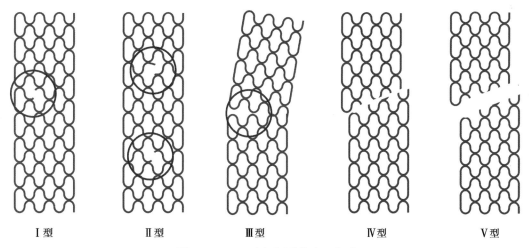

Ⅰ型　　　Ⅱ型　　　Ⅲ型　　　Ⅳ型　　　Ⅴ型

图4-3-2-2　支架断裂的病理分型

根据断裂程度不同所见的支架断裂的五种类型。Ⅰ型为单一的支架丝断裂；Ⅱ型为≥2个支架丝发生断裂；Ⅲ型为≥2个支架丝发生断裂，伴随支架变形；Ⅳ型为多个支架丝断裂导致支架横向错位；Ⅴ型为多个支架丝断裂导致支架横向错位，且错位处有明显间隙出现

远端　　　　　　　　　　　　　　　　　　　　近端

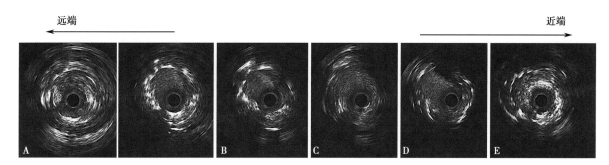

图4-3-2-3　支架完全断裂导致支架内再狭窄

A、E可见支架内新生内膜导致支架内再狭窄；B、D可见支架部分断裂；C处支架完全断裂

二、支架内血栓

支架内血栓形成的IVUS表现为支架植入后靶病变节段出现的管腔侧的形状不规则的、分叶状的、回声不均匀的团块影。早期的支架内血栓（支架植入术后30天内）常与手术操作因素相关，如支架膨胀不良、支架边缘夹层或血肿等；极晚期支架内血栓（支架植入1年后）的病例中常见到支架贴壁不良（尤其是晚期获得性支架贴壁不良）、支架膨胀不良、支架内新生动脉粥样硬化、以及支架梁表面无内膜覆盖等，而后二者的评估OCT优于IVUS[1]，但是当大量支架内血栓形成时，由于OCT的穿透力不够，IVUS可探测到血栓后的支架及血管壁情况[9]。

（郭 宁）

参考文献

［1］ Mintz GS, Guagliumi G. Intravascular imaging in coronary artery disease. Lancet, 2017; 390:793–809.

［2］ Fujii K, Carlier SG, Mintz GS, et al. Stent underexpansion and residual reference segment stenosis are related to stent thrombosis after sirolimus–eluting stent implantation. J Am Coll Cardiol, 2005; 45:995–998.

［3］ Hong M–K, Mintz GS, Lee CW, et al. Intravascular ultrasound pre–dictors of angiographic restenosis after sirolimus–eluting stent implantation. Eur Heart J, 2006; 27:1305–1310.

［4］ Morino Y, Honda Y, Okura H, et al. An optimal diagnostic threshold for minimal stent area to predict target lesion revascularization following stent implantation in native coronary lesions. Am J Cardiol, 2001; 88: 301–303.

［5］ Doi H, Maehara A, Mintz GS, et al. Impact of post–intervention minimal stent area on 9–month follow–up patency of paclitaxel–eluting stents: an integrated intravascular ultrasound analysis from the TAXUS IV, V, and VI and TAXUS ATLAS Workhorse, Long Lesion, and Direct Stent Trials. J Am Coll Cardiol Intv, 2009; 2: 1269–1275.

［6］ Song HG, Kang SJ, Ahn JM, et al. Intravascular ultrasound assessment of optimal stent area to prevent in–stent restenosis after zotarolimus–, everolimus–, and sirolimus–eluting stent implantation. Catheter Cardiovasc Interv, 2014;83(6):873–878.

［7］ Kang SJ, Ahn JM, Song H, et al. Comprehensive intravascular ultrasound assessment of stent area and its impact on restenosis and adverse cardiac events in 403 patients with unprotected left main disease. Circ Cardiovasc Interv, 2011;4(6): 562–569.

［8］ Sonoda S, Morino Y, Ako J, et al. Impact of final stent dimensions on long–term results following sirolimus–eluting stent implantation: serial intravascular ultrasound analysis from the Sirius Trial. J Am Coll Cardiol, 2004;43:1959–1963.

［9］ Räber L, Mintz GS, Koskinas KC, et al. Clinical use of intracoronary imaging. Part 1: guidance and optimization of coronary interventions. An expert consensus document of the European Association of Percutaneous Cardiovascular Interventions: Endorsed by the Chinese Society of Cardiology. Eur Heart J, 2018 May 22.［Epub ahead of print］

［10］ Hong S–J, Kim B–K, Shin D–H, et al. Effect of intravascular ultrasound–guided vs angiography–guided everolimus–eluting stent implantation: the IVUS–XPL Randomized Clinical Trial. JAMA, 2015; 314: 2155–2163.

［11］ Guo N, Maehara A, Mintz GS, et al. Incidence, mechanisms, predictors, and clinical impact of acute and late stent malapposition after primary intervention in patients with acute myocardial infarction : an Intravascular Ultrasound substudy of the Harmonizing Outcomes With Revascularization and Stents in Acute Myocardial Infarction (HORIZONS–AMI) Trial. Circulation, 2010;122:1077–1084.

［12］ Mintz GS. What to do about late incomplete stent apposition? Circulation, 2007; 115: 2379–81.

［13］ Ali ZA, Maehara A, Ge´ne´reux P, et al. Optical coherence tomography compared with intravascular ultrasound and with angiography to guide coronary stent implantation (ILUMIEN III: oPTIMIZE PCI): a randomised controlled trial. Lancet, 2016; 388: 2618–2628.

［14］ Romagnoli E, Gatto L, La Manna A, et al. Role of residual acute stent malapposition in percutaneous coronary interventions. Catheter Cardiovasc Interv, 2017; 90: 566–575.

［15］ Tanabe K, Serruys PW, Degertekin M, et al. Incomplete stent apposition after implantation of paclitaxeleluting stents or bare metal stents: insights from the randomized TAXUS II trial. Circulation, 2005; 111: 900–905.

［16］ Kang SJ, Mintz GS, Park DW, et al. Late and very late drug–eluting stent malapposition: serial 2–year quantitative IVUS analysis. Circ Cardiovasc Interv, 2010;3:335–40.

［17］ Cook S, Wenaweser P, Togni M, et al. Incomplete stent apposition and very late stent thrombosis after drug–eluting stent implantation.Circulation, 2007;115:2426–2434.

［18］ Adriaenssens T, Joner M, Godschalk T, et al. Optical coherence tomography findings in patients with coronary stent thrombosis: a report of the PREvention of Late Stent Thrombosis by an Interdisciplinary Global European Effort (PRESTIGE) Consortium. Circulation, 2017;136:1007–1021.

［19］ Choi SY, Witzenbichler B, Maehara A, et al. Intravascular ultrasound findings of early stent thrombosis after primary percutaneous intervention in acute myocardial infarction: a Harmonizing Outcomes with Revascularization and Stents in Acute Myocardial Infarction (HORIZONS–AMI) substudy. Circ Cardiovasc Interv, 2011;4:239–247.

［20］ Soeda T, Uemura S, Park S–J, et al. Incidence and clinical significance of post stent optical coherence tomography findings. One–year follow up study from a Multicenter Registry. Circulation, 2015;132:1020–1029.

［21］ Mintz GS, Nissen SE, Anderson WD, et al. American College of Cardiology clinical expert consensus document on standards for acqui– sition, measurement and reporting of intravascular ultrasound studies. JACC, 2001; 37:1478–1492.

［22］ Liu X, Tsujita K, Maehara A, et al. Intravascular ultrasound assessment of the incidence and predictors of edge dissections after drug–eluting stent implantation. JACC Cardiovasc Interv, 2009;2:997–1004.

［23］ Cheneau E, Leborgne L, Mintz GS, et al. Predictors of subacute stent thrombosis: results of a systematic intravascular ultrasound study. Circulation, 2003;108:43–47.

［24］ Windecker S, Kolh P, Alfonso F, et al, 2014 ESC/EACTS Guidelines on myocardial revascularization: the Task Force on Myocardial Revascularization of the European Society of Cardiology (ESC) and the European Association for Cardio–Thoracic Surgery (EACTS). Developed with the special contribution of the European Association of Percutaneous Cardiovascular Interventions (EAPCI). Eur Heart J, 2014;35:2541–2619.

［25］ Mintz GS, Popma JJ, Pichard AD, et al. Arterial remodeling after coronary angioplasty: a serial intravascular ultrasound study. Circulation, 1996;94:35–43.

［26］ Goto K, Zhao Z, Matsumura M,et al. Mechanisms and patterns of intravascular ultrasound in–stent restenosis among bare metal stents and first– and second–generation drug–eluting stents. Am J Cardiol, 2015;116:1351–57.

［27］ Kang S–J, Mintz GS, Akasaka T, et al. Optical coherence tomographic analysis of in–stent neoatherosclerosis after drug–eluting stent implantation. Circulation, 2011;123:2954–2963.

［28］ Nakazawa G, Finn AV, Vorpahl M, et al. Incidence and predictors of drug–eluting stent fracture in human coronary artery. J Am Coll Cardiol, 2009;54:1924–31.

［29］ Chakravarty T, White AJ, Buch M, et al. Meta–analysis of incidence, clinical characteristics and implications of stent fracture. Am J Cardiol, 2010;106:1075–1080.

［30］ Kuramitsu S, Iwabuchi M, Haraguchi TK, et al. Incidence and clinical impact of stent fracture after everolimus–eluting stent implantation. Circ Cardiovasc Interv, 2012;5:663–671.

第四篇

第四章

定量分析

规范、准确的IVUS影像分析和量化测量是临床治疗和研究工作的基础。目前国际公认的用于指导血管内超声数据获取、测量及报告的重要文献是由Gary S Mintz教授等发表：美国心脏病学会特别工作组关于临床专家共识文件的报告[1]及最近发表在欧洲心脏病杂志的腔内影像临床应用专家共识报告[2]。这一专家共识是目前指导IVUS成像及分析的金标准。本文中应用的专业术语和测量方法也主要参考此文献和其他参考文献[3, 4]。

IVUS图像的定量测量分析通常在目标血管的横截面图像和纵轴图像上进行，前者主要用于描绘某一特定血管横截面内管腔、血管壁、血管外的结构和成分；后者主要测量病变或植入物纵轴的长度、斑块组份或分支血管（SB，side branch）与主血管（MV，main vessel）的关系。

第一节 定量测量前准备

冠状动脉血管尺寸

（一）正常冠状动脉血管尺寸

以往学者通过对人尸检样本的研究揭示了正常成年人冠状动脉直径的范围[5]。左主干（left main coronary artery，LM）管腔直径范围在2.5~5.5mm（平均直径4.0mm）。前降支（left anterior descending artery，LAD）近段管腔直径范围在2.0~5.0mm（平均直径3.6mm）；回旋支（left circumflex coronary artery，LCX）近段管腔直径范围在1.5~5.5mm（平均直径3.0mm）；右冠状动脉（right coronary artery，RCA）管腔直径范围在1.5~5.5mm（平均直径3.2mm）。临床工作中发现上述文献汇报的血管尺寸较日常冠脉造影所测量的正常冠状动脉尺寸略大，这种现象在老年人（超声确认没有斑块的血管节段）中尤其明显[6]。这可能是由尸检病理组织的特点造成。

冠状动脉作为心肌的供血血管，在心脏表面走行过程中逐渐分出多条侧支供应不同心脏区域。其中左前降支和回旋支随着血管走行的延伸其直径逐渐缩小。但是右冠状动脉直到走行至心脏下后壁的房室沟前，其尺寸基本不变，在经过了房室沟后右冠状动脉的管腔直径逐渐缩小[7]。

（二）心脏收缩和舒张对冠脉测量的影响

心脏在收缩、舒张的节律性运动过程中，冠状动脉管腔面积随心肌收缩和舒张的压力变化而产生节律性变化。心脏收缩中期时，冠状动脉受心肌压缩和牵拉的张力最小，因而此时冠脉管腔面积最大；相反的，舒张晚期时冠状动脉受心肌张力影像最大，因而此时冠脉管腔面积最小。但是也有例外情况，当冠脉存在心肌桥时，冠状动脉管腔横断面积在收缩期时达到最小[8]。

正常冠状动脉在心脏跳动过程中的管腔面积变化平均范围是8%。但是在病变区域，由于斑块厚度、向心性和斑块组成的不同，病变节段管腔面积随心脏舒缩的变化不同于正常血管[9]。快速、准确地获取冠状动脉血管在心动周期中的最大管腔直径是冠脉测量的基础，能够指导后续介入器材的选择和手术效果的评估。但是，冠脉造影作为指导冠脉介入的金指标，其定量测定（quantitative coronary angiography，QCA）根据惯例一般在心脏舒张末期时相进行，因为此时冠脉造影受心脏运动和造影剂流动的影响最小。正因为IVUS和造影分析所选取的时相有差异，目前基于心脏收缩末期时相进行IVUS影像分析的策略往往引起很多争议。但实践证明，IVUS导管在心脏收缩期时段在冠脉管腔内的移动最小，从而使收缩期时限下的IVUS影像测量更精确、可信和可重复性高。

值得注意的是，介入操作后管腔横断面积随心动周期的变化往往更为明显，因为介入操作（球囊扩张等）导致管腔内漂浮的内膜片随心动周期在管腔内往复飘动，从而使管腔真实面积随心动周期变化。此种情况下，由于心脏收缩期时管腔内压力最高而使各种假腔的面积最小化，因而在心脏收缩期进行心脏管腔的横断面积测量仍然是最佳的选择。

第二节 病变节段和参考节段的选定

临床工作中，应用IVUS检查所发现的冠脉病变程度往往较造影所见更为弥漫和严重。冠脉造影上呈现的"正常血管节段"往往在IVUS横断面扫描上显示有不同程度的斑块存在。另外，有些病变血管呈现出弥漫均匀的动脉硬化和狭窄，而有些病变血管由多个较重的局限狭窄组成。上述现象导致临床应用中往往会难以界定病变区和参考节段（reference vessel）的位置。因此，IVUS影像上病变区和参考节段的定义不同于冠脉造影上的定义方式。

参考节段的选定往往是基于"病变节段"的选定而考量。研究上通常将病变邻近5mm范围内（近段或远段）且斑块负荷<40%的具有最大管腔的部位作为参考节段。

（一）参考节段常用测量指标（图4-4-2-1）：

1. 近端参考血管（proximal reference） 狭窄近端在同一血管节段内的具有最大管腔面积的位置（通常意义上是距狭窄10mm范围内且无主要边支汇入的部位）。此位置也可能存在一定程度斑块。

2. 远端参考血管（distal reference） 狭窄远端在同一血管节段内的具有最大管腔面积的位置（通常意义上是距狭窄10mm范围内且无主要边支汇入的部位）。此位置也可能存在一定程度斑块。

3. 最大参考血管（largest reference） 近端或远端参考血管中平均直径较大的一个。

4. 平均参考血管管腔直径（average reference lumen size） 近端或远端参考血管的平均直径。

（二）病变节段常用测量指标（图4-4-2-1）：

1. 病变（lesion） 病变节段是指相较于参考血管具有明显动脉硬化斑块和管腔狭窄的血管段，一般指远、近参考血管之间的部分。

2. 病变长度（lesion length） 病变节段在血管纵轴的长度（远、近参考血管之间的长度）。

3. 狭窄（stenosis） 狭窄是特指的病变节段中具有至少50%横截面狭窄的一个横截面位置。

4. 最重狭窄（worst stenosis） 具有最小管腔面积的狭窄节段。

5. 次重狭窄（secondary stenosis） 达到狭窄定义级别的病变节段，但管腔面积大于最重狭窄。

在某些病例的分析过程中，想要正确描述病变中的狭窄往往需要描绘整个血管节段的多个横截面。而有些病例往往能够很简单的找出整个节段中的最重狭窄部位。在一个病变节段中总会存在一个最重狭窄，但次重狭窄往往会有很多。一个病变节段的最重狭窄部位是具有最小管腔面积的横截面，但往往并不一定具有最大斑块面积。而且由于造影的局限性，IVUS确认的此最重狭窄横截面的部位往往与冠脉造影的最重狭窄部位不吻合。

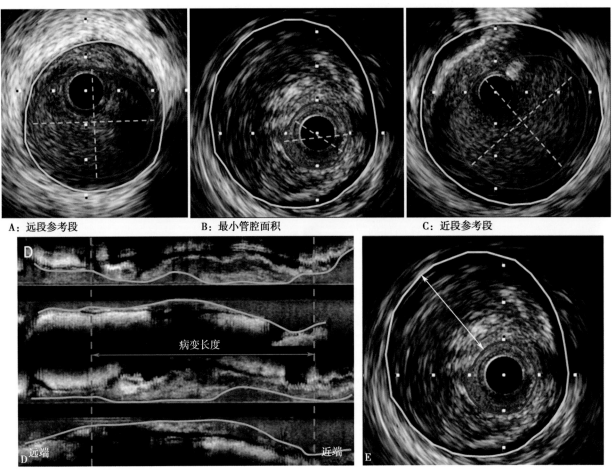

A：远段参考段　　　　　　　B：最小管腔面积　　　　　　　C：近段参考段

病变长度

D 远端　　　　　　　　　　　近端　　　　E

图4-4-2-1　原位冠状动脉粥样硬化完整的测量数据（黄线示外弹力膜，红线示每个横截面的管腔）

A：远段参考血管段。EEM CSA = 12.9mm²; 管腔CSA = 8.2mm²; 最大管腔直径 = 3.5mm; 最小管腔直径 = 2.9mm; 斑块（斑块+中膜）面积 = 4.7mm²; 管腔向心性 = 0.6/3.5; 斑块偏心指数 = 0.6/0.2; 斑块负荷 = 36%。B：最小管腔面积横截面。EEM CSA = 12.8mm²; 管腔CSA = 2.6

（三）特定病变横截面的定位

为了对比介入治疗（球囊扩张、支架植入）前后病变部位的特征和治疗效果，往往需要对操作前后同一血管横截面进行重复分析。尤其对于临床中连续观察的病例研究，对同一病变部位的横截面往往需要进行对比研究（术前vs.术后或术后vs.随访）。因此，准确，快速的定位某一特定血管横截面是这类连续性对比研究的前提和基础。在实际操作中可以通过以下手段来帮助定位某一病变节段中一个特定的横断面（图4-4-2-2）：

1. 首先在要分析的横断面周围选定一个明显的横轴标记（显著的边支汇入或明显的斑块特性，如钙化、静脉血管等）。

2. 测量选定的横断面与该选定的横轴标记间的距离，以定位该横断面在血管节段中的精确位置。这一距离的测量可以直接通过IVUS影像的帧数来计算，也可以通过分析软件测量的长度来计算。

3. 当介入手术操作后或随访过程中需要定位这一指定的横断面时，首先找到用于定位的血管横轴标记，然后通过之前记录的距离来定位和识别这一横断面。

4. 血管横轴标记应当选择尽可能不会受到介入操作影像的标记，例如：边支血管、静脉和钙化病

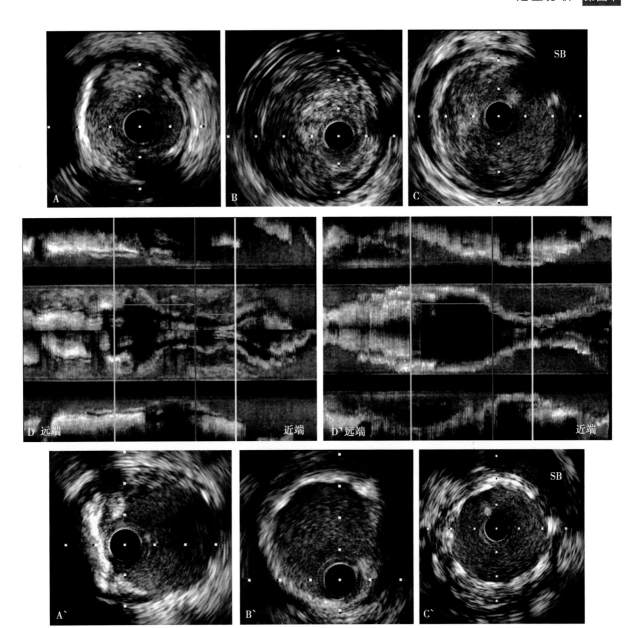

图4-4-2-2　原位冠状动脉粥样硬化病变术前最小管腔面积、近段分支开口近段和远端局部钙化横断面、
纵轴图像及术后相应位置图像

A：介入操作前病变远段局限性钙化区域横截面；B：最小管腔面积位置；C：介入操作前病变近段分支汇入主支血
管的第一帧图像；D：病变介入前垂直角度的两个纵轴图像。蓝线示病变远段局限性钙化区域，红线示最小管腔面
积部位，黄线示病变近段分组血管汇入主支血管第一帧影像部位。A`：支架植入后病变远段局限性钙化区域横截面；
B`：支架植入术后最小管腔面积位置；C`：支架植入后病变近段分支汇入主支血管的第一帧图像；D`：支架植入后病
变部位垂直角度的两个纵轴图像。蓝线示病变远段局限性钙化区域，红线示最小管腔面积部位，黄线示病变近段分
组血管汇入主支血管第一帧影像部位

变等。对于血栓、斑块破裂或纤维斑块等病变成分往往会在支架植入后消失或无法定位。

　　为了评估病变狭窄部位的斑块形态（例如，斑块组成，钙化等），应对整个血管段或狭窄节段进行
分析，而并不仅仅针对于最小管腔面积的横截面。术前和术后进行特定横断面定位应尽可能使用同一标
记，除非这一标记在介入治疗过程中出现了改变（例如，被支架改变形态或被病变预处理手段所破坏）。
当单一病变血管内存在多个病变节段，每个独立的病变必须与邻近病变相隔至少5mm，否则应当视为一
个病变。

第三节　横断面测量方法

管腔边界的描绘

　　冠脉血管横断面的测量和分析是IVUS影像定量分析的基础。在进行IVUS管腔横断面测量前，应首先尽可能避免超声伪像（non-uniform rotational distortion，NURD）、IVUS导管与血管不同轴或指引导管前后移动造成IVUS影像前后跳动等影响因素的存在。

（一）冠状动脉的三层结构

　　冠状动脉作为动脉型血管其血管壁包含三层血管结构（图4-4-3-1）：内膜（intima），中膜（media）和外膜（external elastic membrane，EEM）[10]。冠状动脉最内层由以下三种结构构成：内膜，斑块（atheroma）和内弹力膜（internal elastic membrane）。冠状动脉的最内层与管腔和中膜对比显示为相对高回声组织。内膜的外边界（往往代表内弹力膜的位置）和周围组织往往难以区分。从管腔向外延伸，最内层之外的第二层是中膜，中膜较内膜显示为相对低回声。由于内膜或外弹力膜的强力超声反射造成的影响，中膜厚度在一些病例中表现得较实际薄很多，而另外一些病例中，中膜厚度表现得较实际厚很多，这是由于信号衰减和内弹力膜对超声信号反射减弱所致。在弹性血管比如颈动脉血管中，内膜中弹性蛋白的含量更高因而显示为更高的超声信号。第三层结构代表外膜和外膜周组织。IVUS影像上没有明显的区分外膜和血管周围组织的边界。

　　在一些特殊情况下，尤其是未成年人或心脏移植的冠脉血管，由于内膜的发育不全或自身免疫损伤而导致内膜结构无法被清晰的识别，因此血管壁内层的内膜和中膜往往在超声下呈现单层的均一结构。此种情况下血管腔的边缘仍以这一单一结构的内缘为边界，虽然此种情况下对管腔边界的测量可能包含

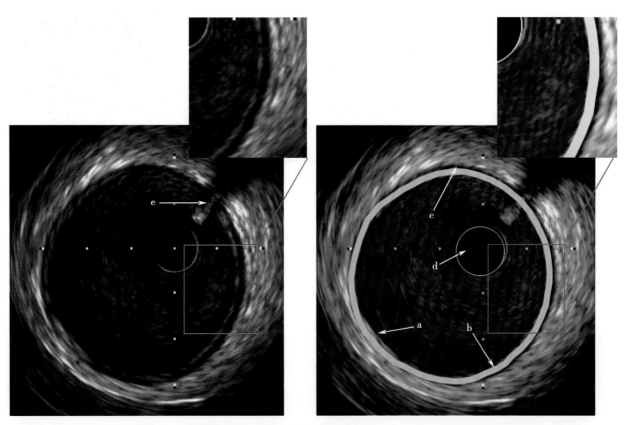

图4-4-3-1　正常冠状动脉，组织解剖结构包含内膜（a），中膜（b）和外膜（c），
同时应注意超声导管（d）和导丝伪影（e）

内膜（<160μm）而轻微影响测量的准确性。确定管腔边界是后续管腔内测量的前提。所有情况下对管腔的测量均应以血管腔为中心，而不应以IVUS导管为中心。

（二）确定管腔边界的辅助手段

IVUS血管横断面各个边界的测量都应当以边界内缘为准，而不是边界外缘，因为对管腔边界外缘的测量往往是不准确而且重复性较差。各个边界的测量应当具有很高的准确性和重复性，而不受系统设定和操作者的影响。对于复杂病变难以识别管腔边界的情况，可以采用IVUS导管在病变部位实时扫描、造影剂弹丸注射或采用动态查看功能（dynamic view）来帮助确认管腔边界，实时扫描时可以通过观察血液流动时的动态"雪花样"信号模式与邻近组织的致密信号模式相区别来确认管腔边界。通过弹丸式冠脉内推注造影剂或生理盐水的方式可以暂时清空管腔内明亮的血液信号，通过推注前后的对比分析来帮助识别管腔边缘（图4-4-3-2）。应当强调的是，这些图像（弹丸式推注造影剂或生理盐水的IVUS图像）不应用于定量测量，因为超声波在水中和血液中的传播速度不同。

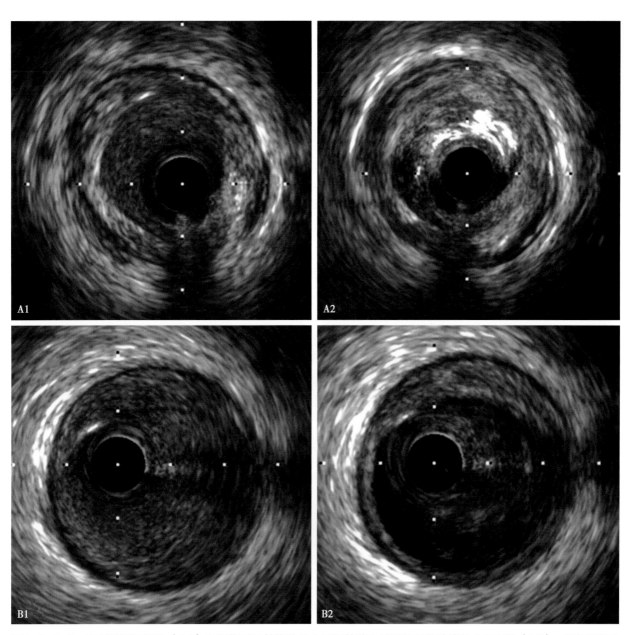

图4-4-3-2　病变横断面影像（A1）和经指引导管推注盐水瞬间管腔内被高信号的湍流盐水所充盈（A2）。病变横截面影像（B1）和经指引导管推注造影剂瞬间管腔内被低信号的造影剂所充盈（B2）

第四篇

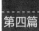

第四节 测量指标

一、管腔直径及管腔面积的测量

日常工作中，准确、快速的参考节段管腔直径测量是冠脉介入器械选择的前提。而且临床工作中最常进行的原位病变狭窄程度和介入术后即刻结果评估也是通过基于管腔直径测量的管腔直径狭窄率来评估。IVUS血管横断面管腔面积的测量是通过描绘管腔和内膜内缘间的空间来进行。

（一）常规管腔横断面测量方法

在正常的血管节段内，因为内膜与相邻的管腔间有足够的超声信号差异而很容易识别。目前的IVUS扫描主机和主流分析软件基本均支持基于手动或自动管腔边界描绘的基础上的自动最大和最小管腔直径测量。需要强调的是，任何一种管腔测量均应以管腔中心为测量中心而进行，而不是以IVUS导管的中心。最大管腔直径和最小管腔直径的比值可以用来衡量管腔的对称性，最小管腔直径/最大管腔直径的比值<1.0提示管腔不对称性的程度。

目前公认的常规IVUS管腔直径和管腔面积测量指标包括：

1. 管腔横断面积（lumen CSA） 管腔最内缘边界（血管、血栓或组织）环绕的面积。

2. 最小管腔直径（minimum lumen diameter） 横跨管腔中心的最短管腔直径。

3. 最大管腔直径（maximum lumen diameter） 横跨管腔中心的最长管腔直径。

4. 最小管腔面积（MLA：minimum lumen area） 冠脉血管病变节段内的最小管腔横断面。

5. 向心指数（lumen eccentricity） 最小管腔直径/最大管腔直径。

6. 管腔面积狭窄（lumen area stenosis） （参考血管管腔横断面积 最小管腔面积）/参考血管管腔横断面积×100%。上述参考节段应当明确（近段参考、远段参考、最大参考或平均参考节段）

（二）特殊情况下管腔横断面测量

1. 球囊扩张后或支架植入后出现夹层或斑块破裂，夹层片后的小腔隙是否应计算入管腔面积尚有争议。目前对于IVUS横断面真假腔共存情况分析广泛采取的策略是标明真腔的管腔面积还是真腔结合夹层腔的管腔面积；一般而言，"真"腔指IVUS导管所在的腔，而夹层腔是指夹层片分割开的腔隙（图4-4-4-1）。需要指出的是，当真腔和夹层腔共通时，区分"真"腔和"夹层"腔往往是很主观的决定。也有研究人员通过计算"真"腔和"夹层"腔之间的最大面积来定量表示夹层的严重程度。

2. ACS病变腔内存在残余血栓时管腔面积测量应排除血栓所占的面积。

3. 分叉病变中，对POC区域主支或分支管腔面积的测量都很困难或不准确。除非情况特殊，否则应尽可能避免在POC区域进行管腔面积的测量。

（三）中膜和斑块的测量

由于中膜的内缘（内弹力膜）在IVUS下并不是总能清晰看见，IVUS图像上测量的斑块面积并不能真实反映组织学上的斑块面积（以内弹力膜为界限的内部区域）[11]。因此，IVUS研究中通过应用EEM面积和管腔面积的差值（其实包含了中膜的面积）来代替真实斑块面积。IVUS在实际应用中，测量的斑块面积其实包含了中膜的成分。也就是说IVUS影像分析所测量的"斑块面积"其实应当是"斑块面积+中膜面积"。但这一问题并不会对临床应用造成影响，因为中膜在斑块面积中所占的组份微乎其微。

以下是对于斑块（斑块+中膜）的常用测量指标和方法：

1. 斑块横断面积（斑块加中膜）（atheroma） EEM横断面积-管腔横断面积。

2. 最大斑块（斑块加中膜）厚度（maximum atheroma thickness） 自内膜内缘到EEM的经过管腔中心的最大横径。

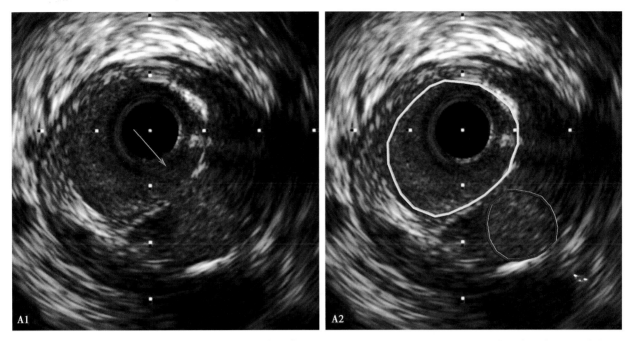

图4-4-4-1 斑块破裂后的病变部位管腔横断面（A1），箭头所示为斑块破裂的纤维帽破裂部位，破裂的斑块内容物释放后残存一个"假腔"（A2红色线内的空间），IVUS导管所在的腔为"真腔"（A2黄色线内的空间）

3. 最小斑块（斑块加中膜）厚度（minimum atheroma thickness） 自内膜内缘到EEM的经过管腔中心的最小横径。

4. 斑块（斑块加中膜）偏心指数（atheroma eccentricity） （最小斑块厚度–最小斑块厚度）/ 最大斑块厚度×100%。

5. 斑块负荷（plaque burden） （EEM横断面积–管腔横断面积）/ EEM横断面积×100%。

需要指出的是斑块负荷与管腔面积狭窄率是完全不同的两种计算方法。前者体现的是忽略管腔狭窄程度，仅着眼于血管横断面内斑块（斑块加中膜）占整个血管面积（EEM横断面积）的百分比。后者体现的是病变狭窄部位相对参考血管的管腔狭窄程度，与冠脉造影的直径狭窄率类似。也有的研究者应用计算斑块负荷相反的方式来计算管腔面积在整个血管面积中的百分比，即管腔横断面积/ EEM 横断面积×100%，称为管腔面积比（percentage lumen cross-sectional area）。

（四）外膜的测量

1. 外膜（external elastic membrane，EEM）边界测量方法 IVUS影像中几乎总能清晰的呈现位于中膜和血管外膜之间的不连续界面即EEM。IVUS影像中对于这一界面的描绘往往称之为EEM横断面积，而不是血管面积或全部血管面积。EEM横断面积（外弹力膜横断面积）的测量往往是对血管整体尺寸的预估和判断。在实际操作中，通过基于EEM横断面积对重构指数等指标的测量往往能够为临床治疗和介入器械选择提供重要信息。

2. 外膜测量过程中的注意事项 当有巨大分支汇入主支血管、表面存在严重钙化或冠脉支架植入术后致使声影遮挡EEM，无法精确识别EEM边界的情况下，EEM的周径和横断面积不能被准确测量。

（1）对于钙化病变，如果血管壁上较小的角度（<90°）受超声声影遮挡，那么从邻近的EEM边界进行推测受遮挡部位的EEM边界仍然可行，尽管这种测量方式的准确性和重复性会有所降低。如果钙化病变的角度大于90°，EEM的测量将不能进行，也不应当写入报告。

（2）同时应当注意的是，某些支架设计和材料使用可能影像IVUS检查的效果，在支架植入后产生较强的声影伪像，阻挡支架梁后方EEM边界的清晰显影，使EEM的测量准确程度受影响。

（3）无动脉硬化的冠状动脉基本呈现为圆形，而动脉硬化的血管往往受粥样斑块的牵拉、挤压而呈现椭圆形或不规则形状。需要强调的是，面对上述的不规则EEM时，最大和最小EEM直径的测量往往是以经过血管中心的测量为准而不是IVUS导管的中心。

（4）由于外膜（adventitia）与血管周围组织的相互融合并难以区分，IVUS影像测量"整个血管横断面积"以最外圈能够清晰识别的界面为边界，此边界为中膜和外膜之间代表外弹力膜的位置。这一"整个血管横断面积"也称为外弹力膜面积。以内弹力膜为边界测量的面积理论上能够精确指示斑块或内膜面积（根据分析节段是否存在病变而定），但如前文讨论的，在大多数病例中内弹力膜并不能清晰的与周围组织区分，因此实际操作中IVUS横截面分析中的斑块面积往往指的是斑块面积+内膜面积。

3. 小结　钙化病变的存在使斑块预处理更为棘手，同时使支架植入后的管腔面积受限。旋磨、切割球囊（棘突球囊）和激光斑块消蚀等技术往往需要在支架植入前应用。

IVUS影像检查横截面钙化角度>180°的病变节段往往使后续支架的偏心程度加大并伴随更小的最小支架（管腔）面积。OCT研究也表明横截面钙化角度>180°，钙化厚度>0.5mm，横轴钙化长度>5mm是支架膨胀不全的独立预测指标。但是目前尚无钙化病变导致PCI术后不良临床事件的直接证据。

二、其他常用测量方法和测量指标

（一）重构指数（remodeling index ,RI）

血管重构的概念最早由 Glagov 等在尸检冠脉病理样本研究中提出[12]，表现为病变节段EEM横断面积的扩大和缩小。通过对病变节段斑块面积和EEM面积的测量，IVUS影像能够实现在体实时血管重构程度的评估。

1. 重构的概念　正性重构（positive remodeling）是指EEM横断面积随动脉硬化的进展而逐渐增大。如果EEM横断面积相较参考血管缩小，则成为"负性重构"。管腔正性重构时随着EEM横断面积的增大，整个血管的横断面积随之增大，进而为斑块的进一步扩张提供空间，弥补斑块增加造成的管腔缩小，导致管腔面积没有变化。

2. 重构指数的测量　临床上用于描述血管重构的量级和方向的指数是重构指数，其定义为病变处的外弹力膜横断面积除以参照段的平均外弹力膜横断面积。一般来说，RI>1.05定义为正性重构，RI<0.95定义为负性重构（图4-4-4-2）。然而，参考血管和病变节段的EEM面积都可能在动脉硬化进程中受到影响。因此上述的重构指数所体现的重构程度是间接的。想获得血管重构的直接证据仅能通过非同一时间、对同一病变节段的不同位置EEM横断面积反复测量所发现的变化来体现。PROSPECT亚组研究提示严重的正性重构与负性重构都与非犯罪血管的MACE事件相关[13]。

因此，对比EEM面积变化相对斑块面积（斑块加中膜面积）变化曲线的斜率可以用于评估重构的方向和程度。曲线斜率>1.0提示正性重构，曲线斜率<1.0提示不完全重构（补偿不完全），而曲线斜率<0（或EEM面积缩小）提示负性重构。

（二）钙化病变测量

IVUS是检测冠状动脉钙化的最灵敏方法[14]。钙质阻碍超声波穿透，钙质后侧信号缺失，表现为暗区，称其为"声影"。由于高频率的超声并不能穿透钙化斑块，IVUS只能检测钙化斑块的边缘，不能判断钙化的厚度。由于钙化病变阻挡超声波的辐射，因而在钙化后方出现超声回声声影缺失。钙也会产生反射或多次反射，这是由于超声波在换能器和钙之间的振荡而引起的，并在图像上等距离除呈现同心弧（图4-4-4-3）。根据钙化的位置（例如，病变与参考）和分布定性地描述钙的沉积。

1. 钙化病变的定性测量

（1）浅表钙化（superficial calcification）：钙化所产生的声影前缘位于斑块（斑块+中膜）厚度浅表的50%以内。

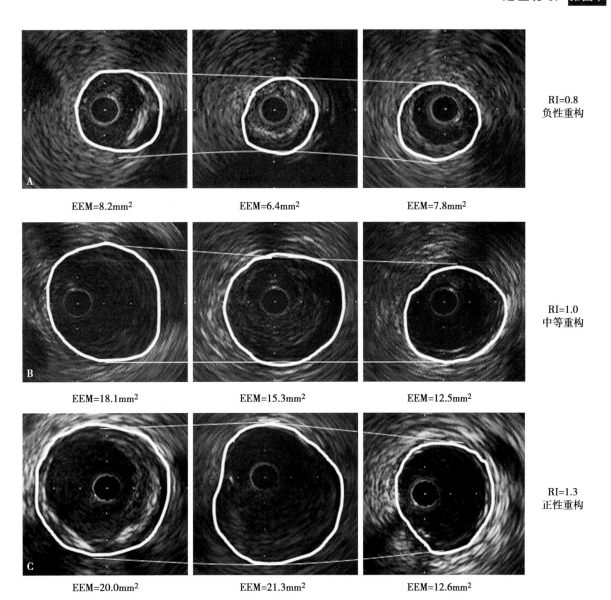

图4-4-4-2 三个冠状动脉病变节段的重构情况

A：冠状动脉近段参考节段EEM CSA：8.2mm²，病变节段：EEM CSA：6.4mm²，冠状动脉远段参考节段EEM CSA：7.8mm²。重构指数=0.8。B：冠状动脉近段参考节段EEM CSA：18.1mm²，病变节段：EEM CSA：15.3mm²，冠状动脉远段参考节段EEM CSA：12.5mm²。重构指数=1.0。C：冠状动脉近段参考节段EEM CSA：20.0mm²，病变节段：EEM CSA: 21.3mm²，冠状动脉远段参考节段EEM CSA：12.6mm²。重构指数 = 1.3

（2）深层钙化（deep calcification）：钙化所产生的声影前缘位于斑块（斑块+中膜）厚度深层的50%以内。

2. 钙化病变的定量测量 通过以管腔中心为中心点，应用电子量角器对管腔周围钙化病变所占角度的测量可以对钙化病变在管腔内的分布进行定量描述。由于超声束发射过程中在组织内不用深度传播的变异性，这种测量方式的准确性往往会偏移 ± 15°。

3. 钙化病变的半定量测量 钙化病变的半定量方式如下：无钙化、一个象限钙化（≤90°）、两个象限钙化（≤180°）、三个象限钙化（≤270°）和四个象限钙化。钙化病变在纵轴的长度可以通过换能器的恒速回撤来进行换算测量。

（三）支架的测量

1. 支架测量前的准备 金属支架梁对超声波有强烈的反射，因而在IVUS影像上呈现为高亮的点状

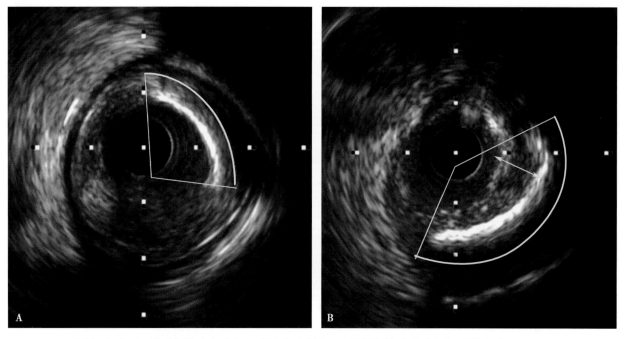

图4-4-4-3　浅表钙化病变（A），钙化角度102°。深层钙化病变（B），钙化角度129°，

最深钙化病变深度0.6mm。钙化结构遮挡动脉深层结构显像

信号、呈弧状环绕管腔。由于支架设计和材质的不同，每种支架在IVUS影像上的显像特征略有不同。管状开槽支架和多小梁支架在IVUS管腔横截面影响上呈现为局限性点状回声，而缠绕型支架则显示为细小的弧状金属节段环绕管腔。

应用IVUS评估支架后的效果时，往往应当避免应用较高的"增益"设置，因为支架的金属小梁对超声波往往产生强烈的反射而造成旁瓣伪像（side lobe）（详见超声伪像）。旁瓣伪像往往会遮蔽真腔及支架和管腔的边界，影像管腔面积测量、支架贴壁和夹层等情况的评估。以支架梁内缘为边界测量的面积是支架横断面积。如果存在支架贴壁不良，支架横断面积将小于管腔横断面积。如果支架为早期植入，支架内壁存在不同程度的内膜增生甚至斑块组织，则支架横断面积将大于管腔横断面积。

2. 常用的支架测量指标和方法

（1）支架横断面积（Stent CSA）：支架梁内缘为界限测量的横断面积。

（2）最小支架直径（minimum stent diameter）：经过支架管腔中心的最短直径。

（3）最大支架直径（maximum stent diameter）：经过支架管腔中心的最长直径。

（4）支架对称性（stent symmetry）：（最大支架直径−最小支架直径）/ 最大支架直径×100%。支架对称性很大程度上体现了支架膨胀程度的均衡程度。即使MSA相同的两个支架横截面，支架的膨胀形状往往可能相差很多。前期研究有学者将最小管腔直径/最大管腔直径>0.7。作为支架膨胀对称程度的评判指标。

（5）支架膨胀程度（stent expansion）：支架膨胀程度的判断往往通过测量最小支架管腔面积来实现的。通过将这一最小管腔面积和绝对值（绝对膨胀：absolute stent expansion）或临近参考管腔面积（相对膨胀：relative stent expansion），根据情况可以选择近段参考血管面积、远段参考血管面积或平均参考血管面积[2]。绝对支架膨胀往往通过一个界值（cutoff value）来衡量是否达到预期的膨胀程度。而相对膨胀程度往往是与远段参考血管管腔面积、平均参考管腔面积［（近段+远段）/2］的80%或90%相比较。由于临床实际工作中，病变部位支架MSA达到平均参考管腔的80%~90%往往很难以实现。近期的IVUS研究表明，支架植入后MSA大于远段参考管腔面积的未来不良事件发生率很低[15]一年内MACE事件1.5%）。总的来讲，相对较大的绝对支架管腔面积（MSA）往往伴随更好的预后效果（更长的支架寿命、更低的临床事件）[3, 16, 17]。

绝对管腔面积所体现的支架膨胀程度比相对膨胀程度能够更好的预测支架寿命和患者预后。以往的IVUS研究提出了多种MSA指标作为预测支架植入后不良事件界值。非左主干病变中，目前IVUS[16]和OCT[18]研究认为支架横断面积>5.5mm²可以作为预测有无未来事件的绝对值。而对于左主干病变，IVUS研究中用于预测支架不良事件的绝对值则更大（左主干远段>7mm²，近段左主干>8mm²）。但是正如所有用于预测的界值一样，这些界值仅仅是一种参考的指标，而不能作为临床决策的绝对指标（小血管往往无法达到上述指标，而大血管即使支架膨胀不全亦可达到上述指标）。更进一步，支架最小管腔面积达到任何研究的界值并不能保证未来无MACE事件发生，尽管MSA越大未来MACE事件发生率越小。最后值得强调的是，BMS和DES对预测支架未来MACE事件的绝对膨胀界值有所不同[19]。

（6）支架贴壁不全（malapposition）：支架梁贴壁指的是支架梁距离血管内膜的距离[20]。良好的支架梁贴壁指的是支架梁和动脉血管管腔间接触良好无血流信号。反之，当支架梁未与血管内壁接触而在支架梁和血管壁间存在空隙，则称为支架贴壁不良（支架贴壁不良可以伴有或不伴有支架膨胀不全）。通过指引导管进行管腔内注射生理盐水或造影剂可以帮助识别支架梁贴壁不良。未贴壁的支架梁在横截面角度和纵轴长度经常用于衡量支架贴壁不良的严重程度。

支架贴壁不良的出现可以是支架植入即刻后，也可以在较长的随访期中出现（由于血管炎症改变造成的正性重构所导致）。一般随访过程中发现贴壁不良，则可能是永久贴壁不良（支架植入即刻即存在）或晚期获得（血管正性重构导致）。上述两种情况的差异仅仅通过冠脉造影的随访无法区分。

众所周知，IVUS发现的支架膨胀不全是早期支架血栓或再狭窄的预测指标。但是目前尚无急性支架贴壁不良（无支架膨胀不全）导致靶病变支架失败的证据。OCT较IVUS诊断支架贴壁不良的敏感性更高[21]。以往文献报道OCT指导的冠脉介入治疗支架膨胀不良发生率达50%以上，而IVUS指导的介入治疗15%支架贴壁不良相对比。

前瞻性研究几乎未发现支架贴壁不良与支架不良事件的明显关联。支架植入即刻的支架贴壁不良并未显示出是急性支架内血栓的预测指标[22, 23]。尽管如此，在对高危人群的研究中，良好的支架贴壁的保护作用不容忽视。与之对应，研究发现对比支架内血栓和无支架内血栓的病例，前者往往伴有更高几率和更严重的支架贴壁不良现象存在。近期的OCT研究也表明在急性、晚期和极晚期支架内血栓患者中不同程度（10%~60%）的支架贴壁不良现象存在[24]。

尽管目前还不清楚不同形式的支架贴壁不良是否直接导致潜在的临床相关血栓事件。研究者建议对于支架植入后的大范围支架贴壁不良应尽可能采取措施纠正。尽管对于临床纠正贴壁不良现象的界限值目前尚无明确的统一结论，但前期的临床观察研究提供了一些指导性意见。目前对于支架贴壁不良（ISA，Incomplete stent apposition）程度的评估主要着眼于轴向贴壁不良的长度和新生内膜组织愈合的程度两个方面。值得指出的是，在评估支架贴壁不良程度的时候应注意不同支架梁厚度所产生的影响。一系列OCT研究表明，支架梁与血管内壁见距离<0.35mm时在随访过程中支架梁会被内膜完全覆盖。与上述研究结果相似，一个对于极晚期支架血栓的而研究发现，支架内血栓节段内支架梁聚血管内壁距离范围0.3~0.6mm，而轴向长度范围1.0~2.1mm[25]。

（四）长轴分析（L模式）

IVUS影像分析中，通过横截面的轴向重组而获得血管轴向重建影像，即纵轴影像。IVUS影像的主要局限之一就是仅有横断面影像，而纵轴测量模式（L-model）是对IVUS横截面测量的有效补充，能够对斑块在长轴的分布和性质进行评价。IVUS长轴图像的重建是建立在机械换能器的匀速回撤和图像数字存储的基础之上的，手动回撤无法建立纵轴重建图像[26]。长轴模式是利用计算机图像重建技术，从一系列等距离的IVUS横截面图像中选取若干"切片"来重建动脉纵向影像。纵轴L模式也有其局限性，包括其重建模式是从众多均衡分配的横截面"切片"中选取出来的"切片"构成。由于换能器在血管中因为心脏收缩和舒张的节律运动而产生特征性的"锯齿状"运动伪影。

三、临床报告中常用的IVUS测量指标

临床手术记录和报告的记录中往往需要对IVUS测量指标进行系统、有序的记录和汇报。应用于IVUS的测量手段和指标十分众多，将这些指标全部罗列入临床汇报往往不必要和不现实。一个完整、系统的IVUS检查汇报应当从以下方面进行：

（一）术前扫描（pre-intervention Run）

最完整、有意义的IVUS扫描是介入前的术前扫描。术前扫描能够帮助我们获得病变区域和参考阶段的最原始资料。上述术前扫描的结果是对病变基础状态判断的最基础、原始信息，对后续治疗方案的选择和式式的决定至关重要。

需要强调的是，有些术者在PCI过程中认为术前扫描无足轻重，往往仅进行术后的最终扫描。这种检查方法会忽略很多血管和病变的原始信息，可能会错失优化PCI预后的机会甚至造成严重并发症。比如LAD的CTO或较长的弥漫性病变中往往隐藏有心肌桥或严重的负性重构。上述情况在基础造影过程中（血管开通后或球囊扩张后）往往很难发现，此时贸然植入支架并进行激进的后扩张（大尺寸球囊+高压力）后往往会造成冠脉损伤（夹层或者穿孔）。因此，术前扫描是完整IVUS检查的基础和重中之重。在术前扫描的众多测量指标中，管腔面积、管腔直径以及斑块负荷是最重要的测量指标，能够对血管的病变情况进行有效和直观的描述（表4-4-4-1）。

（二）术中和术后扫描（post balloon / post stent Run）

术中扫描往往是指冠脉器械干预后的IVUS扫描，一般是指冠脉病变预处理（球囊扩张、切割、旋磨、激光或药物球囊）后的IVUS扫描。通过对比术前扫描和干预后病变部位斑块结构和分布改变来评价处理手段的有效性和安全性，从而进一步指导后续介入操作的进行。术后扫描往往是指支架植入后进行或未进行后扩张的IVUS扫描影像。更多的关注点在于金属支架（或其他植入物）的膨胀状态、贴壁状态、是否存在斑块脱垂、支架边缘状态和对边支血管开口部位的影响。其中最主要的测量指标应包括最小支架（管腔）面积（minimum stent area，MSA），支架两端血管情况（斑块负荷、有无夹层）等。

表4-4-4-1　常用IVUS测量指标

指标	缩写/单位	描述
最小管腔面积	MLA，mm^2	整个病变节段中病变部位的最小管腔面积
EEM面积	TVA，mm^2	外膜边界内的面积（如>90°血管EEM不可见则不应测量）
斑块负荷	%PA，%	斑块面积占EEM面积的百分比。(TVA-LA)/VA×100%
管腔向心指数	最小管腔直径/最大管腔直径	描述管腔环形程度的指标，<1提示管腔更趋向于椭圆
斑块偏心指数	最小斑块厚度/最大斑块厚度	描述斑块均匀性的指标，<1提示斑块偏心性更严重
最小支架面积	MSA，mm^2	支架植入后支架梁内最小面积位置

（曹　阳）

参考文献

［1］ Mintz GS, Nissen SEon WD, et al. American College of Cardiology Clinical Expert Consensus Document on Standards for Acquisition, Measurement and Reporting of Intravascular Ultrasound Studies (IVUS). A report of the American College of Cardiology Task Force on Clinical Expert Consensus Documents. J Am Coll Cardiol 2001;37:1478-1492.

［2］ Raber L, Mintz GS, Koskinas KC, et al. Clinical use of intracoronary imaging. Part 1: guidance and optimization of coronary interventions. An expert consensus document of the European Association of Percutaneous Cardiovascular Interventions: Endorsed by the Chinese Society of Cardiology. Eur Heart J 2018.

［3］ Di Mario C, Gorge G, Peters R, et al. Erbel R. Clinical application and image interpretation in intracoronary ultrasound. Study Group on Intracoronary Imaging of the Working Group of Coronary Circulation and of the Subgroup on Intravascular Ultrasound of the Working Group of Echocardiography of the European Society of Cardiology. Eur Heart J 1998;19:207-229.

［4］ Mintz GS, Garcia-Garcia HM, Nicholls SJ, et al .Clinical expert consensus document on standards for acquisition, measurement and reporting of intravascular ultrasound regression/progression studies. EuroIntervention 2011;6:1123-1130, 1129.

［5］ Porter TR, Radio SJ, Anderson JA et al .Composition of coronary atherosclerotic plaque in the intima and media affects intravascular ultrasound measurements of intimal thickness. J Am Coll Cardiol 1994;23:1079-1084.

［6］ Ge J, Erbel R, Gerber T, et al .Intravascular ultrasound imaging of angiographically normal coronary arteries: a prospective study in vivo. Br Heart J 1994;71:572-578.

［7］ Javier SP, Mintz GS, Popma JJ, et al. Intravascular ultrasound assessment of the magnitude and mechanism of coronary artery and lumen tapering. Am J Cardiol 1995;75:177-180.

［8］ Ge J, Erbel R, Rupprecht HJ, et al. Comparison of intravascular ultrasound and angiography in the assessment of myocardial bridging. Circulation 1994;89:1725-1732.

［9］ Weissman NJ, Palacios IF, Weyman AE. Dynamic expansion of the coronary arteries: implications for intravascular ultrasound measurements. Am Heart J 1995;130:46-51.

［10］ Nishimura RA, Edwards WD, Warnes CA, et al. Intravascular ultrasound imaging: in vitro validation and pathologic correlation. J Am Coll Cardiol 1990;16:145-154.

［11］ Wong M, Edelstein J, Wollman J, et al. Ultrasonic-pathological comparison of the human arterial wall. Verification of intima-media thickness. Arterioscler Thromb 1993;13:482-486.

［12］ Glagov S, Weisenberg E, Zarins CK, et al. Compensatory enlargement of human atherosclerotic coronary arteries. N Engl J Med 1987;316:1371-1375.

［13］ Inaba S, Mintz GS, Farhat NZ, et al. Impact of positive and negative lesion site remodeling on clinical outcomes: insights from PROSPECT. JACC Cardiovasc Imaging 2014;7:70-78.

［14］ Tuzcu EM, Berkalp B, De Franco AC, et al. The dilemma of diagnosing coronary calcification: angiography versus intravascular ultrasound. J Am Coll Cardiol 1996;27:832-838.

［15］ Mintz GS, Guagliumi G. Intravascular imaging in coronary artery disease. Lancet 2017;390:793-809.

［16］ Hong MK, Mintz GS, Lee CW, et al. Intravascular ultrasound predictors of angiographic restenosis after sirolimus-eluting stent implantation. Eur Heart J 2006;27:1305-1310.

［17］ Morino Y, Honda Y, Okura H, et al. An optimal diagnostic threshold for minimal stent area to predict target lesion revascularization following stent implantation in native coronary lesions. Am J Cardiol 2001;88:301-303.

［18］ Meneveau N, Souteyrand G, Motreff P, et al. Optical Coherence Tomography to Optimize Results of Percutaneous Coronary Intervention in Patients with Non-ST-Elevation Acute Coronary Syndrome: Results of the Multicenter, Randomized DOCTORS Study (Does Optical Coherence Tomography Optimize Results of Stenting). Circulation 2016;134:906-917.

［19］ Sonoda S, Morino Y, Ako J, et al , Investigators S. Impact of final stent dimensions on long-term results following sirolimus-eluting stent implantation: serial intravascular ultrasound analysis from the sirius trial. J Am Coll Cardiol 2004;43:1959-1963.

［20］ Nakamura S, Colombo A, Gaglione A ,et al,. Intracoronary ultrasound observations during stent implantation. Circulation

第四篇

1994;89:2026–2034.

［21］Ali ZA, Maehara A, Genereux P, et al .Optical coherence tomography compared with intravascular ultrasound and with angiography to guide coronary stent implantation (ILUMIEN III: OPTIMIZE PCI): a randomised controlled trial. Lancet 2016;388:2618–2628.

［22］Guo N, Maehara A, Mintz GS, et al .Incidence, mechanisms, predictors, and clinical impact of acute and late stent malapposition after primary intervention in patients with acute myocardial infarction: an intravascular ultrasound substudy of the Harmonizing Outcomes with Revascularization and Stents in Acute Myocardial Infarction (HORIZONS–AMI) trial. Circulation 2010;122:1077–1084.

［23］Romagnoli E, Gatto L, La Manna A, et al. Role of residual acute stent malapposition in percutaneous coronary interventions. Catheter Cardiovasc Interv 2017;90:566–575.

［24］Consortium P, Adriaenssens T, Byrne R. PREvention of late Stent Thrombosis by an Interdisciplinary Global European effort: PRESTIGE. Eur Heart J 2014;35:2128–2129.

［25］Taniwaki M, Radu MD, Zaugg S, et al. Mechanisms of Very Late Drug–Eluting Stent Thrombosis Assessed by Optical Coherence Tomography. Circulation 2016;133:650–660.

［26］Gil R, von Birgelen C, Prati F, et al. Usefulness of three–dimensional reconstruction for interpretation and quantitative analysis of intracoronary ultrasound during stent deployment. Am J Cardiol 1996;77:761–764.

第五章

血管内超声和冠脉造影对比分析

正常的冠状动脉管壁分为内膜、中膜和外膜三层结构，其中内、中膜以内弹力膜为界，中、外膜以外弹力膜为界。冠状动脉粥样硬化主要以内膜病变为主要特征，以斑块形成为主要的形态学表现。通俗地讲冠状动脉硬化是管壁的硬化，其本质是管壁病变，管腔狭窄是管壁病变的结果。冠脉造影通过管腔填充不透X线的造影剂来显示管腔的轮廓，通过管腔的狭窄来间接显示冠脉硬化的程度。换句话说，IVUS可以真实显示冠脉硬化病变的本质，而造影显示的管腔轮廓只是冠脉硬化的间接征象。两种影像学检查方法各有特点，因此，两者在冠脉病变的判断上会有一定的差别，见表4-5-1。

表4-5-1 冠脉造影与IVUS成像特点的比较

Angio	IVUS
只显示管腔轮廓，不能显示管壁病变	显示管腔，同时显示管壁病变
受血管弯曲、重叠、透照角度的影响	不受血管弯曲、重叠的影响
管腔内病变不能清楚显示	可显示管腔内结构

第一节 冠脉粥样硬化程度的判断

一、病变严重程度的判断

冠状动脉粥样硬化的病变在血管壁，冠脉造影是通过造影剂的充盈以显示管腔轮廓而间接评估病变狭窄程度。因此仅以冠脉造影来判断病变的严重程度并不可靠，往往会低估病变的严重程度。对可疑冠脉疾病的患者行冠脉造影检查，其中10%到15%患者的造影图像是正常的，然而应用IVUS进一步评估这些造影正常的患者发大约一半的患者冠脉内有动脉粥样硬化斑块形成[1]。在冠脉造影有严重狭窄的患者，冠脉造影显示的"正常"参考段，IVUS上往往显示其存在严重的动脉粥样硬化。在一项纳入884例冠脉狭窄的病人的IVUS研究显示，造影显示"正常"的参考段中，IVUS只有6.8%确实没有发现动脉粥样硬化，大多数看似正常的参考段存在斑块负荷，斑块负荷均值是51%±13%[2]。由此可知，IVUS能够发现冠脉造影不能显示的病变。

冠脉造影对于病变狭窄程度的判断，是通过比较狭窄部位管腔直径与正常参考段直径的比率而计算出来的。然而对于弥漫性病变，狭窄程度可能会因参考段病变的程度不同而不同，从而低估了病变

125

的严重程度（图4-5-1-1）。多项研究将IVUS与定量冠脉造影法（QCA）对病变部位管腔直径的测量进行了对比，两者的相关性在0.77~0.98波动[3, 4, 5, 6]。但是，在测量临界病变时，两者的相关性会进一步降低[7]。对于斑块负荷50%至75%之间的病变或者多支病变，冠脉造影会低估病变的狭窄程度。此外，IVUS显示重度狭窄（管腔面积<4.0mm²）的病变中，大约有25%的病变造影直径狭窄率<50%，也就是说冠脉造影常常低估病变的严重程度。这种情况在右冠以及"看似正常"但有一处重度狭窄的冠脉中更为常见[8]。

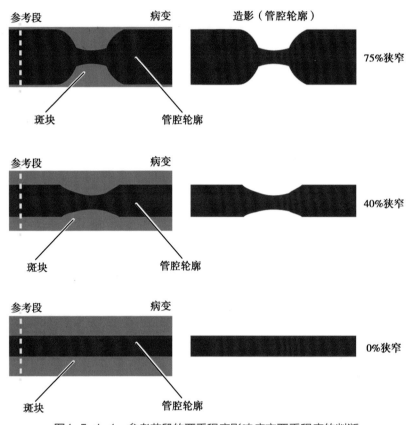

图4-5-1-1　参考节段的严重程度影响病变严重程度的判断

二、病变管腔直径和病变长度的判断

对于病变管腔直径的测量，IVUS与造影之间仍存在差异。Moussa等[9]曾研究分析334例患者的382处病变后发现，QCA与IVUS相比，会低估病变管腔直径的大小。造成IVUS和QCA在病变最严重处的测量值之间差异偏大（相差 > 1mm）的因素包括参考段直径小于3mm，血管近段以及是否合并糖尿病。Moussa还分析指出，IVUS和QCA在病变管腔测量值的差异可能是由以下两个因素引起的：一是QCA选取的造影"正常"的参考节段很可能是弥漫性病变节段；二是大多数病变节段在早期会出现血管外弹力膜代偿性增大，亦称正性重构现象，造影往往不能识别这种现象。

对于病变长度的判断，理论上冠脉造影是选择在血管缩短程度最小的体位对病变进行测量，但是事实上很难做到X线与血管走行完全垂直，尤其是在血管迂曲成角的情况下。而IVUS对病变长度的测量是通过换能器在冠脉内的行进轨迹来计算，不需要考虑血管迂曲和转折的影响。此外，对于病变长度的测量，需要准确判断病变的起止部位。造影对于起止部位的判断比较困难，因为实践中发现狭窄附近造影正常处的血管往往也存在斑块的累及。因此，IVUS在测量评估病变长度上，相比冠脉造影具有明显的优势。

三、血管重构对病变判断的影响

早在1987年，Glagov等[10]发现并描述了动脉粥样硬化进展中的"重构"现象（图4-5-1-2）。在对136例心脏标本的尸检过程中发现，外弹力膜（external elastic membrane，EEM）的横断面积（cross-sectional area，CSA）和斑块的横断面积呈正相关。动脉粥样硬化早期随着斑块的增加，外弹力膜的横断面积也随之增加，从而使管腔面积保持不变，直到斑块负荷达40%。当斑块负荷进一步增大，外弹力膜不能再随之增大，导致管腔横断面积逐渐缩小。Stiel等[11]研究发现，内弹力膜面积与斑块面积显著相关（r = 0.85，P < 0.0001），提示冠状动脉可随着斑块面积增大而增大。随着病理形态上病变严重程度的增加，冠状动脉所预期的造影狭窄并没有出现，表明动脉粥样硬化节段血管的代偿性扩张。这些研究表明，冠状动脉狭窄段的正性重构，即病变EEM CSA > 参考节段EEM CSA（指数 > 1.0），会导致造影对冠状动脉粥样硬化病变严重程度的低估。

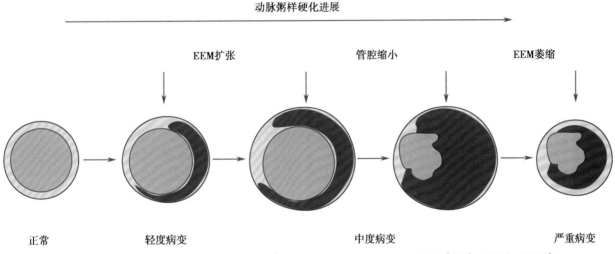

图4-5-1-2 动脉粥样硬化的重构现象（摘自N Engl J Med, 1987. 316（22）: 1371-1375）

与正性重构相对应的是负性重构，负性重构是指病变EEM CSA<参考节段EEM CSA（指数<1.0）[12, 13]。另有一些研究人员认为正性重构应该是指数>1.05，负性重构<0.95，中性（或无）重构在0.95到1.05之间[14]。负性重构在造影上往往容易误判为病变狭窄，IVUS可证实该负性重构处并没有动脉粥样硬化斑块。负性重构多发生于开口部位（图4-5-1-3）。

IVUS能够识别病变的重构现象，准确评估病变的严重程度。而冠脉造影并不能识别这种现象，从而导致对病变严重程度的误判。

四、造影投照角度对病变判断的影响

冠脉造影在不同的投照角度下，可能对病变狭窄程度有不同的判断，特别是偏心性病变（图4-5-1-4）。同时，冠脉造影是血管三维解剖结构在二维平面的投影，容易受到重叠成角等的影响，导致对病变狭窄识别的遗漏。Bourantas等[15]通过对24个动脉节段进行双平面血管造影和冠状动脉内超声检查，将冠状动脉造影单平面和两个不同平面取平均值确定的管腔面积与冠状动脉内超声确定的管腔面积进行对比分析。发现单平面和双平面与IVUS的相关系数分别为0.69 ± 0.12和0.77 ± 0.08。由此可知，冠脉造影采取多平面分析，可以改善其与IVUS测量值的相关性，并且通过增加冠脉造影双平面投影之间的角度，冠状动脉内超声和冠脉造影之间的相关性得到改善。

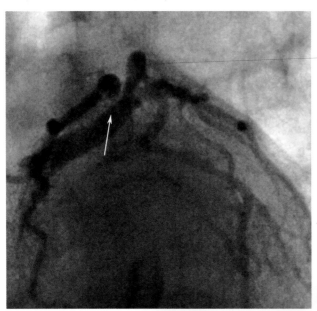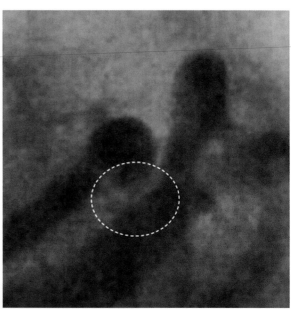

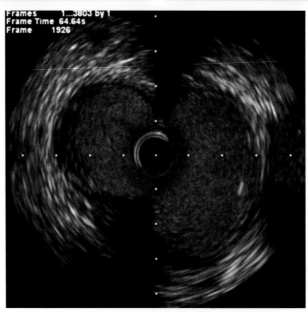

图4-5-1-3　前降支开口处负性重构，未见斑块

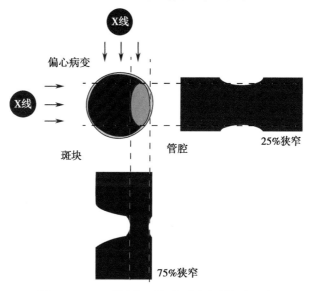

X线投照角度对病变判断的影响

图4-5-1-4　造影投照角度对病变判断的影响

第二节　特殊病变

一、左　主　干

左主干提供左心室70％的血供，在冠脉中的地位不言而喻。左主干病变较其他病变风险更高，预后更差，需要我们谨慎处理。因此对左主干病变的准确判断至关重要。但左主干长度短、动脉粥样硬化病变弥漫，这些会给正常参考段的识别增加难度。同时由于操作技术的原因，造影导管的深插，往往导致对开口病变的遗漏。以上原因导致冠脉造影对左主干病变的低估或遗漏。Hermiller等[16]发现造影正常的左主干在IVUS下发现病变的比率很高，可达89％。这些发现也被后继的研究所证实。

有研究显示[17]，左主干开口病变较非开口病变具有较少的斑块负荷及钙化，负性重构更多见。当左主干开口发生负性重构时，且常常呈椭圆形，在造影上呈现出"鹰嘴型狭窄"。这会导致造影对左主干病变严重程度的高估（图4-5-2-1）。

Abizaid等[18]在对左主干临界病变研究中发现，造影测得的病变管腔直径大小（MLD）与随访心脏事件的发生无关（无事件组1.706±0.54mm，有事件组1.526±0.38mm；P=0.2274），而IVUS测量的病变管腔直径（MLD）却与随访心脏事件的发生有关（无事件组2.406±0.48mm，有事件组2.006±0.42mm；P=0.0001），这说明IVUS测得的病变管腔直径较造影对预后更有指导意义，这种差异会影响冠脉介入术中支架尺寸的选择。

二、分　叉　病　变

分叉病变在冠脉介入治疗中较为常见，约占介入治疗病例的15％~20％。分叉病变的处理相对比较复杂，需要根据不同的病变类型选择不同的术式，选择合适术式的基础是对分叉病变进行准确评估。

目前针对分叉病变的分型有很多，其中传统的分型是Duke分型，它将病变分为A~F 6种类型，如A型：病变只涉及主支近侧；B型：只累及分叉后的主支；C型：病变涉及主支近侧和远侧，分支未涉及；D型：病变累及主支近侧和远侧及分支开口，形成倒"Y"型；E型：只累及分支；F型：累及主支近侧和分支开口处（图4-5-2-2）。目前最常用的造影分型为Medina分型，该分型仅按照分叉部位的病

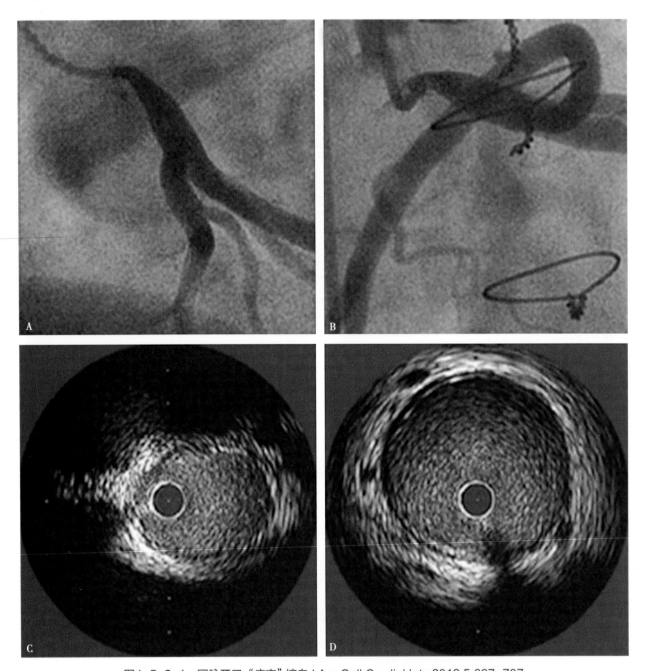

图4-5-2-1　冠脉开口"病变"摘自J Am Coll Cardiol Intv 2012;5:697-707

变有无分类，即在主支血管分叉以近（PMV）、以远（DMV）和分支血管开口处（SB）三解剖部位，以有（≥50%）或无（<50%）狭窄病变，分别定义为1和0，然后，用数字直接表达分型，如病变1，1，1，为真分叉病变，病变1，1，0，为分支正常（图4-5-2-3）。Medina分型是一种定性判断，只能初步提示病变血管部位，并不能指出病变的严重程度及斑块的范围形态。同时冠脉造影还受到体位重叠等因素的影响，导致对分叉病变准确分型的困难。

有研究比较了造影与IVUS在识别分叉病变斑块分布的相关性，研究发现，造影认为分叉嵴（carina）处受累的（除Duke分型A型外）比例为61%，而IVUS显示分叉嵴未受累的比例占71%[19]。这表明造影在识别分叉病变斑块分布的准确性并不高。IVUS相关研究[20]显示，与冠脉造影分叉病变的分型相比较，IVUS对左主干末段的描述显示了很大的不同：分叉嵴处几乎没有斑块分布；绝大部分（95%）左主干末端的病变会延伸至前降支或回旋支开口，同样绝大部分前降支（90%）或回旋支（67%）开口会延伸至左主干末端（图4-5-2-4）。这对我们处理分叉病变在治疗策略上具有指导意义。Furukawa[21]研究发现在分叉病变中，侧支开口处斑块形成是PCI术后侧支闭塞的预测因素。分支开口最小管腔面积也是单支架术式侧支受挤压的最重要预测因素。

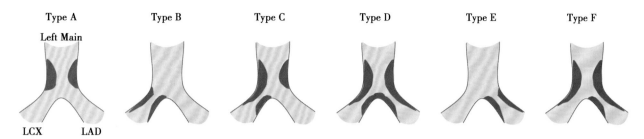

图4-5-2-2　分叉病变的Duke分型

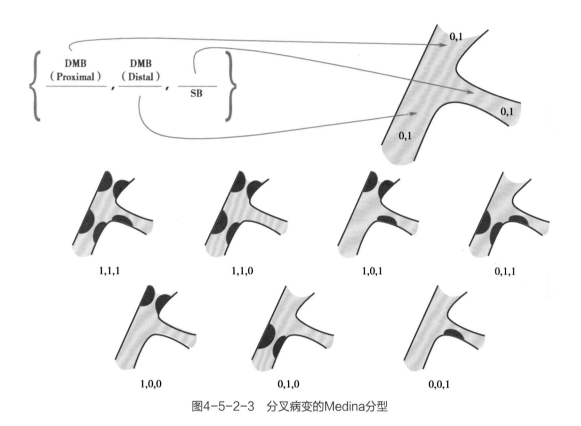

图4-5-2-3　分叉病变的Medina分型

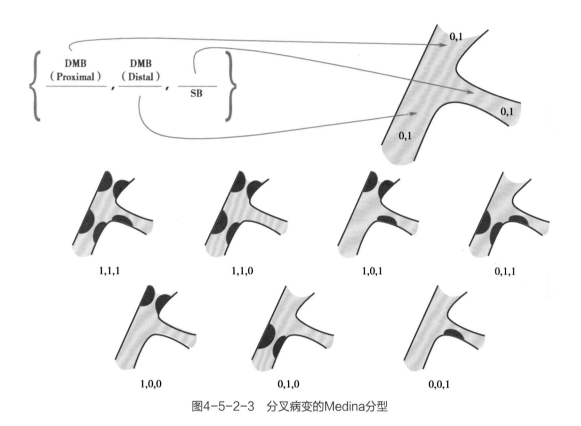

图4-5-2-4　分叉病变的IVUS分型 摘自Circ Cardiovasc Interv, 2010. 3（2）：105-112.

三、钙化病变

钙化病变是不良缺血事件的预测因素，同时也会显著增加手术难度及风险。冠脉造影中钙化是沿血管走行的密度不均的高密度不透光影像。钙化可分为三级，无/轻度钙化：造影时不可见；中度钙化：造影剂注射前动态可见；重度钙化：造影剂注射前静态可见。在实践过程中发现，冠脉造影评价钙化有许多不足，比如敏感性差、不能预测扩张效果等。IVUS对钙化斑块的识别和评价具有独特的优势。钙化在IVUS上表现为明亮回声，其后有声影，常伴有多重反射。IVUS可以明确钙化的位置，如浅表钙化或深层钙化；并定量评估钙化程度，如钙化在横断面上的弧度及纵切面上的长度。钙化位置和钙化弧度与病变部位能否充分扩张相关。浅表钙化对病变扩张有影响，而深层钙化与病变可扩张性无关。IVUS显示＞270°范围的内膜钙化，球囊扩张困难，往往需要旋磨。IVUS评价钙化的不足之处是只能显示钙化的管腔面，不能显示钙化的厚度。早在1996年的一项研究纳入了183例患者，IVUS发现了138例钙化，而冠脉造影只发现了63例。这两项相一致的有92例，不一致的91例。冠脉造影诊断钙化敏感性为40%，特异性为82%[22]。另一项研究评价了1155处靶病变，IVUS发现钙化的比率为73%，冠脉造影为38%[23]。由此可见，在诊断钙化病变上IVUS比造影具有更高的敏感性和特异性（见图4-5-2-5）。

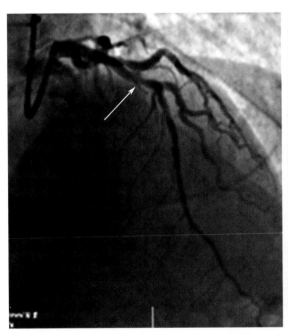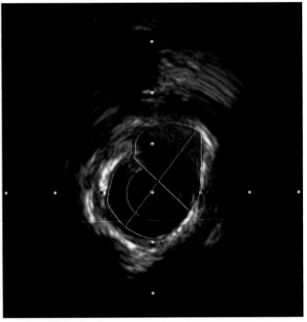

图4-5-2-5 钙化斑块病变

四、斑块破裂及瘤样扩张

斑块破裂是导致冠脉血栓及继发心血管事件的主要机制。冠脉造影提示斑块破裂的影响特征有溃疡，瘤样扩张，内膜片撕裂，边缘不规则或模糊。斑块破裂在IVUS的表现为：纤维帽不连续，可观察到破口；斑块内容留空，形成空腔与管腔相通；中膜连续完整。一项有关IVUS和造影诊断斑块破裂的对比研究显示，冠脉造影只发现了IVUS确诊的300处斑块破裂中的225处，其中造影表现为溃疡183处（81%），内膜撕裂91处（40%），血栓15处（7%），瘤样扩张15处（7%），管腔不规则9处（4%）。由此可见，造影下的这些复杂表现等都高度提示斑块破裂，但造影并没有IVUS的灵敏度高[24]。另一项研究也评价了冠脉造影诊断斑块破裂的局限性，对65个病人的224处病变进行评价，其中IVUS诊断115处斑块破裂，冠脉造影诊断49处斑块破裂，与IVUS一致的46例，其中囊状龛影9处（20%），敞口龛影13处（28%），假夹层内膜片11处（24%），边缘不规则13处（28%）（图4-5-2-6）。造影诊断斑块破裂的敏感性40%，特异性97%。由此可见造影诊断斑块破裂的特异性尚可，但是敏感性很低[25]。

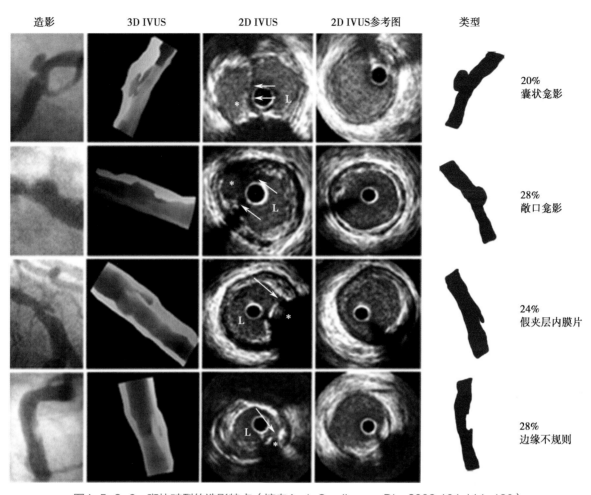

| 造影 | 3D IVUS | 2D IVUS | 2D IVUS参考图 | 类型 |

图4-5-2-6　斑块破裂的造影特点（摘自Arch Cardiovasc Dis, 2008;101:114-120）

　　瘤样扩张既可以是斑块破裂的表现，同时又可以是选取的"正常"参考段管壁发生弥漫性狭窄，导致所谓"病变"部位的相对扩张。Maehara等[26]对血管造影显示的77处"动脉瘤"病变进行分析后发现，21处病变（27%）为真性动脉瘤，3处为（4%）为假性动脉瘤（所有病例之前都曾接受过介入治疗），12处为（16%）为复杂斑块，41处（53%）为邻近正常动脉节段一处或多处狭窄。由此可见，这种对瘤样扩张的误判十分常见，严重影响了治疗方案的制定。而IVUS可以看清参考节段的管壁情况，鉴别以上两种情况，避免了治疗上的偏差。

五、心肌桥

　　心肌桥在冠脉前降支的中、远段发生率较高，它无斑块且血管壁薄弱，因受到心肌挤压在造影下会表现为血管管腔的缩小，容易被误以为是"狭窄"而植入支架治疗。而IVUS则可鉴别心肌桥和狭窄，避免不必要的支架植入（图4-5-2-7）。有研究对比了心肌桥的IVUS和冠脉造影的两种评估方式，选取14例造影诊断的心肌桥患者，其中6例IVUS导管不能通过肌桥，未能观察到肌桥段及远段血管壁情况。研究发现14例患者中有12例在肌桥近端存在斑块，8例检测到肌桥段及远段的患者中均无斑块形成。同时比较收缩期与舒张期的肌桥血管直径和面积发现，造影较IVUS测得的数值偏小，且有统计学差异（P<0.01）。由此可见，冠脉造影易将心肌桥误判为狭窄病变，同时可能会忽略肌桥近端的斑块形成。IVUS能够准确识别桥血管壁情况及评估管腔大小，为心肌桥的诊断处理提供更多的依据。

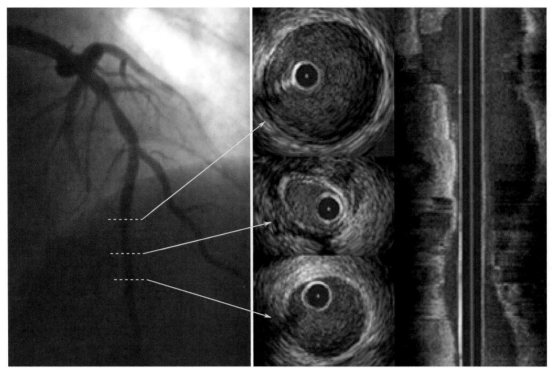

图4-5-2-7　心肌桥

（郭　军）

参考文献

［1］ Erbel R, Ge J, Bockisch A, et al. Value of intracoronary ultrasound and Doppler in the differentiation of angiographically normal coronary arteries: a prospective study in patients with angina pectoris. Eur Heart J, 1996, 17(6): 880–889.

［2］ Mintz GS, Painter JA, Pichard AD, et al. Atherosclerosis in angiographically "normal" coronary artery reference segments: an intravascular ultrasound study with clinical correlations. J Am Coll Cardiol, 1995, 25(7): 1479–1485.

［3］ Nissen SE, Gurley JC, Grines CL, et al. Intravascular ultrasound assessment of lumen size and wall morphology in normal subjects and patients with coronary artery disease. Circulation, 1991, 84(3): 1087–1099.

［4］ Davidson CJ, Sheikh KH, Harrison JK, et al. Intravascular ultrasonography versus digital subtraction angiography: a human in vivo comparison of vessel size and morphology. J Am Coll Cardiol, 1990, 16(3): 633–636.

［5］ Nissen SE, Grines CL, Gurley JC, et al. Application of a new phased–array ultrasound imaging catheter in the assessment of vascular dimensions. In vivo comparison to cineangiography. Circulation, 1990, 81(2): 660–666.

［6］ De Scheerder I, De Man F, Herregods MC, et al. Intravascular ultrasound versus angiography for measurement of luminal diameters in normal and diseased coronary arteries. Am Heart J, 1994, 127(2): 243–251.

［7］ Abizaid AS, Mintz GS, Mehran R, et al. Long–term follow–up after percutaneous transluminal coronary angioplasty was not performed based on intravascular ultrasound findings: importance of lumen dimensions. Circulation, 1999, 100(3): 256–261.

［8］ Maehara A, Mintz GS, Bui AB, et al. Determinants of angiographically silent stenoses in patients with coronary artery disease. Am J Cardiol, 2003, 91(11): 1335–1338.

［9］ Moussa I, Kobayashi Y, Adamian M, et al. Characteristics of patients with a large discrepancy in coronary artery diameter between quantitative angiography and intravascular ultrasound. Am J Cardiol, 2001, 88(3): 294–296.

［10］ Glagov S, Weisenberg E, Zarins CK, et al. Compensatory enlargement of human atherosclerotic coronary arteries. N Engl J Med, 1987, 316(22): 1371–1375.

［11］Stiel GM, Stiel LS, Schofer J, et al. Impact of compensatory enlargement of atherosclerotic coronary arteries on angiographic assessment of coronary artery disease. Circulation, 1989, 80(6): 1603–1609.

［12］Mintz GS, Nissen SE, Anderson WD, et al. American College of Cardiology Clinical Expert Consensus Document on Standards for Acquisition, Measurement and Reporting of Intravascular Ultrasound Studies (IVUS). A report of the American College of Cardiology Task Force on Clinical Expert Consensus Documents. J Am Coll Cardiol, 2001, 37(5): 1478–1492.

［13］Dangas G, Mintz GS, Mehran R, et al. Preintervention arterial remodeling as an independent predictor of target-lesion revascularization after nonstent coronary intervention: an analysis of 777 lesions with intravascular ultrasound imaging. Circulation, 1999, 99(24): 3149–3154.

［14］Schoenhagen P, Ziada KM, Kapadia SR, et al. Extent and direction of arterial remodeling in stable versus unstable coronary syndromes : an intravascular ultrasound study. Circulation, 2000, 101(6): 598–603.

［15］Bourantas CV, Tweddel AC, Papafaklis MI, et al. Comparison of quantitative coronary angiography with intracoronary ultrasound. Can quantitative coronary angiography accurately estimate the severity of a luminal stenosis. Angiology, 2009,. 60(2): 169–179.

［16］Hermiller JB, Buller CE, Tenaglia AN, et al. Unrecognized left main coronary artery disease in patients undergoing interventional procedures. Am J Cardiol, 1993, 71(2): 173–176.

［17］Puri R, Kapadia SR, Nicholls SJ, et al. Optimizing outcomes during left main percutaneous coronary intervention with intravascular ultrasound and fractional flow reserve: the current state of evidence. JACC Cardiovasc Interv, 2012, 5(7): 697–707.

［18］Abizaid AS, Mintz GS, Abizaid A, et al. One-year follow-up after intravascular ultrasound assessment of moderate left main coronary artery disease in patients with ambiguous angiograms. J Am Coll Cardiol, 1999, 34(3): 707–715.

［19］Oviedo C R MA, Mintz G S ea. A critical intravascular ultrasound appraisal of the angiographic classification of bifurcation lesions: Where is the plaque really located? . Scientific Session of the American-College-Of-Cardiology, 2008, B10–B10.

［20］Oviedo C, Maehara A, Mintz GS, et al. Intravascular ultrasound classification of plaque distribution in left main coronary artery bifurcations: where is the plaque really located. Circ Cardiovasc Interv, 2010, 3(2): 105–112.

［21］Furukawa E, Hibi K, Kosuge M, et al. Intravascular ultrasound predictors of side branch occlusion in bifurcation lesions after percutaneous coronary intervention. Circ J, 2005, 69(3): 325–330.

［22］Tuzcu EM, Berkalp B, De Franco AC, et al. The dilemma of diagnosing coronary calcification: angiography versus intravascular ultrasound. J Am Coll Cardiol, 1996, 27(4): 832–838.

［23］Mintz GS, Popma JJ, Pichard AD, et al. Patterns of calcification in coronary artery disease. A statistical analysis of intravascular ultrasound and coronary angiography in 1155 lesions. Circulation, 1995, 91(7): 1959–1965.

［24］Maehara A, Mintz GS, Bui AB, et al. Morphologic and angiographic features of coronary plaque rupture detected by intravascular ultrasound. J Am Coll Cardiol, 2002, 40(5): 904–910.

［25］Gilard M, Rioufol G, Zeller M, et al. Reliability and limitations of angiography in the diagnosis of coronary plaque rupture: an intravascular ultrasound study. Arch Cardiovasc Dis, 2008, 101(2): 114–120.

［26］Maehara A, Mintz GS, Ahmed JM, et al. An intravascular ultrasound classification of angiographic coronary artery aneurysms. Am J Cardiol, 2001, 88(4): 365–370.

［27］Ge J, Erbel R, Rupprecht HJ, et al. Comparison of intravascular ultrasound and angiography in the assessment of myocardial bridging. Circulation, 1994, 89(4): 1725–1732.

第四篇

第六章

血管内超声临床常见伪像

第一节 伪像概述

所谓伪像是由超声波本身的物理特性（方向性、反射与折射、穿透力）和检查操作等多种因素造成的非组织本身的真实图像，往往干扰正常图像解读，所以为了避免对图像的误读，识别和避免伪像至关重要。目前市场上主要有两种IVUS成像系统，一种是机械旋转式探头，以波士顿科学公司生产的超声导管为代表；另一种是固态电子阵列成像系统，以火山公司生产的超声导管为代表。因为两个成像系统存在差异，所以在伪像产生方面也存在差异。

第二节 临床常见伪像

1. 冠脉痉挛（coronary artery spasm） 冠脉痉挛可以发生在病变血管或非病变血管，痉挛的部位出现内膜增厚，管腔变小，如果IVUS下的测量直径比造影下预计的直径小，那么需要怀疑是否存在冠脉痉挛可能，以免低估血管直径，所以推送IVUS导管前需常规冠脉内注射硝酸甘油避免痉挛发生，如图4-6-2-1所示。

2. 环晕现象（ring-down） 环晕现象指的是最接近换能器表面或导管表面的混乱成像。环晕伪影通常为环绕导管的厚度不同的白色晕环，使紧贴导管附近的区域模糊不清。所有医用超声设备均会出现环晕伪影，在临近换能器表面形成一个不确定区。通过优化换能器和/或鞘的设计可以减少环晕，但如果通过系统自带的环晕伪像消除功能会使近场的图像信息丢失。目前临床工作中火山公司IVUS导管往往有更多的环晕现象，操作界面中有专门的按键，通过参考背景或近场影像数字剪影可部分减少环晕伪像。然而这种环晕减影并不稳定，如果术中再次进行IVUS检查，需要重复操作，否则，环晕伪像又会出现在成像中。这种减少环晕伪像的操作可能会使相控阵系统对导管周边信息无法准确显像。环晕伪像见于图4-6-2-2。

3. 不均匀旋转变形（non-uniform rotational distortion，NURD） NURD是机械IVUS成像系统独有的一种伪影，它代表不均匀旋转伪影。为了最佳成像，机械换能器必须保持恒定的旋转速度。NURD是沿着驱动轴机制任意部位不对称摩擦（或阻力）的结果，造成换能器旋转的一部分滞后，快速完成其360°旋转的另一部分，导致成像几何失真或模糊（图4-6-2-3）。NURD影响角度（圆周）分辨率，阻碍精确的横断面测量，例如，可扭曲一个植入支架的几何形状[1]。NURD的出现有多种原因，包括血管极度扭曲、指引导管的弯曲变形、中心或驱动轴制作工艺的变化、止血阀的过度收紧、成像鞘的扭结、或过小的指引导管内腔。在极端情况下，由于摩擦，驱动电缆断裂，不稳定的导管位置可导致明显的运动伪影。血管移动先于完整的周围成像创建时，这导致了成像的周期性变形。当从机械IVUS成像图片中需要定量测量时，识别NURD尤为重要。

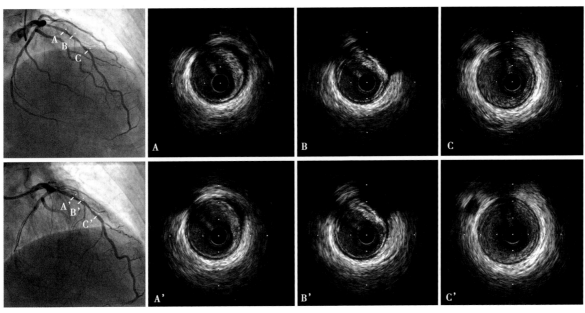

图4-6-2-1　冠脉痉挛前后IVUS图像比较

前降支病变患者在冠脉内注射硝酸甘油之前（上组）和之后（下组）冠脉造影和IVUS图像，可以发现三个截面下IVUS管腔面积分别从5.1mm²（A）、4.2mm²（B）、5.9mm²（C）增加到6.6mm²（A'）、5.0mm²（B'）和8.0mm²（C'）

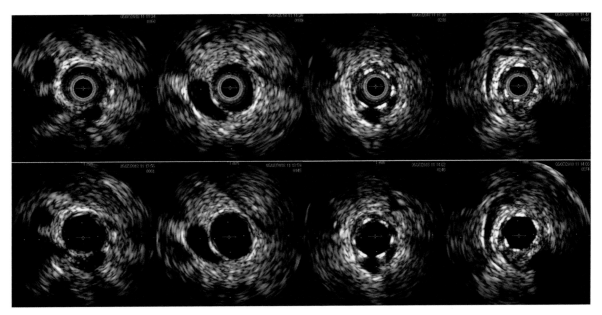

图4-6-2-2　环晕伪像

上组是环晕消除前的影像，下组是对应的环晕消除后的图像，可以发现环晕伪影为环绕导管的白色晕环，而在Ring down按键之后，白色晕环消失，出现暗区，这些可能会导致导管周围的信息丢失

4. 前后摆动（forth and back）　IVUS图像不仅显示横截面，同时可以重建纵向图像，IVUS图像显示通常以换能器为中心，而不是以动脉为中心。在纵轴IVUS图像中，换能器的行径路线被假定为一条直线，因此，血管中几乎所有的迂曲部分均被消除，血管看起来似乎也是一条直线。随着心脏的搏动，换能器与动脉的相对运动过多，出现前后摆动，导致纵轴上出现Z字形或锯齿状现象（图4-6-2-4），有发现这种相对运动可高达5毫米。[2]这现象在右冠和回旋支常见，因为它们分别走行在前房室沟和后房室沟，房室沟在收缩和舒张之间有明显的变化，而前降支相对少见。这现象将影响对冠脉图像的准确评估，尤其是纵轴上长度测量，一般需要将测量的位置统一在收缩末期或舒张末期，可以减少测量误差；

137

同时固定指引导管和冠脉的位置，减少两者间的相对运动是有效的预防措施。

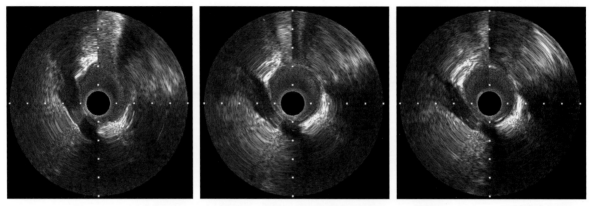

图4-6-2-3 由于止血阀关闭过紧导致的不均匀旋转变形

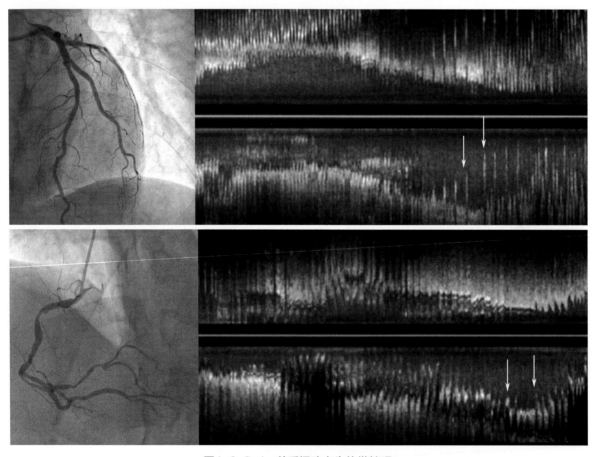

图4-6-2-4 前后摆动产生的纵轴观

纵轴图像重建（或L模式）的两个例子，IVUS换能器和冠脉之间相对运动明显，出现Z字形或锯齿状（白色箭头）

5. 旁瓣（side lobe） 旁瓣是由单个换能器元件边缘产生的超声外的无关波束。它们沿着光束的圆周方向移动。当成像支架或其他超强光反射器（如钙化病变）时，旁瓣最明显（图4-6-2-5），部分是由于高增益设置引起的。旁瓣可能会掩盖真腔和支架边界，误读为组织脱垂、血栓等，干扰面积测量，影响支架是否贴壁的评估等。另外，尤其重要的是，钙化病变的旁瓣不应与病变处夹层内膜片相混淆。

6. 多重反射（reverberations） 多重反射是由同一结构的多次、假性声波造成的伪影。它们沿着超声波束的轴向路径位列于组织中，但是一种假象。两个相邻结构间的距离是相等，等同于超声波接收元件和最前沿的真性结构的距离（图4-6-2-6）。通常来讲，能产生多重反射的结构往往是表面平滑光整的强回声反射器，这样超声波才能在超声波接收元件和结构之间反复反射，如支架金属、指引导管、导丝和钙化病变，尤其是旋磨后的钙化结构；旋磨前的钙化病变表面往往不规则，反射的超声波方向不规则，但在旋磨后，钙化表面变得光滑平整，产生多重反射。这种现象好比在你的两边平行放上两面镜子，你会在镜子里看到无数个"你"。

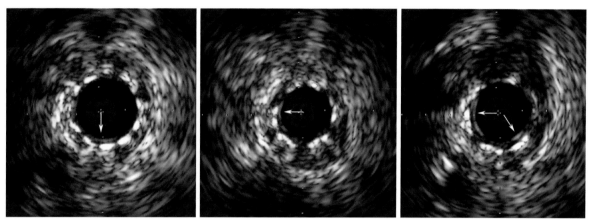

图4-6-2-5 旁瓣

旁瓣沿着超声图像环形延展（白色箭头），尤其是高反射物质，如钙化和支架梁

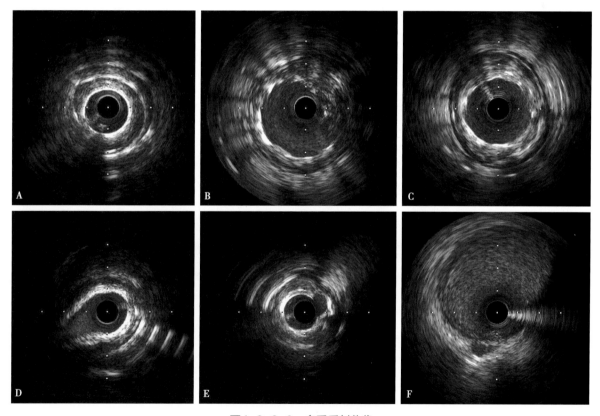

图4-6-2-6 多重反射伪像

多重反射是同一结构经过声波反复反射留下的假象，以为后面存在第二、第三个等界面，两个相邻界面间距离相等，等于接收元件换能器和最前沿真实界面间距离。多重反射多发生在强反射界面，如指引导管（A）、支架小梁（B、C）、旋磨后的钙化（D、E）和导丝（F）

7. 气泡（air bubbles） 这是临床工作中最容易碰到的超声伪像之一，即使是小气泡也会降低成像质量。它们会导致整个图像变暗、消失（图4-6-2-7）或各种其他伪影（图4-6-2-8）。这种伪像在机械旋转

式系统中更容易发生。为避免气泡伪像的产生，在送IVUS导管前充分的冲水排气非常关键，使整个系统中无残余气泡，一般稳定的低压持续冲管比快速高压冲管更能避免气泡产生；如果在IVUS导管回拉过程发现气泡现象时，避免在冠脉内直接冲洗IVUS导管，这样有可能出现远端气泡微栓塞而造成心肌缺血。

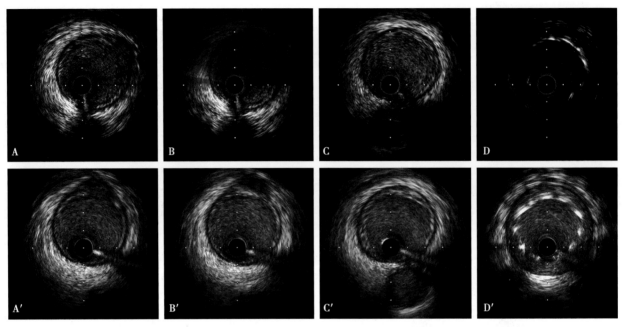

图4-6-2-7 气泡伪像

IVUS导管内的气泡使整个或部分区域图像信号减弱或消失（A–D），重新冲洗IVUS导管后使图像恢复正常（A'~D'）

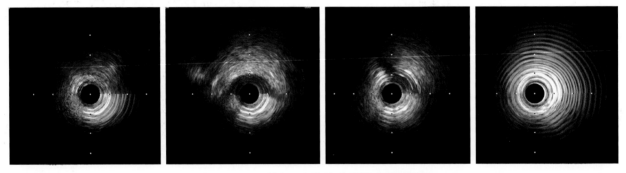

图4-6-2-8 这是一例气泡产生的多重反射图

8. 导丝伪影（guidewire artifact） 对于短单轨导管，导丝伪影出现在成像中，而长单轨导管不产生导丝伪影，除非在IVUS导管周围存在另一根导丝，而出现单个导丝伪影。导丝伪影的外观和强度取决于IVUS导管与导丝的相对运动，换能器与导丝之间的距离和空间定位以及导丝的组成（图4-6-2-9）。分清导丝的伪影与支架小梁特别重要，因为它们都是金属反射器。导丝伪影有时可以掩盖成像的重要部分。

9. 起皱现象（wrinkling） 在冠脉内送入导丝和IVUS导管会改变血管的自然走行，尤其是本身扭曲的血管容易被拉直，起皱现象就是发生在扭曲血管部位的伪像，在IVUS下出现血管中膜位置改变，突发内移，与前后中膜似乎不连续，同时内移的中膜和外膜之间存在暗区（图4-6-2-10）；起皱现象容易误诊为壁间血肿，但血肿引起的中膜内移往往是连续性，从逐渐加重到逐渐减轻，同时内膜和外膜之间的血肿是高强度的血液。

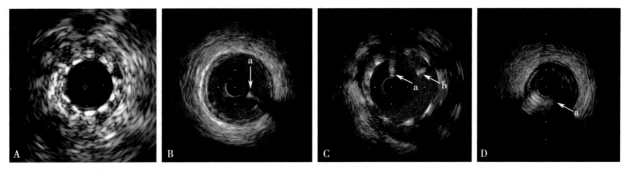

图4-6-2-9　导丝伪像

火山公司的长单轨导管不产生导丝伪影（A），而波士顿科学的短单轨导管产生导丝伪像（B，如a所示），边支导丝汇入后产生另一导丝伪像（C，如b所示），导丝伪像表现为多重反射，并掩盖部分成像（D，如a所示）

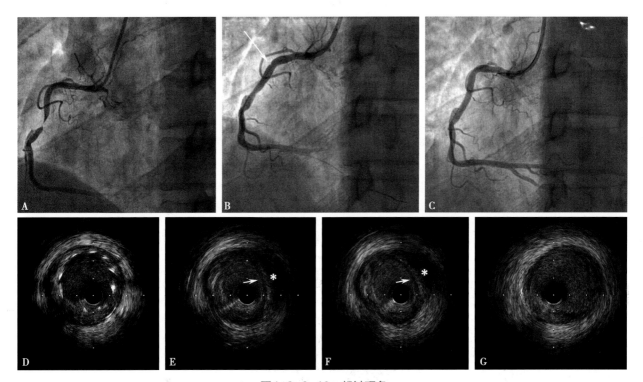

图4-6-2-10　起皱现象

冠脉造影提示右冠第一转折处为一较大折角，中段为次全闭塞性病变（A），支架植入后在支架落脚点近端，也就是第一转折处出现一狭窄病变病变（B，白色长箭头），此时行IVUS检查发现在支架植入近端的边缘（D），中膜内移（E，F，白色短箭头），中膜外出现回声暗区（白色星号），但这持续很短，仅数帧后中膜恢复正常位置（G），考虑这狭窄性病变为wrinkling现象；在撤走冠脉内导丝后复查造影发现这狭窄性病变消失（C）

10. 停滞血流（stagnant flow）　流动的血在IVUS下是低回声暗区，而停滞的血流会使回声增强，容易误诊为腔内血栓，或干扰测量，这种现象多见于近段有严重狭窄性病变的冠脉内，因为IVUS导管阻断近段冠脉血流，使远端的血液淤滞而出现伪像；也发生在无复流和慢血流的冠脉内（图4-6-2-11），如果前面造影时滞留的造影剂还残存在冠脉内，则表现为局部无回声和高回声并存，如果冠脉内有少许气泡，则出现闪烁的高回声，疑似支架小梁（图4-6-2-12）。所有这些，在血流改善后均会消失。

11. 导管成角（angulation of Catheter）　因为血管本身扭曲，加上各种力的传导作用，使IVUS导管不能处于血管的中心位置而偏于一侧，同时会与管腔长轴形成一定角度，所以显示的IVUS图像是沿着真实血管纵轴斜切所获得的图像，如果斜切角度越大，那么与真实管腔面积差异也越大，这种现象在左主干测量时更明显（图4-6-2-13）。既往一项同时从前降支和回旋支回拉IVUS导管，来评定左主干最小面积，结果高达26%的患者数据差异大于1mm^2。通常从角度小的子分支血管（如前降支）回拉的IVUS测量更接近真实值，而从角度大的分支血管（如回旋支）回拉，往往高估最小管腔面积。所以，对于左主干病变，需要同时同前降支和回旋支回拉IVUS评估病变情况，取较小的测量值作为参考值。

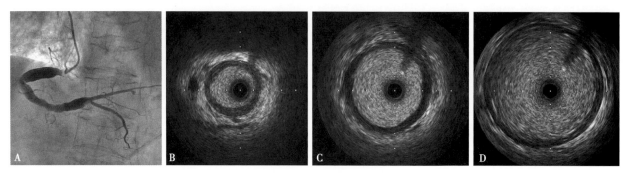

图4-6-2-11　停滞血流

巨大右冠慢血流患者（A），IVUS下见管腔内血流为高回声（B~D），与外膜接近，提示血流淤滞

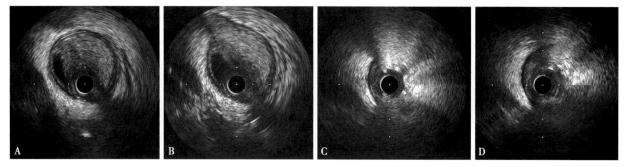

图4-6-2-12　停滞血流

冠脉内发生慢血流的患者，IVUS下见高回声淤滞血流伴无回声滞留的造影剂（A~B，7点到10点），而近段见管腔内滞留的微气泡，表现为点状强回声（C~D，11点到4点），类似支架小梁

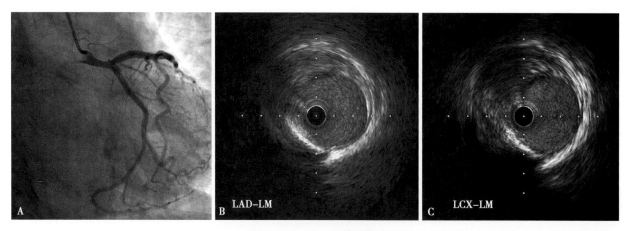

图4-6-2-13　导管成角

造影下左主干临界病变（A），先后从前降支（B）和回旋支（C）回拉IVUS导管，

测最小管腔面积分别是6.15mm^{2}和6.95mm^2

（单培仁）

参考文献

〔1〕Kimura BJ, Bhargava V, Palinski W, et al. Distortion of intravascular ultrasound images because of nonuniform angular velocity of mechanical-type transducers. Am Heart J, 1996,132:328-336.

〔2〕Arbab-Zadeh A, DeMaria AN, Penny WF, et al. Axial movement of the intravascular ultrasound probe during the cardiac cycle: implications for three-dimensional reconstruction and measurements of coronary dimensions. Am Heart J, 1999,138:865-872.

第四篇

第七章

血管内超声与光学相干断层成像指导冠脉介入治疗中的优势对比

光学相干断层成像（optical coherence tomography，OCT）以及血管内超声（intravascular ultrasound，IVUS）等血管内成像技术的出现为在体实时评价病变特征及支架植入效果提供了重要的信息，为解决困扰介入医生多年的问题提供了思路，包括：冠状动脉狭窄的临床相关性；罪犯病变的鉴定；斑块（或患者）是否可能发生高危心血管不良事件。同时腔内影像学技术通过优化支架植入以最大程度减少支架相关的急性不良事件，并为远期支架失败发生的机制进行阐释。

第一节　技术原理的差异

IVUS与OCT均是应用冠状动脉内成像导管来对冠状动脉的横断面进行成像，而二者不同的技术原理使其有许多明显的不同。IVUS对组织的穿透能力（5–6mm）要优于OCT（1–2mm），可以识别血管壁的全部厚度，而OCT的轴向分辨率（10–20μm）约为IVUS的10倍，可以对斑块的超微结构进行识别[1]。IVUS成像受血流影响较小，OCT应用红外光对管腔进行成像，红细胞会使红外光发生散射，导致血管不能被清晰识别，因此需要造影剂对管腔的红细胞进行冲洗，随着OCT系统的迭代，这一影响越来越小。此外，OCT可以对管腔进行准确地自动测量，而IVUS则需要进行人为校正，而这也使得OCT测量的可重复性要优于IVUS[2]。

IVUS是利用导管将一高频微型超声探头导入血管腔内进行探索，再经电子成像系统来显示心血管组织结构和几何形态的微细解剖特征。世界上第一台IVUS成像系统的研制是为了更好的显示心脏腔室和瓣膜。IVUS利用高频谱处理系统可准确区分斑块各成分信息，因而基于IVUS的断层二维几何模型代替以往的组织学切片模型，被广泛的应用于斑块平面应变问题研究。

在成像技术方面，目前两个主导的IVUS成像原理为固态控制系统和机械旋转系统，它们各有优劣，成像质量上也有细微差别。固态控制系统包含于超声导管顶端的多个圆柱形换能器，通过顺序控制这些换能器，产生360°横截断面图像。成像原理是一组换能器发出声波，同时另一组接收声波，这种方式被称为合成孔径阵型。此系统允许一定深度范围成像，同时根据病变回声性质的不同，标上各种颜色。跟所有的电子相控系统一样，伪影特别是近场环状伪影明显，需要在启动成像前去除此伪影，保证图像质量。导管采用长单轨设计，成像过程中整个导管在血管中前进或后退。机械旋转系统在导管顶端安装单一晶体换能器，利用驱动轴换能器旋转产生截面图像。换能器间隔1°发射和接收声波，对每帧图像产生256条水平扫描线。在将机械旋转型导管送入体内之前，一定要排除导管保护鞘内的空气，否则空

144

气会影响声波的传导而导致图像质量明显下降甚至图像无法产生（高频声波不能透过空气传导）。通过病变后带有超声换能器的导管在保护鞘内旋转、成像。然后回撤保护鞘内的超声导管（当然也可以把换能器连接外置马达，不用驱动轴，这种方式目前已不采用）。目前所用的导管均采用单轨形式，导管前端的单轨部分较短，较长单轨仍在研制中。但总体来说，此二者产生的图像质量均较稳定，测量准确性和导管操控性均能满足临床需求。

在成像物理特性方面，IVUS定量测定的准确性依赖于系统的校准补偿（包括超声探头、导管和外鞘设计等）和声波在组织与血液中传播的平均速度。超声密度反映了组织反射超声的能力，超声密度越高，图像亮度越大。目前血管内超声的灰阶度是由反射信号的强度所决定的，而与其频率特征无关，因此，相当于一部分反射信号的信息在灰阶IVUS中没有得到体现。相比较而言，目前虚拟组织学对不同频率信号再分析，得到了斑块组成化学成分的有用信息。目前成像原理是假定血管是圆形的，导管位于血管的中央，而换能器平行于血管长轴，不可避免，换能器的倾斜度和血管的扭曲都会造成图像由圆形变成椭圆形。

OCT也是使用能量束在管腔内进行360°周向扫描，获得血管横断面图像，不同的是OCT利用近红外光波代替声波，采用相干法来获得能量，它成像速度快，分辨率接近组织学水平，是目前分辨率最高的血管腔内成像技术。OCT采用近红外光穿透具有光学散射性质的递质（如生物活体组织等），在不同深度层面形成入射光的后向散射信号，通过采集该散射信号并进行重建得到在浅表处具有更高分辨率的图像。OCT技术发展至今，形成了许多技术手段和技术类别，主要分为早期的时域OCT（time domain OCT，TD-OCT）技术和新近的频域OCT（frequency domain OCT，FD-OCT）。时域OCT主要由光源、干涉仪、信号探测与处理这几个部分组成。把从光源发出的光经过光纤耦合器分为两部分，一部分进入参考臂，经过平面镜反射后返回；另一部分经过扫描振镜和物镜后聚集到样品中，样品的背向反射和散射光又沿原光路返回，当参考臂和样品臂的光程差在光源的相干长度范围内时，从参考臂和样品臂返回的光将发生干涉，干涉信号将被光电探测器检测转换为电信号被记录下来。由于时域OCT始终存在着扫描速度这个瓶颈，因而频域OCT逐渐成为OCT领域的研究热点，并且有逐渐取代时域OCT的趋势。由于频域OCT扫描速度得到了明显的提升，可以最大限度的减少由于待测样本的运动对成像产生的不利影响。IVUS、TD-OCT、FD-OCT技术对比见表4-7-4-1。

第二节 术前评估及指导介入治疗策略

一、判断病变性质，了解发病机制

IVUS与OCT均可对斑块成分进行定性与定量分析。应用IVUS进行分析时，斑块的回声强度以钙化斑块、纤维斑块、脂质斑块依次递减。相较于IVUS，OCT图像中高信号的为纤维成分，信号衰减较为明显的为脂质成分，边界较为清晰的低信号区域为钙化成分（图4-7-2-1）。Guo等从15例心脏解剖标本中提取了71处斑块病变，并分别进行OCT和IVUS检查，并与组织学进行对比来评价二者对于不同斑块性质的分辨能力，结果显示两者在识别脂质斑块、钙化斑块和纤维斑块的敏感性及特异性未见明显统计学差异[3]。

（一）IVUS和OCT对ACS罪犯病变的识别

一项尸检研究显示，导致ACS发生的机制中，斑块破裂约占60%~65%，斑块侵蚀约为30%~35%，钙化结节约为5%[4]。急性冠脉综合征患者其罪犯病变通常为正性重构（病变部位外弹力膜面积大于参考血管外弹力膜面积），且正性重构与斑块破裂、血栓形成密切相关。IVUS与OCT（图4-7-2-1）均可在罪犯病变中检测到斑块破裂，而OCT的高分辨率可以将破裂腔与残余纤维帽进行清晰地成像，优化了斑块破裂的识别。对于斑块侵蚀，目前OCT是唯一能够可靠的进行在体识别的影像手段。一项应用OCT指导斑块侵蚀治疗方式的研究证实，针对斑块侵蚀患者应用药物保守治疗是安全并且可行的[5]。对于血栓的检测，相比IVUS而言，OCT可以更好的对红血栓与白血栓进行鉴别[6]，并可以对抗栓疗效进行在体评估（图4-7-2-2）[5]。相较于正性重构，负性重构（病变部位外弹力膜面积小于参考血管外弹力膜面积）在稳定靶病变中更为常见。冠状动脉痉挛是指各种原因导致的冠状动脉一过性收缩，引起血管不完全性或完全闭塞。IVUS与OCT研究显示发生粥样硬化的冠状动脉节段更易发生痉挛。IVUS研究显示痉挛部位发生负性重构，而OCT研究进一步发现25%~30%的痉挛部位伴有血栓形成，15%~20%为薄纤维帽粥样硬化斑块（TCFA）（4%发生破裂），约25%发生斑块侵蚀[7]。

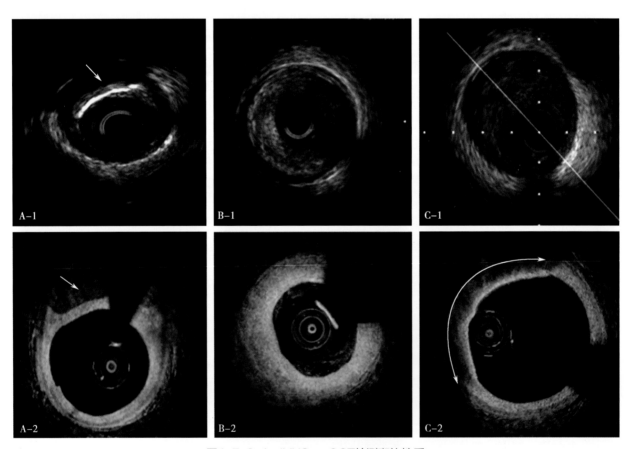

图4-7-2-1　IVUS vs OCT检测斑块性质

A-1：钙化斑块（IVUS）-强回声伴声影；A-2：钙化斑块（OCT）-边缘锐利的异质低信号区；B-1：纤维斑块（IVUS）-强回声结构；B-2：纤维斑块（OCT）-均质高信号区，低衰减；C-1：脂质斑块（IVUS）-暗区或无回声区；C-2：脂质斑块（OCT）-边缘模糊，强衰减低信号区

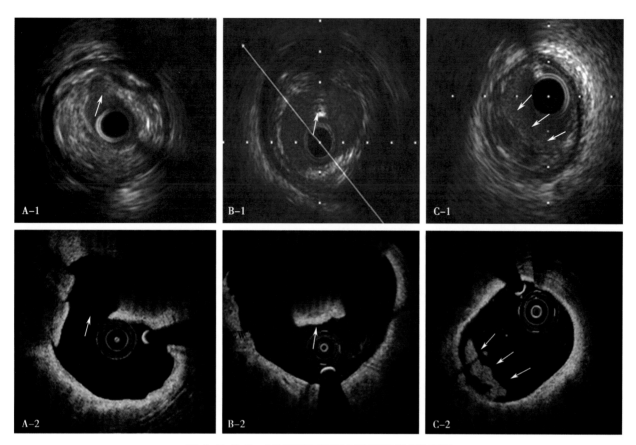

图 4-7-2-2　IVUS和OCT对ACS罪犯病变的识别

A-1和A-2：斑块破裂（可见坏死空腔，纤维帽不连续，白色箭头所示为破裂口）；B-1和B-2 红色血栓：IVUS影像上，血栓表现为"闪亮"的斑点状结构，分叶状团块突入管腔（B-1，箭头所示），在OCT影像上，红色血栓表现为高信号，强衰减的团块样结构突入管腔中，伴低信号伪影（B-2，箭头所示）；C-1和C-2 白色血栓：白色血栓在OCT上表现为突入管腔中均质的高信号，低衰减团块样结构（B-2）。在IVUS上，红色血栓和白色血栓的影像特征类似，很难区分血栓的性质

（二）IVUS和OCT对钙化病变的评价

冠状动脉钙化病变是影响支架膨胀情况的重要决定因素，IVUS对钙化病变的识别具有更高的敏感性与特异性。Mintz等的研究显示，IVUS钙化病变的检出率为73%（841/1155）[8]。然而，超声信号不能穿过钙化病变，这限制了IVUS评价钙化斑块的角度与厚度[9]。OCT可以穿透钙化病变，因此钙化斑块的面积、体积与厚度通常可以进行测量[9]。Hoffmann等应用IVUS对病变部位钙化角度研究发现，最大钙化角度大于180°的病变，其钙化斑块负荷与较小的支架面积、较大的支架偏心率有明显的相关性[10]。通过OCT对钙化病变的分析，Kobayashi等发现，钙化面积、钙化角度与支架膨胀不良具有明显相关性[11]。其他相关研究显示，厚度较小的钙化，球囊扩张后更易发生断裂，而与未发生断裂的病变相比，断裂的钙化病变通常能获得更好的支架膨胀效果[12, 13]。研究发现，角度＞180°、厚度＞0.5mm的钙化病变，通常伴有支架膨胀不良[14]，应迅速采取相应措施对支架前钙化病变进行预处理来优化支架植入效果，常用措施包括旋磨术、动脉粥样硬化斑块切除术，切割球囊等。

（三）OCT和IVUS对易损斑块的识别

易损斑块的识别与防治对于预防不良心血管事件的发生具有重要意义。一系列针对易损斑块的腔内影像学研究显示，强化他汀治疗可以促使斑块形态发生改变，使可能发生破裂的斑块趋于稳定。并且未导致事件的斑块破裂其发生与愈合过程是周而复始进行的，这也在一定程度上促进了病变的进展，增加了斑块负荷，导致远期再血管化的发生率要明显上升，相关研究也对此进行了证明[15, 16]。目前，对于易损斑块的检测，影像学手段以及病理学检测之间约有25%~30%的差异[17, 18, 19]。易损斑块在急性冠脉综合征的发病和进展中起重要作用，而TCFA则是易损斑块的最常见类型。IVUS检测易损斑块时，当坏死核心靠近管腔时可以提示TCFA。IVUS识别的TCFA通常具有如下形态学特征：大的斑块负荷，斑块衰减（出现衰减影而无钙化），空的亮回声区以及点状钙化。多个前瞻性临床研究显示：大的斑块负荷，浅表回声区以及点状钙化（未出现斑块衰减）与临床不良事件密切相关。由于分辨率的因素，IVUS难以区分纤维帽厚度＜70μm的易损斑块，相比而言，OCT可以对纤维帽进行较为准确的测量，目前通常将纤维帽厚度≤65μm的富含脂质斑块定义为TCFA。一项联合OCT与IVUS的临床研究表明，纤维帽厚度＜52μm、斑块负荷＞76%是斑块破裂的临界点[20]。多个长期随访的前瞻性研究也许会遴选出最佳的评价TCFA的影像学标准。

（四）IVUS和OCT对左主干临界病变的评价

IVUS常用于指导左主干病变，其临床获益已经在一项小的随机对照研究中的得到证实[21]，此项研究共纳入123名植入二代药物洗脱支架的患者，两年后IVUS指导组的患者其心血管不良事件发生率明显降低。此外MAIN-COMPARE研究发现，经由IVUS指导的患者其死亡率显著下降。一项基于倾向评分匹配分析的研究，共纳入1670名应用药物洗脱支架治疗左主干病变的患者，该研究也得到类似的结论：IVUS指导介入治疗与三年内不良心血管事件的减少具有相关性[4]。LITRO注册研究对于应用IVUS指导左主干病变治疗策略进行了探讨[22]，该研究以6mm²的最小管腔面积为介入治疗的参考值，结果发现最小管腔面积大于6mm²且未接受血运重建的患者与最小管腔面积小于6mm²但接受血运重建的患者，其长期预后无明显差异。新一代OCT可以快速安全完成对左主干病变（除冠状动脉开口部病变）的扫描，在评价病变类型、管腔大小及支架植入后支架效果的评估相较于IVUS具有明显的优势，然而两个因素限制了OCT在左主干病变中的常规应用：左主干管腔较大（OCT扫描深度有限）和需要清除管腔中的血液，这可能对开口以及近端狭窄的评估产生影响[23]。而OCT评价左主干远端病变——血栓及易损斑块的好发部位，优势较为明显[24]。

（五）IVUS和OCT对非左主干临界病变的评价

目前多项随机对照研究认为血流储备分数（FFR）为评价非左主干病变是否缺血的金标准[25, 26]，然而对非左主干临界病变的解剖学评价标准尚未确立。多项IVUS研究尝试确定非左主干病变临床相关的解剖标准，虽然IVUS评价的最小管腔面积（亚洲地区显著小于西方国家）与缺血具有显著相关性，然而在大部分IVUS研究中阴性预测值较高。OCT研究也得到了类似结果。一项纳入2500名患者的荟萃分析显示，IVUS与OCT对于诊断血流动力学明显改变的病变，其准确性"适中"（AUC 0.80 & 0.77）[27]，OCT对预测FFR＜75%的病变要优于IVUS，但是FFR依然是决定血运重建策略的可靠标准[28]。

（六）慢性完全闭塞病变（chronic total occlusion，CTO）

IVUS在CTO病变介入治疗中有特殊的应用[29]。在顺行性治疗方法中，IVUS的应用主要包括解决病变近端模糊不清的问题，便于进入真腔，并在支架植入前确定远端真腔管导丝位置。在逆行性方法中，IVUS可用于指导逆行导丝从假腔跨越到真腔。OCT在CTO病变介入治疗中的应用较少，因为OCT检查需要注射造影剂，这可能会使夹层进一步扩张。

二、准确测量病变，制定介入策略

（一）IVUS指导支架植入

IVUS指导下的支架及球囊的选择是基于近端与远端参考血管直径或病变部位外弹力膜直径，PCI术后可以得到最大的管腔面积[30]。早期支架内血栓形成及支架内再狭窄的IVUS预测因子为支架膨胀不良

（最小支架面积或急性冠脉综合征患者因血栓或组织突出而形成的最小管腔面积）以及地理丢失（边缘夹层，严重斑块负荷或狭窄），但是与支架贴壁不良无关。良好的支架膨胀情况以及较少的斑块负荷将最大限度延长支架的通畅性。通过多个随机试验进行荟萃分析发现，术中应用IVUS与降低严重心血管不良事件（心源性猝死，心肌梗死和支架内血栓）的发生率密切相关[31, 32, 33, 34]。术中IVUS的应用，使球囊后扩张的比例明显升高，最终造影结果显示最小管腔直径以及IVUS检测的最小支架面积更大，这也提示支架膨胀良好[33]。在急性冠脉综合征，特别是针对左主干病变，CTO病变，分叉病变等复杂病变，应用IVUS可以使患者得到明显获益[33, 35]。同时，应用IVUS指导PCI可以减少造影剂的使用，目前已有单独应用IVUS进行支架植入的报道，这对于潜在肾功能不全的患者益处明显[36, 37]。然而IVUS的应用也有一定的局限性，由于IVUS探头是侧视的，因此必须将导管插入闭塞或附近的侧支来对闭塞残端进行成像，而钙化也会对闭塞残端进行遮蔽，影响对真腔的检测。

（二）OCT指导支架植入

ILUMINE Ⅲ研究提出了一种基于新型OCT测量下的支架植入策略[38]。当外弹力膜的可识别范围超过180°时，选取近端或远端参考血管外弹力膜面积中较小值来指导选择支架尺寸，否则，支架尺寸将依据管腔直径进行选择。支架植入后，支架可以分为近端和远端两部分，最小支架面积（MSA）会与相应的参考血管面积进行比较；≥95%认为支架膨胀良好，≥90%为支架膨胀结果尚可。早期血栓形成以及支架内再狭窄的OCT预测因子为支架膨胀不良，偏小的最小管腔面积（由于斑块或血栓突出），地理丢失（脂质斑块≥185°，管腔面积≤4.1mm^2）以及边缘夹层[39, 40-43]。目前，关于OCT与造影或OCT与IVUS指导的对比研究较少[38, 44, 45-48]，但OCT指导要优于造影，与IVUS效果相当。

（三）评价生物可降解支架植入效果

目前生物可降解支架（BVS）在临床应用日益增多，早期BVS主要用于治疗简单血管病变。随着临床经验的积累，BVS的适应证也在不断扩大，可以用于治疗血管分叉病变、左主干病变、慢性血管闭塞病变和STEMI等复杂血管病变。当前大多数研究利用OCT评价支架贴壁情况、最小血管腔面积和直径的改变、支架后新生内膜和再狭窄组织与既往DES有什么区别来评价BVS治疗效果。同时可以通过不同时间OCT系列观察了解支架降解过程和时间，以及支架降解后的组织演变过程，为理解BVS的作用机制提供了良好的研究工具。

值得注意的是，IVUS与OCT不是孤立的影像学技术，与造影相结合可以为术者提供更多的信息，更好的指导介入治疗。

第三节 术后即刻评估

OCT和IVUS等腔内影像学技术常常用来指导支架植入，通过及时发现和处理术后并发症，实现介入治疗效果的最优化，改善患者临床预后。相比IVUS而言，OCT由于有着较高的分辨率，可以更好地观测支架周围细微结构的改变（例如支架梁是否良好贴壁，支架边缘是否有明显夹层等）。

（一）支架贴壁不良

OCT、IVUS等腔内影像学技术可以评价术后即刻支架贴壁情况（图4-7-3-1），当病变血管植入支架后支架丝表面与血管壁之间的距离大于支架丝和涂层的厚度即认为发生了支架贴壁不良。对于贴壁不良的支架，可以采取高压球囊扩张来改善贴壁情况。在IVUS指导下，大约15%的患者在植入金属裸支架后发现急性支架贴壁不良，OCT由于有较高的分辨率，可以发现更多的术后急性支架贴壁不良，支架植入后即刻进行OCT检测，发现支架贴壁不良有高约50%的发生率。表4-7-4-2所示为IVUS和OCT观测支架贴壁不良的相关研究。Habara等将入选的70例PCI术患者随机分为两组，分别在PCI术前和术后进行IVUS

和OCT检查，根据支架内面积和支架贴壁情况等检查结果决定是否采取球囊后扩张。随后对支架面积和贴壁情况再次进行IVUS和OCT的评估，最后比较两组支架扩张程度及支架内面积。研究结果显示，相比IVUS指导组，OCT指导组的支架内面积及支架扩张程度更小[44]。出现这一结果的原因可能是由于OCT扫描范围较小，当观测血管直径较大时，无法很好的显示完整的血管壁边界，为了避免使用过高球囊压力造成血管损伤，一般均按最小管腔面积估计血管内径及球囊压力，因此会造成某些血管内支架扩张不完全。相比而言，IVUS成像范围较大，能够观察到完整的血管边界，可以更好的选择球囊扩张的压力，故支架获得了更高的扩张程度。

　　贴壁不良与支架内血栓形成相关，一些研究也进一步探索急性贴壁不良与患者远期临床事件之间的关系，这些研究大多以阴性结果为主，这也许与大多数急性贴壁不良在植入支架后自行纠正有关[40, 43, 49, 50]。

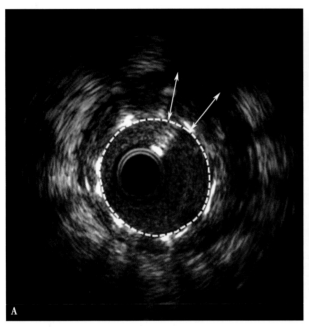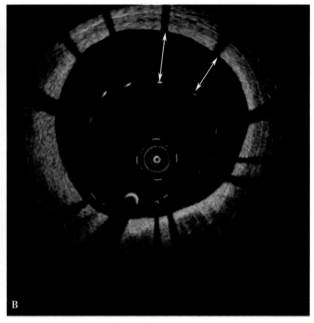

图 4-7-3-1　IVUS vs OCT评价支架贴壁不良

支架丝表面与血管壁之间的距离（双箭头所示）大于支架丝和涂层的厚度时定义为支架贴壁不良。对于较严重的贴壁不良IVUS和OCT都可以清楚的检测到，但是对于轻度的贴壁不良，IVUS上很难看到

（二）冠状动脉夹层

　　PCI术中导丝通过血管和球囊扩张等操作都有引起血管壁夹层的风险，支架植入后支架边缘也可能出现夹层。因此腔内影像学技术对夹层的评估为避免其造成严重的不良事件尤为重要。一些未处理的边缘夹层与靶病变的再血管化相关，特别是当夹层长度大于3mm，夹层角度大于60°，并且发生夹层的血管面积小于5mm²时。Prati等研究发现当发生夹层的血管直径小于4.5mm，并且远端夹层大于200μm时，夹层与不良事件的发生相关[51]。IVUS由于分辨率有限，常常不能识别一些支架边缘的夹层或者撕裂，而OCT因其高分辨率可以更好地识别冠脉夹层及撕裂。ILUMIEN III研究中，IVUS和OCT对夹层的检测率分别为19.3%和38.5%[38]。因此，OCT检出支架边缘夹层的能力优于IVUS。夹层多发生在支架远端边缘，除了支架-血管直径不匹配更容易导致出现夹层外，当OCT在支架边缘检出的纤维钙化斑块或富含脂质斑块时，也更容易发生冠状动脉夹层。一般认为支架边缘出现的夹层不引起管腔狭窄并不需要处理，若夹层导致血管明显狭窄时，则需要及时处理，例如再植入一个支架覆盖夹层。

（三）支架周围组织脱垂

植入支架后，组织脱垂并不少见。对于病变稳定的冠心病患者，IVUS检测到组织脱垂的发生率大约在17%~31%，对于ACS患者，IVUS检测到组织脱垂的发生率大约在46%~69%。ADAPT-DES研究中，发生组织脱垂的患者与未发生组织脱垂的患者在临床预后方面并没有明显差异[52]，出现这一结果可能是因为发生组织脱垂的病变有较好的支架膨胀度。组织脱垂的成分一般包括富含脂质的组织和血栓，OCT可以更好的观测支架植入后的脱垂成分，鉴别是斑块组织脱垂或是血栓脱垂。有研究表明OCT检测到的不规则的组织脱垂与机械相关并发症和靶病变再血管化有关（图4-7-3-2）。

OCT与IVUS相比，OCT的高灵敏度可以发现更多的PCI术后即刻并发症。然而，OCT检查中发现的夹层、脱垂、支架贴壁不良等病变是否会自行愈合，是否会造成支架内狭窄或血栓形成仍待进一步研究证实。

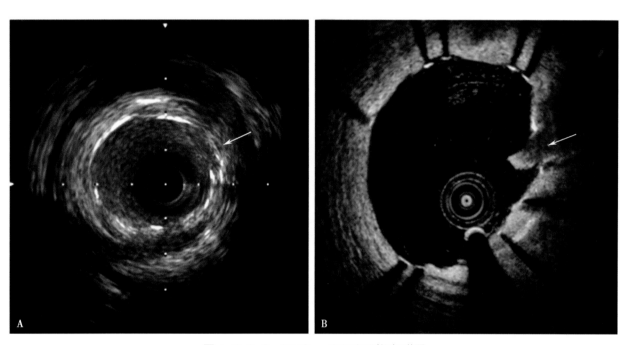

图 4-7-3-2　IVUS vs OCT识别组织脱垂

A、B：支架内组织脱垂在OCT上表现为突入支架内的组织团块，可以是支架内血栓或者是支架内斑块成分突入到管腔

第四节　随访

早期支架内血栓形成（支架植入后30天内）主要与手术因素有关，包括支架膨胀不全、边缘夹层、壁内血肿等[51]。然而晚期支架内血栓（支架植入1年后）主要与支架贴壁不良、新生动脉粥样硬化、支架内膜覆盖不全有关。在随访的研究中，OCT和IVUS等腔内影像学技术为进一步研究支架内血栓、支架内再狭窄发生的机制提供了新的视角。而OCT比IVUS在术后随访研究中应用更为广泛。

（一）支架表面新生内膜覆盖

支架表面缺乏内膜覆盖会增加支架内血栓形成的风险，IVUS在评价支架内膜覆盖情况时不及OCT，因此定期的OCT随访是很有必要的。

对于金属裸支架（BMS），当支架表面平均新生内膜厚度>500μm时,IVUS才能识别新生内膜的厚度，然而这种新生内膜通常过度增生而导致支架内再狭窄，影响了介入治疗效果。相比BMS，药物洗脱支架（DES）可以防止新生内膜过度增生，使得支架表面新生内膜厚度<100μm，极大地降低了支架内再狭窄的发生率。OCT可以清晰地显示出植入DES后这种细微新生内膜变化，并且与病理组织学具有高度相关性。Matsumoto等发现在植入雷帕霉素DES后6个月，分别使用OCT和IVUS来评价支架表面新生内膜情况，研究结果显示OCT观察到的新生内膜厚度的平均中位数52.5μm，并且64%由OCT检出新生内膜并没有被IVUS观测到[53]。

（二）获得性支架贴壁不良

尽管获得性支架贴壁不良在极晚期支架血栓中所起作用还有争议，但早期IVUS研究认为DES治疗后极晚期支架内血栓患者中支架贴壁不良比例非常高。Guagliumi等联合应用OCT与IVUS分别评价支架贴壁不良以及正性重构，探讨DES后发生极晚期支架内血栓的主要机制，研究结果显示支架贴壁不良和血管正性重构与极晚期支架血栓有关[54]。

（三）支架内狭窄

DES时代支架的再狭窄问题仍然存在，导致支架内狭窄的病理生理机制也尚未明确。OCT技术可用于观察再狭窄组织的形态学变化。

OCT图像上再狭窄组织可以大致分为三种：均一（homogeneous）、非均一（heterogeneous）和分层（layered type）[55]。BMS的再狭窄组织主要由平滑肌细胞组成，多表现为组织形态均一的OCT图像，而DES的再狭窄组织主要由成熟或不成熟平滑肌细胞、纤维蛋白、细胞外基质如糖蛋白等组成，多表现为不均一或分层的OCT图像。虽然这些OCT的发现需要组织学进一步证实，但是OCT仍是目前在体探索支架内再狭窄机制的理想工具（表4-7-4-1）。

（四）支架内新生动脉粥样硬化

新生内膜增生（NIH）是造成支架内狭窄的重要原因之一，支架内新生内膜组织可以随着时间推移而再次发生动脉粥样硬化。DES植入后新生内膜的动脉粥样硬化要早于BMS。但不论是DES还是BMS，新生内膜的动脉粥样硬化都可能是极晚期支架失败的重要发病机制。IVUS和OCT均可通过测定支架内面积、管腔面积及增生内膜面积评价NIH情况。由于分辨率较高，OCT可以识别厚度较薄的NIH。Kwon等对243例植入支架的患者术后进行OCT和IVUS检查，结果显示，平均支架植入时间为12.0个月，OCT对NIH的检出率大于IVUS，IVUS仅对NIH面积大于14.7%的病变有诊断意义，并且OCT对NIH组织成分的识别更有优势[56]。Suzuki等的研究也证实了OCT比IVUS对支架内新生内膜有更好的检测能力[57]（表4-7-4-2）。

表4-7-4-1 TD-OCT、FD-OCT和IVUS的技术对比

	TD-OCT	FD-OCT	IVUS
轴向分辨率（μm）	10~20	12~15	100~150
横向分辨率（μm）	25~40	19	150~300
成像速度（帧/s）	15~20	100	30
回撤速度（mm/s）	0.5~2.0	10~25	0.5~2.0
扫描直径（mm）	6.8	10	8~15
穿透深度（mm）	1~2	1~2	4~8
球囊阻断	需要	不需要	不需要

TD-OCT：时域光学相干断层成像，FD-OCT：频域光学相干断层成像，IVUS：血管内超声成像

表4-7-4-2　IVUS和OCT评价支架贴壁不良相关研究

研究		IVUS	OCT
Hong et al. Circulation, 2006;113:414-9	AMC	7%	
Steinberg et al. JACC Cardiovasc Interv 2010;3:486-94	Combined TAXUS	8%	
Guo et al. Circulation 2010;122:1077-84	HORIZONS-AMI	36%	
Van der Hoven et al. JACC Cardiovasc Interv 2008;1:192-201	MISSION-AMI	35%	
Bezerra et al. JACC Cardiovasc Interv 2013;6:228-36		42%	96%
Kubo et al. JACC Cardiovasc Imaging 2013;6:1095-1104	OPUS-CLASS	14%	39%
Im et al. Circ Cardiovasc Interv 2014;7:88-96			62%
Kawamori et al. EHJ Cardiovasc Imaging 2013;14:865-75			65%
Shimamura et al. EHJ Cardiovasc Imaging 2015;16:23-8			100%
Soeda et al. Circulation 2015;132:1020-9			39%
Prati et al. JACC Cardiovasc Imaging 2015;8:1297-305	CLI-OPCI-II		49%
Bernelli et al. Circ J 2016;80:895-905	OCTAVIA		72%
Kim et al. J Interv Cardiol 2016;29:216-24		37%	48%
Wang et al. JAHA	ADAPT-DES	13%	
Prati et al. Circ Cardiovasc Interv	CLI-OPCI ACS		48%
总体		15%	50%

总　　结

　　总之，基于目前的研究证据，IVUS和OCT在指导和优化PCI过程中效果相当，但由于OCT穿透性较差，其在评价斑块负荷和血管大小有局限。而IVUS对左主干病变、CTO病变和肾功能不全患者的评价有优势。而OCT的高分辨率，能够更精准的检测与临床预后密切相关的血管并发症和支架贴壁和膨胀情况，例如血栓、ACS罪犯病变类型、边缘夹层和支架即刻贴壁不良等。因此，在临床实际应用中，介入医生应根据患者，血管，病变甚至当地的医保情况为患者进行合理的选择影像指导工具，在优化PCI，改善患者预后的同时，减少患者的医疗支出。

（贾海波）

第四篇

参考文献

［1］Tearney GJ, Regar E, Akasaka T et al. Consensus standards for acquisition, measurement, and reporting of intravascular optical coherence tomography studies: a report from the International Working Group for Intravascular Optical Coherence Tomography Standardization and Validation. J Am Coll Cardiol, 2012;59:1058-1072.

［2］Gerbaud E, Weisz G, Tanaka A et al. Multi-laboratory inter-institute reproducibility study of IVOCT and IVUS assessments using published consensus document definitions. Eur Heart J Cardiovasc Imaging, 2016;17:756-764.

［3］Guo J, Sun L, Chen YD et al.［Ex vivo assessment of coronary lesions by optical coherence tomography and intravascular ultrasound in comparison with histology results］. Zhonghua Xin Xue Guan Bing Za Zhi, 2012;40:302-306.

［4］Farb A, Tang AL, Burke AP, et al. Frequency of active coronary lesions, inactive coronary lesions, and myocardial infarction. Circulation 1995;92:1701-1709.

［5］Jia H, Dai J, Hou J et al. Effective anti-thrombotic therapy without stenting: intravascular optical coherence tomography-based management in plaque erosion (the EROSION study). Eur Heart J, 2017;38:792-800.

［6］Wang B, Mintz GS, Witzenbichler B et al. Predictors and Long-Term Clinical Impact of Acute Stent Malapposition: An Assessment of Dual Antiplatelet Therapy With Drug-Eluting Stents (ADAPT-DES) Intravascular Ultrasound Substudy. J Am Heart Assoc, 2016;5.

［7］Hong MK, Park SW, Lee CW et al. Intravascular ultrasound findings of negative arterial remodeling at sites of focal coronary spasm in patients with vasospastic angina. Am Heart J, 2000;140:395-401.

［8］Mintz GS, Popma JJ, Pichard AD et al. Patterns of calcification in coronary artery disease. A statistical analysis of intravascular ultrasound and coronary angiography in 1155 lesions. Circulation 1995;91:1959-1965.

［9］Mintz GS. Intravascular imaging of coronary calcification and its clinical implications. JACC Cardiovasc Imaging, 2015;8:461-471.

［10］Hong YJ, Jeong MH, Choi YH et al. Impact of plaque components on no-reflow phenomenon after stent deployment in patients with acute coronary syndrome: a virtual histology-intravascular ultrasound analysis. Eur Heart J, 2011;32:2059-2066.

［11］Kobayashi Y, Okura H, Kume T et al. Impact of target lesion coronary calcification on stent expansion. Circ J, 2014;78:2209-14.

［12］Maejima N, Hibi K, Saka K et al. Relationship Between Thickness of Calcium on Optical Coherence Tomography and Crack Formation After Balloon Dilatation in Calcified Plaque Requiring Rotational Atherectomy. Circ J, 2016;80:1413-1419.

［13］Kubo T, Shimamura K, Ino Y et al. Superficial Calcium Fracture After PCI as Assessed by OCT. JACC Cardiovasc Imaging, 2015;8:1228-1229.

［14］Hoogendoorn A, Gnanadesigan M, Zahnd G et al. OCT-measured plaque free wall angle is indicative for plaque burden: overcoming the main limitation of OCT? Int J Cardiovasc Imaging, 2016;32:1477-1481.

［15］Stone GW, Maehara A, Lansky AJ et al. A prospective natural-history study of coronary atherosclerosis. N Engl J Med, 2011;364:226-235.

［16］Cheng JM, Garcia-Garcia HM, de Boer SP et al. In vivo detection of high-risk coronary plaques by radiofrequency intravascular ultrasound and cardiovascular outcome: results of the ATHEROREMO-IVUS study. Eur Heart J, 2014;35:639-647.

［17］Sawada T, Shite J, Garcia-Garcia HM et al. Feasibility of combined use of intravascular ultrasound radiofrequency data analysis and optical coherence tomography for detecting thin-cap fibroatheroma. Eur Heart J, 2008;29:1136-1146.

［18］Kubo T, Imanishi T, Takarada S et al. Implication of plaque color classification for assessing plaque vulnerability: a coronary angioscopy and optical coherence tomography investigation. JACC Cardiovasc Interv, 2008;1:74-80.

［19］Ozaki Y, Ohota M, Ismail TF, et al. Thin cap fibroatheroma defined as lipid core abutting lumen (LCAL) on integrated backscatter intravascular ultrasound – comparison with optical coherence tomography and correlation with peri-procedural myocardial infarction. Circ J, 2015;79:808–817.

[20] Tian J, Ren X, Vergallo R et al. Distinct morphological features of ruptured culprit plaque for acute coronary events compared to those with silent rupture and thin-cap fibroatheroma: a combined optical coherence tomography and intravascular ultrasound study. J Am Coll Cardiol, 2014;63:2209–2216.

[21] Vancraeynest D, Pasquet A, Roelants V, et al. Imaging the vulnerable plaque. J Am Coll Cardiol, 2011;57:1961–1979.

[22] de la Torre Hernandez JM, Hernandez Hernandez F, Alfonso F et al. Prospective application of pre-defined intravascular ultrasound criteria for assessment of intermediate left main coronary artery lesions results from the multicenter LITRO study. J Am Coll Cardiol, 2011;58:351–358.

[23] Fujino Y, Bezerra HG, Attizzani GF et al. Frequency-domain optical coherence tomography assessment of unprotected left main coronary artery disease–a comparison with intravascular ultrasound. Catheter Cardiovasc Interv, 2013;82:E173–183.

[24] Dato I, Burzotta F, Trani C et al. Angiographically intermediate left main bifurcation disease assessment by frequency domain optical coherence tomography (FD-OCT). Int J Cardiol, 2016;220:726–728.

[25] Bech GJ, De Bruyne B, Pijls NH et al. Fractional flow reserve to determine the appropriateness of angioplasty in moderate coronary stenosis: a randomized trial. Circulation, 2001;103:2928–2934.

[26] De Bruyne B, Pijls NH, Kalesan B et al. Fractional flow reserve-guided PCI versus medical therapy in stable coronary disease. N Engl J Med, 2012;367:991–1001.

[27] D'Ascenzo F, Barbero U, Cerrato E et al. Accuracy of intravascular ultrasound and optical coherence tomography in identifying functionally significant coronary stenosis according to vessel diameter: A meta-analysis of 2,581 patients and 2,807 lesions. Am Heart J, 2015;169:663–673.

[28] Usui E, Yonetsu T, Kanaji Y et al. Efficacy of Optical Coherence Tomography-derived Morphometric Assessment in Predicting the Physiological Significance of Coronary Stenosis: Head-to-Head Comparison with Intravascular Ultrasound. EuroIntervention, 2018;13:e2210–e2218.

[29] Galassi AR, Sumitsuji S, Boukhris M et al. Utility of Intravascular Ultrasound in Percutaneous Revascularization of Chronic Total Occlusions: An Overview. JACC Cardiovasc Interv, 2016;9:1979–1991.

[30] Mintz GS, Painter JA, Pichard AD et al. Atherosclerosis in angiographically "normal" coronary artery reference segments: an intravascular ultrasound study with clinical correlations. J Am Coll Cardiol 1995;25:1479–1485.

[31] Steinvil A, Zhang YJ, Lee SY et al. Intravascular ultrasound-guided drug-eluting stent implantation: An updated meta-analysis of randomized control trials and observational studies. Int J Cardiol, 2016;216:133–139.

[32] Elgendy IY, Mahmoud AN, Elgendy AY, et al. Outcomes With Intravascular Ultrasound-Guided Stent Implantation: A Meta-Analysis of Randomized Trials in the Era of Drug-Eluting Stents. Circ Cardiovasc Interv, 2016;9:e003700.

[33] Bavishi C, Sardar P, Chatterjee S et al. Intravascular ultrasound-guided vs angiography-guided drug-eluting stent implantation in complex coronary lesions: Meta-analysis of randomized trials. Am Heart J, 2017;185:26–34.

[34] Shin DH, Hong SJ, Mintz GS et al. Effects of Intravascular Ultrasound-Guided Versus Angiography-Guided New-Generation Drug-Eluting Stent Implantation: Meta-Analysis With Individual Patient-Level Data From 2,345 Randomized Patients. JACC Cardiovasc Interv, 2016;9:2232–2239.

[35] Zhang YJ, Pang S, Chen XY et al. Comparison of intravascular ultrasound guided versus angiography guided drug eluting stent implantation: a systematic review and meta-analysis. BMC Cardiovasc Disord, 2015;15:153.

[36] Mariani J, Jr, Guedes C, Soares P et al. Intravascular ultrasound guidance to minimize the use of iodine contrast in percutaneous coronary intervention: the MOZART (Minimizing cOntrast utiliZation With IVUS Guidance in coRonary angioplasTy) randomized controlled trial. JACC Cardiovasc Interv, 2014;7:1287–1293.

第四篇

［37］Ali ZA, Karimi Galougahi K, Nazif T et al. Imaging- and physiology-guided percutaneous coronary intervention without contrast administration in advanced renal failure: a feasibility, safety, and outcome study. Eur Heart J, 2016;37:3090-3095.

［38］Ali ZA, Maehara A, Genereux P et al. Optical coherence tomography compared with intravascular ultrasound and with angiography to guide coronary stent implantation (ILUMIEN III: OPTIMIZE PCI): a randomised controlled trial. Lancet, 2016;388:2618-2628.

［39］Prati F, Romagnoli E, Burzotta F et al. Clinical Impact of OCT Findings During PCI: The CLI-OPCI II Study. JACC Cardiovasc Imaging, 2015;8:1297-1305.

［40］Soeda T, Uemura S, Park SJ et al. Incidence and Clinical Significance of Poststent Optical Coherence Tomography Findings: One-Year Follow-Up Study From a Multicenter Registry. Circulation, 2015;132:1020-1029.

［41］Ino Y, Kubo T, Matsuo Y et al. Optical Coherence Tomography Predictors for Edge Restenosis After Everolimus-Eluting Stent Implantation. Circ Cardiovasc Interv, 2016;9.

［42］Im E, Kim BK, Ko YG et al. Incidences, predictors, and clinical outcomes of acute and late stent malapposition detected by optical coherence tomography after drug-eluting stent implantation. Circ Cardiovasc Interv, 2014;7:88-96.

［43］Romagnoli E, Gatto L, La Manna A et al. Role of residual acute stent malapposition in percutaneous coronary interventions. Catheter Cardiovasc Interv, 2017;90:566-575.

［44］Habara M, Nasu K, Terashima M et al. Impact of frequency-domain optical coherence tomography guidance for optimal coronary stent implantation in comparison with intravascular ultrasound guidance. Circ Cardiovasc Interv, 2012;5:193-201.

［45］Prati F, Di Vito L, Biondi-Zoccai G et al. Angiography alone versus angiography plus optical coherence tomography to guide decision-making during percutaneous coronary intervention: the Centro per la Lotta contro l'Infarto-Optimisation of Percutaneous Coronary Intervention (CLI-OPCI) study. EuroIntervention, 2012;8:823-829.

［46］Maehara A, Ben-Yehuda O, Ali Z et al. Comparison of Stent Expansion Guided by Optical Coherence Tomography Versus Intravascular Ultrasound: The ILUMIEN II Study (Observational Study of Optical Coherence Tomography［OCT］in Patients Undergoing Fractional Flow Reserve［FFR］and Percutaneous Coronary Intervention). JACC Cardiovasc Interv, 2015;8:1704-1714.

［47］Meneveau N, Souteyrand G, Motreff P et al. Optical Coherence Tomography to Optimize Results of Percutaneous Coronary Intervention in Patients with Non-ST-Elevation Acute Coronary Syndrome: Results of the Multicenter, Randomized DOCTORS Study (Does Optical Coherence Tomography Optimize Results of Stenting). Circulation, 2016;134:906-917.

［48］Otake H, Kubo T, Takahashi H et al. Optical Frequency Domain Imaging Versus Intravascular Ultrasound in Percutaneous Coronary Intervention (OPINION Trial): Results From the OPINION Imaging Study. JACC Cardiovasc Imaging, 2018;11:111-123.

［49］Mintz GS. Intravascular ultrasound and outcomes after drug-eluting stent implantation. Coron Artery Dis, 2017;28:346-352.

［50］van der Hoeven BL, Liem SS, Dijkstra J et al. Stent malapposition after sirolimus-eluting and bare-metal stent implantation in patients with ST-segment elevation myocardial infarction: acute and 9-month intravascular ultrasound results of the MISSION! intervention study. JACC Cardiovasc Interv, 2008;1:192-201.

［51］Prati F, Kodama T, Romagnoli E et al. Suboptimal stent deployment is associated with subacute stent thrombosis: optical coherence tomography insights from a multicenter matched study. From the CLI Foundation investigators: the CLI-THRO study. Am Heart J, 2015;169:249-256.

［52］Qiu F, Mintz GS, Witzenbichler B et al. Prevalence and Clinical Impact of Tissue Protrusion After Stent Implantation: An ADAPT-DES Intravascular Ultrasound Substudy. JACC Cardiovasc Interv, 2016;9:1499-1507.

［53］Matsumoto D, Shite J, Shinke T et al. Neointimal coverage of sirolimus-eluting stents at 6-month follow-up: evaluated by optical coherence tomography. Eur Heart J, 2007;28:961-967.

［54］Guagliumi G, Sirbu V, Musumeci G et al. Examination of the in vivo mechanisms of late drug-eluting stent thrombosis: findings from optical coherence tomography and intravascular ultrasound imaging. JACC Cardiovasc Interv, 2012;5:12–20.

［55］Gonzalo N, Serruys PW, Okamura T et al. Optical coherence tomography patterns of stent restenosis. Am Heart J, 2009;158:284–293.

［56］Kwon SW, Kim BK, Kim TH et al. Qualitative assessment of neointimal tissue after drug-eluting stent implantation: comparison between follow-up optical coherence tomography and intravascular ultrasound. Am Heart J, 2011;161:367–372.

［57］Suzuki Y, Ikeno F, Koizumi T et al. In vivo comparison between optical coherence tomography and intravascular ultrasound for detecting small degrees of in-stent neointima after stent implantation. JACC Cardiovasc Interv, 2008;1:168–173.

第四篇

157

第五篇
血管内超声与动脉粥样硬化病理学

易损斑块的识别与急性冠脉综合征

心血管病在发达国家是主要死亡原因。在我国居民死亡原因中，心血管疾病同样居首位（2016中国心血管病报道），主要表现为急性冠脉综合征（acute coronary syndroms，ACS）和或心脏猝死（sudden cardiac death，SCD）。然而，在这些患者中，很大一部分患者在发病前没有任何临床症状[1]。因此，降低我国急性冠脉综合征和或心脏猝死发病率是一直以来领域内的重大临床难题。然而事实上，预防患者出现上述心血管事件十分困难，需要充分认识事件发生的病理生理机制。既往主要认识ACS或者SCD主要是通过病理尸检结果。既往研究结果显示斑块破裂是导致ACS和或SCD的主要类型，约占70%。研究报道还有一些其他罪犯斑块特征，包括严重狭窄、侵蚀、钙化结节等[2-4]。然而一直以来，大多数诊断技术和治疗策略主要针对易于发生破裂的斑块类型。临床认识的不足与造影的局限性有密切关系。研究显示，造影通常能够诊断明显的已经发生破裂的斑块，但想要识别斑块发生破裂前的"不稳定斑块"却很难。造影回顾性研究结果显示，对发生不稳定心绞痛患者分析造影结果时，基线管腔发生严重狭窄（狭窄大于50%）的患者仅占不到1/3[5, 6]。研究结果提示仅仅通过造影结果判断斑块稳定性，预测未来发生事件的可能性很小。需要其他更能说明冠状动脉管壁病变特征的影像学技术来实现。

血管内超声（intravascular ultrasound，IVUS）以及光学相干断层成像技术（optical coherence tomography，OCT）是继血管镜（angioscopy）之后，具有高分辨率的腔内影像技术，如前文所介绍的成像原理，图像解读等内容中所提到，由于IVUS是基于血管壁成像，能够大大弥补造影只能显示管腔狭窄程度的不足，提供斑块组成成分，甚至斑块破裂[7-9]。

临床介入医生和心血管病理学家将导致冠状动脉血管闭塞和心脏猝死的斑块定义为"罪犯斑块"，这个定义与组织病理学的特征无关。在罪犯斑块中，斑块破裂最早被关注。20世纪70年代以前，很多关于罪犯斑块的小样本研究分别记载了不同研究者眼中的罪犯斑块类型，没有统一的分类标准。相反，专家们能够达成统一共识的是将容易导致血栓形成的斑块和容易急速进展的斑块定义为"易损斑块"[10-12]。

通过对易损斑块特征的仔细研究发现，导致急性冠脉事件的易损斑块都有较大的脂质核心，表面覆盖薄纤维帽并聚集大量的巨噬细胞。虽然"易损斑块"这个定义一直延续应用，然而由于罪犯斑块的发生机制不同，用上述易损斑块的特征去定义所有患者显然是不准确的。因此，专家推荐应该将那些容易导致血栓形成和斑块快速进展的斑块纳入进来，充分分析斑块组成成分，拓宽对于"易损斑块"的理解。当然重新定义易损斑块的特征还需要临床研究和基础研究数据的进一步丰富，至少现在对于除了斑块破裂以外的罪犯斑块形成机制认识不足。在本文中，主要以斑块破裂类型进行详细解读，同时，结合最新的急性冠脉综合征罪犯病变的IVUS和其他腔内影像学研究结果尝试分析其他类型的罪犯斑块。

如何能够解释什么样的斑块易损性更高？另外什么样的易损斑块容易发生破裂，导致急性冠脉事件？（同理其他罪犯斑块）专家们相信能够通过基于IVUS和其他腔内影像学技术有目的进行队列研究是获取斑块破裂前信息的重要、有效途径。

第一节 重构与动脉粥样硬化

（一）重构的定义

重构是动脉粥样硬化发生发展过程中发生的的冠状动脉血管壁的变化。血管代偿性扩张引起的外弹力膜横断面积增大称为正性重构（图5-1-1-1 A，B，C），血管皱缩引起外弹力膜横断面积的减小称为负性重构[13]（图5-1-1-1 D，E，F）。IVUS研究显示，易损斑块的形成、急性冠脉综合征的发生与血管正性重构和斑块负荷密切相关[14, 15]。不同的研究对血管重构有不同的定义方法，较为经典的有：

1. 重构指数=病变段外弹力膜横断面积/参考段外弹力膜横断面积。如果重构指数>1，即病变段外弹力膜横断面积>参考段外弹力膜横断面积，为正性重构。如果重构指数≤1，即病变段外弹力膜横断面积≤参考段外弹力膜横断面积，为无或负性重构[16]。

2. 重构指数>1.05为正性重构，重构指数<0.95为负性重构，重构指数在0.95和1.05之间为无重构[17]。

3. 病变段外弹力膜横断面积>近端参考段外弹力膜横断面积为正性重构，病变段外弹力膜横断面积<远端参考段外弹力膜横断面积为负性重构，病变段外弹力膜横断面积在近端和远端参考段外弹力膜横断面积之间为中性（或无）重构[18]。

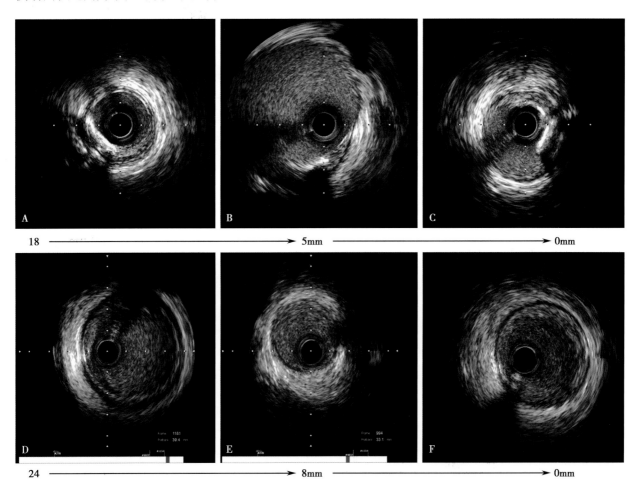

图5-1-1-1　患者IVUS成像可见前降支近（A）、远段（C）参考血管段血管直径分别为3.44mm和3.96mm；中段（B）血管，直径迅速增粗，EEM最大血管直径为6.2mm。重构指数为1.68，为正性重构的血管特征；另一患者IVUS成像可见近（D）、远段（F）参考血管段血管三层结构，近中段（E）血管直径迅速减小，重构指数小于0.95，为负性重构的血管特征

值得注意的是，这些定义均是通过与近端及远端参考段进行比较的。参考段的选择很大程度上会影响对重构的判断[19]。选择参考段除了考虑较少的病变（斑块负荷）之外，还要考虑血管楔形渐变、分支、钙化及严重狭窄致远端血流灌注不足等对参考段选择的影响，而且参考段本身也可能已是伴随重构变化的[20-23]。为了避免近端及远端参考段选择上的不足之处，通常参考段的外弹力膜横断面积取近端和远端参考段外弹力膜横断面积的平均值，即"理论中间值"[22, 23]。IVUS还可以通过测量病变部位和参考段的斑块负荷情况进行重构评价，其公式是：（参考段管腔横断面积–病变部位管腔横断面积）/（病变斑块中膜横断面积–参考段斑块中膜横断面积）[24]。

（二）重构与冠状动脉粥样硬化发生发展

在体冠状动脉IVUS研究已经证实在尸检研究中发现的病变段外弹力膜横断面积的变化与斑块横断面积及斑块负荷具有相关性[25, 26]。人们通常会错误的认为动脉粥样硬化的进展会直接导致血管管腔横断面积的直接减少。血管内超声经常在冠状动脉造影显示正常或非狭窄段内，发现弥漫的动脉粥样硬化伴有一定程度的斑块负荷[26]。有研究显示大约75%的动脉粥样硬化斑块存在于非狭窄段或参考段内[27]。动脉粥样硬化病变处管腔横断面积的变化与外弹力膜横断面积的变化相关程度更高[28]。为了解释动脉粥样硬化斑块的进展影响到管腔的大小，外弹力膜横断面积增大而发生了正性重构的现象。

我们可以用外弹力膜横断面积/斑块中膜横断面积的比值来理解这一现象。外弹力膜横断面积/斑块中膜横断面积的比值可以表明重构的方向和程度：当比值＞1时，为过度的正性重构，这时管腔横断面积将增加；比值＝1时，是理想的完美正性重构，外弹力膜横断面积的增加恰好等于斑块横断面积的增加，而管腔横断面积不变；比值＜1时，不足的正性重构，外弹力膜横断面积的增加不足而导致管腔横断面积减少；比值＜0时为负性重构。在同等管腔横断面积的血管内，负性重构的斑块负荷比正性重构更少[13]。一项应用血管内超声对冠状动脉粥样硬化斑块进行随访的研究中显示，如果斑块进展，外弹力膜的体积增加并不显著，但管腔体积显著下降；而在斑块消退组中，外弹力膜体积显著下降，管腔容积显著增加[29]。

（三）正性重构的意义

早期病理学研究提示了正性重构明显与斑块破裂和血栓形成相关[30, 31]。通过血管超声研究发现，急性冠状动脉综合征患者罪犯病变发生正性重构的几率明显高于稳定型心绞痛患者，而且更严重的正性重构通常伴随多发的斑块破裂和弥漫复杂的斑块[32]。联合血管内超声和光学相干断层成像的研究中显示，正性重构的病变在整个病变长度上表现出较高的易损斑块和斑块破裂及血栓的发生率，其斑块特点表现为纤维帽更薄，富含脂质斑块更多，斑块负荷更重[14, 33]。

正性重构的罪犯病变斑块在经皮冠状动脉介入治疗后，术中出现无复流、术后肌酸激酶同工酶升高的可能性明显升高[34, 35]。有正性重构罪犯病变的急性心肌梗死患者，在接受溶栓治疗后1个月内复发心绞痛的几率相应会增高[36]。

不管是金属裸支架或者是药物洗脱支架，正性重构的病变在支架植入后均有更严重的新生内膜增生情况发生[37]。在急性冠脉综合征患者中，正性重构也可预测严重心血管不良事件[38-40]。在心肌梗死患者中，因正性重构通常伴有弥漫复杂斑块，可导致心肌梗死后不良事件的增加[41]。

综上，同无或负性重构病变相比，正性重构的病变在病理生理学上可以理解为一种病变激活的状态，患者更倾向于出现不稳定的临床情况。

（四）关于负性重构

关于负性重构的发生仍存在一些争议，由于缺乏连续性的早期斑块的研究，目前没有办法详尽地了解负性重构的发生发展过程。一些对于早期动脉粥样硬化的研究提示负性重构可能发生在冠状动脉病变早期。研究显示在稳定的冠心病患者中，约一半的临界病变仍为负性重构[20, 42]。

负性重构可能与年龄及钙化沉积量相关，也更常见于吸烟患者[21, 31]。负性重构还常见于冠状动痉挛、开口或分叉狭窄部位[43,44]。对于一些冠状动脉开口病变，负性重构可能导致狭窄但不伴有任何动脉粥样硬化[45]。虽然急性冠状动脉综合征罪犯病变更常见正性重构特征，但并非所有的急性冠状动脉综合征患者的罪犯病变都发生了正性重构。例如斑块或血管壁可能出现了血管内超声无法识别的侵蚀病变等。

值得注意的是，使用胰岛素可能影响冠状动脉粥样硬化斑块的重构。糖尿病患者特别是使用胰岛素治疗者，可能更多见负性重构[24,42]。糖尿病患者小血管病变往往是负性重构而非动脉粥样硬化斑块累积的结果。

第二节 易损斑块与急性冠脉综合征

一、易损斑块与斑块破裂

容易发生破裂的易损斑块，通常具有下列病理学特征：①病理最薄纤维帽厚度<65um伴随大的脂质核、坏死核心（40%）。灰阶IVUS不能可靠地评价斑块的脂质核或坏死核心，但光谱频率分析可能增加斑块成分评价的准确度；IVUS的分辨率（最佳状态下100μm）限制了它对薄纤维帽斑块纤维帽厚度的测量及对这种斑块的识别，特别是当这个纤维帽是完整的，其表面纤维帽和下面斑块难以区分；②管腔狭窄。在斑块基础上，管腔面积的减小可能通过斑块表面剪切力的变化增加易损性。而严重狭窄的斑块无论是否伴随缺血证据，都等同于易损斑块[41]。由于OCT的出现，使得评价管腔面积更加准确。在OPUS-CLASS研究中，分别对比造影指导下、IVUS指导下及OCT指导下对于管腔尺寸测量的差异，发现OCT组最接近真实的管腔直径，QCA分析偏小，而IVUS组偏大（比实际尺寸高出9%）[46]；③炎症。导致斑块破裂的易损斑块常常有巨噬细胞聚集[47]。IVUS不能发现斑块的炎症反应，而OCT可能弥补IVUS在该方面的不足，能够在一定敏感性和特异性上反映纤维帽中巨噬细胞含量[48]。在OCT图像当中，巨噬细胞表现为；④斑块下面特征性改变作为易损斑块的次要诊断标准，如斑块内出血（近红外光谱技术，NIR spectroscopy，可能对诊断准确性更好）；点状或弥漫性钙化（不足以增加斑块稳定性，尽管容易破裂斑块中没有任何钙化的情况也很罕见；斑块内富含滋养血管；⑤重构。第一个部分已经详细说明IVUS评价血管重构情况有助于阐明动脉粥样硬化发展过程。多数不伴有明显狭窄的病变在管腔受限前，冠脉能够通过正性重构适应性进行补偿。因此，正性重构被认为是稳定斑块的自身调节方式，然而，通过对不伴有明显狭窄的斑块破裂进行分析，正性重构可能是易损斑块的特征，在斑块进展过程中发挥重要作用[49,50]。Maehara等通过对254名患者的300个斑块破裂进行IVUS研究，分析结果证实上述关于重构对易损斑块、斑块破裂的影响。斑块破裂IVUS表现为偏心，正性重构，深度钙化，但没有明显的管腔受累[51]。即使如此，由于缺乏对于同一个斑块破裂前的病变多个时间点动态研究数据，（如正性重构、负性重构对动脉粥样硬化进展），因此易损斑块形成、易损斑块发生破裂的真正作用目前还不能下定论。需要建立前瞻队列研究进一步阐明。

目前已经通过IVUS建立了易损斑块的影像学特征，包括：①灰阶IVUS不能像病理组织学那样准确确定斑块成分，但多个研究一致显示ACS病变比稳定性心绞痛患者更多见低回声斑块（软斑块）[10,48-50]。衰减越接近管腔，提示坏死核心越容易破裂；②IVUS回声透亮斑块提示相对较小的坏死核心或脂质池的存在，越接近管腔，提示坏死核心越容易破裂；③IVUS点状钙化，IVUS研究中不稳定病变中很少见弥漫钙化。最近，一些研究显示急性心肌梗死患者中更常见点状钙化，尤其是位置较浅表的点状钙化多在坏死核心内。

二、斑块破裂与ACS

急性冠脉综合征（ACS）是导致冠心病患者死亡率以及未来心血管事件的主要原因[41,51]。斑块

第五篇

破裂是ACS最主要的罪犯斑块类型。目前可用于诊断斑块破裂的影像学技术包括冠脉CTA、冠脉造影（CAG）、血管内超声（IVUS）、光学相干断层成像（OCT）等。

1. 冠脉造影的局限性　组织病理上，斑块破裂（PR）的典型表现为血管内膜连续性中断。冠状动脉造影（CAG）是心血管介入领域的基本技术方法，主要通过识别突出管腔结构的龛影，或突入管腔的裂隙进行诊断。Seimiya，K等对348例ACS患者进行研究，仅有72例（20.7%）患者能够观察到明确的斑块破裂[52]。可见，通过CAG诊断PR的敏感性偏低。

2. IVUS评价斑块破裂　在IVUS检查过程中，通过回撤超声导管，可获得一系列连续的横断面图像，能清晰地展示出斑块破裂（PR）的纵向形态及与周围组织的轴向关系[53]。同时，IVUS对破裂斑块的检测与病理学结果一致，斑块破裂的空腔与管腔相连，周围是残留的纤维帽[21, 51-54]。与易损斑块相比，由于残留的纤维帽远小于100微米，超过IVUS的分辨率。大约2/3的斑块破裂发生在肩部，邻近血管壁，只有1/3发生在斑块中部[51]（图5-1-2-1　A，B）。

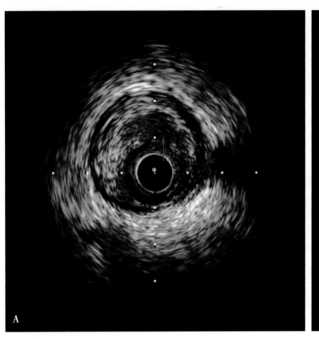
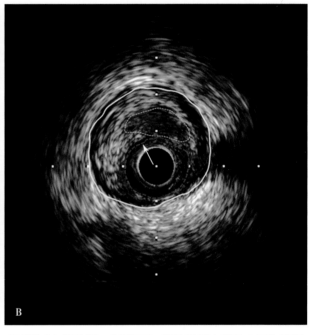

图5-1-2-1　IVUS斑块破裂的影像；图A为斑块破裂原图，星号为IVUS导管；在图B同一斑块破裂中黄色实线为外弹力膜（EEM），红色虚线为管腔内膜（Lumen），绿色虚线为破裂内腔，白色箭头所指为斑块破裂口所在

（1）斑块破裂的形态与位置：Tanaka等通过IVUS建立PR部位与ACS类型及TIMI血流之间的关系，根据PR在斑块上的位置，将ACS患者的PR病变分为三种破裂类型：破口位于斑块近段、破口位于斑块中段、破口位于斑块远段。研究发现破裂位于近段患者，93%的患者发生了STEMI，86%TIMI血流0级，显著高于另外两组（STEMI 67%、65%；TIMI0级 50%、31%）。可能机制为破口位于斑块近段的类型由于逆向血流，更易造成血管闭塞，与STEMI和冠状动脉血流中断（TIMI 0级）密切相关。Lee等将PR分为上游PR、最小管腔面积（MLA）PR及下游PR，也得到了类似的研究结果。数据表明，3类PR的发生率分别为56%、16%、28%；其中上游PR发生AMI的概率明显高于MLA-PR及下游PR（65.7% vs. 55.0% vs. 40%）[54]。相比IVUS，OCT由于高分辨率使得判断斑块破裂口，破裂口方向等细微结构更具优势。Yasushi Ino等根据破口方向与血流方向的关系，将斑块破裂分为近端类型的斑块破裂（破口方向逆血流方向）、远端类型的斑块破裂（破口方向沿着血流方向）及中段类型的斑块破裂（破口方向在斑块中央），并且发现相较于NSTEACS人群，STEMI患者中近端类型的斑块破裂更常见[55]。该团队的另外一项OCT研究发现，无症状的CAD患者和NSTEMI人群相比，斑块破裂的形态与位置也并不完全相同，但并无统计学差异[56]。

（2）斑块破裂的最新分类：Peter Libby在最新发表的文章中对斑块破裂提出了新分类方法，他根据有无炎症反应的参与，将斑块破裂分为两种类型：①炎症斑块破裂型；②无炎症斑块破裂型[57]（图5-1-2-2 A，B）。

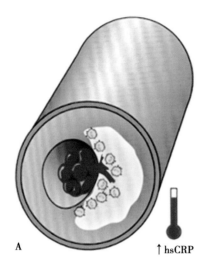
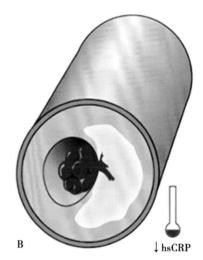

图5-1-2-2　Peter Libby等通过OCT诊断罪犯斑块为斑块破裂的患者，按照超敏C反应蛋白升高情况进行分析，发现hsCRP升高组斑块破裂巨噬细胞含量明显高于hsCRP未升高组；因此，对斑块破裂提出了新分类方法，根据有无炎症反应的参与，将斑块破裂分为两种类型：A：炎症斑块破裂型；B：无炎症斑块破裂型

1）炎症斑块破裂型：关于炎症型斑块破裂导致急性冠脉综合征的证据比较充分。许多研究表明系统性炎症反应是斑块不稳定及血栓形成的主要调节机制。另外，巨噬细胞对于纤维帽基质的降解是促进斑块破裂的重要影响因素。许多研究也表明斑块破裂伴有局部炎症，血C反应蛋白升高。CANTOS研究发现标准药物治疗基础上，IL-1β单克隆抗体卡纳单抗的应用可将C反应蛋白>2mg/dl、有心肌梗死病史者的心血管事件发生风险进一步降低15%，首次直接证明抗炎药物可以减少心血管疾病的发病率[58]。这一结果表明，精确地识别伴或不伴炎症的斑块破裂导致的冠脉血栓，对临床抗炎治疗有重要地指导作用，对改善ACS患者的预后有重大意义。目前而言，IVUS并不能很好地识别巨噬细胞，仅有高分辨率的OCT能够对纤维帽中的巨噬细胞进行定性或定量分析。

2）非炎症斑块破裂型：有些患者的斑块破裂没有大量的炎症细胞聚集，也没有血C反应蛋白升高。这种类型的急性冠脉综合征也是目前研究比较少。一方面可能与交感神经兴奋，儿茶酚胺释放增加，促进了斑块破裂、血小板活化、血液高凝及微血管强烈收缩[59]。另一主要机制可能与脂核中胆固醇结晶形成有关，胆固醇结晶的形成不仅增加了斑块破裂和血栓形成的危险，同时可以激活体内的炎症体，导致活化的IL-1β and IL-18的产生[60]。

虽然IVUS技术广泛应用于指导ACS患者诊断和治疗方面，但其对微细结构图像的分辨却受限。对于胆固醇的识别而言，高分辨率的OCT显然更具有优势。

3）静息斑块破裂、多发破裂：上述研究局限性在于仅对罪犯病变血管或者罪犯病变斑块的IVUS研究结果。事实上很多造影研究发现，当对罪犯血管进行PCI后数月，仍有一部分患者再次出现冠脉事件，其中原因并非是已经处理的血管段。而且基线时造影不明显的非罪犯血管或非罪犯斑块中ACS发生率为20%稳定性心绞痛患者中ACS发生率小于5%[61-65]。造影很难解释上述临床表现，什么原因导致ACS患者的非罪犯血管段也可能未来出现事件，什么原因导致稳定型心绞痛患者的稳定斑块快速进展。IVUS可能作为一种安全的技术，阐明整个冠脉血管的稳定性。

病理组织学研究发现斑块破裂表面的血栓形成临床可能没有症状，但斑块进展是最终导致管腔狭窄的重要原因[66,67]。Maehara等报道20%~25%的斑块破裂发生于稳定性心绞痛或无症状患者。Hong等一个尚未发表的研究显示，27%发生了靶病变斑块破裂，5%有远程斑块破裂，6%有多处斑块破裂。猜

第五篇

测斑块破裂是冠状动脉狭窄形成的一个机制，并不一定导致急性事件[60-63]。Fujii等[55]比较了ACS罪犯病变的破裂斑块和其他斑块破裂的形态学特征。多变量回归分析显示，最小管腔面积（MLA）和血栓是ACS患者破裂斑块的独立预测因素。研究证实斑块破裂本身可能不导致任何症状。静息斑块破裂的概念逐渐得到认可。

不同的IVUS研究报告的ACS或者罪犯病变斑块破裂发生率不同。总体而言，其发生率大约在略微小于50%水平，这低于病理学的发现[50, 54, 59]。一项最新的数据，共纳入全球范围内22个尸检研究，其目的是明确导致急性冠脉事件罪犯斑块的病理学特征，本研究共对1847支冠状动脉进行了组织学分析，研究发现：在不同的临床表现中（AMI：79%；心脏性猝死：65%），不同的年龄组中（>60岁77%，<60岁64%），或不同性别中（男性76%，女性55%），还是不同地域（亚洲81%，欧洲72%，美国68%）[68]。

Rioufol等报告了24名ACS患者的3支血管IVUS影像发现，其中共有50个斑块破裂，9个见于罪犯病变（37.5%），41个见于非罪犯病变部位，包括16名患者有两支动脉发生斑块破裂，3名患者有三支动脉发生斑块破裂。最近，由于OCT的出现，凭借高分辨率使得诊断斑块破裂以及其他罪犯病变类型更具优势。OCT图像上斑块破裂的定义为：脂质斑块的纤维帽连续性中断，伴空腔形成。贾海波等通过OCT研究对ACS的罪犯斑块进行报道，斑块破裂、斑块侵蚀及钙化结节分别占ACS罪犯病变的43.7%、31.0%、7.9%[69]。

三、斑块侵蚀与ACS，以及其他可能的易损机制

针对冠脉血栓所致心源性猝死患者的研究表明，斑块破裂（plaque rupture，PR），斑块侵蚀（plaque erosion，PE）和钙化结节（calcified nodule，CN）是致命性血栓形成的三大主因，所占比例分别为55%~60%、30%~35%、2%~7%[70]。侵蚀一定程度上是一个组织病理学上的排除诊断[18, 46, 47]。它没有纤维帽，很少见钙化，没有正性重构，典型特征是没有内皮，很少有炎症。侵蚀更常见于年轻吸烟女性。当IVUS发现没有正性重构，没有组织病理学特征时可能提示侵蚀存在。OCT对斑块侵蚀的定义和分类主要基于纤维帽的完整性和血栓的存在与否，并结合斑块侵蚀的病理学特征和OCT的成像优势，将斑块侵蚀分为明确的斑块侵蚀和可能的斑块侵蚀。OCT对斑块侵蚀是一种排除性诊断。

另外一种更少见的易损斑块是表面钙化结节，位于斑块纤维帽内或非常接近。这个结构可以外伸导致纤维帽破损。在PROSPECT研究中，应用IVUS对钙化结节（定义为不规则和突出管腔表面）的形态学特征进行分析，结果显示伴三支血管病变的ACS患者钙化结节发生率更高[71]。该研究分析了250名患者的1573支动脉，发现了314个钙化结节，钙化结节在冠脉血管中的发生率为17%，在患者中的发生率为30%。OCT图像上钙化结节的定义为发生纤维帽破裂的钙化斑块，这些钙化斑块主要特征为结节样钙化突出到管腔内，浅表钙化，病变近端或远端可见严重钙化。

第三节　钙化与易损斑块、急性冠脉综合征

冠状动脉钙化（coronary artery calcification，CAC）是动脉粥样硬化后期常见病理表现。最新观点认为钙化是由多因素调节、主动且动态变化的病理过程。冠状动脉钙化会导致心脏冠状动脉血管顺应性降低、血管缩舒反应异常，影响心肌细胞灌注。多个临床研究认为钙化病变的严重程度与心血管事件的发生率及预后呈正相关，严重钙化病变也是介入的难点之一。

IVUS是通过超声波反射形成血管横断面影像，钙化病变在IVUS中表现为高回声后方有声影，而微小钙化表现为高回声区域。IVUS与冠状动脉造影相比，在检测CAC方面更加准确，其敏感性和特异性可达90%~100%和99%~100%。最新研究指出钙化病变的特征对冠状动脉CTA在腔内评估的准确性有影响[72]。虽然针对单个斑块组成，冠脉CTA与虚拟组织学血管内超声（VH-IVUS）有相似的精确度，然而冠状动脉CTA不能精确地对斑块进行分类并识别薄纤维帽脂质斑块（thin-cap fibroatheroma，TCFA），高风险斑块可能被错误分类或忽略[73]。利用IVUS有助于准确评估钙化病变、选择介入治疗策

略以及评价介入治疗的预后。IVUS因其较高的穿透力，使其在左主干病变、静脉桥血管病变以及开口病变中有着独特优势。

（一）IVUS在评估钙化病变中的应用

根据所探测组织性质不同，IVUS测量到的信号有不同的特点，人们利用这一特点研究检测出体内血管斑块的性质，包括有纤维斑块、纤维脂质斑块、脂质核心和钙化斑块。IVUS相对冠脉造影，在敏感性、定量以及定位能力上均有显著提高[74]。Tanaka等对1155个冠脉病变进行分析发现，IVUS对钙化病变检测的敏感度达90%，而造影的敏感性仅为50%。IVUS定位能力显著优于冠脉造影，可区分出浅表性以及深部钙化，测量钙化弧度和轴线长度。OCT技术是近年来发展起来的另一项血管内成像检查手段，钙化病变在OCT成像中表现为境界清楚地低信号图像，其检出钙化率为96%，特异性为96%。OCT由于其高达10~20μm的分辨率，能测量钙化面积。同时，OCT具备无声影效应，能评价钙化病变整体以及钙化后部病变。但OCT在近红外光穿透性能力较差，只能达到组织2mm水平。IVUS与其相比在深部钙化病变、血管腔较大以及同轴性不好的情况下可以获得理想的图像。

灰阶IVUS中的钙化斑块特点是强回声伴声影，同时钙化范围能根据几个指标分级：1级：占据0~1个象限（0°~90°）；2级：占据2个象限（91°~180°）；3级：占据3个象限（181°~270°）和4级：占据4个象限（271°~360°）。根据钙化位置的不同可分为：①表浅钙化：钙化斑块位于管腔内膜内；②深部钙化：钙化斑块位于中膜或外膜；③也存在同时位于表浅和深在部位的钙化（图5-1-3-1 A，B）。

1. 点状钙化　点状钙化（spotty calcification）可能是主动的病理表现，反映斑块中的炎症状态，与不稳定斑块相关。点状钙化在IVUS的定义是指弧度小于90°、长度为1~4mm的钙化病变（图5-1-3-1 C）。Fujii等应用IVUS观察斑块破裂的钙化形态，发现尽管表浅钙化面积小于稳定斑块，但点状钙化以及深部钙化更多。而一项针对稳定病变点状钙化的IVUS系列研究发现点状钙化是斑块进展的标志。

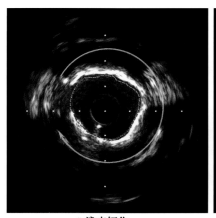 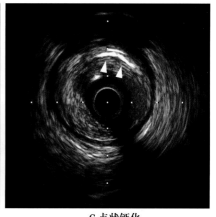

A 浅表钙化　　　　　B 深层钙化　　　　　C 点状钙化

图5-1-3-1　IVUS所示不同伴有回声阴影的高回声斑块，钙化斑块。根据钙化位置的不同可分为：A：表浅钙化：钙化斑块位于管腔内膜内，浅表钙化以及深层钙化，IVUS声影前缘出现在斑块厚度管腔侧50%以内。因钙质密度高，超声到达钙化表面时，可完全或大部分被反射。红色虚线为管腔内膜（lumen），绿色实线示钙化角度超过三个象限；B：深部钙化：钙化斑块位于中膜或外膜，IVUS声影前缘出现在斑块厚度外弹力膜侧50%以内，红色虚线为管腔内膜（Lumen）；C：点状钙化（白色箭头所示），点状钙化在IVUS的定义是指弧度小于90°、长度为1-4mm的钙化病变

2. 钙化结节　钙化结节是急性冠脉综合征（acute coronary syndrome，ACS）的病理机制之一，占急性血栓形成的2%~7%。最新研究通过匹配IVUS影像和病理切片，发现IVUS可识别钙化结节的IVUS特征为：①管腔表面凸起；②钙化突入管腔；③管腔表面不规则；④钙化边缘不规则（图5-1-3-2 A）。与IVUS相比，由于OCT分辨率更高，尽管缺少IVUS与OCT对于罪犯病变性质的对比研究，包括钙化结节在内的罪犯斑块诊断似乎OCT更有优势（图5-1-3-2 B）。

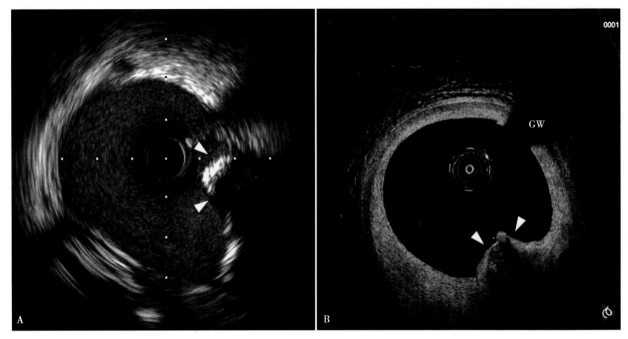

图5-1-3-2　图A所示箭头指示为IVUS可识别的钙化结节，其图像特征为：①管腔表面凸起；②钙化突入管腔；③管腔表面不规则；④钙化边缘不规则；图B所示为对应高分辨率OCT，钙化结节影像特征。两者都能够诊断有钙化结节导致的罪犯病变，然而OCT由于分辨率更高，使得诊断更容易。GW为OCT导丝伪影

（二）IVUS在不同钙化病变中的应用

IVUS在钙化病变介入术前的应用包括明确病变性质、钙化病变的管腔大小以及确定钙化弧长、长度以及深度位置，从而为介入策略、器械选择以及是否需要旋磨技术提供依据。术后IVUS可以提供诸如支架扩张程度、贴壁程度以及是否有夹层等信息。由于IVUS无法穿透钙化病变，因此无法评估钙化病变厚度和体积，同时不能准确测量钙化的深度，这是IVUS评价钙化病变的不足。

对慢性稳定心绞痛患者行IVUS检查发现75%患者狭窄病变中可见钙化，其钙化弧度平均超过100°。相反，在急性冠脉综合征（ACS）病变中钙化角度较小，钙化位置更为深在，且钙化负荷更轻。一项最新的研究表明即使钙化评分是0分，与稳定性心绞痛患者相比，ACS患者的斑块负荷和易感性都是增加的。因此，即使尚未发生冠状动脉钙化，也不能排除ACS患者存在的动脉粥样硬化斑块负荷与之相关[75]。

ADAPT-DES是一个前瞻性的多中心注册研究，包含一系列应用药物洗脱支架成功进行PCI的8582例患者，其中VH-IVUS研究包括638例罪犯病变的PCI术前和术后的VH-IVUS影像。研究显示虽然冠脉血管钙化负荷增加，并且在VH-IVUS中观察到的病变形态更为复杂，但VH-IVUS观察结果与不良临床预后无关，这可能与积极的PCI介入优化支架扩张相关[76]。此外，最近一项关于使用药物洗脱支架治疗左主干末端非真正的分叉病变的研究发现，罪犯病变中钙化斑块的出现似乎是非真正分叉损伤中回旋支开口损害的因素，特别是当钙弧为大于60°时[77]。另一项研究评估了86例造影显示冠脉左主干显著狭窄患者的IVUS影像。结果显示负性重塑可能是搭桥手术近端病变进展的主要机制，另外左主干病变患者冠状动脉旁路移植术（CABG）术后与非CABG患者相比钙化程度更高[78]。

（三）IVUS在钙化力学中的应用

1. 钙化和斑块负荷　病理学和IVUS均发现钙化是斑块负荷的一个重要指标，冠状动脉钙化很少在没有动脉粥样硬化时发生。IVUS检查总斑块负荷和总钙化量呈正相关。总斑块负荷是患者预后和发生事件的决定因素，可以推测出更大的斑块负荷促进不稳定病变的发生和发展。最新一项研究使用解剖和腔内相关标志物联合IVUS技术对冠脉钙化进展做了长达五年的随访和分析。通过IVUS显示类似钙化的支

架内和支架外节段，坏死核心是钙化最常见的前兆。有研究提到，最大的钙化常常出现在斑块破裂愈合处，其次是纤维斑块、TCFA、破裂斑块，而在斑块侵蚀和PIT处钙化最少。有研究显示在死于急性心肌梗死患者中的最大钙化常存在于≥1支冠状动脉，＞50%的狭窄处。严重的钙化斑块使得该血管段顺应性降低，而点状钙化预示着稳定性冠状动脉病变有进展。

2. 钙化和斑块不稳定性 应用人体尸检病例中的冠状动脉斑块制作的生物力学模型，提示破裂斑块或稳定斑块中的钙化并不能增加该纤维帽的剪切力。另一方面，有研究发现薄纤维帽中的微钙化通过增加局部应力，导致斑块组织交界处脱离，进而促进斑块破裂。钙化结节可能使得纤维帽破裂导致血栓形成。再发斑块破裂和出血可能导致纤维钙化病变发生堵塞，这在稳定性心绞痛和猝死患者中多见。在临床影像学研究和急性冠脉综合征患者的尸检研究中，研究者们又发现与稳定斑块相比，破裂斑块或不稳定斑块中钙化反而较少。

在猝死患者的病理学研究中，超过50%的薄纤维帽动脉粥样硬化没有钙化或者只有点状钙化，但实际上破裂斑块中点状钙化比例达65%（其他为分散或弥漫性钙化）。易损斑块中钙化是否存在和严重程度具有很大的变异性，而且各种钙化的存在形式没有特异性。同时，体外生物机械模型研究显示：同脂质池相反，脂质池明显增加纤维帽张力，但钙化对动脉粥样硬化机械稳定性没有作用，尽管少、中量钙化斑块最容易发生破裂。另一项IVUS的研究分析发现，钙化在病变内的不同分布情况对介入治疗的预后影响不同，浅表钙化分布的象限越大，发生贴壁不良和非Q波心肌梗死的可能性越大。

在一项253例患者的研究中，通过IVUS在冠状动脉分支的近端和远端段识别斑块成分（纤维、纤维脂肪、坏死核心和致密钙）。并且根据Murray定律计算主干与分支血管的比率，高Murray比值表示低剪应力。这项研究表明，Murray比值的偏离与冠状动脉分叉附近的高度钙化相关，这就解释了某些患者容易在血管分支附近形成斑块[79]。

（四）IVUS在研究钙化临床因素中的应用

早期有研究指出虽然尼非地平可以缓解高血压患者的钙化进展，但包括他汀类的其他药物对钙化没有明确的干预作用。而最新的研究应用IVUS对他汀类药物进行了一系列前瞻性随机试验的研究，该研究对冠心病患者的斑块体积和钙化连续性病变进行了测量。研究显示，他汀类药物促进冠状动脉粥样硬化钙化的产生，为他汀类药物指导稳定斑块的斑块消退产生了推动作用[80]。

年龄可能是不稳定和稳定斑块之间重要的预测因子。钙化、斑块稳定性与年龄之间往往成反比。虽然，与那些稳定斑块相比，40岁患者的斑块破裂和薄纤维帽脂质斑块有着更大的钙化，但50岁和60岁患者相比无差异。相反，70岁患者中，稳定斑块中的钙化比不稳定斑块中的更大。最新的研究回顾性分析383例稳定型心绞痛患者的血管造影并进行行OCT成像，其中128例同时接受了IVUS检查。稳定性心绞痛患者中的男性和女性，多模态成像评估斑块特征无差异。这项发现表明，不论性别如何，对于心血管疾病必须采取积极的一级和二级预防措施[81]。同时，IVUS和OCT的联合也为评价钙化进程和斑块与中膜收缩率提供了一个独特研究视角[82]。

（于　波）

参考文献

［1］Myerburg RJ, Interian A, Jr, Mitrani RM, Kessler KM and Castellanos A. Frequency of sudden cardiac death and profiles of risk. Am J Cardiol, 1997;80:10F–19F.

［2］Virmani R, Kolodgie FD, Burke AP, Farb A and Schwartz SM. Lessons from sudden coronary death: a comprehensive morphological classification scheme for atherosclerotic lesions. Arterioscler Thromb Vasc Biol,, 2000;20:1262–1275.

［3］Falk E, Shah PK and Fuster V. Coronary plaque disruption. Circulation, 1995;92:657–671.

［4］Davies MJ. A macro and micro view of coronary vascular insult in ischemic heart disease. Circulation, 1990;82:II38–1146.

［5］Ambrose JA, Winters SL, Arora RR, Eng A, Riccio A, Gorlin R and Fuster V. Angiographic evolution of coronary artery morphology in unstable angina. J Am Coll Cardiol, 1986;7:472–478.

［6］Moise A, Theroux P, Taeymans Y, Descoings B, Lesperance J, Waters DD, Pelletier GB and Bourassa MG. Unstable angina and progression of coronary atherosclerosis. N Engl J Med, 1983;309:685–689.

［7］Moriuchi M, Saito S, Takaiwa Y, Honye J, Fukui T, Horiuchi K, Takayama T, Yajima J, Shimizu T, Chiku M, Komaki K, Tanigawa N, Ozawa Y and Kanmatsuse K. Assessment of plaque rupture by intravascular ultrasound. Heart Vessels, 1997;Suppl 12:178–181.

［8］Nagai T, Luo H, Atar S, Lepor NE, Fishbein MC and Siegel RJ. Intravascular ultrasound imaging of ruptured atherosclerotic plaques in coronary arteries. Am J Cardiol, 1999;83:135–7, A10.

［9］von Birgelen C, Klinkhart W, Mintz GS, Papatheodorou A, Herrmann J, Baumgart D, Haude M, Wieneke H, Ge J and Erbel R. Plaque distribution and vascular remodeling of ruptured and nonruptured coronary plaques in the same vessel: an intravascular ultrasound study in vivo. J Am Coll Cardiol, 2001;37:1864–1870.

［10］Naghavi M, Libby P, Falk E, Casscells SW, Litovsky S, Rumberger J, Badimon JJ, Stefanadis C, Moreno P, Pasterkamp G, Fayad Z, Stone PH, Waxman S, Raggi P, Madjid M, Zarrabi A, Burke A, Yuan C, Fitzgerald PJ, Siscovick DS, de Korte CL, Aikawa M, Airaksinen KE, Assmann G, Becker CR, Chesebro JH, Farb A, Galis ZS, Jackson C, Jang IK, Koenig W, Lodder RA, March K, Demirovic J, Navab M, Priori SG, Rekhter MD, Bahr R, Grundy SM, Mehran R, Colombo A, Boerwinkle E, Ballantyne C, Insull W, Jr, Schwartz RS, Vogel R, Serruys PW, Hansson GK, Faxon DP, Kaul S, Drexler H, Greenland P, Muller JE, Virmani R, Ridker PM, Zipes DP, Shah PK and Willerson JT. From vulnerable plaque to vulnerable patient: a call for new definitions and risk assessment strategies: Part II. Circulation, 2003;108:1772–1778.

［11］Muller JE, Tofler GH and Stone PH. Circadian variation and triggers of onset of acute cardiovascular disease. Circulation, 1989;79:733–743.

［12］Muller JE, Abela GS, Nesto RW and Tofler GH. Triggers, acute risk factors and vulnerable plaques: the lexicon of a new frontier. J Am Coll Cardiol, 1994;23:809–813.

［13］Mintz GS, Nissen SE, Anderson WD, Bailey SR, Erbel R, Fitzgerald PJ, Pinto FJ, Rosenfield K, Siegel RJ, Tuzcu EM and Yock PG. American College of Cardiology Clinical Expert Consensus Document on Standards for Acquisition, Measurement and Reporting of Intravascular Ultrasound Studies (IVUS). A report of the American College of Cardiology Task Force on Clinical Expert Consensus Documents. J Am Coll Cardiol, 2001;37:1478–1492.

［14］Raffel OC, Merchant FM, Tearney GJ, Chia S, Gauthier DD, Pomerantsev E, Mizuno K, Bouma BE and Jang IK. In vivo association between positive coronary artery remodelling and coronary plaque characteristics assessed by intravascular optical coherence tomography. Eur Heart J, 2008;29:1721–1728.

［15］Surmely JF, Nasu K, Fujita H, Terashima M, Matsubara T, Tsuchikane E, Ehara M, Kinoshita Y, Takeda Y, Tanaka N, Katoh O and Suzuki T. Association of coronary plaque composition and arterial remodelling: a virtual histology analysis by intravascular ultrasound. Heart, 2007;93:928–32.

［16］Dangas G, Mintz GS, Mehran R, Lansky AJ, Kornowski R, Pichard AD, Satler LF, Kent KM, Stone GW and Leon MB. Preintervention arterial remodeling as an independent predictor of target–lesion revascularization after nonstent coronary intervention: an analysis of 777 lesions with intravascular ultrasound imaging. Circulation, 1999;99:3149–154.

［17］Schoenhagen P, Ziada KM, Kapadia SR, Crowe TD, Nissen SE and Tuzcu EM. Extent and direction of arterial remodeling in stable versus unstable coronary syndromes : an intravascular ultrasound study. Circulation, 2000;101:598–603.

［18］Nishioka T, Luo H, Eigler NL, Berglund H, Kim CJ and Siegel RJ. Contribution of inadequate compensatory enlargement to development of human coronary artery stenosis: an in vivo intravascular ultrasound study. J Am Coll Cardiol, 1996;27:1571–1576.

［19］Hibi K, Ward MR, Honda Y, Suzuki T, Jeremias A, Okura H, Hassan AH, Maehara A, Yeung AC, Pasterkamp G, Fitzgerald PJ and Yock PG. Impact of different definitions on the interpretation of coronary remodeling determined by intravascular ultrasound. Catheter Cardiovasc Interv, 2005;65:233–239.

［20］ Hong MK, Mintz GS, Lee CW, Kim YH, Lee JW, Song JM, Han KH, Kang DH, Song JK, Kim JJ, Park SW and Park SJ. Intravascular ultrasound assessment of patterns of arterial remodeling in the absence of significant reference segment plaque burden in patients with coronary artery disease. J Am Coll Cardiol, 2003;42:806-810.

［21］ Mintz GS, Kent KM, Pichard AD, Satler LF, Popma JJ and Leon MB. Contribution of inadequate arterial remodeling to the development of focal coronary artery stenoses. An intravascular ultrasound study. Circulation, 1997;95:1791-1798.

［22］ Burke AP, Kolodgie FD, Farb A, Weber D and Virmani R. Morphological predictors of arterial remodeling in coronary atherosclerosis. Circulation, 2002;105:297-303.

［23］ Iyisoy A, Schoenhagen P, Balghith M, Tsutsui H, Ziada K, Kapadia S, Nissen S and Tuzcu M. Remodeling pattern within diseased coronary segments as evidenced by intravascular ultrasound. Am J Cardiol, 2002;90:636-638.

［24］ Kornowski R, Mintz GS, Lansky AJ, Hong MK, Kent KM, Pichard AD, Satler LF, Popma JJ, Bucher TA and Leon MB. Paradoxic decreases in atherosclerotic plaque mass in insulin-treated diabetic patients. Am J Cardiol, 1998;81:1298-1304.

［25］ Glagov S, Weisenberg E, Zarins CK, Stankunavicius R and Kolettis GJ. Compensatory enlargement of human atherosclerotic coronary arteries. N Engl J Med, 1987;316:1371-1375.

［26］ Mintz GS, Painter JA, Pichard AD, Kent KM, Satler LF, Popma JJ, Chuang YC, Bucher TA, Sokolowicz LE and Leon MB. Atherosclerosis in angiographically "normal" coronary artery reference segments: an intravascular ultrasound study with clinical correlations. J Am Coll Cardiol, 1995;25:1479-1485.

［27］ Tinana A, Mintz GS and Weissman NJ. Volumetric intravascular ultrasound quantification of the amount of atherosclerosis and calcium in nonstenotic arterial segments. Am J Cardiol, 2002;89:757-760.

［28］ Von Birgelen C, Hartmann M, Mintz GS, Bose D, Eggebrecht H, Gossl M, Neumann T, Baumgart D, Wieneke H, Schmermund A, Haude M and Erbel R. Spectrum of remodeling behavior observed with serial long-term (>/=12 months) follow-up intravascular ultrasound studies in left main coronary arteries. Am J Cardiol, 2004;93:1107-1113.

［29］ Nozue T, Yamamoto S, Tohyama S, Fukui K, Umezawa S, Onishi Y, Kunishima T, Sato A, Nozato T, Miyake S, Takeyama Y, Morino Y, Yamauchi T, Muramatsu T, Hibi K, Terashima M, Michishita I and Investigators T. Comparison of arterial remodeling and changes in plaque composition between patients with progression versus regression of coronary atherosclerosis during statin therapy (from the TRUTH study). Am J Cardiol, 2012;109:1247-1253.

［30］ Burke AP, Virmani R, Galis Z, Haudenschild CC and Muller JE. 34th Bethesda Conference: Task force #2--What is the pathologic basis for new atherosclerosis imaging techniques? J Am Coll Cardiol, 2003;41:1874-1886.

［31］ Takano M, Mizuno K, Okamatsu K, Yokoyama S, Ohba T and Sakai S. Mechanical and structural characteristics of vulnerable plaques: analysis by coronary angioscopy and intravascular ultrasound. J Am Coll Cardiol, 2001;38:99-104.

［32］ Rodriguez-Granillo GA, Serruys PW, Garcia-Garcia HM, Aoki J, Valgimigli M, van Mieghem CA, McFadden E, de Jaegere PP and de Feyter P. Coronary artery remodelling is related to plaque composition. Heart, 2006;92:388-391.

［33］ Rathore S, Terashima M, Matsuo H, Kinoshita Y, Kimura M, Tsuchikane E, Nasu K, Ehara M, Asakura Y, Katoh O and Suzuki T. Association of coronary plaque composition and arterial remodelling: a optical coherence tomography study. Atherosclerosis, 2012;221:405-415.

［34］ Mehran R, Dangas G, Mintz GS, Lansky AJ, Pichard AD, Satler LF, Kent KM, Stone GW and Leon MB. Atherosclerotic plaque burden and CK-MB enzyme elevation after coronary interventions : intravascular ultrasound study of 2256 patients. Circulation, 2000;101:604-610.

［35］ Tanaka A, Kawarabayashi T, Nishibori Y, Sano T, Nishida Y, Fukuda D, Shimada K and Yoshikawa J. No-reflow phenomenon and lesion morphology in patients with acute myocardial infarction. Circulation, 2002;105:2148-2152.

［36］ Gyongyosi M, Wexberg P, Kiss K, Yang P, Sperker W, Sochor H, Laggner A and Glogar D. Adaptive remodeling of the infarct-related artery is associated with recurrent ischemic events after thrombolysis in acute myocardial infarction. Coron Artery Dis, 2001;12:167-172.

［37］ Kang WC, Oh KJ, Han SH, Ahn TH, Chung WJ, Shin MS, Koh KK, Choi IS and Shin EK. Effect of preinterventional arterial remodeling on intimal hyperplasia after implantation of a polymer-based paclitaxel-eluting stent: angiographic and IVUS study.

Int J Cardiol, 2007;123:50–54.

[38] Inaba S, Mintz GS, Farhat NZ, Fajadet J, Dudek D, Marzocchi A, Templin B, Weisz G, Xu K, de Bruyne B, Serruys PW, Stone GW and Maehara A. Impact of positive and negative lesion site remodeling on clinical outcomes: insights from PROSPECT. JACC Cardiovasc Imaging, 2014;7:70–78.

[39] Okura H, Kataoka T, Matsushita N, Shimeno K, Yoshiyama M, Yoshikawa J and Yoshida K. Culprit lesion remodelling and long-term prognosis in patients with acute coronary syndrome: an intravascular ultrasound study. Eur Heart J Cardiovasc Imaging, 2013;14:758–764.

[40] Okura H, Kobayashi Y, Sumitsuji S, Terashima M, Kataoka T, Masutani M, Ohyanagi M, Shimada K, Taguchi H, Yasuga Y, Takeda Y, Ohashi Y, Awano K, Fujii K and Mintz GS. Effect of culprit-lesion remodeling versus plaque rupture on three-year outcome in patients with acute coronary syndrome. Am J Cardiol, 2009;103:791–795.

[41] Goldstein JA, Demetriou D, Grines CL, Pica M, Shoukfeh M and O'Neill WW. Multiple complex coronary plaques in patients with acute myocardial infarction. N Engl J Med, 2000;343:915–922.

[42] Vavuranakis M, Stefanadis C, Toutouzas K, Pitsavos C, Spanos V and Toutouzas P. Impaired compensatory coronary artery enlargement in atherosclerosis contributes to the development of coronary artery stenosis in diabetic patients. An in vivo intravascular ultrasound study. Eur Heart J, 1997;18:1090–1094.

[43] Costa RA, Feres F, Staico R, Abizaid A, Costa JR, Jr, Siqueira D, Tanajura LF, Damiani LP, Sousa A, Sousa JE and Colombo A. Vessel remodeling and plaque distribution in side branch of complex coronary bifurcation lesions: a grayscale intravascular ultrasound study. Int J Cardiovasc Imaging, 2013;29:1657–1666.

[44] Kang SJ, Kim WJ, Yun SC, Park DW, Lee SW, Kim YH, Lee CW, Park SW, Mintz GS and Park SJ. Vascular remodeling at both branch ostia in bifurcation disease assessed by intravascular ultrasound. Catheter Cardiovasc Interv, 2013;81:1150–1155.

[45] Iyisoy A, Ziada K, Schoenhagen P, Tsutsui H, Kapadia S, Popovich J, Rincon G, Nissen SE and Tuzcu EM. Intravascular ultrasound evidence of ostial narrowing in nonatherosclerotic left main coronary arteries. Am J Cardiol, 2002;90:773–775.

[46] Kubo T, Akasaka T, Shite J, Suzuki T, Uemura S, Yu B, Kozuma K, Kitabata H, Shinke T, Habara M, Saito Y, Hou J, Suzuki N and Zhang S. OCT compared with IVUS in a coronary lesion assessment: the OPUS-CLASS study. JACC Cardiovasc Imaging, 2013;6:1095–1104.

[47] Constantinides P. Pathogenesis of cerebral artery thrombosis in man. Arch Pathol, 1967;83:422–428.

[48] Tearney GJ, Yabushita H, Houser SL, Aretz HT, Jang IK, Schlendorf KH, Kauffman CR, Shishkov M, Halpern EF and Bouma BE. Quantification of macrophage content in atherosclerotic plaques by optical coherence tomography. Circulation, 2003;107:113–119.

[49] Varnava AM, Mills PG and Davies MJ. Relationship between coronary artery remodeling and plaque vulnerability. Circulation, 2002;105:939–943.

[50] Smits PC, Pasterkamp G, Quarles van Ufford MA, Eefting FD, Stella PR, de Jaegere PP and Borst C. Coronary artery disease: arterial remodelling and clinical presentation. Heart, 1999;82:461–464.

[51] Hamm CW and Braunwald E. A classification of unstable angina revisited. Circulation, 2000;102:118–122.

[52] Seimiya K, Inami S, Takano M, Ohba T, Sakai S, Takano T and Mizuno K. Significance of plaque disruption sites in acute coronary syndrome. J Nippon Med Sch, 2006;73:141–148.

[53] Hiro T, Fujii T, Yoshitake S, Kawabata T, Yasumoto K and Matsuzaki M. Longitudinal visualization of spontaneous coronary plaque rupture by 3D intravascular ultrasound. Circulation, 2000;101:E114–115.

[54] Lee JM, Choi G, Hwang D, Park J, Kim HJ, Doh JH, Nam CW, Na SH, Shin ES, Taylor CA and Koo BK. Impact of Longitudinal Lesion Geometry on Location of Plaque Rupture and Clinical Presentations. JACC Cardiovasc Imaging, 2017;10:677–688.

[55] Ino Y, Kubo T, Tanaka A, Kuroi A, Tsujioka H, Ikejima H, Okouchi K, Kashiwagi M, Takarada S, Kitabata H, Tanimoto T, Komukai K, Ishibashi K, Kimura K, Hirata K, Mizukoshi M, Imanishi T and Akasaka T. Difference of culprit lesion morphologies between ST-segment elevation myocardial infarction and non-ST-segment elevation acute coronary syndrome: an optical coherence tomography study. JACC Cardiovasc Interv, 2011;4:76–82.

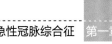

［56］Shimamura K, Ino Y, Kubo T, Nishiguchi T, Tanimoto T, Ozaki Y, Satogami K, Orii M, Shiono Y, Komukai K, Yamano T, Matsuo Y, Kitabata H, Yamaguchi T, Hirata K, Tanaka A, Imanishi T and Akasaka T. Difference of ruptured plaque morphology between asymptomatic coronary artery disease and non-ST elevation acute coronary syndrome patients: an optical coherence tomography study. Atherosclerosis, 2014;235:532-537.

［57］Crea F and Libby P. Acute Coronary Syndromes: The Way Forward From Mechanisms to Precision Treatment. Circulation, 2017;136:1155-1166.

［58］Ridker PM, Everett BM, Thuren T, MacFadyen JG, Chang WH, Ballantyne C, Fonseca F, Nicolau J, Koenig W, Anker SD, Kastelein JJP, Cornel JH, Pais P, Pella D, Genest J, Cifkova R, Lorenzatti A, Forster T, Kobalava Z, Vida-Simiti L, Flather M, Shimokawa H, Ogawa H, Dellborg M, Rossi PRF, Troquay RPT, Libby P, Glynn RJ and Group CT. Antiinflammatory Therapy with Canakinumab for Atherosclerotic Disease. N Engl J Med, 2017;377:1119-1131.

［59］Koskinas KC, Sukhova GK, Baker AB, Papafaklis MI, Chatzizisis YS, Coskun AU, Quillard T, Jonas M, Maynard C, Antoniadis AP, Shi GP, Libby P, Edelman ER, Feldman CL and Stone PH. Thin-capped atheromata with reduced collagen content in pigs develop in coronary arterial regions exposed to persistently low endothelial shear stress. Arterioscler Thromb Vasc Biol, 2013;33:1494-1504.

［60］Duewell P, Kono H, Rayner KJ, Sirois CM, Vladimer G, Bauernfeind FG, Abela GS, Franchi L, Nunez G, Schnurr M, Espevik T, Lien E, Fitzgerald KA, Rock KL, Moore KJ, Wright SD, Hornung V and Latz E. NLRP3 inflammasomes are required for atherogenesis and activated by cholesterol crystals. Nature, 2010;464:1357-1361.

［61］Ambrose JA, Winters SL, Arora RR, Haft JI, Goldstein J, Rentrop KP, Gorlin R and Fuster V. Coronary angiographic morphology in myocardial infarction: a link between the pathogenesis of unstable angina and myocardial infarction. J Am Coll Cardiol, 1985;6:1233-1238.

［62］Chen L, Chester MR, Redwood S, Huang J, Leatham E and Kaski JC. Angiographic stenosis progression and coronary events in patients with 'stabilized' unstable angina. Circulation, 1995;91:2319-2324.

［63］Chen L, Chester MR, Crook R and Kaski JC. Differential progression of complex culprit stenoses in patients with stable and unstable angina pectoris. J Am Coll Cardiol, 1996;28:597-603.

［64］Kaski JC, Chen L, Crook R, Cox I, Tousoulis D and Chester MR. Coronary stenosis progression differs in patients with stable angina pectoris with and without a previous history of unstable angina. Eur Heart J, 1996;17:1488-1494.

［65］Guazzi MD, Bussotti M, Grancini L, De Cesare N, Guazzi M, Pera IL and Loaldi A. Evidence of multifocal activity of coronary disease in patients with acute myocardial infarction. Circulation, 1997;96:1145-1151.

［66］Davies MJ. Pathology of arterial thrombosis. Br Med Bull, 1994;50:789-802.

［67］Burke AP, Kolodgie FD, Farb A, Weber DK, Malcom GT, Smialek J and Virmani R. Healed plaque ruptures and sudden coronary death: evidence that subclinical rupture has a role in plaque progression. Circulation, 2001;103:934-940.

［68］Heras M and del Rio A. Update on antiplatelet therapy in acute coronary syndromes: what do new drugs bring into clinical practice? Am J Cardiovasc Drugs, 2009;9 Suppl 1:13-17.

［69］Jia H, Abtahian F, Aguirre AD, Lee S, Chia S, Lowe H, Kato K, Yonetsu T, Vergallo R, Hu S, Tian J, Lee H, Park SJ, Jang YS, Raffel OC, Mizuno K, Uemura S, Itoh T, Kakuta T, Choi SY, Dauerman HL, Prasad A, Toma C, McNulty I, Zhang S, Yu B, Fuster V, Narula J, Virmani R and Jang IK. In vivo diagnosis of plaque erosion and calcified nodule in patients with acute coronary syndrome by intravascular optical coherence tomography. J Am Coll Cardiol, 2013;62:1748-1758.

［70］Virmani R, Burke AP, Farb A and Kolodgie FD. Pathology of the vulnerable plaque. J Am Coll Cardiol, 2006;47:C13-18.

［71］Xu Y, Mintz GS, Tam A, McPherson JA, Iniguez A, Fajadet J, Fahy M, Weisz G, De Bruyne B, Serruys PW, Stone GW and Maehara A. Prevalence, distribution, predictors, and outcomes of patients with calcified nodules in native coronary arteries: a 3-vessel intravascular ultrasound analysis from Providing Regional Observations to Study Predictors of Events in the Coronary Tree (PROSPECT). Circulation, 2012;126:537-545.

［72］Kruk M, Noll D, Achenbach S, Mintz GS, Pregowski J, Kaczmarska E, Kryczka K, Pracon R, Dzielinska Z, Sleszycka J, Witkowski A, Demkow M, Ruzyllo W and Kepka C. Impact of coronary artery calcium characteristics on accuracy of CT

第五篇

angiography. JACC Cardiovasc Imaging, 2014;7:49–58.

[73] Obaid DR, Calvert PA, Gopalan D, Parker RA, Hoole SP, West NE, Goddard M, Rudd JH and Bennett MR. Atherosclerotic plaque composition and classification identified by coronary computed tomography: assessment of computed tomography–generated plaque maps compared with virtual histology intravascular ultrasound and histology. Circ Cardiovasc Imaging, 2013;6:655–664.

[74] Lee JB, Mintz GS, Lisauskas JB, Biro SG, Pu J, Sum ST, Madden SP, Burke AP, Goldstein J, Stone GW, Virmani R, Muller JE and Maehara A. Histopathologic validation of the intravascular ultrasound diagnosis of calcified coronary artery nodules. Am J Cardiol, 2011;108:1547–1551.

[75] van Velzen JE, de Graaf FR, Jukema JW, de Grooth GJ, Pundziute G, Kroft LJ, de Roos A, Reiber JH, Bax JJ, Schalij MJ, Schuijf JD and van der Wall EE. Comparison of the relation between the calcium score and plaque characteristics in patients with acute coronary syndrome versus patients with stable coronary artery disease, assessed by computed tomography angiography and virtual histology intravascular ultrasound. Am J Cardiol, 2011;108:658–664.

[76] Shan P, Mintz GS, Witzenbichler B, Metzger DC, Rinaldi MJ, Duffy PL, Weisz G, Stuckey TD, Brodie BR, Genereux P, Crowley A, Kirtane AJ, Stone GW and Maehara A. Does calcium burden impact culprit lesion morphology and clinical results? An ADAPT–DES IVUS substudy. Int J Cardiol, 2017;248:97–102.

[77] Sato K, Naganuma T, Costopoulos C, Takebayashi H, Goto K, Miyazaki T, Yamane H, Hagikura A, Kikuta Y, Taniguchi M, Hiramatsu S, Latib A, Ito H, Haruta S and Colombo A. Calcification analysis by intravascular ultrasound to define a predictor of left circumflex narrowing after cross–over stenting for unprotected left main bifurcation lesions. Cardiovasc Revasc Med, 2014;15:80–85.

[78] Shang Y, Mintz GS, Pu J, Guo J, Kobayashi N, Franklin–Bond T, Leon MB, Moses JW, Maehara A, Shimizu T and Yakushiji T. Bypass to the left coronary artery system may accelerate left main coronary artery negative remodeling and calcification. Clin Res Cardiol, 2013;102:831–835.

[79] Park JK, Kim JY, Kwon HM, Kim TH, Oh SJ, Hong BK, Yoon YW, Min PK, Kwon SW and Lee BK. Multidetector computed tomography for the evaluation of coronary artery disease; the diagnostic accuracy in calcified coronary arteries, comparing with IVUS imaging. Yonsei Med J, 2014;55:599–605.

[80] Pu J, Mintz GS, Biro S, Lee JB, Sum ST, Madden SP, Burke AP, Zhang P, He B, Goldstein JA, Stone GW, Muller JE, Virmani R and Maehara A. Insights into echo–attenuated plaques, echolucent plaques, and plaques with spotty calcification: novel findings from comparisons among intravascular ultrasound, near–infrared spectroscopy, and pathological histology in 2,294 human coronary artery segments. J Am Coll Cardiol, 2014;63:2220–2233.

[81] Bharadwaj AS, Vengrenyuk Y, Yoshimura T, Baber U, Hasan C, Narula J, Sharma SK and Kini AS. Multimodality Intravascular Imaging to Evaluate Sex Differences in Plaque Morphology in Stable CAD. JACC Cardiovasc Imaging, 2016;9:400–407.

[82] Zeng Y, Cavalcante R, Collet C, Tenekecioglu E, Sotomi Y, Miyazaki Y, Katagiri Y, Asano T, Abdelghani M, Nie S, Bourantas CV, Bruining N, Onuma Y and Serruys PW. Coronary calcification as a mechanism of plaque/media shrinkage in vessels treated with bioresorbable vascular scaffold: A multimodality intracoronary imaging study. Atherosclerosis, 2018;269:6–13.

第二章

斑块进展及消退

随着我国人群生活水平的提高和人口老龄化的加重，我国冠心病的发病率逐年上升，并已经发展成危害健康、影响生活质量的主要疾病[1]。动脉粥样硬化斑块的形成是冠心病、心肌梗死等缺血性心血管疾病最主要的病因。评估动脉粥样硬化斑块的进展或消退情况，能够准确判断冠心病的严重程度，从而制定更加完善的治疗策略。现代影像学和实验室检测技术的发展，使临床医师可以对动脉粥样硬化斑块的形成或消退产生更清晰的认识，实现对动脉粥样硬化的早、中期干预，减少心、脑血管严重事件的发生[2]。

过去人们认为，斑块造成的血管狭窄程度是决定疾病严重性的关键。即血管狭窄程度严重的病变容易导致心血管的恶性事件。近年来人们发现，大部分致死性心血管事件的病变血管狭窄并不严重，而是由于动脉粥样硬化斑块破裂所引发的。因此，不稳定斑块和有血栓形成倾向的斑块-易损斑块（vulnerable plaque）越来越受到人们的重视。斑块的进展或消退不仅局限于斑块大小的范畴，斑块的成分及稳定性更是衡量斑块进展或消退的重要参考[3]。斑块构成是决定斑块进展快慢的关键因素。进展迅速的动脉粥样硬化斑块的脂质核心较大，纤维帽较薄，并存在高浓度的炎性细胞聚集，也称为"软斑块"。然而进展相对缓慢的稳定斑块的脂质核心较小，炎性活动也较轻微，纤维帽较厚，往往存在钙化，也称为"硬斑块"[4]。

早期很多研究利用冠状动脉造影来评价斑块消退。然而传统的血管造影仅能反映动脉管腔的变化，而不能监测动脉壁斑块成分的变化，在研究斑块消退的应用上存在很多限制。近年来，能够使动脉壁直接可视化的成像方法已经得到广泛的应用，例如血管内超声（IVUS）和光学相干断层显像（OCT）。随着影像学技术的发展，使得斑块体积和成分的测量成为现实。

第一节 斑块消退的定义

动脉粥样斑块消退主要包括两个方面：①斑块面积缩小，②斑块的稳定性增加。目前，评价动脉粥样斑块消退的指标包括：斑块面积，斑块内脂质含量，斑块内CD68阳性细胞数量，总血脂水平，TC/HDL，斑块内胶原含量，斑块内M1、M2型巨噬细胞分布，平滑肌细胞和炎症细胞增殖降低，斑块内皮细胞的修复等[5, 6, 7, 8]。关于动脉粥样硬化消退的报道最早可以追溯到1920年，然而正式报道出现在1957年。通过给动脉粥样硬化的兔子静脉注射卵磷脂，发现在不到1周的时间里治疗组有一半的实验对象的斑块缩小[9]。

第二节 测定方法学

目前IVUS是用于动脉壁成像最广泛最理想的技术之一，通过安装在心导管顶端的微型超声探头，置于血管腔内实时的血管截面图像，可以很好的分析血管壁的厚度、弹性、测量管腔大小及形态，甚至可以辨认钙化、纤维化和脂质池等病变，其空间分辨率较高，并且可以实现对组织的三维测量。虚拟组织学IVUS是近年来逐渐兴起的一种新型的斑块分析技术，它以IVUS为基础，将超声反射出的信号图像斑块组织人为规定不同颜色：纤维组织（绿色）、纤维脂肪组织（黄绿色）、致密钙化组织（白色）、坏死核心（红色）。与传统的灰阶IVUS相比，它依据颜色的变化能够更清楚分析斑块的成分，有助于更准确的判断斑块的稳定性。大量的研究应用灰阶IVUS来评价斑块进展和消退，其具有较高的临床应用价值。常用的IVUS评价冠脉病变的指标：粥样斑块体积百分比（percent atheroma volume，PAV）；斑块总体积（total atheroma volume，TAV）。这两项指标均可用于评判斑块的进展或消退。相对而言，PAV的精确性更高，而TAV的敏感性更高。大型临床试验选择了不同的IVUS有效评价终点：REVERSAL研究[10]以TAV作为主要有效终点，PAV为次要有效终点；ASTEROID研究[11]以PAV为主要有效终点；COSMOS研究[12]以TAV为主要有效终点；SATURN 研究[13]以PAV为主要有效终点，TAV为次要有效终点。

一、IVUS图像要求

常规冠状动脉内注入200微克硝酸甘油后，沿导丝将IVUS导管头端的换能器送至目标病变远端 1cm 以上，造影下定位记录的起始点，供随访冠脉造影时定位用作参考点。所有超声图像通过自动回撤获得，回撤速度为 0.5mm/s，开始于远离目标病变远端1cm 以远处，终止于病变近端 1cm 以近的正常血管段。斑块应全部包括在同一次记录内；行IVUS 检查过程中避免经导管注射生理盐水或者造影剂；需要保存IVUS导管标记位置和血管分支显示最清楚冠脉造影图像供 IVUS 脱机分析时参考；图像上需标明相关血管。

二、斑块识别和匹配

目标斑块定义为血管造影上局限性狭窄≤50%和斑块积聚（斑块厚度≥0.5mm），正常或接近正常参考血管段定义为 10mm 范围内斑块厚度≤0.3mm，每个患者选取一段血管分析，随访期和基础状态下血管内超声匹配主要根据分支血管和伴随静脉（图5-2-2-1）。

三、IVUS 分析和标准测量方法

目前已有商业化IVUS测量软件供脱机分析，应用较为广泛的为美国INDEC公司 Echoplaque软件和荷兰Pie medical imaging公司CAAS intravascular软件。测量得出血管横断面积即外弹力膜横断面积（EEM *CSA*）、管腔横断面积（LUMEN *CSA*），计算得出斑块横断面积（Atheroma CSA）：EEM CSA–LUMEN CSA，斑块总体积（TAV）和粥样斑块体积百分比（PAV）。

$$TAV=\sum(EEMCSA-LUMENCSA)$$

$$PAV=\frac{\sum(EEMCSA-LUMENCSA)}{\sum(EEMCSA)}\times100$$

EEM *CSA*：外弹力膜横断面积；LUMEN *CSA*：管腔横断面积

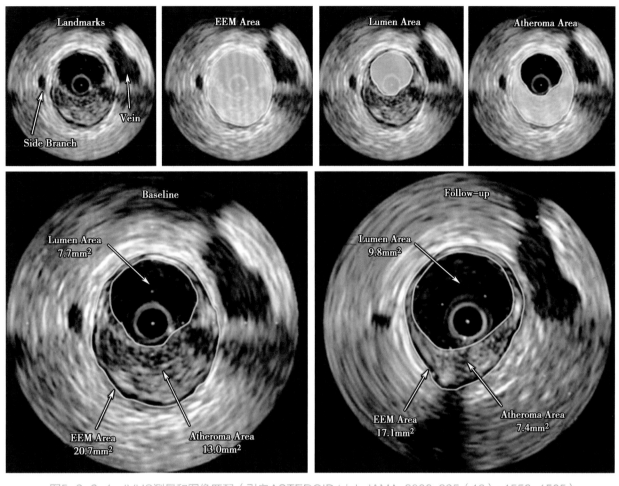

图5-2-2-1　IVUS测量和图像匹配（引自ASTEROID trial. JAMA, 2006, 295（13）：1556-1565）

第三节　有关斑块消退的重要临床研究

　　大量临床和动物实验研究结论证明了胆固醇和低密度脂蛋白（LDL）在动脉粥样硬化的发病中起着直接的作用[14]。他汀类药物是3-羟基-3-甲基戊二酰辅酶A（hydroxy-methylglutaryl-CoA，HMG-CoA）还原酶的抑制剂，能抑制HMG-CoA向甲基戊酸盐（MVA）的转化，使总胆固醇和低密度脂蛋白胆固醇浓度降低，高密度脂蛋白浓度升高。该类药物通过多效性机制，在降胆固醇，尤其降低低密度脂蛋白胆固醇以外，还发挥抗炎、抗氧化、改善血管内皮细胞功能等作用。近年来利用IVUS观察他汀类药物对冠状动脉粥样斑块疗效的研究不少，尤其强化降脂治疗与冠状动脉粥样斑块关系是研究的热点（表5-2-3-1）。

　　REVERSAL研究[10]是第一个应用IVUS斑块体积测定来评价他汀调脂治疗对冠状动脉斑块进展影响的大规模随机化对照研究。654例冠心病患者随机分组给予常规（普伐他汀40mg/天）或强化（阿托伐他汀80mg/天）调脂治疗，比较基线和治疗18月后冠状动脉斑块体积的变化。结果显示，普伐他汀组冠状动脉斑块体积增加2.7%（P=0.001），阿托伐他汀组冠状动脉斑块体积则缩小0.4%（P=0.98），两组冠状动脉斑块体积变化具有显著统计学差异（P=0.02）。2006年发表的ASTEROID研究[15]是第一个为强化他汀调脂治疗逆转冠状动脉斑块提供确凿证据的大规模临床研究。507例经冠状动脉造影确诊的既往未接受过他汀治疗的冠心病患者给予瑞舒伐他汀40mg/天强化治疗2年。结果显示，LDL-C水平下降53%（从130mg/dl降至61mg/dl，1mg/dl=0.0259mmol/L），HDL-C水平上升15%（从43mg/dl上升至50mg/dl）；与基线时相比，64%患者冠状动脉斑块出现消退，斑块体积下降0.79%（$P < 0.001$），病变最严重节段的冠状动脉

斑块体积下降9.1%（$P < 0.001$）。COSMOS研究[12]入选214例既往曾经或未接受他汀治疗的稳定性冠心病患者，给予阿托伐他汀治疗，初始剂量为2.5mg/天，4周后如LDL-C > 80mg/dl，则剂量可调整至最大20mg/天。治疗76周后，在126例完成IVUS随访患者中显示，冠状动脉斑块体积减小5.1%，LDL-C下降38.6%（140.2mg/dl降至82.9mg/dl），HDL-C上升19.8%（47.1mg/dl降至55.2mg/dl）。COSMOS研究的意义在于无论患者既往是否曾接受过他汀治疗，在斑块体积减小上无显著差异，提示进一步强化调脂可诱导斑块消退。该研究结果支持在冠心病二级预防中"the lower, the better"的观念；另外在稳定性冠心病患者，强化调脂同样可以诱导冠状动脉斑块消退。

STARURN研究[13]是对ASTEROID和COSMOS研究的进一步验证，采用IVUS来比较瑞舒伐他汀（rosuvastatin，RSV）40mg和阿托伐他汀（atorvastatin，ATV）80mg在冠心病上的疗效。研究入选了1385例有症状的冠心病患者（"靶血管"选择冠脉造影狭窄 > 20%~50%），以RSV 20mg或ATV30mg治疗两周后随机分为ATV组（80mg，691例）和RSV组（40mg，694例）。两组患者的基线特征相似，经过104周治疗后，主要IVUS有效性参数PAV中位数的变化，RSV组−1.22%好于ATV组−0.99%，两组均较基线明显改善（$P < 0.001$），但组间比较没有统计学意义（$P=0.17$）；次要IVUS有效性参数TAV中位数的变化，组间比较RAV组−6.39mm³显著优于ATV组−4.42mm³（$P=0.01$），两组较基线均有明显改善（$P < 0.001$）。两个治疗组冠脉斑块体积消退的患者百分比，RAV组比ATV组获益更大，PAV值68.5% vs. 63.2%（$P=0.07$）和TAV值71.3% vs. 64.7%（$P=0.02$）。两组治疗最终血脂谱的改善RSV组显著优于ATV组，LDL-C降低［（1.62 ± 0.03）mmol/L vs.（1.82 ± 0.03）mmol/L，$P < 0.001$］、HDL-C升高［（1.31 ± 0.01）mmol/L vs.（1.26 ± 0.01）mmol/L，$P=0.01$］、Apo-B降低［（1.88 ± 0.02）mmol/L vs.（1.95 ± 0.02）mmol/L，$P=0.03$］、Apo-A1升高［（3.80 ± 0.03）mmol/L vs.（3.57 ± 0.03）mmol/L，$P < 0.001$］。两组的临床和生化指标所示的不良事件发生率均较低。这项研究结果帮助我们更好地理解两种强效他汀治疗在显著降低LDL-C、同时升高Apo-A1和HDL-C才能观察到冠脉粥样硬化斑块的消退。

ELAN研究[16]使用瑞舒伐他汀对ACS患者进行早期干预，治疗6个月后用背向散射积分血管内超声（integrated backscatter intravascular ultrasound，IB-IVUS）观察斑块成分的变化。入组的患者用IB-IVUS测量冠状动脉斑块成分（钙化、纤维、脂质），并给予瑞舒伐他汀治疗。6个月后对患者进行随访。结果显示，与基线相比，LDL-C显著下降，从3.03mmol/L降至1.89mmol/L，$P < 0.001$）；斑块体积明显减小，由基线的9.84mm²减至8.02mm²（$P < 0.001$），并且斑块脂质成分体积由基线的4.41mm²减小至2.86mm²（$P < 0.001$）。ELAN研究证实了强化他汀类治疗对冠心病患者早期进行积极干预的有效性。

由于至今发表的调脂消退冠状动脉斑块的临床研究均未同时观察该获益与临床终点的关系，因此尚无法推测调脂治疗消退斑块能否转化为临床预后的改善，斑块消退能否成为冠心病调脂治疗的一个临床替代终点。同时目前有关调脂诱导冠状动脉斑块消退的临床研究都除外直径狭窄 > 50%的病变，因此无法评价中重度狭窄病变对调脂药物治疗的反应。此外REVERSAL研究的IVUS资料分析发现，冠状动脉斑块性质决定了其对各种治疗策略的反应。钙化斑块很少发生变化；相反软斑块或不稳定斑块则随时间推移发生显著变化，或消退，或进展。因此在应用调脂治疗消退冠状动脉斑块时，有必要明确哪种类型的斑块最可能从中获益。总之，他汀类药物治疗达到适度调脂的目标值可以使冠脉斑块消退，这一观念符合中国成年人血脂异常防治指南的血脂控制目标值[17]，对于冠心病的防治具有重要指导意义（表5-2-3-1）。

表5-2-3-1　临床研究分析

临床研究/ 发布时间	针对人群/ 时间	应用药物	IVUS检测结果	结论
ESTABLISH/ 2004年	ACS患者/ 6个月	阿托伐他汀 20mg/d	斑块消退（−13.1% ± 12.8%） （较对照组$P < 0.0001$）	阿托伐他汀20mg/d使ACS患者粥样斑块 消退

续表

临床研究/发布时间	针对人群/时间	应用药物	IVUS检测结果	结论
REVERSAL/2004年	冠心病患者/18个月	阿托伐他汀80mg/d，普伐他汀40mg/d	阿托伐他汀组斑块消退-0.4%；普伐他汀组增长27%	阿托伐他汀80mg/d使斑块进展遏制；普伐他汀40mg/d对斑块无显著抑制作用
ASTEROD/2006年	冠心病患者/24个月	瑞舒伐他汀40mg/d	斑块消退-0.79%（较基础值显著降低，$P < 0.001$）	瑞舒伐他汀40mg/d逆转了粥样斑块进展
SATURN/2011年	冠心病患者/24个月	阿托伐他汀80mg/d，瑞舒伐他汀40mg/d	瑞舒伐他汀组斑块消退-1.22%，阿托伐他汀组斑块消退-0.99%，没有显著差异	阿托伐他汀80mg/d，瑞舒伐他汀40mg/d均能使冠心病患者粥样斑块消退，血脂改善瑞舒伐他汀40mg/d显著优于阿托伐他汀80mg/d，

（单守杰）

参考文献

［1］陈伟伟, 高润霖, 刘力生等.《中国心血管病报告2016》概要. 中国循环杂志, 2017, (06): 521–530.

［2］D'Ascenzo F, Agostoni P, Abbate A, et al. Atherosclerotic coronary plaque regression and the risk of adverse cardiovascular events: a meta-regression of randomized clinical trials. Atherosclerosis, 2013, 226(1): 178–185.

［3］Finn AV, Nakano M, Narula J, et al. Concept of vulnerable/unstable plaque. Arterioscler Thromb Vasc Biol, 2010, 30(7): 1282–1292.

［4］Shanmugam N, Roman-Rego A, Ong P, et al. Atherosclerotic plaque regression: fact or fiction? Cardiovasc Drugs Ther, 2010, 24(4): 311–317.

［5］Trogan E, Feig JE, Dogan S, et al. Gene expression changes in foam cells and the role of chemokine receptor CCR7 during atherosclerosis regression in ApoE-deficient mice. Proc Natl Acad Sci U S A, 2006, 103(10): 3781–3786.

［6］Hewing B, Parathath S, Mai CK, et al. Rapid regression of atherosclerosis with MTP inhibitor treatment. Atherosclerosis, 2013, 227(1): 125–129.

［7］Schell WD, Myers JN. Regression of atherosclerosis: a review. Prog Cardiovasc Dis, 1997, 39(5): 483–496.

［8］Feig JE, Parathath S, Rong JX, et al. Reversal of hyperlipidemia with a genetic switch favorably affects the content and inflammatory state of macrophages in atherosclerotic plaques. Circulation, 2011, 123(9): 989–998.

［9］Friedman M, Byers SO, Rosenman RH. Resolution of aortic atherosclerotic infiltration in the rabbit by phosphatide infusion. Proc Soc Exp Biol Med, 1957, 95(3): 586–588.

［10］Nissen SE, Tuzcu EM, Schoenhagen P, et al. Effect of intensive compared with moderate lipid-lowering therapy on progression of coronary atherosclerosis: a randomized controlled trial. JAMA : the journal of the American Medical Association, 2004, 291(9): 1071–1080.

［11］Nissen SE, Nicholls SJ, Sipahi I, et al. Effect of very high-intensity statin therapy on regression of coronary atherosclerosis: the ASTEROID trial. JAMA, 2006, 295(13): 1556–1565.

［12］Takayama T, Hiro T, Yamagishi M, et al. Effect of rosuvastatin on coronary atheroma in stable coronary artery disease: multicenter coronary atherosclerosis study measuring effects of rosuvastatin using intravascular ultrasound in Japanese subjects (COSMOS). Circ J, 2009, 73(11): 2110–2117.

［13］Nicholls SJ, Ballantyne CM, Barter PJ, et al. Effect of two intensive statin regimens on progression of coronary disease. N Engl J Med, 2011, 365(22): 2078–2087.

［14］Ballantyne CM. Low-density lipoproteins and risk for coronary artery disease. Am J Cardiol, 1998, 82(9A): 3Q–12Q.

［15］Nissen SE, Nicholls SJ, Sipahi I, et al. Effect of very high-intensity statin therapy on regression of coronary atherosclerosis: the

第五篇

ASTEROID trial. Jama, 2006, 295(13): 1556–1565.

［16］Otagiri K, Tsutsui H, Kumazaki S, et al. Early intervention with rosuvastatin decreases the lipid components of the plaque in acute coronary syndrome: analysis using integrated backscatter IVUS (ELAN study). Circ J, 2011, 75(3): 633–641.

［17］诸骏仁, 高润霖, 赵水平等. 中国成人血脂异常防治指南(2016年修订版). 中国循环杂志, 2016, (10): 937–953.

第三章

药物对斑块影响的研究

第一节 调脂药物

一、他汀类药物

3-羟基-3-甲基戊二酰辅酶A（3-hydroxy-3-maw thylg1utary1-CoA，HMG-CoA）还原酶抑制剂（HMG-CoA reducase inhibitor，HRI）他汀，主要是通过抑制HMG-CoA还原酶（胆固醇合成中的限速酶）降低血清中的低密度脂蛋白胆固醇（low-density lipoprotein cholesterol，LDL -C）及总胆固醇（total cholesterol，TC）的合成，同时也可降低甘油三酯（triglyceride，TG）及升高高密度脂蛋白胆固醇（high density lipoprotein cholesterol，HDL-C）。自1994年以来，4S[1]、CARE[2]、LIPID[3]、WOSCOPS[4]和AFCAPS/TexCAPS[5]等大规模临床试验都证实了他汀类药物能够降低动脉粥样硬化性心血管疾病（atherosclerotic cardiovascular disease，ASCVD）的致残率和致死率，奠定了他汀调脂治疗在ASCVD一级和二级预防中的地位。他汀类药物除具有的传统调脂作用外，还能够改善内皮功能、抗氧化应激、抗血栓形成、调控NF-κB或p38MAPK信号转导通路，降低炎症因子、趋化因子、黏附分子及CRP的表达，降低MMPS的水平，减弱炎症细胞向斑块内趋化和聚集，从而减轻炎症反应，延缓斑块形成，稳定斑块，减少斑块破裂。

（一）他汀对斑块体积的影响

IVUS检测冠脉斑块体积的变化可以预测ASCVD事件的发生，可以作为临床ASCVD事件的替代指标[6, 7, 8, 9]。第一个应用IVUS测定斑块体积评价他汀降脂治疗对冠脉斑块影响的一个大规模随机对照研究是2004年的REVERSAL研究[10]。该研究采用随机、双盲、平行入组的方式入选502例冠心病患者，比较了18个月的普伐他汀（40mg/d）或阿托伐他汀（80mg/d）治疗对TAV的影响。结果显示，普伐他汀组LDL-C降至110.4mg/dl，HDL-C升高5.6%，TAV与基线相比增加2.7%（$P=0.001$）；阿托伐他汀组LDL-C降至78.9mg/dl，HDL-C升高2.9%，TAV与基线相比减少0.4%（$P=0.98$）。上述结果提示强化他汀治疗降低LDL-C至70~80mg/dl可以抑制斑块的进展。

在美国、加拿大、欧洲及澳大利亚地区53个协作中心进行的ASTEROID研究[11]被公认为是第一个为强化他汀降脂治疗逆转冠状动脉斑块提供确凿证据的大规模临床研究。研究比较了40mg/d的瑞舒伐他汀治疗24个月前后冠脉斑块的变化。349例受试者有可用于评价的系列IVUS检测结果，平均LDL-C水平由130.4mg/dl降低至60.8mg/dl，降幅达53.2%。HDL-C水平升高了14.7%。与基线比较，主要疗效指标PAV的中位值降低了0.79%（$P<0.001$），次要疗效指标标化的TAV中位值降低了6.8%（$P<0.001$），并发

181

现经他汀治疗后当LDL-C降至60.8mg/dl能使动脉粥样硬化的斑块显著消退。ASTEROID定量冠脉造影研究也证实24个月的强化瑞舒伐他汀治疗可以显著减少冠脉管腔直径狭窄百分比和改善最小管腔直径，提示当LDL-C水平经治疗后低于目前指南所建议的水平可以使冠脉斑块发生退缩。

IBIS-4研究[12]是一项探索强化他汀治疗对急性ST段抬高型心肌梗死（STEMI）非梗死相关动脉（non-IRA）斑块负荷影响的自身对比研究。该研究纳入103例STEMI患者，比较40mg/d的瑞舒伐他汀治疗13个月前后non-IRA斑块的变化。82例受试者共146个non-IRA有可用于评价的系列IVUS检测结果，平均LDL-C水平降低至73.5mg/dl，HDL-C水平升高了9.1%。与基线比较，PAV降低了0.9%（P<0.01），标化的TAV降低了12.2%（P<0.001）。由此可见，强化他汀治疗降低LDL-C至70~80mg/dl甚至更低水平时可以抑制甚至逆转冠脉斑块。

亚洲人群的临床研究结论与欧美一致，但是亚洲人群达到相同LDL-C目标值，实现斑块逆转所需要的他汀剂量低于欧美人群。在日本急性冠脉综合征（acute coronary syndrome，ACS）进行的ESTABLISH研究[13]使用IVUS比较了阿托伐他汀20mg/d或者常规治疗（饮食控制，当LDL-C>150mg/dl时加用胆固醇吸收抑制剂）6个月对罪犯血管非PCI部位斑块的变化情况。结果显示：阿托伐他汀组LDL-C平均水平由124.6mg/dl降至70.0mg/dl，降幅达41.7%；对照组基线时平均LDL-C水平为123.9mg/dl，随访时为119.4mg/dl，平均增加了0.7%。阿托伐他汀组TAV缩小了13.1%，而对照组斑块仍在进展，TAV增加了8.7%。提示ACS患者早期他汀治疗可以减少斑块体积，并且LDL-C降低得越多，斑块体积减小幅度越大。2009年发表的日本37个协作中心进行的COSMOS研究[14]入选了稳定性冠心病患者，所有患者无论既往是否接受他汀治疗均给予瑞舒伐他汀2.5mg/d，若患者治疗4周后LDL-C仍大于80mg/d，则可将剂量调整最大致20mg/d。共126例患者完成两次IVUS检查。结果显示，平均16.9mg/d的瑞舒伐他汀治疗76周后，LDL-C平均水平从140.2mg /dl降到82.9mg /dl，降幅达38.6%（P < 0.0001），HDL-C水平升高了19.8%，ApoA-1升高了17%，冠脉斑块体积减小了5.1%。COSMOS研究的意义在于无论患者既往是否曾接受过他汀治疗，只要LDL-C能够进一步降低就可以使斑块退缩。

（二）他汀对斑块组成的影响

在对通过VH-IVUS评估他汀治疗对斑块体积和成分影响的前瞻性研究的荟萃分析显示[15]：他汀治疗能够显著降低斑块体积、外弹力膜体积，但是他汀治疗对管腔容积没有显著性影响。他汀治疗使纤维组织体积显著降低，致密钙体积显著升高，而纤维脂肪组织和坏死成分的体积改变无统计学差异。

（三）不同他汀对斑块退缩的影响

强化他汀治疗能够逆转斑块。瑞舒伐他汀和阿托伐他汀都是强效他汀，但是两种他汀对斑块退缩的影响是否等效并不明确。

SATURN研究[16]是一项双盲、平行阳性药物治疗对照的多中心临床研究，共入选1385例冠心病患者，比较了瑞舒伐他汀（40mg/d）或阿托伐他汀（80mg/d）治疗104周后冠脉斑块的变化。结果显示，瑞舒伐他汀40mg/d较阿托伐他汀80mg/d能更显著的降低LDL-C水平（瑞舒伐他汀组62.6mg/dl；阿托伐他汀组70.2mg/dl，P<0.001），升高HDL-C水平（瑞舒伐他汀组50.4mg/dl，较基线升高11.3%；阿托伐他汀组48.6mg/dl，较基线升高8.7%；两者比较P=0.01）。IVUS评价冠脉斑块进展的主要有效性参数PAV中位数的变化显示两组斑块均出现逆转（瑞舒伐他汀组PAV降低1.22%，阿托伐他汀组PAV降低0.99%），两组间比较虽然瑞舒伐他汀组有优于阿托伐他汀组的趋势，但差异未达到统计学意义（P=0.17）。次要有效性参数TAV中位数的变化同样显示斑块逆转（瑞舒伐他汀组减少6.39mm³，阿托伐他汀组减少4.42mm³，与基线比较均P<0.001），两组间具有统计学差异（P=0.01）。这项研究进一步证实两种他汀均可以通过强效降低LDL-C并升高HDL-C逆转斑块，瑞舒伐他汀与双倍剂量阿托伐他汀相比较能够将LDL-C降低至更低水平同时更大幅度的升高HDL-C，可以获得更强的斑块逆转效应。

荟萃分析[17]进一步肯定了SATURN研究的结论。研究纳入了截至2015年3月为止的发表5项使用IVUS进行评价斑块的随机对照研究，共1556例患者。其中772例接受瑞舒伐他汀治疗，784 例接受阿托伐

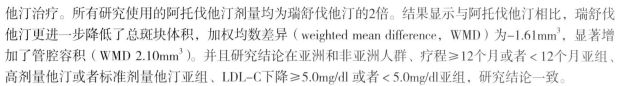

他汀治疗。所有研究使用的阿托伐他汀剂量均为瑞舒伐他汀的2倍。结果显示与阿托伐他汀相比，瑞舒伐他汀更进一步降低了总斑块体积，加权均数差异（weighted mean difference，WMD）为-1.61mm³，显著增加了管腔容积（WMD 2.10mm³）。并且研究结论在亚洲和非亚洲人群、疗程≥12个月或者<12个月亚组、高剂量他汀或者标准剂量他汀亚组、LDL-C下降≥5.0mg/dl 或者<5.0mg/dl亚组，研究结论一致。

但是也有研究显示无论何种类型的他汀，如果能够使LDL-C及hs-CRP降低至相似水平，那么它们使斑块退缩的效果也是相似的[18]。

二、非他汀类药物

（一）胆固醇吸收抑制剂（依折麦布）

IMPROVE-IT研究[19]显示高强度他汀联合胆固醇吸收抑制剂依折麦布（ezetimibe）治疗显著降低心血管事件风险，提示他汀之外的其他降脂药物也可能具有抗动脉粥样硬化作用。但是关于依折麦布联合他汀治疗对动脉粥样硬化斑块影响的研究结果并不一致，其抗动脉粥样硬化作用仍有争论。

PRECISE-IVUS研究[20]是一项以日本患者为基础的多中心、前瞻性、随机化对照试验。共纳入246例ACS或稳定性冠心病患者，随机分配至阿托伐他汀联合依折麦布治疗组或阿托伐他汀单药治疗组，逐渐上调两组受试者服用阿托伐他汀的剂量使LDL-C达到目标值（<1.8mmol/L）。分别于研究前与服药9~12个月后行IVUS检查。平均随访约10个月。联合用药组与阿托伐他汀单药治疗组各有100例和102例患者取得完整数据。结果表明，研究结束时联合治疗组和阿托伐他汀单药治疗组患者LDL-C水平分别为1.64和1.90mmol/L（$P<0.001$），LDL-C达标率分别为72%与47%（$P=0.001$），冠状动脉斑块发生逆转的患者比率分别为78%和58%（$P=0.004$）。对受试者中ACS亚组和稳定性冠心病亚组进行比较发现，前者应用阿托伐他汀联合依折麦布治疗时获益更为显著。两组间高敏CRP的变化幅度无明显差异，但联合用药组患者胆固醇吸收参数显著降低，他汀单药治疗组患者胆固醇吸收增加。这一研究表明，与他汀单药治疗相比，联合应用他汀和依折麦布可以更为显著的降低LDL-C水平、提高LDL-C达标率，并且可以更为有效的逆转冠状动脉斑块。但是最近另一日本研究团队发表的研究结论却显示：虽然在他汀治疗的基础上联合依折麦布能够使ACS患者LDL-C降至更低的水平，但是并没有更强的逆转斑块的作用，同时对斑块组成也没有显著性影响。该研究使用IB-IVUS评估了匹伐他汀（2mg/d）和匹伐他汀（2mg/d）联合依折麦布（10mg/d）对ACS患者非罪犯病变PAV和脂质斑块体积影响[21]。共103例患者完成了基线和随访IB-IVUS检测。结果显示：联合治疗组平均LDL-C水平由123mg/dl降低至64mg/dl，他汀单药治疗组由126mg/dl降至 87mg/dl，两组间LDL-C的降幅差异达16.9%；两组在治疗10个月后均出现相似斑块的逆转，联合治疗组PAV下降5.1%，单药治疗组下降6.2%，同时两组间脂质斑块体积的百分比改变也没有显著性差异。因此，以依折麦布为代表的胆固醇吸收抑制剂能否在他汀治疗的基础上，在进一步降低LDL-C水平的同时，更进一步逆转和稳定斑块仍需要研究证实。

（二）前蛋白转化酶枯草溶菌素9（proprotein convertase subtilisin/kexin type 9，PCSK-9）抑制剂

LDL受体是一种受体蛋白，广泛分布于肝细胞表面。该受体介导肝细胞吞噬LDL-C，促进肝细胞摄取TC并将其代谢。PCSK-9是由肝脏合成的蛋白酶，该酶可与肝细胞表面的LDL受体结合，促进LDL受体降解，减弱肝细胞摄取TC的能力，从而使LDL-C升高。而PCSK-9抑制剂（一种单克隆抗体）可以显著抑制PCSK-9活性，从而增强肝脏摄取TC的能力，显著降低LDL-C水平。IVUS研究显示，他汀可以抑制动脉粥样硬化的进展，甚至使斑块部分消退，其作用与LDL-C水平下降密切相关。随着PCSK9抑制剂的研发，LDL-C水平有更大幅度降低，但仍不清楚，在他汀基础上加用PCSK9抑制剂是否会影响冠状动脉粥样硬化的进展。

ATHEROREMO-IVUS研究[22]入选了接受冠状动脉造影的581例ACS或稳定性心绞痛患者，使用IVUS-VH评价非罪犯血管，结果显示，在对心血管危险因素进行校正后，他汀类药物的使用、血清LDL-C水平和PCSK-9抑制剂浓度与斑块坏死核组织比例（β=1.24%，PCKS9每增加100μg/L，P=0.001）以及坏死核组织绝对体积（β=0.09，P=0.033）线性相关，但是与斑块负荷、斑块体积以及IVUS-VH检测到的TCFA无关。血清PCSK-9抑制剂浓度与动脉粥样硬化斑块坏死核组织数量呈线性相关，并且独立于他汀类药物的使用和血清LDL-C水平。提示PCSK-9抑制剂可以作为逆转动脉粥样硬化斑块的药物用于临床。

2016年评估PCSK-9抑制剂对动脉粥样硬化进展的GLAGOV试验结果公布。GLAGOV研究[23]是一项多中心、双盲、随机对照临床试验，纳入968例症状性冠心病患者，冠脉造影显示靶血管20%~50%狭窄，采用IVUS评估斑块进展或消退情况。患者在他汀治疗基础上（59%的患者接受高强度他汀和39%的患者接受中等强度他汀治疗）随机分组，接受evolocumab（皮下注射，每月1次）或安慰剂治疗。最终846例患者完成随访。主要终点是治疗78周后相对于基线的PAV变化，次要终点包括TAV变化、斑块逆转的患者百分比。其结果显示，治疗期间，安慰剂组和evolocumab组的平均LDL-C水平分别为93.0和36.6mg/dl（P<0.001）。IVUS检测显示，安慰剂组PAV和TAV的平均测值与基线值相同，而evolocumab组PAV降低0.95%（与基线值或与安慰剂组相比，均P<0.001），TAV减少5.8mm³（与基线值或与安慰剂组相比，均P<0.001）。特别是在基线LDL-C<70mg/dl亚组，PCSK9抑制剂将LDL-C降至更低的水平（24.0mg/dl），斑块体积缩小更为明显（1.97%）。这些结果提示：在接受优化他汀治疗的患者中，加用PCSK9抑制剂能加速冠脉斑块的消退。这对极高危患者的LDL-C目标值（＜70mg/dl）也是一种挑战。此外，研究并未发现平均LDL-C达到36.6mg/dl水平时有安全性问题；新发糖尿病、肌痛或神经认知不良反应也未增加。GLAGOV研究中，尽管PAV、TAV只是中间终点指标，研究样本量较小，未能发现他汀基础上联合PCSK9抑制剂可以进一步减少不良心血管事件，但根据既往研究他汀联合依折麦布的结果（PRECISE-IVUS和IMPROVE-IT）来看，此中间指标仍具有临床意义，仍然需要在今后大规模的临床试验中得到硬终点获益的证据。

目前正在日本进行中的ODYSSEY J-IVUS研究[24]是一项Ⅳ期、开放标签、随机、IVUS盲法分析、平行对照、多中心研究。研究入选了因ACS住院合并高LDL-C血症[≥100mg/dl（2.6mmol/L）]并且他汀治疗下LDL-C控制不理想的患者。随机给予alirocumab或者标准治疗。Alirocumab组在他汀治疗（阿托伐他汀≥10mg/d或者瑞舒伐他汀≥5mg/d）的基础上接受每2周1次75mg alirocumab注射，若12周时患者LDL-C仍然≥100mg/dl，alirocumab增加至150mg每2周1次。主要研究终点是治疗9个月标准化TAV的百分比改变。ODYSSEY J-IVUS研究对在他汀治疗下仍然存在血脂异常的ACS患者，alirocumab治疗能否逆转斑块提供依据。

（三）胆固醇酰基转移酶（cholesterol acyltransferase，ACAT）抑制剂

动物实验发现ACAT抑制剂具有抗动脉粥样硬化作用。在冠脉造影明确的冠心病患者中，与安慰剂相比，100mg/d帕替麦布（pactimibe）治疗18个月在PAV、TAV方面均没有使患者获益，甚至还有不利影响[25]。ACAT抑制剂并不能抑制动脉粥样硬化的发展，甚至可能促进其进展。

（四）LDL-C水平对斑块的影响

他汀类药物降低血浆LDL-C水平，抑制冠脉斑块的进展。但是强化降低LDL-C治疗才能够使斑块退缩[26]，而LDL-C水平轻度降低却不能够逆转斑块[13, 27]。

有荟萃分析[28]对冠脉斑块退缩的LDL-C目标值以及不同他汀对冠脉斑块进展的作用进行了探讨。对2000年1月至2014年1月发表于PubMed、EMBASE和Cochrane数据库使用IVUS评估降LDL-C治疗对冠脉斑块退缩的随机对照研究或者盲法终点的临床研究进行搜索。研究使用基线和随访时的斑块体积的标准化均数差来评价斑块退缩，共纳入了20项研究，5910例患者。结论显示：长期（维持治疗>17个月）、强化降LDL-C治疗（瑞舒伐他汀平均33mg/d或者阿托伐他汀60mg/d）能够使斑块退缩，为了使斑块退缩，

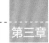

调脂治疗的目标值是LDL-C降低>40%或者LDL-C水平<78mg/dl。

回顾性研究显示：就稳定斑块而言，LDL-C < 70mg/dl 这一目标值对于冠心病患者坏死核体积百分比 ≥ 10%的逆转非常重要。并且LDL-C < 70mg/dl 比HDL-C 水平升高对于坏死核体积 ≥ 10%的逆转更为重要。在常规剂量下（阿托伐他汀10mg/d 或者瑞舒伐他汀10mg/d 或者匹伐他汀 2 mg/d），不同种类的他汀对冠脉斑块组成的影响没有差异[29]。

第二节 肾素血管紧张素醛固酮系统阻断剂

肾素血管紧张素醛固酮系统（RAAS）在动脉粥样硬化的发生发展中起重要作用。RAAS过度激活刺激细胞内通路，导致炎症、内皮功能异常、增殖、纤维化和血栓形成，促进动脉粥样硬化的发生。RAAS能够抑制动脉粥样硬化的发生发展。

一、ACEI/ARB类药物

（一）ACEI/ARB对斑块体积的影响

OLIVUS研究[30]是一项前瞻性、随机、多中心的研究，共纳入了247例伴有高血压的稳定型心绞痛患者，随机给予奥美沙坦（olmesartan，10~40mg/d）和非ARB类降压药物，两组患者均在医生的指导下联合使用β受体阻滞剂、钙通道阻滞剂、利尿剂、硝酸酯类药物、血糖控制药物和/或他汀类药物治疗。分别于基线和14个月后进行IVUS评估患者其非罪犯血管（冠脉造影示血管狭窄<50%）的粥样斑块体积。研究的主要终点为TAV和PAV；次要终点为心脑血管事件发生率，包括心血管死亡、非致死性心肌梗死、非致死性卒中、非心血管死亡、不稳定型心绞痛致住院天数、慢性心衰致住院天数、慢性肾衰恶化等。随访14个月后，结果显示两组患者的血压控制结果类似，均明显降低。但IVUS显示TAV和PAV 2个变量在奥美沙坦组显著优于对照组，对照组TAV增长5.4%，奥美沙坦组增长0.6%（P=0.016）；对照组PAV增长3.1%、而奥美沙坦组则下降0.7%（P=0.038）。这提示，奥美沙坦具有延缓甚至逆转粥样斑块进展的作用。此外，奥美沙坦可使冠状动脉斑块进展风险降低59%（OR=0.41，95%CI=0.23~0.75）。两组心脑血管事件发生率无明显差异。综上可见，新一代ARB奥美沙坦在安全、平稳降压的同时，还具有延缓动脉粥样硬化的优势。OLIVUS后续研究（OLIVUS-Ex）[31]证实了冠脉斑块体积的逆转与4年主要心脑血管不良事件（MACCE）的减少显著相关，归因分析显示，服用奥美沙坦使MACCE风险下降24%。奥美沙坦组累积无事件生存率显著高于对照组。奥美沙坦是MACCE的独立预测因子。另一方面，发生不良事件的患者（n = 31）年动脉斑块进展率较高（23.8% *vs.* 2.1%）。同时也再次证实IVUS测得的动脉斑块体积的改变是MACCE的可靠替代指标。

奥美沙坦对斑块的影响是否反映了ARB类药物的类效应？有IVUS研究对不同血管紧张素Ⅱ受体阻断剂对冠脉斑块的影响进行了比较[32]。研究纳入100例合并高血压、行择期PCI的稳定型心绞痛患者，在介入治疗后随机给予奥美沙坦20mg/d或者缬沙坦80mg/d。在基线和治疗6个月时对轻中度狭窄的非靶病变进行IVUS检测。结果显示奥美沙坦和缬沙坦都显著降低了斑块体积，奥美沙坦组减少了4.7%，缬沙坦组减少了4.8%，两种药物对斑块的退缩没有显著性差异。

（二）ACEI/ARB对斑块组成的影响

ARB能够抑制动脉粥样硬化的进展，使斑块逆转。但是ARB对斑块组成的作用并不明确。

替米沙坦（telmisartan）具有RAAS抑制之外的多效性，通过多种机制起抗炎作用。有研究评估了替米沙坦对冠脉斑块组成和局部炎性细胞因子的影响。研究将50例高血压患者随机分为2组：替米沙坦组（替米沙坦 80mg/d，n=25）和对照组（除RAAS抑制剂外的其他降压药物，n=25）治疗6个月。使用IB-IVUS在治疗前后测定冠脉斑块的组织学特点，冠脉窦和外周静脉血浆炎性细胞因子进行检测。替米沙

第五篇

坦组纤维体积从51.2%增加至58.3%，脂质体积从38.4%降低至32.8%，而其他斑块成分两组间没有差异。冠状窦炎性细胞因子的水平在替米沙坦治疗后显著降低。所有患者都接受了大于6个月的普伐他汀治疗，两组血脂水平在基线和随访时没有显著性差异，从而抵消了他汀治疗降脂对斑块组成的作用。提示替米沙坦治疗6个月能够降低斑块局部炎症反应，稳定斑块[33]。有研究报道替米沙坦对于DES植入术后新生内膜增生也有作用。与缬沙坦（valsartan）相比，替米沙坦能够显著降低合并高血压的冠脉狭窄患者西罗莫司药物洗脱支架（sirolimus-eluting stent，SES）植入术后晚期管腔丢失和炎症标志物[34]。还有研究报道替米沙坦能够减少高血压合并2型糖尿病患者佐他莫司药物洗脱支架（zotarolimus-eluting stent，ZES）植入术后8个月冠脉斑块新生内膜体积和肱踝脉冲波速[35]。

二、ARB联合ACEI治疗

VALIANT研究[36]和ONTARGET研究[37]显示ACEI联合ARB治疗没有额外心血管保护作用。IVUS研究结果也一致证实ACEI和ARB联合治疗对于抑制冠脉粥样硬化的进展并不优于ACEI单药治疗[38]。116例急性心肌梗死患者，随机给予缬沙坦联合卡托普利（captopril）或者卡托普利单药治疗。对中度狭窄的非罪犯冠脉粥样硬化斑块进行IVUS检测，主要终点为PAV的标称改变（nominal change），次要终点为管腔体积的百分比变化（%ΔLV）。联合治疗组随访过程中收缩压（117 vs. 125mmHg，P=0.02）和血浆醛固酮水平（56 vs.75 pg/ml，P=0.02）显著降低。联合治疗组PAV的标称改变略低于ACEI单药治疗组（-1.9% vs.-0.68%，P=0.06）。ACEI单药组%ΔLV为-0.3%，联合治疗组为4.3%（P=0.03）。提示对于急性心肌梗死患者，ACEI和ARB联合治疗7个月对于抑制冠脉粥样硬化的进展并不优于ACEI单药治疗，两种药物的联合应用可以诱发冠脉扩张。

三、肾素抑制剂

传统的RAAS阻断剂对于冠心病患者能够产生临床获益，但是循环肾素水平代偿性增加可能会阻碍其动脉保护作用。阿利吉仑（aliskiren）是新一代非肽类肾素阻滞药，能在第一环节阻断RAAS，降低肾素活性，减少血管紧张素Ⅱ和醛固酮的生成，不影响缓激肽和前列腺素的代谢，起到降血压和治疗心血管疾病的作用。

在AQUARIUS研究中，研究人员利用IVUS观察了阿利吉仑对高血压前期患者冠脉粥样硬化的作用[39]。在这项研究中，613例患者被随机给予口服阿利吉仑300mg或者安慰剂。所有患者均患有冠脉疾病，收缩压介于125~139mmHg之间，并且具有两个心血管疾病危险因素。最终，458例（74.7%）患者接受这一试验达72周，并进行了IVUS检测。结果显示，试验组和对照组之间主要终点和次要终点无显著差异。本次研究主要终点的预期是两组之间粥样斑块体积之间存在0.8%的差异，而最终结果是两组之间存在0.4%的差异，无统计学意义。但是，试验组与对照组相比，心血管并发症（主要指冠脉血运重建）减少，其中阿利吉仑组26人；对照组50人。此外，试验组心血管事件（死亡、非致死性心梗、非致死性脑卒中）发生情况要少于对照组。有研究显示阿利吉仑服用ACEI或者ARB的糖尿病患者有害，因此对AQUARIUS研究中糖尿病和非糖尿病患者冠脉斑块逆转和MACE（包括死亡、非致死性心肌梗死、非致死性卒中、心衰再入院、ACS再入院、动脉血运重建的复合终点）进行了比较[40]。对基线情况、并存ACEI/ARB治疗和阿利吉仑治疗时程进行校正的多变量倾向性评分分析显示：阿利吉仑治疗的非糖尿病患者PAV和TAV逆转最为显著，阿利吉仑治疗的糖尿病患者TAV进展最为显著，并且PAV也较高。阿利吉仑治疗的非糖尿病患者MACE风险显著低于阿利吉仑治疗的糖尿病患者（HR 0.28）。对于PAV和TAV变化以及MACE风险，罹患糖尿病和治疗之间存在交互作用。阿利吉仑对非糖尿病患者具有抗动脉粥样硬化作用。但是AQUARIUS研究所纳入的糖尿病患者总数以及总的MACE事件率较少，因此阿利吉仑对动脉粥样硬化进展的影响仍然需要大规模临床试验验证。

第三节 β受体阻滞剂

β受体阻滞剂具有抗动脉粥样硬化作用。第三代选择性β1受体阻断剂奈必洛尔（nebivolol）具有一氧化氮介导的血管舒张活性，能够抑制氧化应激，改善内皮功能和血管壁的剪切应力（wall shear stress，WSS），从而抑制动脉粥样硬化斑块的进展和斑块的易损性。VH-IVUS评估血管容积和重构的研究[41]显示：与阿替洛尔相比，奈必洛尔治疗1年时，非梗阻性冠状动脉疾病患者WSS有降低的趋势（P=0.06）。低WSS节段与斑块进展和负性重构有关；而高WSS节段与斑块回缩和广泛的扩张正性重塑有关。奈必洛尔组患者管腔和血管面积减少，斑块面积增加，导致负性重构。生物标志物水平、微血管功能、内皮功能、薄帽纤维粥样斑块数量没有显著性差异。在对β受体阻断剂进行校正后，低WSS节段仍然与管腔丢失和斑块进展有关。虽然两种β受体阻断剂具有相似的氧化应激、微血管功能和内皮功能有相似的作用，但是与阿替洛尔相比，奈必洛尔与低WSS节段导致的斑块进展和负性重构有关。

第四节 钙通道阻断剂

VALUE研究显示与ARB类药物缬沙坦相比，二氢吡啶类钙通道阻断剂（calcium channel blocker，CCB）氨氯地平能够降低高心血管危险性高血压患者冠脉事件的风险[42]。但是VALUE研究并未提供特别针对于经血管造影证实有冠状动脉狭窄且入选时血压显著低于140/90mmHg的冠心病患者给予CCB治疗益处的数据。

CAMELOT研究[43]观察了氨氯地平和依那普利与安慰剂相比降低血压正常（<140/90mmHg）的冠心病患者心血管事件的效果。CAMELOT研究是双盲、安慰剂对照的多中心随机临床试验，由北美和欧洲的100个研究中心参加。共纳入1997例经血管造影确诊为冠心病（血管狭窄>20%）且DBP<100mmHg的患者，随访24个月。主要终点是首次发生的心血管不良事件。另外有一亚组包括274例患者接受IVUS检查，以评价两种抗高血压药物是否具有抗动脉粥样硬化的作用。主要终点是氨氯地平和安慰剂相比的心血管不良事件发生率。终点事件包括致死性心血管事件、非致死性心肌梗死、心脏骤停行复苏术、冠脉血运重建、因心绞痛而入院治疗、因心力衰竭而入院治疗、致死和非致死性脑卒中或短暂脑缺血发作（TIA）以及新诊断的周围血管疾病。次要终点包括依那普利与安慰剂相比及氨氯地平与依那普利相比的不良事件发生率。其他的次要终点包括任何原因所致的死亡和既往曾接受支架植入治疗的血管需再行血运重建术。IVUS终点为血管动脉粥样硬化斑块体积改变的百分数。基线时安慰剂组平均坐位血压为128.9/77.6mmHg，依那普利组为128.9/77.2mmHg，氨氯地平组为129.5/77.7mmHg。随访期间安慰剂组的血压升高0.7/0.6mmHg，氨氯地平组降低4.8/2.5mmHg，依那普利组降低4.9/2.4mmHg（与安慰剂组比较，两组的P<0.001）。安慰剂组有151例（23.1%）患者发生心血管事件，氨氯地平组有110例（16.6%）。与安慰剂组比较，氨氯地平组主要终点事件降低达31%。氨氯地平组需行冠脉血运重建治疗的从15.7%降至11.8%，降低27%（P=0.03），因心绞痛而入院治疗的从12.8%降至7.7%，降幅达42%。与依那普利组相比较，氨氯地平组主要终点事件从20.2%降至16.6%，减少19%，因心绞痛而入院治疗减少41%，有统计学显著性差异（P=0.003），基线时曾接受介入治疗的患者需行血运重建治疗术的有降低趋势（P=0.09）。依那普利治疗组的心血管事件从23.1%降至20.2%降幅达15%（P=0.16）。与安慰剂组比较，依那普利组主要和次要终点事件的发生率普遍降低，但未达到统计学差异。IVUS结果显示氨氯地平组与安慰剂组相比，动脉粥样硬化有延缓进展的趋势（P=0.12）。而依那普利组与安慰剂组比较，两组间无统计学显著性（P=0.32）。而在收缩压高于均值的亚组中与安慰剂组比较，氨氯

第五篇

地平组有显著的延缓进展的作用（*P*=0.02）。在每一治疗组中，与基线时相比，安慰剂组动脉粥样硬化有明显进展（*P*=0.001），依那普利组有进展的趋势（*P*=0.08），而氨氯地平组无进展（*P*=0.31）。另外，氨氯地平组血压降低与动脉粥样硬化进展之间的关联性为r=0.19，*P*=0.07。而依那普利组和安慰剂组血压降低与进展之间无显著关联。本研究结果显示，在基线血压均值为129/78mmHg的患者中，氨氯地平使血压平均降低5/3mmHg，心血管事件相对降低31%，绝对降低6.5%）（*P*=0.003）。与安慰剂组比较，氨氯地平每治疗16例患者2年，平均可以防止1例不良心血管事件的发生。依那普利也使血压平均降低5/2mmHg。但事件发生率相对降低15.3%（绝对降低2.9%）未达到统计学显著性。尚不清楚氨氯地平降低血压正常的冠心病患者的不良心血管事件的作用机制。可能有以下两种机制：首先，氨氯地平的抗缺血特性可能起到重要的作用，由于缺血性胸痛的减少从而使因其住院及后来的血运重建治疗也随之减少。但依那普利未被批准用于心绞痛的治疗，这也可能是尽管血压降低幅度相当，但依那普利对主要终点事件影响较弱的原因。另外，降压作用可能对事件的发生产生了有益的影响。主要联合终点事件的各单项事件——任何原因所致的死亡、心肌梗死以及卒中等事件的相对危险降低支持抗高血压治疗的重要性，这些终点事件不受抗心绞痛效应的影响。进而，在IVUS亚组收缩压高于均值的患者中，氨氯地平治疗可显著延缓动脉粥样硬化的进展。氨氯地平和依那普利合并分析时通过LOWESS图可以发现血压降低与动脉粥样硬化连续相关。研究第一次提供了临床试验证据证明了降低血压可延缓冠状动脉粥样硬化的进展。即使在正常范围内，血压仍是冠心病患者发生不良心血管事件的持续危险因素。约2000人的中等样本数量及事件降低的点估计值的可信限相对较宽可能是本研究的局限。尽管有局限，但是对应用抗高血压药物治疗血压"正常"的CAD患者，本研究还是提供了重要的新发现。对于冠心病患者，在给予包括他汀类药物和阿司匹林在内的"标准治疗"基础上加用氨氯地平治疗24个月可使不良心血管事件相对减少31%，绝对减少5.6%。另外亚组研究证明了血压的降低幅度与疾病的进展具有关联性。这些结果提示对于冠心病患者，理想的血压范围应低于目前指南所标示的数值。因此，在血压"正常"的CAD患者中，需要进行更大规模及更长期的抗高血压治疗研究，以进一步探讨其可能的益处。血压正常的冠心病患者给予氨氯地平治疗可减少心血管不良事件的发生。依那普利治疗也有类似的趋势，但是幅度较小且无显著性。IVUS的证据显示氨氯地平可延缓动脉粥样硬化的进展。

除了氨氯地平，其他二氢吡啶类CCB是否具有相似的抗动脉粥样硬化作用并不明确。有研究显示阿折地平（azelnidipine）的抗炎抗氧化作用能够抑制动脉粥样硬化[44,45]。阿折地平对支架植入后新生内膜增生同样具有抑制作用，也提示其具有抗动脉粥样硬化作用[46]。ALPS-J研究[47]使用3D-IVUS比较了两种长效CCB阿折地平和氨氯地平对斑块的抑制作用。ALPS-J是一个前瞻性、开放标签、随机对照研究。研究入选合并高血压拟行择期PCI的患者，随机给予16mg/d阿折地平和5mg/d氨氯地平治疗48周。主要研究终点是IVUS测量的PV。对115例患者的数据分析显示：随访过程中患者血压控制于128/68mmHg，两组血脂谱相似（LDL-C 97mg/dl）。对于合并高血压行择期PCI的患者阿折地平和氨氯地平均具有相似的抑制冠脉斑块进展的作用，这种作用独立于血压改变。在治疗48周时所有患者斑块体积减小了5.2%与CAMELOT研究48周时斑块逆转的变化率5%一致。

第五节 二肽基肽酶-4（DPP-4）抑制剂

西格列汀，二肽基肽酶-4（dipeptidyl peptidase-4，DPP-4）抑制剂，是一种新型降糖药物，可以通过抑制DPP-4减少肠促胰素的降解，进而刺激胰岛素分泌。同时西格列汀增加胰高血糖素样肽（glucagon-likepeptide1，GLP-1）、胰岛素释放肽（glucose-dependent insulinotropic polypeptide，GIP）活性2~3倍，，从而起到降糖效应。此外，GLP-1还有潜在抗动脉粥样硬化特点。GLP-1可以直接作用于内皮细胞、血管平滑肌、单核细胞、巨噬细胞和淋巴细胞，并在啮齿类动物中表现出抑制动脉粥样硬化和抗炎作用。DPP-4抑制剂具有抗动脉粥样硬化和心脏保护作用[48]。Matsubara等报道了西格列汀

（sitagliptin）对合并糖尿病且血糖未控制的冠心病患者除了降糖作用之外，还具有改善内皮功能和炎症状态的作用[49]。TRUST研究[50]采用IVUS和整合背向散射IVUS（integrated backscatter IVUS，IB-IVUS）观察了西格列汀对2型糖尿病的影响。28例拟行PCI的糖尿病患者。在PCI和48周时使用IB-IVUS评估非PCI病变。主要研究终点是灰度IVUS测量的斑块体积的改变，次要研究终点是IB-IVUS测量的斑块组成改变。灰阶IVUS分析显示西格列汀组和对照组斑块体积都有减少（西格列汀组 –1.7% ± 8.5%；对照组 –3.2% ± 12.2%），但是组间差异没有显著性。IB-IVUS分析显示脂质斑块体积减小（西格列汀组：从 $200.1 ± 116.2$ to $179.8 ± 121.0mm^3$，$P= 0.02$；对照组从 $298.3 ± 363.0$ to $256.6 ± 386.1mm^3$，$P= 0.1$）而钙化斑块体积增加（西格列汀组：从 $2.1 ± 0.9$ to $3.2 ± 1.8mm^3$，$P= 0.06$；对照组：从 $2.3 ± 1.7$ to $4.8 ± 3.5mm^3$，$P= 0.04$）。单变量和多变量回归分析显示血浆非HDL-C水平是脂质斑块体积减小的独立预测因素（β = 0.445，$P= 0.04$）。西格列汀没有减少2型糖尿病患者冠脉斑块体积，但是脂质斑块体积减小。ESPECIAL-ACS研究[51]评价了西格列汀对合并糖尿病的ACS患者冠脉斑块体积和稳定性的影响。ESPECIAL-ACS是一个前瞻性、随机、开放标签、平行对照研究。研究采用IVUS和IB-IVUS观察了西格列汀治疗6个月对合并糖尿病的ACS患者非罪犯病变的影响。研究共纳入41例患者，在PCI术后72小时内随机分为西格列汀组（饮食、锻炼、西格列汀50~100mg/d，n = 21）和对照组（饮食、锻炼，n= 20），在基线和治疗6个月时分别进行IVUS和IB-IVUS分析。6月随访时，西格列汀组PV变化率高于对照组，但是没有达到统计学显著性（–4.0 ± 8.5% vs.. –1.4 ± 8.8%，$P= 0.35$）。IB-IVUS分析显示西格列汀组脂质PV显著减少（–7.1 ± 21.5% vs.. 15.6 ± 41.8%，$P= 0.03$），提示西格列汀可能具有稳定斑块的作用。

第六节 药物治疗反应的异质性

（一）性别差异

IVUS和病理学研究显示女性冠心病患者动脉粥样硬化的程度低于男性。女性患者需要更长的时间形成明显的动脉粥样硬化，这可能与危险因素作用的性别差异有关。雌激素具有抗炎作用，能够稳定斑块，减慢斑块进展。绝经后女性冠心病风险与男性相似。女性患者中斑块侵蚀更常见，雌激素对斑块侵蚀具有保护作用。OCT和IVUS评估显示在ACS患者中罪犯斑块的特点没有性别差异。RF-IVUS对ACS患者罪犯病变随访分析发现：女性患者TCFA的发生率高于男性。但是女性患者多合并糖尿病，并且hsCRP水平较高，在对其进行校正后，TCFA的发生率并无性别差异。

PROSPECT研究显示多数MACE来源于冠脉造影轻度狭窄的病变（直径狭窄<50%）但是这些病变具有高危特征，包括高斑块负荷≥70%、小MLA ≤4mm^2。PROSPECT研究的性别差异分析显示女性患者存在非罪犯病变的血管数较少，非罪犯病变更为局限，钙化、坏死核心和纤维体积较少。女性患者高危斑块特征更多，归因分析显示女性患者中TCFA与MACE风险更相关，男性患者中PB >70% 与MACE风险更相关。虽然男性和女性之间存在斑块特征的差异，但是3年MACE没有差异（6.1% vs.. 7.5%，$P=0.49$）。需要注意的是，大多数性别差异在<65岁的患者中更常见，随着年龄的增加男性和女性斑块特征越来越相似。

药物对心血管疾病的二级预防作用是否存在性别差异？有研究对11项随机、双盲、安慰剂对照进行了荟萃分析[52]。研究共纳入43193例患者。总的来说，他汀治疗能够降低男性和女性患者总心血管事件的风险，其中男性相对危险下降18%，女性下降19%。但是与男性患者相比，他汀治疗没有降低女性患者的全因死亡率和卒中。他汀治疗在逆转冠脉粥样硬化方面是否存在性别差异呢？有研究对REVERSAL研究、ASTEROID研究和SATURN研究3个IVUS系列研究进行了患者水平的汇集分析[53]，其中女性患者451例，男性患者1190例。结果显示：女性和男性患者在强化他汀治疗下LDL-C水平（女性68 vs.. 男性67mg/dl，$P=0.62$）和apoB水平（女性 77 vs. 男性 76 mg/dl，$P=0.51$）相似，女性患者TC/HDL-C比值低于男性（2.9 *vs.* 3.1，P< 0.001）但是女性患者HDL-C（53 *vs.* 47mg/dl，P < 0.001）、apoA1（154 *vs.* 140mg/dl，*P*< 0.001）、TG（122 *vs.* 114mg/dl，*P*=0.012）和CRP（0.7 *vs.* 1.1 mg/L，*P*< 0.001）水平显著高于男性患者。IVUS结果显示：与男性患者相比，女性患者基线PAV更低（34.8% *vs.* 38.3 %，*P*< 0.001），PAV退缩更为显著（ΔPAV -1.07% *vs.* -0.66 %，*P*=0.02）。他汀治疗下LDL-C <64mg/dl、apoB <73mg/dl、non-HDL-C <88.8mg/dl、TC/HDL-C <2.99时女性患者PAV退缩较男性更为显著。在长期（18~24个月）、强化他汀（瑞舒伐他汀40mg/d或者阿托伐他汀80mg/d）治疗下，性别是PAV退缩的独立预测因素。对接受他汀治疗的170，000例患者的荟萃分析显示女性患者斑块退缩和降低MACE事件获益比例最大，其中的机制尚不明确。SATURN研究中，女性是强化他汀治疗下冠脉斑块退缩的独立预测因素。虽然女性患者总体血脂达标率低于男性，但是LDL-C≤70mg/dl时女性患者PAV降幅较男性更大。斑块退缩在合并糖尿病的女性患者、稳定型心绞痛、基线LDL-C和CRP水平较高的患者更显著。SATURN研究中斑块的退缩与HDL-C水平无关，而REVERSAL研究结果则不同。REVERSAL中HDL-C水平高于总体均数与斑块退缩有关。SATURN研究还发现斑块的退缩和MACE事件的下降与治疗后的CRP水平有关，而与LDL-C变化的绝对值无关。

这些结果提示性别、心血管病危险因素、CPR和HDL-C之间存在复杂的相互作用，从而对斑块的退缩、治疗反应和临床事件产生不同的影响。

（二）种族差异

动脉粥样硬化性疾病存在种族差异。这种差异是源于基因的差异还是危险因素区域流行的差异还不明确。系列IVUS评估的临床研究[54]发现：非裔美国人与高加索人相比，女性患者的比例更高，合并症更多。非裔美国人抗动脉粥样硬化治疗率较高，但是基线和随访时的LDL-C、CRP和收缩压仍然较高。在对危险因素的差异进行校正后，虽然两组基线粥样斑块体积没有差异，但是随访时非裔美国人仍然存在显著的斑块进展。有IVUS研究比较了白种人和亚洲（日本和韩国）患者左主干病变的差异，两组之间对年龄、性别、糖尿病进行了匹配。亚洲患者体重指数和血脂水平较低，管腔面积较小（5.2 *vs.* 6.2mm^2），血管面积（20.0 *vs.* 18.4mm^2）和斑块负荷较大（72% *vs.* 64%），而白人患者虽然斑块体积较小，但是钙化较多。

（三）糖尿病

糖尿病伴发的高血糖、糖基化终末产物的增加、炎症和氧化应激促进了动脉粥样硬化的发生、发展。在经典的心血危险因素当中，糖尿病是心肌梗死的最强预测因素，也是死亡和PCI术后预后不良的独立预测因素。合并糖尿病的患者动脉粥样硬化更加弥漫，其TAV显著高于非糖尿病患者。虽然病变弥漫，但是糖尿病患者管腔较小，EEM与非糖尿病患者相似，因此PAV较高。尤其是胰岛素依赖性糖尿病患者，其EEM和管腔体积更小，PAV更大。虽然糖尿病患者常常合并高血压和血脂异常，但是糖尿病仍是斑块负荷增加的独立预测因素[55]。

糖尿病患者PAV迅速进展，对药物的治疗反应不佳，需要强化降LDL-C治疗才能达到与非糖尿病患者非强化降脂治疗相似的斑块退缩。Bayturan 等[56]对7个试验（3437例患者）的数据分析显示：即使LDL-C已经达到≤70mg/dl的目标值标，糖尿病仍是斑块进展的独立预测因素。在降脂治疗达到与非糖尿病患者相同的LDL-C水平时，糖尿病患者中降脂治疗对斑块进展的抑制作用并不显著[26, 57]，血糖控制不理想也与斑块进展有关[58, 59]，对稳定型心绞痛患者的研究[60]发现，与非糖尿病患者相比，虽然两组LDL-C水平相似，糖尿病患者平均斑块面积和斑块体积百分比进展更快，利物浦活性斑块得分（Liverpool active plaque score，LAPS）增加，并且TCFA 更多。病理性内膜增厚（pathologic intimal thickening，PIT）比TCFA更显著。1年的随访发现，虽然降脂治疗使患者LDL-C水平控制于较低水平（糖尿病组 2.1mmol/L vs.非糖尿病组 1.8mmol/L，*P*= 0.21），糖尿病患者斑块面积增加，斑块表型的危险度增加，相反，非糖尿病患者LAPS危险评分下降；糖尿病患者TCFA形成增加，糖尿病患者早期和晚期斑块都持续进展，而非糖尿病患者这两种斑块都出现逆转；糖尿病患者斑块形态和组成的改变在早期斑块类型（PIT）比晚期斑块类型（TCFA）更为显著，但是都是向更高危的斑块类型过渡，包括平均斑块体积和坏死核心体积增加。

SATURN研究显示当LDL-C <70mg/dl时糖尿病和非糖尿病患者斑块的退缩率相似。当治疗后LDL-C>70mg/dl时，虽然两组的TAV变化相似，但是非糖尿病患者PAV的退缩更为显著（1.01% *vs.* 0.31%）。这些结果提示动脉重构影响糖尿病患者动脉粥样硬化的临床表现。

为了明确糖尿病患者血管重构的过程和血管狭窄的预测因素，有研究对237例糖尿病患者进行了IVUS检测。高达37.1%的血管节段存在管腔缩小，并且管腔的缩小与血管缩小有关。血管狭窄的独立预测因素包括：胰岛素依赖、糖化血红蛋白、Apolipoprotein B、高血压、病变血管数和血运重建史。还有研究发现，不论是糖尿病还是非糖尿病患者，即使在血管造影"正常"的部位，IVUS检测仍然能够发现轻度的动脉粥样硬化。虽然两组的斑块面积相似（34.5% *vs.* 31.6%），糖尿病患者的血管面积（15.5 *vs.* 17.8mm^2）和管腔面积（10.1 *vs.* 12.2mm^2）更小。再次显示糖尿病患者在动脉粥样硬化的早期即出现负性重构。前糖尿病患者也存在冠脉面积的缩小和广泛的管腔狭窄。但是糖尿病患者血管重构的机制并未阐明，推测其可能与内皮依赖性的血管舒张受损、血管壁钙和纤维组织沉积的增加，限制血管扩张有关。这些改变在胰岛素依赖性糖尿病患者当中更为显著。

使用RF-IVUS 和 OCT对斑块组成的检测显示：糖尿病患者坏死核心和致密钙组织面积百分百显著高于非糖尿病患者。TCFA和纤维钙化斑块也显著增加。虽然罪犯病变处斑块破裂和TCFA相似，但是糖尿病患者非罪犯病变处TCFA较非糖尿病患者更为常见。糖尿病患者脂质指数（lipid index，LI），即平均脂质弧×脂质长度较大，钙化和血栓更常见。HbA1C≥8% 的患者LI更大，TCFA和巨噬细胞浸润发生率更高。OCT研究也发现高胰岛素抵抗的糖尿病患者TCFA更常见的同时纤维帽的厚度也更薄。这些结果提示血糖控制不佳和胰岛素抵抗与高危斑块特性有关。

TRUTH研究的亚组研究使用RF-IVUS检测观察了他汀治疗对糖尿病和非糖尿病患者斑块组成的影响。虽然他汀治疗后两组纤维脂肪成分都减少了，但是糖尿病组下降幅度低于非糖尿病患者。对血糖状态和冠心病关系的IVUS研究显示：空腹血糖、HbA1C和糖尿病与动脉粥样硬化严重程度和进展有关。COSMOS研究也有相似发现。虽然血脂改善程度相似，高HbA1C 患者斑块退缩程度较低。

糖尿病患者常常合并高血压和血脂异常。优化降压和降脂治疗能够带来更多的临床获益。在对危险因素是否控制达标对斑块进展的IVUS研究显示：以HbA1C<7%、LDL-C <2.5mmol/L、TG <1.7mmol/L、收缩压<130mmHg、hsCRP<2mg/L为治疗目标，控制达标的危险因素越多，PAV进展的越慢。

总之，糖尿病是心血管疾病的重要危险因素，糖尿病患者冠脉粥样硬化进展迅速，血管缩小，不良事件增加，同时斑块退缩对经典二级预防治疗的反应不佳。除了控制血糖和血压，对并存的其他危险因素的优化治疗非常重要。

（四）代谢综合征

在对7个IVUS研究3459例患者数据的汇集分析比较了糖尿病、代谢综合征和无以上合并症的患者动脉粥样硬化程度和进展情况。与代谢综合征和普通患者相比，糖尿病患者PAV 最高，管腔缩窄更显著，斑块进展更迅速。虽然代谢综合征患者合并的心血管危险因素最多，但是其动脉粥样硬化的程度和进展率与普通患者并没有显著性差异。代谢综合征患者PAV 和TAV与普通患者相似，但是具有更大的 EEM和血管管腔。但是IVUS研究没有发现合并和未合并代谢综合征的糖尿病患者斑块体积和进展存在差异。

JAPAN-ACS 研究观察了代谢综合征及其组成对强化他汀治疗诱导斑块退缩的影响。虽然代谢综合征和非代谢综合征组PAV百分比改变没有差异，但是合并存在的代谢异常越多，对治疗的反应越差，尤其是同时合并存在≥4个危险因素时。此外，研究还发现BMI百分比的改变是斑块退缩的独立预测因素。

糖尿病和代谢综合征患者是否较未合并代谢异常的患者具有更高的TCFA发生率仍有争论。使用OCT评价斑块特征的研究发现：糖尿病和代谢综合征患者LI更高，糖尿病组钙化更多。TCFA、巨噬细胞

191

聚集和微血管三组间没有差异，ACS 是TCFA的独立预测因素。在ACS患者中使用IVUS评估罪犯斑块破裂的临床预测因素，结果显示斑块破裂组代谢综合征的发生率更高。代谢综合征作为一个综合征是因为各种代谢异常导致动脉粥样硬化性疾病进展。高脂质含量和正性重构等高危斑块特征的存在，代谢综合征和斑块破裂的相关性提示代谢综合征患者是一组高危患者。

（五）高血压

高血压是心血管死亡的首要归因因素。虽然现行的指南推荐冠心病患者与总人群的血压控制目标一致，但是对于合并冠心病的高血压患者，更加强化的控制血压是否能够更多获益并不明确。现有的数据显示冠心病患者更加严格的控制血压能够降低临床事件，同时降压药物也具有抗动脉粥样硬化的作用。CAMELOT研究比较了氨氯地平、依那普利和安慰剂对血压正常的冠心病患者心血管事件的影响。安慰剂组心血管事件的发生率为23.1%，氨氯地平组为16.6%，心血管事件的风险降低了31%，依那普利组为20.2%，心血管事件的风险降低了15%。

IVUS亚研究发现：对于SBP高于均值的患者氨氯地平显著抑制了动脉粥样硬化的进展。阿折地平也有类似发现。CAMELOT亚研究比较了正常血压、前高血压以及高血压患者冠脉斑块进展情况。高血压患者斑块体积增加，前高血压患者斑块体积无明显改变，血压正常的患者斑块退缩。对4个IVUS研究的患者数据进行汇集分析[61]显示：服用β受体阻滞剂的患者斑块体积显著减少。但是这个研究患者并不是随机接受β受体阻滞剂治疗的。

IVUS研究显示他汀治疗能够逆转斑块。但是并存的心血管危险因素能够削弱他汀治疗对斑块的逆转作用。Nozue等使用RF-IVUS评估了糖尿病和高血压对他汀逆转斑块作用的影响[62]。在糖尿病合并高血压的患者中斑块体积增加了60%，仅患糖尿病的患者增加了33%，仅患高血压的患者斑块体积增加45%，无高血压也无糖尿病的患者斑块体积增加了24%。斑块组成的改变各组间没有差异。

LDL-C和SBP也影响冠脉斑块的进展。LDL-C≤70mg/dl并且SBP≤120mmHg正常组斑块进展最慢，其次是LDL-C处于极低水平但 SBP>120mmHg 的患者，LDL-C>70mg/dl的血压正常者斑块进展最迅速。LDL-C水平比SBP对斑块进展的影响更显著。因此对于CAD患者应该对并存的危险因素进行强化治疗。

有些降压药物还具有抗动脉粥样硬化之外的抗炎作用。ARB具有RAAS抑制之外的多效性。使用IB-IVUS评估替米沙坦对冠脉斑块组成和局部炎症性细胞因子的影响，结果显示替米沙坦治疗能够增加斑块的纤维成分，减少脂质成分，并且使冠脉窦水平的炎性细胞因子水平降低。OLIVUS-Ex 研究使用IVUS观察了奥米沙坦对稳定型心绞痛患者临床事件和斑块进展的影响。奥米沙坦改善了患者的无事件生存率，降低了TAV 和PAV。但是没有观察到血压下降和斑块退缩有关。

血压的优化控制对于冠心病患者更为重要，对于前高血压患者也能带来获益。降压药物的临床获益来自于降压本身和抗动脉粥样硬化作用。

（六）慢性肾脏病

慢性肾脏病患者冠脉粥样硬化的研究较少。研究的方法学和纳入患者的肾脏功能差异很大。因此现有的研究结论差异很大。慢性肾脏病患者阻塞性冠心病的发病率很高，心血管死亡是这类患者的首要死亡原因。慢性肾脏病患者的血管病理生理学改变存在其特异性。除了经典的心血管危险因素对疾病的影响，营养不良、炎症、动脉粥样硬化和钙化相互作用，参与慢性肾脏病患者血管疾病的发生发展过程。

尸体解剖研究发现慢性肾脏病患者存在弥漫性动脉粥样硬化。终末期肾脏病患者与肾功能正常的患者相比，钙化斑块更多，中膜更厚，管腔面积较小，内膜层有增厚的趋势，但是斑块面积与年龄、性别匹配的肾功能正常的患者没有差异。

目前有一些小型临床研究使用IUVS观察了肾脏功能对冠脉斑块的影响。随着GFR下降，斑块特点也恶化。接受PCI的患者中，与GFR>60ml/min 的患者相比，GFR <60ml/min的患者脂质体积百分比较高，纤维组织体积百分比较低。在对ACS患者罪犯动脉的血管镜研究发现慢性肾脏病患者"黄色斑块"的比

例升高。并且慢性肾脏病是血管多处黄色斑块的独立预测因素。此外，在对310例ACS患者罪犯动脉的IVUS研究发现：GFR的进行性下降是斑块破裂的独立预测因素，CCR越低，病变部位的斑块负荷越高，斑块长度越大。PROSPECT亚研究对合并慢性肾脏病和未合并CKD的ACS患者非罪犯动脉的斑块进行了比较，共纳入CKD患者73例，非CKD患者573例。CKD患者坏死核心和致密钙组织较多，纤维组织较少。OCT研究对非罪犯斑块的检查也发现：慢性肾脏病患者LI较高，钙化和斑块破裂更常见。合并糖尿病和慢性肾脏病的稳定型心绞痛患者致密钙和坏死核心的比例也高于非糖尿病患者，并且随着肾功能的下降，坏死核心增加，在RRT患者中达到峰值。在对稳定型心绞痛和ACS患者的IVUS检测[63]更进一步证实：随着GFR的下降，致密钙和坏死核心体积增加，在需要RRT的ACS患者中达到峰值。但是共包含989例患者的荟萃分析显示在预防性治疗下GFR>60ml/min和<60ml/min（包括RRT患者）的患者斑块体积的进展率没有差异。

（七）肥胖

肥胖是罹患冠心病的危险因素。有IVUS研究评价了药物治疗对斑块进展的影响。在对7个系列IVUS研究共3459例患者的系统性回顾发现：BMI≥30是斑块进展的独立预测因素（OR 1.18）。肥胖对斑块易损性影响的IVUS研究显示：BMI增加伴随着斑块负荷和斑块面积的增加。BMI的升高减弱了他汀对斑块退缩的作用，与PAV正相关，是斑块体积改变的独立预测因素。对合并和未合并糖尿病和代谢综合征的患者进行3支血管的OCT研究发现：合并代谢综合征的患者BMI更高，脂质斑块更长，LI更高。肥胖患者动脉粥样硬化斑块负荷和斑块易损性增加，斑块进展更为迅速，并且对药物的治疗反应减退，导致临床事件的增加。

（黄 欣）

参考文献

［1］Pedersen,T.R,Kjekshus,et al. (2004) Randomised trial of cholesterol lowering in 4444 patients with coronary heart disease: the Scandinavian Simvastatin Survival Study (4S), 1994, Atherosclerosis Supplements. 5, 81–87.

［2］Goldberg, R. B, Mellies, et al. (1998) Cardiovascular events and their reduction with pravastatin in diabetic and glucose-intolerant myocardial infarction survivors with average cholesterol levels: subgroup analyses in the cholesterol and recurrent events (CARE) trial. The Care Investigators, Circulation. 98, 2513–2519.

［3］Long–Term Intervention with Pravastatin in Ischaemic Disease Study, G. (1998) Prevention of cardiovascular events and death with pravastatin in patients with coronary heart disease and a broad range of initial cholesterol levels, The New England journal of medicine. 339, 1349–1357.

［4］(1998) Influence of pravastatin and plasma lipids on clinical events in the West of Scotland Coronary Prevention Study (WOSCOPS), Circulation. 97, 1440–1445.

［5］Downs, J. R, Clearfield, et al. (1998) Primary prevention of acute coronary events with lovastatin in men and women with average cholesterol levels: results of AFCAPS/TexCAPS. Air Force/Texas Coronary Atherosclerosis Prevention Study, Jama. 279, 1615–1622.

［6］Nicholls, S. J, Hsu, et al. (2010) Intravascular ultrasound–derived measures of coronary atherosclerotic plaque burden and clinical outcome, Journal of the American College of Cardiology. 55, 2399–2407.

［7］Dohi, T, Miyauchi, et al. (2011) Plaque regression determined by intravascular ultrasound predicts long–term outcomes of patients with acute coronary syndrome, Journal of atherosclerosis and thrombosis. 18, 231–239.

［8］Stone, G. W, Maehara, et al. (2011) A prospective natural–history study of coronary atherosclerosis, The New England journal of medicine. 364, 226-35.

[9] D'Ascenzo, F, Agostoni, et al. (2013) Atherosclerotic coronary plaque regression and the risk of adverse cardiovascular events: a meta-regression of randomized clinical trials, Atherosclerosis. 226, 178-185.

[10] Nissen, S. E, Tuzcu, et al. (2004) Effect of intensive compared with moderate lipid-lowering therapy on progression of coronary atherosclerosis: a randomized controlled trial, Jama. 291, 1071-1080.

[11] Nissen, S. E, Nicholls, et al. (2006) Effect of very high-intensity statin therapy on regression of coronary atherosclerosis: the ASTEROID trial, Jama. 295, 1556-1565.

[12] Raber, L, Taniwaki, et al. (2015) Effect of high-intensity statin therapy on atherosclerosis in non-infarct-related coronary arteries (IBIS-4): a serial intravascular ultrasonography study, European heart journal. 36, 490-500.

[13] Okazaki, S, Yokoyama, T, Miyauchi, K, et al.(2004) Early statin treatment in patients with acute coronary syndrome: demonstration of the beneficial effect on atherosclerotic lesions by serial volumetric intravascular ultrasound analysis during half a year after coronary event: the ESTABLISH Study, Circulation. 110, 1061-1068.

[14] Takayama, T, Hiro, T, Yamagishi, M, et al. (2009) Effect of rosuvastatin on coronary atheroma in stable coronary artery disease: multicenter coronary atherosclerosis study measuring effects of rosuvastatin using intravascular ultrasound in Japanese subjects (COSMOS), Circulation journal : official journal of the Japanese Circulation Society. 73, 2110-2117.

[15] Banach, M, Serban, C, Sahebkar, A, et al. (2015) Impact of statin therapy on coronary plaque composition: a systematic review and meta-analysis of virtual histology intravascular ultrasound studies, BMC medicine. 13, 229.

[16] Nicholls, S. J, Ballantyne, C. M, Barter, P. J, et al. (2011) Effect of two intensive statin regimens on progression of coronary disease, The New England journal of medicine. 365, 2078-2087.

[17] Qian, C, Wei, B, Ding, J, et al. (2015) Meta-analysis comparing the effects of rosuvastatin versus atorvastatin on regression of coronary atherosclerotic plaques, The American journal of cardiology. 116, 15211526.

[18] Hong, Y. J, Jeong, M. H, Hachinohe, D, et al.(2011) Comparison of effects of rosuvastatin and atorvastatin on plaque regression in Korean patients with untreated intermediate coronary stenosis, Circulation journal : official journal of the Japanese Circulation Society. 75, 398-406.

[19] Cannon, C. P, Blazing, M. A, Giugliano, R. P, et al.(2015) Ezetimibe Added to Statin Therapy after Acute Coronary Syndromes, The New England journal of medicine. 372, 2387-2397.

[20] Tsujita, K, Sugiyama, S, Sumida, H, et al. (2015) Impact of Dual Lipid-Lowering Strategy With Ezetimibe and Atorvastatin on Coronary Plaque Regression in Patients With Percutaneous Coronary Intervention: The Multicenter Randomized Controlled PRECISE-IVUS Trial, Journal of the American College of Cardiology. 66, 495-507.

[21] Hibi, K, Sonoda, S, Kawasaki, M, et al. (2018) Effects of Ezetimibe-Statin Combination Therapy on Coronary Atherosclerosis in Acute Coronary Syndrome, Circulation journal : official journal of the Japanese Circulation Society. 82, 757-766.

[22] Cheng, J. M, Oemrawsingh, R. M, Garcia-Garcia, H. M, et al.(2016) PCSK9 in relation to coronary plaque inflammation: Results of the ATHEROREMO-IVUS study, Atherosclerosis. 248, 117-122.

[23] Nicholls, S. J, Puri, R, Anderson, T, et al.(2016) Effect of Evolocumab on Progression of Coronary Disease in Statin-Treated Patients: The GLAGOV Randomized Clinical Trial, Jama. 316, 2373-2384.

[24] Ako, J, Hibi, K, Kozuma, K, et al. (2018) Effect of alirocumab on coronary atheroma volume in Japanese patients with acute coronary syndromes and hypercholesterolemia not adequately controlled with statins: ODYSSEY J-IVUS rationale and design, Journal of cardiology. 71, 583-589.

[25] Nissen, S. E, Tardif, J. C, Nicholls, S. J, et al. (2007) Effect of torcetrapib on the progression of coronary atherosclerosis, The New England journal of medicine. 356, 1304-1316.

[26] Hiro, T, Kimura, T, Morimoto, T, et al. (2009) Effect of intensive statin therapy on regression of coronary atherosclerosis in

patients with acute coronary syndrome: a multicenter randomized trial evaluated by volumetric intravascular ultrasound using pitavastatin versus atorvastatin (JAPAN-ACS〔Japan assessment of pitavastatin and atorvastatin in acute coronary syndrome〕study), Journal of the American College of Cardiology. 54, 293–302.

〔27〕 Yokoyama, M, Komiyama, N, Courtney, B. K, et al.(2005) Plasma low-density lipoprotein reduction and structural effects on coronary atherosclerotic plaques by atorvastatin as clinically assessed with intravascular ultrasound radio-frequency signal analysis: a randomized prospective study, American heart journal. 150, 287.

〔28〕 Gao, W. Q, Feng, Q. Z, Li, Y. F, et al.(2014) Systematic study of the effects of lowering low-density lipoprotein-cholesterol on regression of coronary atherosclerotic plaques using intravascular ultrasound, BMC cardiovascular disorders. 14, 60.

〔29〕 Seo, Y. H, Seo, D. J, Song, I. G, et al. (2018) Rationale of decreasing low-density lipoprotein cholesterol below 70mg/dL in patients with coronary artery disease: A retrospective virtual histology. Intravascular ultrasound study, Cardiology journal.

〔30〕 Hirohata, A, Yamamoto, K, Miyoshi, T, et al.(2010) Impact of olmesartan on progression of coronary atherosclerosis a serial volumetric intravascular ultrasound analysis from the OLIVUS (impact of OLmesarten on progression of coronary atherosclerosis: evaluation by intravascular ultrasound) trial, Journal of the American College of Cardiology. 55, 976–982.

〔31〕 Hirohata, A, Yamamoto, K, Miyoshi, T, et al. (2012) Four-year clinical outcomes of the OLIVUS-Ex (impact of Olmesartan on progression of coronary atherosclerosis: evaluation by intravascular ultrasound) extension trial, Atherosclerosis. 220, 134–138.

〔32〕 Ishii, H, Kobayashi, M, Kurebayashi, N, et al.(2013) Impact of angiotensin II receptor blocker therapy (olmesartan or valsartan) on coronary atherosclerotic plaque volume measured by intravascular ultrasound in patients with stable angina pectoris, The American journal of cardiology. 112, 363–368.

〔33〕 Yamaguchi, K, Wakatsuki, T, Soeki, T, et al. (2014) Effects of telmisartan on inflammatory cytokines and coronary plaque component as assessed on integrated backscatter intravascular ultrasound in hypertensive patients, Circulation journal : official journal of the Japanese Circulation Society. 78, 240–247.

〔34〕 Hong, S. J, Shim, W. J, Choi, J. I, et al. (2007) Comparison of effects of telmisartan and valsartan on late lumen loss and inflammatory markers after sirolimus-eluting stent implantation in hypertensive patients, The American journal of cardiology. 100, 1625–1629.

〔35〕 Hong, S. J, Choi, S. C, Ahn, C. M, et al.(2011) Telmisartan reduces neointima volume and pulse wave velocity 8 months after zotarolimus-eluting stent implantation in hypertensive type 2 diabetic patients, Heart. 97, 1425–1432.

〔36〕 Pfeffer, M. A, McMurray, J. J, Velazquez, E. J, et al. (2003) Valsartan, captopril, or both in myocardial infarction complicated by heart failure, left ventricular dysfunction, or both, The New England journal of medicine. 349, 1893–906.

〔37〕 Investigators, O, Yusuf, S, Teo, K. K, et al.(2008) Telmisartan, ramipril, or both in patients at high risk for vascular events, The New England journal of medicine. 358, 1547–1559.

〔38〕 Yano, H, Hibi, K, Nozawa, N, et al. (2012) Effects of valsartan, an angiotensin II receptor blocker, on coronary atherosclerosis in patients with acute myocardial infarction who receive an angiotensin-converting enzyme inhibitor, Circulation journal : official journal of the Japanese Circulation Society. 76, 1442–1451.

〔39〕 Nicholls, S. J, Bakris, G. L, Kastelein, J. J, et al. (2013) Effect of aliskiren on progression of coronary disease in patients with prehypertension: the AQUARIUS randomized clinical trial, Jama. 310, 1135–1144.

〔40〕 Puri, R, Nissen, S. E, Menon, V, et al. (2015) Effects of aliskiren in diabetic and non-diabetic patients with coronary artery disease: Insights from AQUARIUS, Atherosclerosis. 243, 55355–9.

〔41〕 Hung, O. Y, Molony, D, Corban, M. T, et al. (2016) Comprehensive Assessment of Coronary Plaque Progression With Advanced Intravascular Imaging, Physiological Measures, and Wall Shear Stress: A Pilot Double-Blinded Randomized Controlled Clinical Trial of Nebivolol Versus Atenolol in Nonobstructive Coronary Artery Disease, Journal of the American Heart Association. 5.

〔42〕 Mason, R. P. (2002) Mechanisms of plaque stabilization for the dihydropyridine calcium channel blocker amlodipine: review of the evidence, Atherosclerosis. 165, 191–199.

［43］Nissen, S. E, Tuzcu, E. M, Libby, P, et al. (2004) Effect of antihypertensive agents on cardiovascular events in patients with coronary disease and normal blood pressure: the CAMELOT study: a randomized controlled trial, Jama. 292, 2217–2225.

［44］Takahashi, K, Shimokado, K. & Yoshida, M. (2006) SDF-1–induced adhesion of monocytes to vascular endothelium is modulated by azelnidipine via protein kinase C inhibition, European journal of pharmacology. 552, 162–169.

［45］Naito, Y, Shimozawa, M, Manabe, H, et al. (2006) Azelnidipine, a new calcium channel blocker, inhibits endothelial inflammatory response by reducing intracellular levels of reactive oxygen species, European journal of pharmacology. 546, 11–18.

［46］Nakano, K, Egashira, K, Tada, H, et al. (2006) A third-generation, long-acting, dihydropyridine calcium antagonist, azelnidipine, attenuates stent-associated neointimal formation in non-human primates, Journal of hypertension. 24, 1881–1889.

［47］Kojima, T, Miyauchi, K, Yokoyama, T, et al.(2011) Azelnidipine and amlodipine anti-coronary atherosclerosis trial in hypertensive patients undergoing coronary intervention by serial volumetric intravascular ultrasound analysis in Juntendo University (ALPS-J), Circulation journal : official journal of the Japanese Circulation Society. 75, 1071–1079.

［48］Drucker, D. J. & Nauck, M. A. (2006) The incretin system: glucagon-like peptide-1 receptor agonists and dipeptidyl peptidase-4 inhibitors in type 2 diabetes, Lancet. 368, 1696–1705.

［49］Matsubara, J, Sugiyama, S, Akiyama, E, et al. (2013) Dipeptidyl peptidase-4 inhibitor, sitagliptin, improves endothelial dysfunction in association with its anti-inflammatory effects in patients with coronary artery disease and uncontrolled diabetes, Circulation journal : official journal of the Japanese Circulation Society. 77, 1337–1344.

［50］Nozue, T, Fukui, K, Koyama, Y, et al.(2016) Effects of sitagliptin on coronary atherosclerosis in patients with type 2 diabetes-A serial integrated backscatter-intravascular ultrasound study, American journal of cardiovascular disease. 6, 153–162.

［51］Kuramitsu, S, Miyauchi, K, Yokoi, H, et al. (2017) Effect of sitagliptin on plaque changes in coronary artery following acute coronary syndrome in diabetic patients: The ESPECIAL-ACS study, Journal of cardiology. 69, 369–376.

［52］Gutierrez, J, Ramirez, G, Rundek, T. & Sacco, R. L. (2012) Statin therapy in the prevention of recurrent cardiovascular events: a sex-based meta-analysis, Archives of internal medicine. 172, 909–919.

［53］Stegman, B, Shao, M, Nicholls, S. J, et al.(2016) Coronary atheroma progression rates in men and women following high-intensity statin therapy: A pooled analysis of REVERSAL, ASTEROID and SATURN, Atherosclerosis. 254, 78–84.

［54］Munnur, R. K, Nerlekar, N. & Wong, D. T. (2016) Imaging of coronary atherosclerosis in various susceptible groups, Cardiovascular diagnosis and therapy. 6, 382–395.

［55］Nicholls, S. J, Tuzcu, E. M, Kalidindi, S, et al. (2008) Effect of diabetes on progression of coronary atherosclerosis and arterial remodeling: a pooled analysis of 5 intravascular ultrasound trials, Journal of the American College of Cardiology. 52, 255–262.

［56］Bayturan, O, Kapadia, S, Nicholls, S. J, et al. (2010) Clinical predictors of plaque progression despite very low levels of low-density lipoprotein cholesterol, Journal of the American College of Cardiology. 55, 2736–2742.

［57］Daida, H, Takayama, T, Hiro, T, et al. (2012) High HbA1c levels correlate with reduced plaque regression during statin treatment in patients with stable coronary artery disease: results of the coronary atherosclerosis study measuring effects of rosuvastatin using intravascular ultrasound in Japanese subjects (COSMOS), Cardiovascular diabetology. 11, 87.

［58］Hiro, T, Kimura, T, Morimoto, T, et al. (2010) Diabetes mellitus is a major negative determinant of coronary plaque regression during statin therapy in patients with acute coronary syndrome--serial intravascular ultrasound observations from the Japan Assessment of Pitavastatin and Atorvastatin in Acute Coronary Syndrome Trial (the JAPAN-ACS Trial), Circulation journal : official journal of the Japanese Circulation Society. 74, 1165–1174.

［59］Bayturan, O, Tuzcu, E. M, Uno, K, et al. (2010) Comparison of rates of progression of coronary atherosclerosis in patients with diabetes mellitus versus those with the metabolic syndrome, The American journal of cardiology. 105, 1735–1739.

［60］Kovarnik, T, Chen, Z, Mintz, G. S, et al. (2017) Plaque volume and plaque risk profile in diabetic vs. non-diabetic patients undergoing lipid-lowering therapy: a study based on 3D intravascular ultrasound and virtual histology, Cardiovascular diabetology. 16, 156.

［61］Sipahi, I, Tuzcu, E. M, Wolski, K. E, et al.(2007) Beta-blockers and progression of coronary atherosclerosis: pooled analysis of 4 intravascular ultrasonography trials, Annals of internal medicine. 147, 10-18.

［62］Nozue, T, Yamamoto, S, Tohyama, S, et al. (2012) Impacts of conventional coronary risk factors, diabetes and hypertension, on coronary atherosclerosis during statin therapy: subanalysis of the TRUTH study, Coronary artery disease. 23, 239-244.

［63］Nicholls, S. J, Tuzcu, E. M, Hsu, A, et al. (2007) Comparison of coronary atherosclerotic volume in patients with glomerular filtration rates < or = 60 versus > 60 ml/min/1.73 m(2): a meta-analysis of intravascular ultrasound studies, The American journal of cardiology. 99, 813-816.

第五篇

第六篇

血管内超声指导冠状动脉疾病介入治疗

第一章

血管内超声在冠心病介入治疗中作用

与冠状动脉造影（coronary angiography，CAG）相比，IVUS能够更精确地反映冠脉病变的性质、严重程度及累及范围，指导术者选择正确的治疗策略和最合适的支架，优化支架扩张，最大程度上减少血管的地理丢失，及时发现支架植入后急性并发症并识别晚期支架失败的机制，在指导介入治疗方面发挥了非常重要的作用。

第一节　评估病变狭窄程度及性质

IVUS可以对冠脉管腔和病变进行客观、精确的定量测量，尤其对于冠脉造影提示临界病变或暴露不清的特殊阶段[1]。IVUS评估病变时，通常应用最小管腔面积（minimum lumen area；MLA）作为评价指标。早期研究提示，对于非左主干病变，介入治疗的 IVUS界限值为面积狭窄>70%，最小管腔直径（minimum lumen diameter；MLD）≤1.8mm，MLA≤4.0mm^2 [2, 3]。近年来的荟萃分析结果显示，对于非左主干病变，参考血管直径>3mm的病变，介入治疗的IVUS界限值为 MLA<2.8mm^2；参考血管直径<3mm的病变，介入治疗的IVUS界限值为MLA<2.4mm^2 [4]。对于左主干病变，介入治疗的IVUS界限值为MLA<6mm^2 [5]。但以IVUS 所测量的MLA作为病变的干预界值价值有限，血流储备分数可作为判断心肌缺血程度的金标准。

除此之外，IVUS在评估斑块易损性及病变性质方面也具有一定的优势。IVUS分析斑块成分的准确性达94%~97%，其中对坏死核的诊断准确性为95.8%。一项IVUS研究发现超声衰减斑块含有大量的坏死核，并首次提出超声衰减斑块是易损斑块新的分型[6]。HORIZONS-AMI研究证实超声衰减斑块是急性心肌梗死患者介入术后无复流的独立预测因子[7]。另外，IVUS检查可以帮助术者在支架植入前对病变进行一些适当的预处理，如IVUS上表现为纤维化或富含脂质的斑块可以使用切割球囊或小球囊预扩张，而钙化病变则考虑使用非顺应性球囊预扩张或旋磨，从而保证支架充分扩张，实现更优化的血运重建[7, 8]。

第二节　参考节段的测定

（1）近端参考节段：同一段血管的病变近端最大管腔部位（通常是距离病变10mm，而无主要分支处），可能不是斑块最少部位。

（2）远端参考节段：同一段血管的病变远端最大管腔部位（通常是距离病变10mm，而无主要分支处），可能不是斑块最少部位。

（3）平均参考节段：近端与远端参考节段的平均值。

介入术前或术后尽量选择相同的参考节段，除非手术使得参考节段发生改变（例如植入支架或经过斑块旋切术）。参考节段的测量指标主要包括：①最大和平均的管腔直径；②平均中膜面积；③平均外弹力膜直径。

第三节　支架尺寸与长度的选择

选择合适的支架尺寸与长度是确保支架植入理想的第一步，也是很重要的一步。冠状动脉造影在评价冠状动脉狭窄程度和选择支架大小时，通常选择靶病变远端10mm或近端10mm的部位作为正常参考节段。而对于弥漫性长病变等病变，参照血管本身也存在病变，会低估狭窄程度，选择的支架往往较小。IVUS检查能精确地测量冠状动脉病变近端及远端参考血管的管腔大小，有助于术者选择合适的器械尺寸（如图6-1-3-1）。对于药物洗脱支架而言，IVUS指导的支架与后扩张球囊的选择标准如下：①根据近端参考、远端参考或病变处血管的外弹力膜直径，测量值至少减少0.5mm；②参考管腔直径。两者通常都比冠脉造影所测的管腔直径大，尤其对于较小的血管而言。后扩张球囊尺寸根据支架近端、支架远端或支架最狭窄处的最大中膜与最小中膜的平均直径[9]。IVUS指导的支架尺寸不一定确保理想的效果，在支架植入后的IVUS检查及后续处理在大多数情况下会获得更佳的管腔大小。

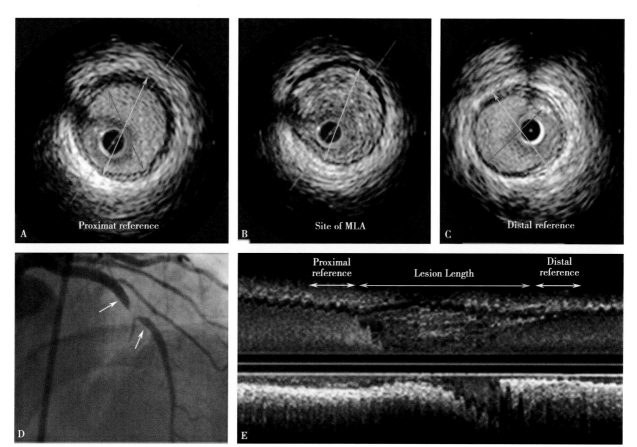

图6-1-3-1　A~C 通过测量近端参考节段、最小管腔面积、远端参考节段的管腔及血管直径选择器械尺寸；D 箭头所指左前降支狭窄部位；E 病变在IVUS上的纵向图像。通过IVUS自动回撤系统精确测量病变长度来选择支架

多项研究表明，支架边缘斑块负荷和支架覆盖不完全与支架边缘再狭窄密切相关[10, 11]。因此，选

择"正常"到"正常"参考节段长度作为支架长度可减少支架边缘再狭窄，但实际上很少有完全正常的参考节段。IVUS可以通过自动回撤系统帮助识别支架边缘着陆区并确定最适合的支架长度，且不受血管迂曲或缩短的影响，从而消除造影上表现为正常的而实际上存在弥漫斑块负荷的误差[5]。一般来说，植入BMS时，常趋于选择最短支架减少支架内再狭窄。而植入DES时，则通常尽可能地覆盖病变且支架末端位于管腔最大、病变最小的参考节段。

第四节 优化支架植入

在许多情况下，尽管支架植入后冠脉造影的结果非常理想，但IVUS仍能发现支架膨胀不全或支架贴壁不良等情况。POSTIT研究通过应用IVUS技术评价了几种BMS采用常规释放技术植入后的扩张效果，结果发现只有29%的患者能够达到理想的扩张效果[12]。IVUS能够弥补冠脉造影的缺陷，及时识别支架植入后并发症，优化支架植入的效果。支架植入理想的IVUS标准主要包括MUSIC标准[13]和AVIO标准[14]。

MUSIC标准
支架完全贴壁
支架扩张充分
若最小支架管腔面积（minimum stent area；MSA）<9mm²，MSA≥90%平均参考血管管腔面积；或≥最小参考血管管腔面积；若MSA>9mm²，MSA≥80%平均参考血管管腔面积或≥90%最小参考血管管腔面积
支架展开均匀：偏心指数（支架最小直径与最大直径之比）≥0.7
AVIO标准
支架后MSA>70%后扩球囊的横断面积
非顺应性后扩球囊尺寸的选择标准：根据支架近端、支架远端或支架最狭窄处的最大中膜与最小中膜的平均直径

（一）支架贴壁不良

支架贴壁不良主要包括急性支架贴壁不良和晚期支架贴壁不良。IVUS研究发现急性支架贴壁不良在稳定心绞痛患者中约占11.5%~15%，在急性心梗患者中约占34%~40%[15, 16, 17]。虽然一些病理研究证实支架内血栓与急性支架贴壁不良有关[18, 19]，但大部分研究未发现急性支架贴壁不良与远期心血管不良事件有明显关联性，可能因为这些不良事件在发现后基本都得到解决[20, 21]。晚期支架膨胀不良在DES中比在BMS中更常见，是支架内血栓发生的独立预测因子[22]。晚期支架膨胀不良主要与以下几个因素有关：①急性贴壁不良持续存在；②慢性支架回缩；③正性血管重塑；④血栓溶解[23]。IVUS能帮助我们识别急性支架贴壁不良并得到及时处理，从而减少晚期支架贴壁不良与支架内血栓的发生。

（二）支架膨胀不全

多项研究表明，早期支架内血栓及支架内再狭窄的最一致且最强的预测因子是支架膨胀不全[24, 25, 26]。目前一致认为增大支架植入后MSA可减少支架内再狭窄的发生。IVUS预测支架内狭窄的MSA的界值在BMS中为6.4~6.5mm²[27, 28, 29]，在不同类型的DES中类似：西罗莫司洗脱支架为5.5mm²、紫杉醇洗脱支架为5.7mm²、依维莫司洗脱支架为5.4mm²。通常MSA越大，发生支架内再狭窄越少，当MSA>8.0mm²时一般不会出现支架内狭窄[27, 29, 30]。在很多情况下，支架植入后的最小管腔面积比实际预期的小，未达到满意的支架扩张效果，因此使用非顺应性球囊高压后扩张是非常必要的，尤其对于分叉病变、高阻力病变（钙化或斑块负荷重）或开口病变等。IVUS联合冠脉造影可以帮助快速识别支架扩张不全处并进行目标病变处的后扩张，从而改善支架的释放效果，使支架的最小面积"最大化"，减少支架内血栓与支架内再狭窄的发生率。CTO-IVUS研究表明IVUS指导组在植入支架后进行高压后扩张次数更多（51.2% vs

41.3%，*P*=0.045），球囊压力更高（14.6±3.7atm vs 13.5±3.8atm，*P*=0.04），随访1年结果表明，IVUS组的主要终点事件、心肌梗死以及靶血管血运重建率均低于冠状动脉造影组[31]。

（三）支架边缘夹层与壁内血肿

冠脉造影往往只能发现比较严重的支架边缘夹层，而IVUS对支架边缘夹层识别率明显提高。IVUS研究发现支架植入术后边缘夹层的发生率约为5%~23%，其中近39%病变在冠脉造影中并未发现[32, 33, 34, 35]。据报道，IVUS发现BMS植入后壁内血肿发生率为6.9%，在DES中为3.2%，这些病变在冠脉造影中约29%并未发现，11%被认为是新出现的狭窄[34, 35]。最近的IVUS研究表明，支架边缘斑块负荷越重、钙化斑块或超声衰减斑块越多、支架扩张压力越大，越容易出现支架边缘夹层[37]。未治疗的支架边缘夹层和壁内血肿与不良心脏事件有明显相关性。ADAPT-DES研究亚组结果表明支架边缘夹层与随访1年后靶血管血运重建率有明显相关性[36]。HORIZONS-AMI研究对行介入治疗的急性心肌梗死患者进行亚组分析，结果显示支架边缘夹层（MSA<4mm²或夹层角度≥60°）与早期支架内血栓明显相关[24]。Maehara等发现支架植入术后出现壁内血肿的患者急性心肌梗死与血运重建发生率越高[35]。IVUS能够准确地识别支架边缘并发症，并根据病变的严重程度，采取合理的治疗措施，减少管腔的地理丢失。

（四）组织（斑块或血栓）脱垂

多项IVUS研究结果显示在稳定冠心病患者中，支架术后组织脱垂的发生率为17%~31%，而在急性冠脉综合征患者中约为46%~69%[24, 37]。HORIZONS-AMI亚组结果显示支架植入术后，组织脱垂（斑块脱垂导致管腔面积小于4mm²）越明显，越容易出现早期支架内血栓[38]。另一项研究纳入418个急性心肌梗死病人，结果表明组织脱垂与短期不良事件（急性支架内血栓及术后无复流）有关，但与长期随访事件无明显相关性[39]。

第五节 长期预后

目前已有多个大型临床注册研究、随机对照研究及荟萃分析比较了IVUS和传统冠脉造影在指导支架植入术后的远期预后结果。研究结果证实，无论是BMS还是DES时代，与冠脉造影相比，IVUS指导的支架植入能够显著降低主要不良心血管事件发生率，尤其在硬终点事件（心源性死亡、心肌梗死及支架内血栓）上。这种优势在指导复杂病变（如左主干病变、分叉病变、慢性闭塞病变等）中更为明显[40]。其在特殊类型的冠状动脉病变中的应用以下将作分述。

（吴小凡）

第六篇

参考文献

［1］Marcus ML, Skorton DJ, Johnson MR, et al. Visual estimates of percent diameter coronary stenosis: "a battered gold standard". J Am Coll Cardiol, 1988; 11: 882–885.

［2］Stone GW, Maehara A, Serruys PW, et al. Investigators P. A prospective natural-history study of coronary atherosclerosis. The New England journal of medicine, 2011; 364: 226–235.

［3］Naghavi M, Libby P, Willerson JT, et al. From vulnerable plaque to vulnerable patient: A call for new definitions and risk assessment strategies: Part ii. Circulation, 2003; 108: 1772–1728.

［4］Waksman R, Legutko J, Singh J, et al. FIRST: fractional flow reserve and intravascular ultrasound relationship study. J Am Coll Cardiol, 2013; 61: 917–23.

［5］Kadohira T, Kobayashi Y. Intravascular ultrasound-guided drug-eluting stent implantation. Cardiovasc Interv Ther, 2017; 32: 1-11.

［6］Wu XF, Maehara A, Mintz GS, at al. Virtual histology intravascular ultrasound analysis of attenuated plaques detected by grayscale intravascular ultrasound in patients with acute coronary syndromes: A PROSPECT substudy. Am J Cardiol, 2010; 105: 48-53.

［7］Wu XF, Mintz GS, Xu K, et al. The relationship between attenuated plaque identified by intravascular ultrasound and no-reflow after stenting in acute myocardial infarction: the HORIZONS AMI (Harmonizing Outcomes With Revascularization and Stents in Acute Myocardial Infarction) trial. JACC Cardiovasc Interv, 2011; 4: 495-502.

［8］Mintz GS. Intravascular imaging of coronary calcifcation and its clinical implications. JACC Cardiovasc Imaging, 2015; 8: 461-71.

［9］Mintz GS, Painter JA, Pichard AD, et al. Atherosclerosis in angiographically "normal" coronary artery reference segments: an intravascular ultrasound study with clinical correlations. J Am Coll Cardiol, 1995; 25: 1479-1485.

［10］Sakurai R, Ako J, Morino Y, et al. Predictors of edge stenosis following sirolimus-eluting stent deployment (a quantitative intravascular ultrasound analysis from the SIRIUS trial). Am J Cardiol, 2005; 96: 1251-3.

［11］Lemos PA, Saia F, Ligthart JM, et al. Coronary restenosis after sirolimus-eluting stent implantation: morphological description and mechanistic analysis from a consecutive series of cases. Circulation, 2003; 108: 257-260.

［12］Brodie BR, Cooper C, Jones M, et al. Is adjunctive balloon postdilatation necessary after coronary stent deployment? Final results from the POSTIT trial. Catheter Cardiovasc Interv, 2003; 59: 184-192.

［13］de Jaegere P, Mudra H, Figulla H, et al. Intravascular ultrasound-guided optimized stent deployment. Immediate and 6 months clinical and angiographic results from the Multicenter Ultrasound Stenting in Coronaries Study (MUSIC Study). Eur Heart J, 1998; 19: 1214-1223.

［14］Chieffo A, Latib A, Caussin C, et al. A prospective, randomized trial of intravascular ultrasound guided compared to angiography guided stent implantation in complex coronary lesions: the AVIO trial. Am Heart J, 2013; 165: 65-72.

［15］Kimura M, Mintz GS, Carlier S, et al. Outcome after acute incomplete sirolimus-eluting stent apposition as assessed by serial intravascular ultrasound. Am J Cardiol, 2006; 98: 436-442.

［16］van der Hoeven BL, Liem SS, Dijkstra J, et al. Stent malapposition after sirolimus-eluting and bare-metal stent implantation in patients with ST-segment elevation myocardial infarction: acute and 9-month intravascular ultrasound results of the MISSION! intervention study. JACC Cardiovasc Interv, 2008; 1: 192-201.

［17］Virmani R, Guagliumi G, Farb A, et al. Localized hypersensitivity and late coronary thrombosis secondary to a sirolimus-eluting stent: should we be cautious? Circulation, 2004; 109: 701-705.

［18］Joner M, Finn AV, Farb A, et al. Pathology of drug-eluting stents in humans: delayed healing and late thrombotic risk. J Am Coll Cardiol, 2006; 48: 193-202.

［19］Im E, Kim BK, Ko YG, et al. Incidences, predictors, and clinical outcomes of acute and late stent malapposition detected by optical coherence tomography after drug-eluting stent implantation. Circ Cardiovasc Interv, 2014; 7: 88-96.

［20］Guo N, Maehara A, Mintz GS, et al. Incidence, mechanisms, predictors, and clinical impact of acute and late stent malapposition after primary intervention in patients with acute myocardial infarction: an intravascular ultrasound substudy of the Harmonizing Outcomes with Revascularization and Stents in Acute Myocardial Infarction (HORIZONS-AMI) trial. Circulation, 2010; 122: 1077-1084.

［21］Wang B, Mintz GS, Witzenbichler B, et al. Predictors and longterm clinical impact of acute stent malapposition: an assessment of dual antiplatelet therapy with drug-eluting stents (ADAPT-DES) intravascular ultrasound substudy. J Am Heart Assoc, 2016;5: e004438.

［22］Hassan AK, Bergheanu SC, Stijnen T, et al. Late stent malapposition risk is higher after drug-eluting stent compared with bare-metal stent implantation and associates with late stent thrombosis. Eur Heart J, 2010; 31: 1172-1780.

［23］Attizzani GF, Capodanno D, Ohno Y, et al. Mechanisms, pathophysiology, and clinical aspects of incomplete stent apposition. J

Am Coll Cardiol, 2014; 63: 1355-1367.

［24］Choi SY, Witzenbichler B, Maehara A, et al. Intravascular ultrasound findings of early stent thrombosis after primary percutaneous intervention in acute myocardial infarction: a Harmonizing Outcomes with Revascularization and Stents in Acute Myocardial Infarction (HORIZONS-AMI) substudy. Circ Cardiovasc Interv, 2011; 4: 239-247.

［25］Soeda T, Uemura S, Park SJ, et al. Incidence and clinical significance of poststent optical coherence tomography findings: one-year follow up study from a multicenter registry. Circulation, 2015; 132: 1020-1029.

［26］Prati F, Romagnoli E, Burzotta F, et al. Clinical Impact of OCT Findings During PCI: the CLI-OPCI II Study. J Am Coll Cardiol Img, 2015; 8: 1297-1305.

［27］Doi H, Maehara A, Mintz GS, et al. Impact of post-intervention minimal stent area on 9-month follow-up patency of paclitaxeleluting stents: an integrated intravascular ultrasound analysis from the TAXUS IV, V, and VI and TAXUS ATLAS Workhorse, Long Lesion, and Direct Stent Trials. JACC Cardiovasc Interv, 2009; 2: 1269-1275.

［28］Morino Y, Honda Y, Okura H, et al. An optimal diagnostic threshold for minimal stent area to predict target lesion revascularization following stent implantation in native coronary lesions. Am J Cardiol, 2001; 88: 301-303.

［29］Sonoda S, Morino Y, Ako J, et al. Impact of final stent dimensions on long-term results following sirolimus-eluting stent implantation: serial intravascular ultrasound analysis from the sirius trial. J Am Coll Cardiol, 2004; 43: 1959-1963.

［30］Song HG, Kang SJ, Ahn JM, et al. Intravascular ultrasound assessment of optimal stent area to prevent in-stent restenosis after zotarolimus-, everolimus-, and sirolimus-eluting stent implantation. Catheter Cardiovasc Interv, 2014; 83: 873-878.

［31］Shin DH, Shin S, Kim BK, et al. Prognotic predictors after the successful angioplasty for the coronary arteries with chronic total occlusion. J Am Coll Cardiol, 2012; 59: E1528.

［32］Sheris SJ, Canos MR, Weissman NJ. Natural history of intravascular ultrasound-detected edge dissections from coronary stent deployment. Am Heart J, 2000; 139: 59-63.

［33］Hong MK, Park SW, Lee NH, et al. Long-term outcomes of minor dissection at the edge of stents detected with intravascular ultrasound. Am J Cardiol, 2000; 86: 791-5, A9.

［34］Liu X, Tsujita K, Maehara A, et al. Intravascular ultrasound assessment of the incidence and predictors of edge dissections after drug-eluting stent implantation. JACC Cardiovasc Interv, 2009; 2: 997-1004.

［35］Maehara A, Mintz GS, Bui AB, et al. Incidence, morphology, angiographic findings, and outcomes of intramural hematomas after percutaneous coronary interventions: an intravascular ultrasound study. Circulation, 2002; 105: 2037-2042.

［36］Kobayashi N, Mintz GS, Witzenbichler B, et al. Prevalence, features, and prognostic importance of edge dissection after drug-eluting stent implantation: an ADAPT-DES intravascular ultrasound substudy. Circ Cardiovasc Interv, 2016; 9: e003553.

［37］Qiu F, Mintz GS, Witzenbichler B, et al. Prevalence and clinical impact of tissue protrusion after stent implantation: an ADAPT-DES Intravascular Ultrasound Substudy. J Am Coll Cardiol Intv, 2016; 9: 1499-1507.

［38］Choi SY, Maehara A, Cristea E, et al. Usefulness of minimum stent cross sectional area as a predictor of angiographic restenosis after primary percutaneous coronary intervention in acute myocardial infarction (from the HORIZONS-AMI Trial IVUS substudy). Am J Cardiol, 2012; 109: 455-460.

［39］Hong YJ, Jeong MH, Choi YH, et al. Impact of tissue prolapse after stent implantation on short- and long-term clinical outcomes in patients with acute myocardial infarction: an intravascular ultrasound analysis. Int J Cardiol, 2013; 166: 646-651.

［40］Mintz GS. Intravascular ultrasound and outcomes after drug-eluting stent implantation. Coron Artery Dis, 2017; 28: 346-352.

第二章

临 界 病 变

第一节 临床意义

目前没有统一的冠状动脉造影临界病变的定义，被广泛接受的标准是冠状动脉造影直径狭窄程度目测介于40%~70%，但也有学者提出冠状动脉造影直径狭窄程度目测介于40%~90%都应该定义为临界病变[1]。由于冠脉造影自身的局限性，准确评价冠状动脉临界病变是否需要介入干预存在明显不足。研究[1]显示，66%的冠状动脉临界病变存在冠脉造影与冠脉腔内功能学的不匹配现象。其中43%的病变表现为冠脉狭窄大于75%，而功能学上没有心肌缺血，23%的病变表现为冠状动脉狭窄小于75%，而功能学上恰恰存在心肌缺血。

从临床上来分，冠状动脉临界病变可分为稳定性和不稳定性两种。对于稳定性冠状动脉临界病变是否需要介入干预应该依靠冠状动脉功能学检查，例如FFR或冠状动脉CTA灌注显像或负荷核素显像等。而对不稳定性冠状动脉临界病变的评估只依赖功能学评价未免偏颇。有某些冠状动脉病变，造影看上去狭窄不重，表现为局部毛玻璃样改变。但这类临界病变可能是斑块破裂伴有局部血栓的表现，功能学评估可能会遗漏这种高危病变。所以，不稳定性冠状动脉临界病变的评估更应该依靠腔内影像学工具。

第二节 评估策略

稳定性冠脉临界病变的评估应该采用功能学评价策略，在冠脉造影时可行FFR或iFR（instantaneous wave-free ratio 瞬时无波形比率）检查以明确临界病变的临床意义。也可以于冠脉造影术后，给予无创性功能学检查如冠脉CTA灌注显像或核素负荷显像或运动平板心电图以确定临界病变的临床意义。由于冠脉腔内影像学较冠脉造影具有更多信息量，所以，当冠脉造影术中发现冠脉临界病变而当时又缺乏FFR等功能学评价工具的情况下，腔内影像学对稳定性临界病变的评估仍然具有较大临床价值。

如果怀疑冠脉临界病变为不稳定性，这时最好用腔内影像学工具进行评估。虽然OCT较IVUS具有更高的空间分辨率优势，但其不足之处也显而易见。比如对病变的穿透性较差，采集图像时需要用力推注造影剂排空冠脉血液就存在使冠脉夹层扩大的风险等。IVUS操作简单，安全，能够胜任对冠脉临界病变的腔内影像学评估。IVUS对冠脉临界病变评估的最重要价值在于发现斑块的不稳定性，比如是否有斑块破裂，血栓形成等。

第三节 血管内超声的评估

一、IVUS对不稳定性冠脉临界病变的评估

　　IVUS有助于识别斑块破裂以及附着有血栓的临界病变。当患者表现为不稳定心绞痛或非ST段抬高型心肌梗死，而冠脉造影发现为临界病变时，应该常规对该患者进行IVUS检查。IVUS可能会发现所谓的"临界病变"其实是斑块的破裂伴有局部血栓，需要介入干预。

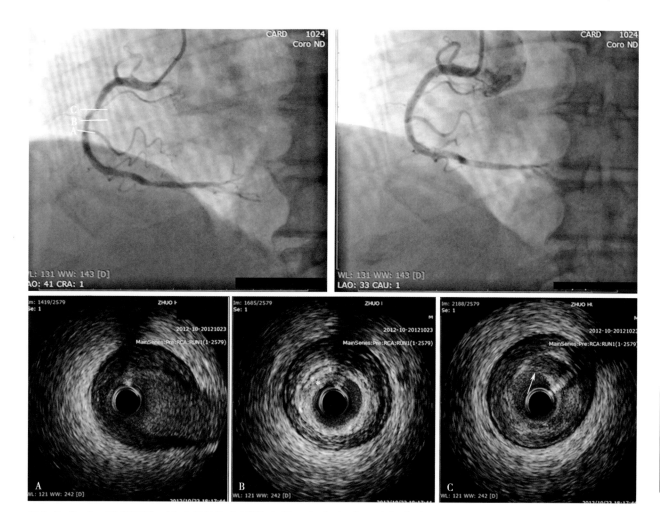

图6-2-3-1　72岁男性，以"反复胸痛1周"入院。入院时肌钙蛋白轻度升高，急诊冠脉造影显示右冠脉中段临界病变。给该患者行IVUS检查提示右冠脉中段斑块破裂以及附壁的分层机化血栓。对该处病变进行介入干预，于中段植入3.5mm×24mm支架，患者症状消失

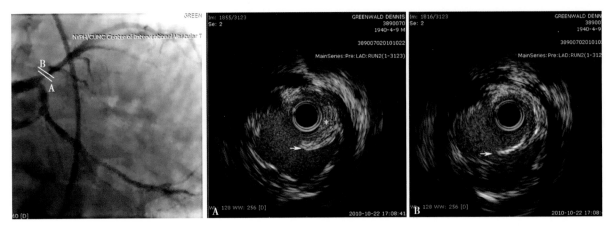

图6-2-3-2　70岁男性，诊断为冠心病，不稳定心绞痛。冠脉造影显示前降支开口至近端为临界病变，而IVUS清楚地显示该临界病变斑块破裂，翘起来的内膜片上附着有机化血栓。显然，这种病变都是需要植入支架的

二、IVUS对稳定性冠脉临界病变的评估

（一）左主干临界病变

由于左主干位置的特殊性，左主干FFR值往往会受到下游血管前降支和回旋支病变的影响，使得FFR对左主干狭窄的评价受到一定程度的限制。LAD和LCX的狭窄会使得左主干病变FFR值高于实际值，低估左主干病变[2]。所以，IVUS对左主干临界病变的评价相对更加重要。Kang等研究[3]认为IVUS唯一能够预测左主干病变FFR<0.8的参数为最小管腔面积（minimum lumen area MLA）。至于左主干MLA临界值到底为多少来判断病变是否需要介入干预存在较大争议。有研究[3]认为MLA<4.8mm^{2}是最佳临界值。而多数研究[4，5]将IVUS测得的MLA值为6.0mm^{2}作为是否介入干预的"金标准"。一项多中心前瞻性研究[5]也证实了IVUS MLA值设定为6.0mm^{2}来干预左主干病变策略的安全性和有效性。所以，目前稳定性左主干临界病变是否需要介入干预的MLA为小于6.0mm^2。

（二）非左主干临界病变

以核素负荷心肌显像作为判断心肌缺血的"金标准"，IVUS显示非左主干MLA≤4.0mm^{2}作为预测有生理学意义冠脉狭窄的敏感性为92%，特异性为90%，因此MLA≤4.0mm^{2}在临床实践中就被广泛采纳作为决定冠脉再血管化治疗的IVUS标准[6]。但近年来，随着FFR在临床上的逐步应用以及多个临床试验证实了其在再血管化治疗策略中的价值，确定IVUS在预测冠脉临界病变是否具有生理学意义的MLA大都以FFR值作为参考。以FFR<0.8作为"金标准"，确定IVUS预测有生理学意义冠脉狭窄的MLA值大都低于4.0mm^2[7]。由于每个人的参考血管大小不同，很难用一具体MLA数值来区分临界病变是否需要介入干预。荟萃分析[8]显示，预测冠脉临界病变的是否需要介入治疗的IVUS最小管腔面积数值在不同的试验中变异较大，提示很难用IVUS的某个具体数值参数来指导临床介入策略。但是，如果以MLA≤4.0mm^{2}结合斑块负荷≥70%则是判断冠脉临界病变是否需要介入治疗的较好参数[9]。另外，病变的长度对冠脉的血流动力学的影响较大，如果病变长度超过30mm，结合MLA≤4.0mm^{2}作为临界病变的介入干预参数较为合理[10]。

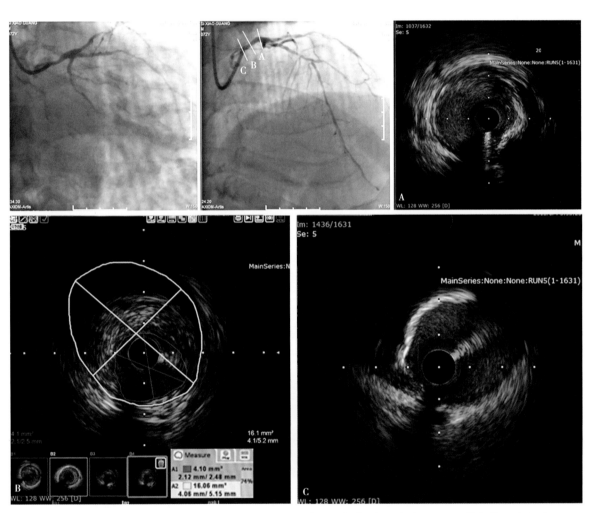

图6-2-3-3　68岁男性患者，表现为稳定型心绞痛。冠脉造影提示左主干开口至体部临界病变，
IVUS检查未见斑块破裂，但左主干体部MLA为4.1mm²，斑块负荷为74%，需要介入治疗

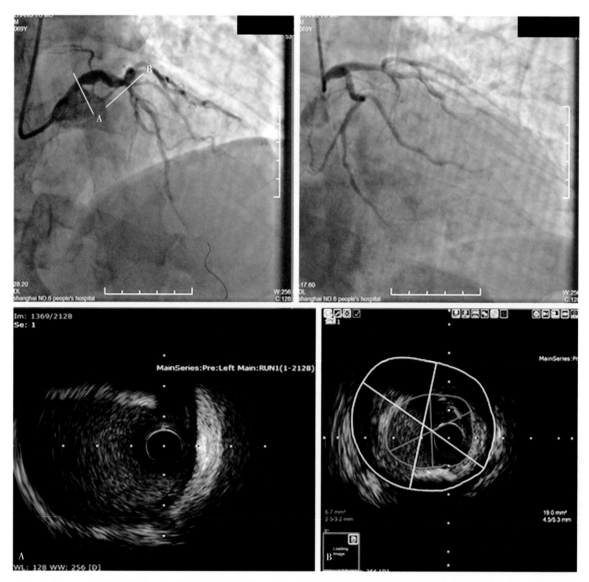

图6-2-3-4　69岁男患者，以"反复胸闷半年"入院。冠脉造影提示左主干开口临界病变50%狭窄，然而进行IVUS检查发现左主干开口几乎没有斑块，管腔足够大。前降支近段MLA为6.67mm²，斑块负荷为65%。很显然不需要介入干预左主干开口，前降支开口病变选择药物治疗

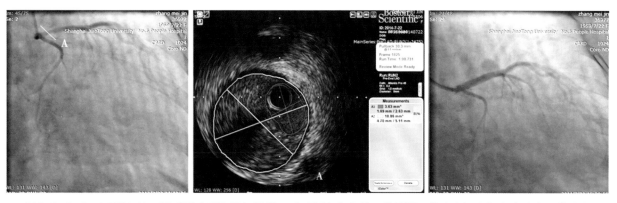

图6-2-3-5　55岁女性，以"活动后胸闷气促4年，加重1年"入院。造影显示前降支近段轻中度狭窄，给该患者行IVUS检查显示前降支近段巨大软斑块，MLA3.63mm²，斑块负荷81%。植入4.0*28mm支架后，患者症状消失

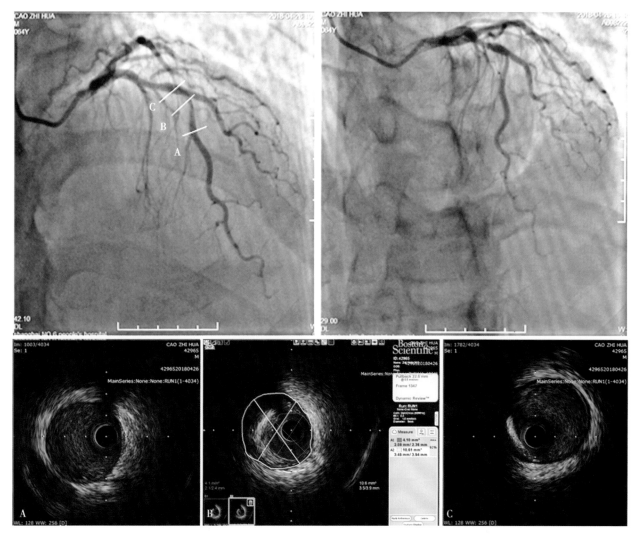

图6-2-3-6　62岁男性，以"胸闷气促半年"入院。造影显示前降支分出第二对角支后临界病变，狭窄70%。行IVUS检查未发现前降支中远段斑块破裂，MLA4.1mm²，斑块负荷61%，给予药物保守治疗

（马士新）

第六篇

参考文献

［1］ Nakamura M, Yamagishi M, Ueno T, et al. Prevalence of visual-functional mismatch regarding coronary artery stenosis in the CVIT-DEFER registry. Cardiovasc Interv Ther , 2014; 29: 300-308.

［2］ Pijls NH, De Bruyne B, Bech GJ, et al. Coronary pressure measurement to assess the hemodynamic significance of serial stenoses within one coronary artery: Validation in humans. Circulation 2000; 102: 2371-2377.

［3］ Kang SJ, Lee JY, Ahn JM, et al. Intravascular ultrasound-derived predictors for fractional flow reserve in intermediate left main disease. J Am Coll Cardiol Intv 2011; 4: 1168-1174.

［4］ Jasti V, Ivan E, Yalamanchili V, et al. Correlations between fractional flow reserve and intravascular ultrasound in patients with an ambiguous left main coronary artery stenosis. Circulation, 2004; 110: 2831-2836.

［5］ De la Torre Hernandez JM, Herna'ndez Hernandez F, Alfonso F, et al. Prospective application of Pre-defined intravascular ultrasound criteria for assessment of intermediate left main coronary artery lesions results from the multicenter LITRO study. J Am Coll Cardiol 2011; 58: 351-358.

［6］ Nishioka T, Amanullah AM, Luo H, et al. Clinical validation of intravascular ultrasound imaging for assessment of coronary stenosis severity. J Am Coll Cardiol 1999; 33: 1870-1878.

［7］ Koo BK, Yang HM, Doh JH, et al. Optimal intravascular ultrasound criteria and their accuracy for defining the functional significance of intermediate coronary stenosis of different locations. J Am Coll Cardiol Intv 2011; 4: 803-811.

［8］ Nascimento BR, Sousa MR, Koo BK, et al. Diagnostic accuracy of intravascular ultrasound derived minimal lumen area compared with fractional flow reserve-meta-analysis. Catheter Cardiovasc Interv, 2014; 84: 377-385.

［9］ Shan P, Mintz GS, McPherson JA, et al. Usefulness of coronary atheroma burden to predict cardiovascular events in patients presenting with acute coronary syndromes (from the PROSPECT study). Am J Cardiol, 2015; 116: 1672-1677.

［10］ Lopez-Palop R, Carrillo P, Agudo P, et al. Correlation between intracoronary ultrasound and fractional flow reserve in long coronary lesions. A three-dimensional intracoronary ultrasound study. Rev Esp Cardiol, 2013;66:704-714.

第三章

左主干病变

心脏大部分心肌的供血依赖冠状动脉左主干，左主干病变的血运重建失败可能会导致血流动力学崩溃，尤其是无桥血管或侧支循环的无保护左主干病变（unprotect left main coronary artery，ULMCA）血运重建失败的后果更加严重。因此冠状动脉旁路移植术（CABG）一直作为左主干病变的首选治疗方案，指南上将其推荐级别列为Ⅰa类推荐。但是随着经皮冠脉介入治疗（percutaneous coronary intervention，PCI）和药物洗脱支架（DES）的发展，无保护左主干病变PCI手术量快速增加[1]，左主干病变PCI的安全性和有效性也得到了越来越多的研究的支持[2-6]。

目前，冠状动脉造影（coronary arteriography，CAG）一直被认为是诊断冠心病的"金标准"，然而CAG只能提供管腔的二维影像，而左主干解剖常见长度较短、走行角度多变、直径变异大等特点。冠状动脉造影提供的左主干病变评估欠精确。对于左主干开口病变，造影剂回流和指引导管的影响，评估欠精确。当左主干较短时，可导致缺乏正常的参考段血管作为参照。左主干的正性/负性重构可导致血管直径和病变的严重程度被低估。当左主干远端/分叉病变时，由于左前降支和回旋支的分叉所掩盖可使病变显示不清。不同的PCI术者对同一病变严重程度的判断也有一定的主观差异。

IVUS可以提供血管的横截面图像，除了管腔外，还可以显像血管壁上的斑块组织，精确评价冠状动脉病变累及的范围和程度，且可以根据病变的回声特性判断斑块的性质，被誉为冠脉介入医生的"第三只眼"。因此，IVUS可以弥补造影评估左主干病变的不足，其在左主干病变的评估和介入治疗中具有非常重要的应用价值，许多大的心血管中心将IVUS作为左主干病变介入治疗过程中必不可少的技术。

IVUS指导LM病变PCI的应用方面包括：①LM病变的严重性的诊断评估；②指导PCI的治疗过程。2011年美国的指南把IVUS作为左主干病变PCI术中的Ⅱa类推荐[7]，2014年欧洲指南继续强调了在左主干病变PCI中使用IVUS的意义[8]。

第一节 左主干病变评估

IVUS能精确测量冠状动脉左主干的最小管腔直径（minimal luminal diameter，MLD）、最小管腔面积（minimal luminal area，MLA）及管腔面积狭窄率等指标。而MLA是最常用的左主干病变狭窄严重程度的替代指标，也是左主干病变晚期主要心血管不良事件（major adverse cardiovascular events，MACE）的重要预测指标[9]，因此常常把MLA作为左主干病变是否需要血运重建干预的判断指标。但对于是否需要血运重建干预的左主干病变的诊断标准仍存在一定争议。最初把IVUS测量的冠状动脉左主干的MLA≤9mm²或管腔狭窄超过50%定义为有血运重建意义，左主干狭窄需要进行血运重建干预[10]。Fassa 等[11]认为当冠状动脉左主干病变的MLA≤7.5mm²时需要进行血运重建干预。值得注意的是，IVUS只是提供病变的形态学信息，功能学评价对指导临界病变的处理提供非常重要的价值。目前在导管室内，可以通过压力测定得到的冠状动脉血流储备分数（fractional flow reserve，FFR）评价病变所致的狭窄程度是否会导致心肌缺血，研究显示，可导致缺血的FFR界限值为0.75，对FFR＞0.75~0.80者推迟介入治疗是合理的[12,13]。由于FFR与IVUS测得的MLD、MLA 均存在着高度的相关性，因此FFR可以帮助确定有血运重建意义的左主干病变的MLD、MLA的最佳临界值[14-16]。Jasti等[14]对55例冠脉造影不能明确的左主干病变患者的FFR值及IVUS参数进行了对比研究。回归分析表明，FFR与MLD、MLA 的相关系数分别为r=0.79（MLD）、0.74mm²（MLA）。同时认为MLD 2.88mm、MLA 5.9mm²，对于评估左主干狭窄的功能意义的敏感性（93%）和特异性（98%）最高。近年也有学者的研究得出了不同的结论[17-20]。Kang等[17]的研究认为左主干病变患者当通过IVUS 测得的左主干MLA＜4.8mm²时需要进行血运重建。而Park等[18]的研究认为冠脉左主干MLA≤4.5mm²时应当行血运重建治疗。

综合上述研究结果，目前大多数学者仍建议：当左主干MLA＞6.0mm²或者DS＜50%时，可以推迟PCI治疗并给予密切的临床随访。

第二节 指导介入治疗

PCI术前，IVUS可以评估左主干斑块性质，尤其是左主干末端，是否有钙化斑块，是内膜钙化还是深层钙化，钙化的严重程度，并判断是否需要旋磨进行预处理。同时IVUS可以判断精确测量管腔直径及病变长度利于支架的优化选择，研究显示，肉眼估测的左主干血管直径往往小于使用IVUS所测得的实际直径。可以评估LM开口、远端分叉病变尤其是对前降支和回旋支的累及程度，从而选择合理的手术策略。左主干末端的分叉病变是介入的难点，如何选择单支架还是双支架术式：当判断一侧血管闭塞可能性较小时，多采用单支架术式。研究表明，LCX开口病变不明显时，单支架技术的远期效果优于双支架技术，但如果LCX开口病变明显，单支架会对预后产生不利影响，因为单支架从LAD跨越至左主干，尤其当LAD、LCX分叉角度较小时，有使LCX开口发生几何形态改变的风险，主要与隆脊移位（carina shift）、MLA缩小等有关，而非斑块移位（plaque shift）所致[21-24]。当单支架跨越LAD和左主干时，如造影提示累及LCX开口＞50%，则必须行IVUS或FFR对分支血管口部结构及功能学进行评估，帮助术者决定是否需要干预边支。如需干预边支但不植入支架，当行最终对吻扩张（final kissing inflation）以保证边支安全。双支架术式主要包括Crush、Cullotte、T支架术式。

PCI术后，IVUS可评估支架对开口病变的支架覆盖情况及支架贴壁和膨胀情况。单支架术式需要关注分支开口受累情况；双支架术式需要关注架对分支开口支病变的覆盖情况和支架膨胀情况。因此，IVUS对于左主干病变尤其具有不可替代的参考价值，利于提高安全性和有效性。

在裸支架时代，有学者研究了IVUS指导下的左主干斑块旋切对预后的影响，结果显示，支架植入前进行IVUS指导下的斑块旋切术可以降低支架内再狭窄的发生率（8.3%：25.0%，P=0.034）[25]。且研究显示，裸支架植入术后靶病变血运重建率的唯一影响因素是左主干介入后的管腔面积。左主干介入治疗后管腔面积≥7.0mm²靶病变血运重建（target lesion revascularization）率为7%，而管腔面积＜7.0mm²靶病变血运重建率为50%（P=0.0011）[26]。

2007年的经导管心血管治疗学术年会（transcatheter cardiovascular therapeutics，TCT）上，Park SJ报告了韩国多中心参与的大型临床研究（MAIN-COMPARE）的IVUS分析结果，显示IVUS指导下的DES治疗左主干病变较无IVUS指导组死亡率明显降低（HR=0.429；95%CI：0.211~0.872）。采用IVUS指导组的

3年生存率（95.2%）明显高于无IVUS指导组（85.6%）（P<0.001）。在TCT 2008年会上，一项回顾性研究的结果也显示，IVUS指导支架植入组比常规支架组的支架血栓发生率更低（0.96%：2.52%，P=0.02），靶血管失败率（TVF）更低（13.5%：18.8%，P=0.013）。

Kang等[27]对左主干单支架和双支架（Crush和T支架技术）术后患者（行=403）随访9个月发现，IVUS测定的最小支架面积（minimum stent Area，MSA）可预测支架内再狭窄，临界值分别为5.0mm²（LCX开口处）、6.3 mm²（LAD开口处）、7.2 mm²（分支汇合处）和8.2 mm²（分支汇合处以上邻近部位的左主干）。CROSS研究和PERFECT研究的亚组分析显示，最终对吻扩张是预测边支无狭窄（<50%）的单支架术后患者支架内再狭窄的独立影响因素[28]，而IVUS是唯一能够提高最终对吻扩张质量的方法。

对2193例DES植入患者的荟萃分析显示，与冠脉造影指导下相比，IVUS预先指导下支架植入患者的MLA更大，支架内再狭窄概率更小（OR=0.64，95%CI：0.42~0.96，P=0.02），再次血运重建减少（OR=0.66，95%CI：0.48~0.91，P=0.004）。但相对于降低再狭窄或再次血运重建，IVUS指导DES植入似乎与减少心肌梗死的发生和降低死亡风险的相关度更高[29]。

另一项荟萃分析总结了近年来的3项大型临床随机研究及14项观察性研究（包含2项左主干病变研究），总计26 503例DES植入患者，其中14 004例在IVUS指导下植入支架，12 499例在冠脉造影指导下植入支架，主要的临床终点是死亡率、心肌梗死、支架内血栓以及TLR。结果显示，IVUS指导的PCI植入的支架更多、更长、内径更大，TLR风险显著降低（OR=0.81，95%CI：0.66~1.00，P=0.046），死亡率（OR=0.61，95%CI：0.48~0.79，P<0.001）、心肌梗死（OR=0.57，95%CI 0.44~0.75，P<0.001）以及支架内血栓形成（OR=0.59，95%CI：0.47~0.75，P<0.001）均显著降低[30]。另一项荟萃分析（n=24 849）得出了类似的结论，即IVUS指导的DES植入较造影指导不仅减少了21%的MACE事件和36%的死亡风险，也减少了心肌梗死和TLR等并发症的发生[31]。

最近一项针对ULMCA的荟萃分析入选了4项注册试验，共1 670例ULMCA病变并接受DES植入的患者。对比分析后认为，IVUS组术后3年内未发生死亡、心肌梗死和TLR的患者占88.7%，非IVUS组为83.6%（P=0.04）；在左主干远端病变亚组中，IVUS术后3年内未发生死亡、心肌梗死、TLR的患者比例占90.0%，非IVUS组为80.7%（P=0.03），且IVUS组支架内血栓发生率明显较低（0.6%vs2.2%，P=0.04）。IVUS指导的血运重建是预测术后主要不良事件的独立影响因素（HR=0.70，95%CI：0.52~0.99，P=0.04）。该研究还发现，IVUS并没有减少TLR的发生，仅在植入双支架的患者中，TLR的发生率有降低的趋势[32]。

综上所述，IVUS能准确地评估左主干病变的狭窄程度；术前IVUS能充分评估左主干病变的特点，帮助术者选择最优的手术策略；术后IVUS检查能明确支架是否贴壁不良或膨胀不全，是否完全覆盖病变以及分叉病变中受累的分支是否需要进一步处理。尽管现有的研究认为，使用IVUS能增加左主干病变PCI的远期预后，但仍缺乏大样本、多中心的随机对照研究的支持。期待以后研究来帮助我们进一步明确IVUS对左主干病变PCI的意义。考虑左主干病变PCI尤其是无保护左主干病变PCI失败的严重后果，结合目前的研究及专家意见，建议使用IVUS指导左主干病变的PCI治疗。

IVUS指导左主干病变介入治疗病例

【病例1】81岁男性患者，反复活动后胸闷3+年，1+月前行冠状动脉造影提示多支病变，遂于前降支行I期手术，此次拟行II期手术处理回旋支而入院。冠心病危险因素有高血压及糖尿病等。

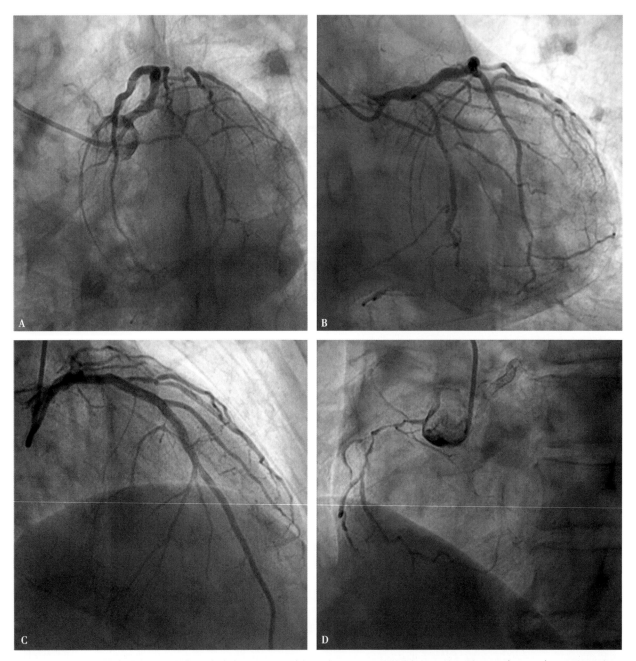

图6-3-2-1　术前造影提示回旋支近端狭窄80%，远端起闭塞、可见同侧侧支循环使远端显影（A，B）；I期前降支手术复查造影提示支架内通畅、未见内膜增生（C）；右冠状动脉细小、近中段弥漫性病变（D）。结合患者目前临床情况及造影结果，此次拟处理回旋支，右冠状动脉采取药物保守治疗

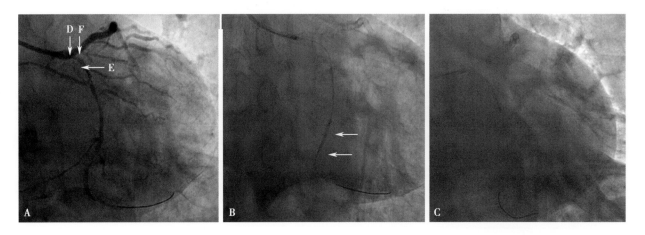

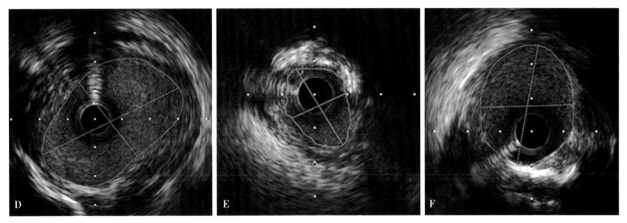

图6-3-2-2　导丝顺利通过闭塞病变、并行球囊预扩张及行IVUS检查评估回旋支开口、前降支及左主干末端是否适宜回旋支支架在开口精确定位（A~C）。IVUS检查提示：左主干末端面积14.69mm²、有中等斑块负荷（D），回旋支开口面积3.5mm²、外弹力膜直径估测约3.5mm（E），前降支开口面积7.98mm²、有中等斑块负荷（F）。结合造影图像、回旋支前降支之间角度（接近直角）、以及IVUS结果，选择支架精确定位在回旋支开口

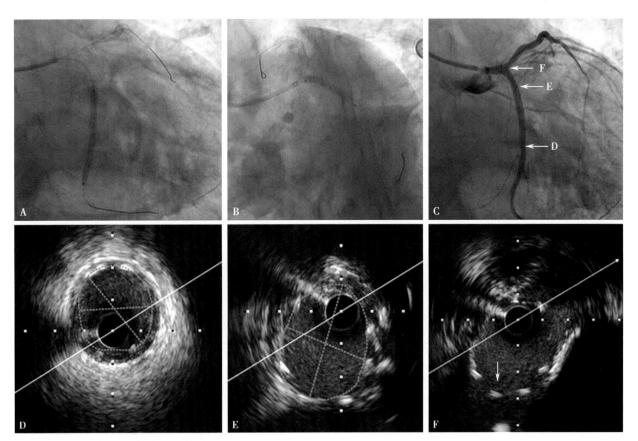

图6-3-2-3　根据造影及IVUS测量结果，先植入第一支架（PE 2.75mmX38mm）（A），并植入第二个支架（PE 3.0mmX24mm）、精确定位开口（B）；术后即刻造影结果良好（C）。回旋支支架植入完成后进行了后扩张（Quantum 3.0mmX12mm）并行IVUS检查评估手术效果：回旋支支架远端面积5.44 mm²（D），近端开口支架面积7.54mm²（E），但IVUS发现回旋支支架梁较多突入POC开口（F中白色箭头）

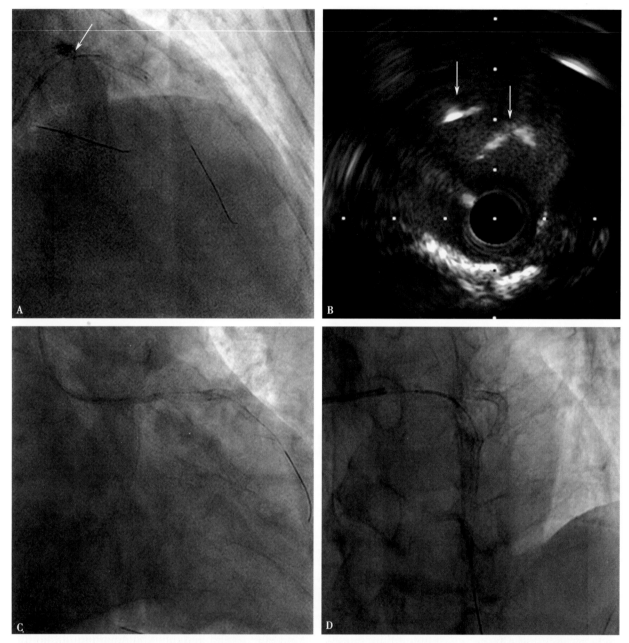

图6-3-2-4 处理回旋支后,行前降支IVUS检查(A)提示回旋支较多支架梁突入左主干POC(B中白色箭头处),开口精确定位失败,有潜在术后支架血栓风险,遂调整术式为T支架术式(C),后于左主干−前降支植入支架一枚(PE 4.0mmX16mm)(D)

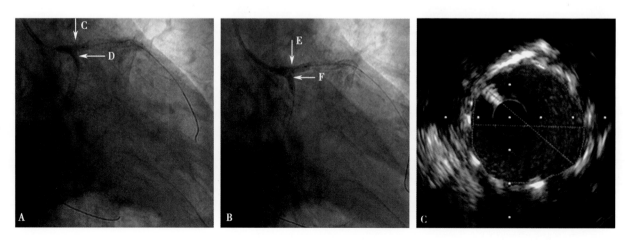

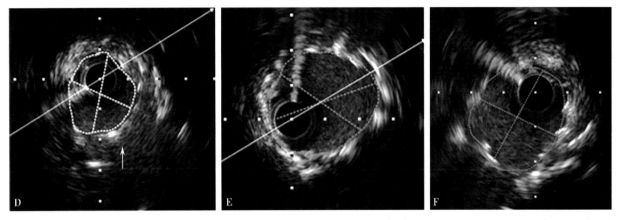

图6-3-2-5　左主干-前降支植入支架后于回旋支再次送入导丝进行对吻（A）：回旋支3.0mmX12mm（10atm），前降支3.5mmX12mm（12atm）；对吻后IVUS检查提示：前降支开口支架面积9.95mm²（C），回旋支开口支架面积约4.5mm²（D）。回旋支开口明显支架膨胀不全，遂行第二次对吻（B）：回旋支3.0mmX12mm（14atm），前降支3.5mmX12mm（10atm）；对吻后IVUS检查提示：前降支支架开口面积7.71mm²（E），回旋支开口支架面积增加至6.53mm²（F）

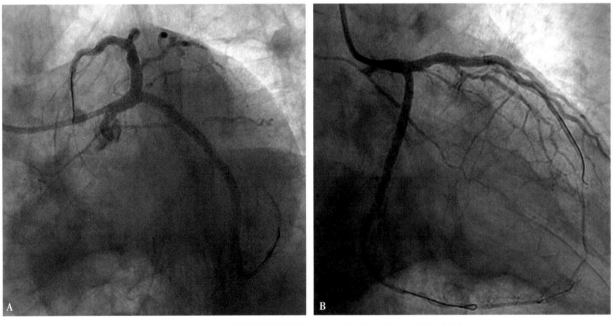

图6-3-2-6　术后最后造影结果，蜘蛛位（A），正足位（B）

　　术后点评：在左主干分叉部位，造影常常给术者的印象是可以支架精确定位于某一个开口。但造影指导下的精确定位存在一些陷阱，最常见的是分叉交汇处及左主干末端或分支近段存在造影低估的病变，支架植入后，支架近端边缘存在过多残余斑块负荷，造成支架血栓风险或再狭窄率增高。另外，支架金属小梁过多突入POC区甚至左主干末端，给左主干及前降支带来风险，导致支架可能并未真正覆盖开口，造成随访中再狭窄率增高，后两者都属于精确定位失败的情况。IVUS指导下可以避免这些陷阱，以上面案例为例，单纯冠状动脉造影不能发现支架梁对左主干末端的影响，IVUS发现了这一严重问题，及时转换手术策略，改为双支架术，避免了潜在风险。另外，在双支架术植入时，IVUS进一步体现了其优化手术的价值，第一次对吻后，回旋支开口支架面积并不理想，根据IVUS的测量，改变了对吻球囊扩张压力后，再次对吻后回旋支开口支架面积测量结果改善，虽牺牲了前降支开口支架内管腔的面积，但仍然保持在MSA为7mm²以上，符合5-6-7-8标准。

【病例2】49岁男性患者，反复胸闷1+年，与活动等无关，持续时间不等，近期外院冠状动脉造影提示左主干开口异常，但无腔内影像学检查工作，遂进一步就诊于我院。冠心病危险因素有高血压及吸烟等。

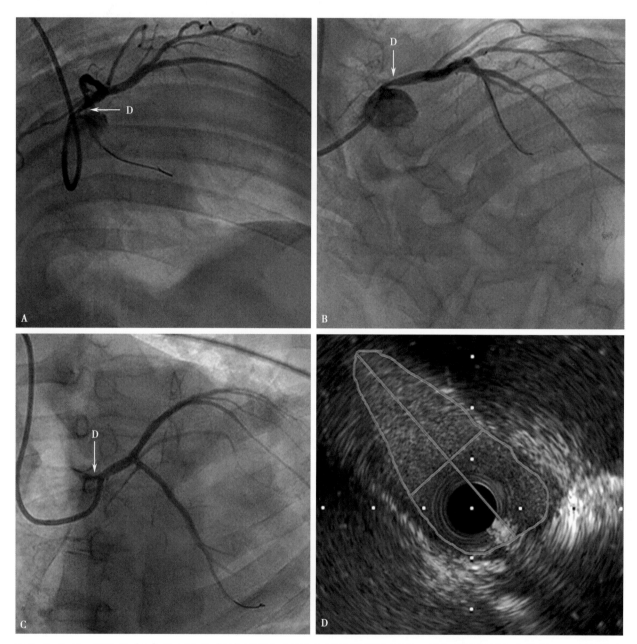

图6-3-2-7 右头位（A）及左头位（B）显示左主干开口明显狭窄约80%，但蜘蛛位显示左主干开口无明显狭窄（C）；仅造影不能确定左主干开口是否为生理性扁平开口或存在偏心病变。根据患者情况进行了IVUS检查，IVUS结果提示左主干呈扁平开口且未见明显病变（D），开口面积约7.7mm^2

术后点评：当冠状动脉病变造影存在疑问时，需要使用IVUS行进一步评估，以免造成过度医疗或病变遗漏。该病例在冠状动脉造影时不能明确主干开口异常是否为偏心性病变或生理性扁平开口，遂行IVUS检查，结果提示为生理性扁平开口，不需要进一步处理。

【病例3】70岁男性患者，反复活动后胸闷6$^+$月，休息3~5分钟后可缓解，未予特殊处理，3天前症状加重。冠心病危险因素有高血压及糖尿病等。

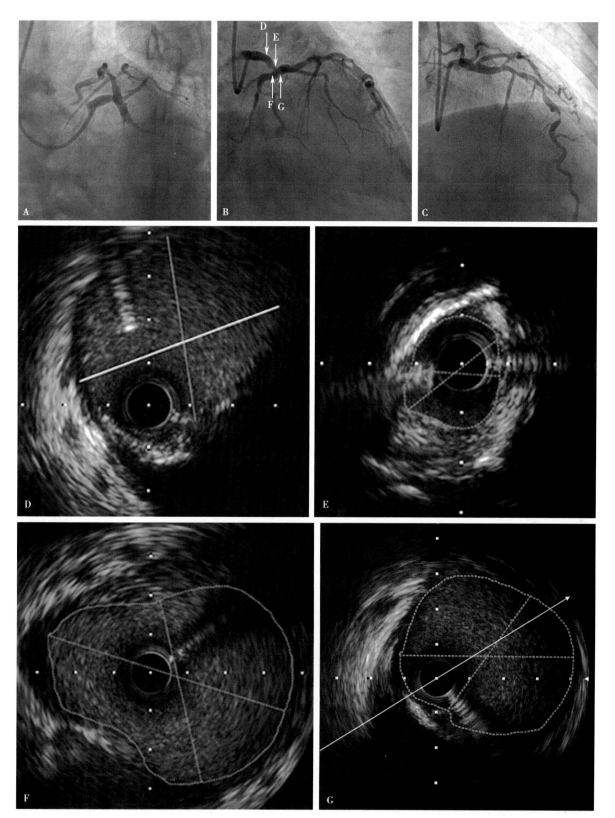

图6-3-2-8　冠状动脉造影提示左主干末端狭窄约60%（A，B）及前降支近中段狭窄最重约90%（C）。前降支及回旋支开口狭窄程度似不严重，但因角度影响，前降支及回旋支开口具体病变程度不明确，此外，回旋支与主干呈约90°（A，B），需行IVUS检查进一步评估前降支及回旋支开口情况，以便制定相应策略。由于前降支近中段狭窄严重，遂先行预扩张后行IVUS检查，IVUS检查提示：拟选取的左主干近端支架着陆点管腔直径约为4.5mm，2~8点可见偏心斑块（D），左主干末端管腔面积约3.56mm^2（E）；回旋支开口管腔面积17.56mm^2（G），前降支开口面积约23.56mm^2（F）。根据造影及IVUS结果，拟采取crossover术式

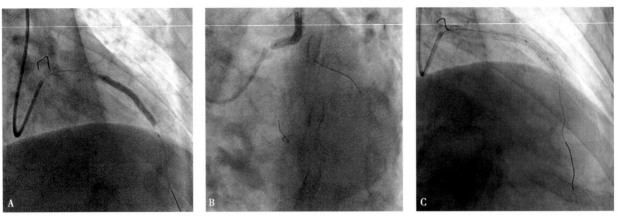

图6-3-2-9 先于前降支近中段植入第一枚支架（PE 3.5mmX38mm）（A），并于前降支-左主干植入第二枚支架（PE 4.0mmX38mm）（B），并分别用高压球囊进行后扩（Quantum：3.5mmX15mm，4.0mmX15mm，4.5mmX8mm）（C）

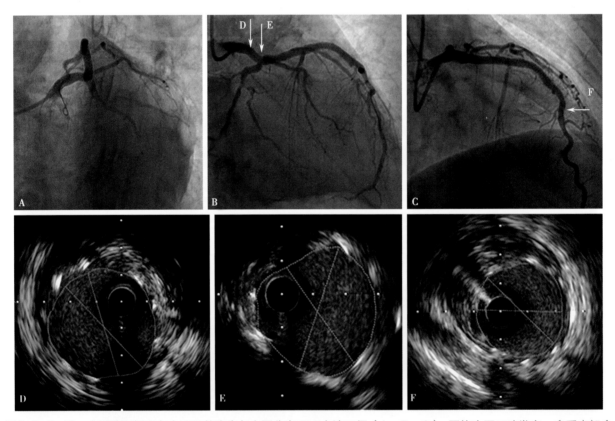

图6-3-2-10 术后造影提示左主干及前降支各主要分支TIMI血流三级（A，B，C）；回旋支开口略发白，多系支架金属小梁突入或分叉嵴偏移所致，未予处理（B）术后IVUS检查提示：左主干近端支架面积约13.01mm²（D），左主干末端面积约10.40mm²（E）；支架膨胀充分，贴壁良好，边缘未见夹层血肿等（F）

　　术后点评：该病例的前降支近中段及左主干末端均存在严重病变，需要进一步处理，但回旋支开口情况不明，如不能进一步明确回旋支开口情况，则对于术式的选择存在疑问，在IVUS评估后发现回旋支开口无特殊异常，遂采用简单的crossover术式，简化处理即达到理想效果，该病例虽然简单，但仍显示了IVUS在左主干分叉病变加入治疗中的价值，由于分叉处常因血管重叠、血管发出角度等因素影响，造影会有判断不清的情况。相比造影影响，IVUS更能准确地描述分叉各分叉部位的病变严重程度，为选择合理的术式提供依据。

（贺　勇）

参考文献

［1］ FarOoq V，Serruys Pw，stone Gw，et al. Left Main Coronary Artery Disease. Percutaneous Interventional cardiovascular Medicine［EB/OL］. The PCR EAPCI Textbook. Toulouse，France. Europa Edition：www. pcrtextbook. com. 2012，Chapter 3. 12.

［2］ Ong AT，Serruys PW，Mohr FW，et al. The SYNergy between percutaneous coronary intervention with TAXUS and cardiac surgery（SYNTAX）study：design，rationale，and run–in phase［J］. Am Heart J，2006，151（6）：1194–1204.

［3］ Serruys PW，Morice MC，Kappetein AP，et al. Percutaneous coronary intervention versus coronary–artery bypass grafting for severe coronary artery disease［J］. N Engl J Med，2009，360（10）：961–972.

［4］ Kappetein AP，Feldman TE，Mack MJ，et al. Comparison of coronary bypass surgery with drug–eluting stenting for the treatment of left main and/or three–vessel disease：3–year follow–up of the SYNTAX trial［J］. Eur Heart J，2011，32（17）：2125–2134.

［5］ Buchanan GL，Chieffo A，Meliga E，et al. Comparison of percutaneous coronary intervention（with drug–eluting stents）versus coronary artery bypass grafting in women with severe narrowing of the left main coronary artery（from the Women–Drug–Eluting stent for Left main coronary Artery disease Registry）［J］. Am J Cardiol，2014，113（8）：1348–55.

［6］ Ahn JM，Roh JH，Kim YH，et al. Randomized trial of stents versus bypass surgery for left main coronary artery disease：5–year outcomes of the PRECOMBAT study［J］. J Am Coll Cardiol，2015，65（20）：2198–2206.

［7］ Levine GN，Bates ER，Blankenship JC，et al. 2011 ACCF/AHA/SCAI Guideline for Percutaneous Coronary Intervention. A report of the American College of Cardiology Foundation/American Heart Association Task Force on Practice Guidelines and the Society for Cardiovascular Angiography and Interventions［J］.J Am Coll Cardiol，2011，58（24）：e44–e122.

［8］ Kolh P，Windecker S，Alfonso F，et al. 2014 ESC/EACTS Guidelines on myocardial revascularization：the Task Force on Myocardial Revascularization of the European Society of Cardiology（ESC）and the European Association for Cardio–Thoracic Surgery（EACTS）Developed with the special contribution of the European Association of Percutaneous Cardiovascular Interventions（EAPCI）［J］. Eur J Cardiothorac Surg，2014，46（4）：517–592.

［9］ Okabe T，Mintz GS，Lee B，et al. Fiveyear outcomes of moderate or ambiguous left main coronary artery disease and the intravascular ultrasound predictors of events［J］，J lnvasive Cardiol，2008，21)(12)：635–639.

［10］ Nissen SE，Yock P. Intravascular ultrasound：novel pathophysiological insight sandcurrent clinical applications［J］. Circulation，2001，103（4）：604–616.

［11］ Fassa AA，Wagatsuma K，Higano ST，et al. Intravascular ultrasound–guided treatment for angiographically indeterminate left main coronary artery disease：a long–term follow–up study［J］. J Am Coll Cardiol，2005，45（2）：204–211.

［12］ Pijls NH，van Schaardenburgh P，Manoharan G，et al. Percutaneous coronary intervention of functionally nonsignificant stenosis:5–year follow–up of the DEFER Study［J］. J Am Coll Cardiol, 2007,49(21):2105–2111.

［13］ Tonino PA，De Bruyne B，Pijls NH，et al. Fractional flow reserve versus angiography for guiding percutaneous coronary intervention［J］. N Engl J Med, 2009, 360(3):213–224.

［14］ Jasti V，Ivan E，Yalamanchili V. Correlations between fractional flow reserve and intravascular ultrasound in patients with an ambiguous left main coronary artery stenosis［J］. Circulation，2004，110（18）：2831–2836.

［15］ Lindstaedt M，Yazar A，Germing A，et al. Clinical outcome in patients with intermediate or equivocal left main coronary artery disease after deferral of surgical revascularization on the basis of fractional flow reserve measurements［J］. Am Heart J，2006，152（1）：156.e1–9.

［16］ Hamilos M，Muller O，Cuisset T，et al. Long–term clinical outcome after fractional flow reserve–guided treatment in patients with angiographically equivocal left main coronary artery stenosis［J］. Circulation，2009，120（15）：1505–1512.

［17］ Kang SJ，Lee JY，Ahn JM，et al. Intravascular ultrasound derived predictors for fractional flow reserve in intermediate left main disease［J］. JACC Cardiovasc Interv，2011，4（11）：1168–1174.

［18］ Park SJ，Ahn JM，Kang SJ，et al. Intravascular ultrasound derived minimal lumen area criteria for functionally significant left main coronary artery stenosis［J］. JACC Cardiovasc Interv，2014，7（8）：868-874.

［19］Laham CL，McMahon MJ，Chandra MS，et al. What is an appropriate reference standard in the quantitation of plaque surface area by intravascular coronary ultrasound［J］. Int J Angiol，2012，21(1)：41-46.

［20］Nascimento BR，de Sousa MR，Koo BK，et al. Diagnostic accuracy of intravascular ultrasound-derived minimal lumen area compared with fractional flow reserve meta-analysis：pooled accuracy of IVUS luminal area versus FFR［J］. Catheter Cardiovasc Interv，2014，84（3）：377-385.

［21］Kim YH，Park SW，Hong MK，et al. Comparison of simple and complex stenting techniques in the treatment of unprotected left main coronary artery bifurcation stenosis［J］. Am J Cardiol，2006，97(11)：1597-1601.

［22］Lakouvo I，Ge L，Colombo A，et al. Contemporary stent treatment of coronary bifurcations［J］. J Am Coll Cardiol，2005，46(8)：1446-1455.

［23］Dzavik V，Kharbanda R，Ivanov J，et al. Predictors of long-term outcome after crush stenting of coronary bifurcation lesions：importance of the bifurcation angle［J］. Am Heart J，2006，152(4)：762-769

［24］Kang SJ，Mintz GS，Kim WJ，et al. Changes in left main bifurcation geometry after a single-stent crossover technique(An intravascular ultrasound study using direct imaging of both the 1eft anterior descending and the left circumflex coronary arteries before and after intervention)［J］. Circ Cardiovasc Interv，2011，4(4)：355-361.

［25］Park SJ，Hong MK，Lee CW，et al. Elective stenting of unprotected left main coronary artery stenosis：effect of debulking before stenting and intravascular ultrasound guidance［J］. J Am Coll Cardiol，2001，38(4):1054-1060.

［26］Hong MK，Mintz GS，Hong MK，et al. Intravascular ultrasound predictors of target lesion revascularization after stenting of protected left main coronary artery stenosis［J］. Am J Cardiol,1999，83(2):175-179.

［27］Kang SJ，Ahn JM，Song H，et al. Comprehensive intravascular ultrasound assessment of sent area and its impact on restenosis and adverse cardiac event in 403 patients with unprotected left main disease［J］. J Circ Cardiovasc Interv，2011，4(6)：562-569.

［28］Roh JH，Lee JH，Kim YH，et al. Procedural predictors of angiographic restenosis after bifurcation coronary stenting (from the choice of optimal strategy for bifurcation lesions with normal side branch and optimal stenting strategy for true bifurcation lesions studies)［J］. Am J Cardiol，2015，116(7)：1050-1056.

［29］Parise H，Maehara A，Stone GW，et al. Meta-analysis of randomized studies comparing intravascular ultrasound versus angiographic guidance of percutaneous coronary intervention in pre-drug-eluting stent era［J］. Am J Cardiol，2011，107(3)：374 382.

［30］Ahn JM，Kang SJ，Yoon SH，et al. Meta-analysis of outcomes after intravascular ultrasound-guided versus angiography guided drug-eluting stent implantation in 26，503 patients enrolled in three randomized trials and observational studies［J］. Am J Cardiol，2014，113(8)：1338-1347.

［31］Jang JS，Song YJ，Kang w，et al. Intravascular ultrasound-guided implantation of drug-eluting stents to improve outcome：a meta-analysis［J］. JACC Cardiovasc Interv 2014，7(3)：233-243.

［32］de la Torre Hernandez JM，Baz Alonso JA，G6mez Hospital JA，et al. Clinical impact of intravascular ultrasound guidance in drug-eluting stent implantation for unprotected left main coronary disease：pooled analysis at the patient-level of 4registries. JACC Cardiovasc Interv 2014，7(3)：244-254.

第四章

分　叉　病　变

冠状动脉分叉病变占经皮冠状动脉介入治疗（percutaneous coronary intervention，PCI）的15%~20%。尽管介入技术和器械快速发展，但是分叉病变介入手术成功率低和主要不良心血管事件率（MACE）高的问题没有明显改善，因此优化分叉病变介入治疗仍然值得研究[1]。欧洲分叉病变俱乐部专家共识推荐，单支架术应作为治疗分叉病变的首选策略[2]。但是，该共识也提到对于真性分叉病变，由于单支架术式存在分支血管闭塞等风险，双支架术式仍是不可或缺的选择[2]。陈绍良等组织的DEFINITION研究首次针对复杂分叉病变，给出了明确的定义，并发现对于复杂分叉病变，双支架术组有更低的院内心梗率和1年的心源性死亡率[3]。DKCRUSH II KDKCRUSH V研究表明，相比于即兴支架术，双对吻挤压技术在治疗真性分叉病变时能给患者带来更多的临床获益[4, 5]。在分叉病变的介入治疗过程中，无论是采用单支架术还是双支架术，确保支架完全膨胀、分支开口支架完全覆盖和支架贴壁等，可以降低临床不良心血管事件的发生[6, 7, 8]。

在过去的几十年里，冠状动脉腔内影像已经从一种主要的研究工具发展为一种在临床实践中相对频繁使用的辅助诊断方法[9]。越来越多的证据支持IVUS优化PCI[10, 11]、和改善PCI术后患者的临床预后方面的作用[12]。多个使用个体病例数据进行Meta分析评价IVUS指导PCI的效果，与单纯造影相比，IVUS指导PCI降低了远期MACE和心血管原因死亡[13, 14, 15, 16]。纳入1400名长病变患者的IVUS-XPL随机对照临床试验结果证明术后即刻达到IVUS优化PCI标准的患者，其1年后的MACE发生率只有单纯造影组50%（2.9% *vs.* 5.8%，*P*=0.007）[17]。

Kim等[8]首次对IVUS引导的非LMCA分叉病变支架植入的远期疗效进行了评估。在接受DES的患者中，IVUS引导的分叉支架植入术与传统的CAG指导支架植入术相比，显著降低了4年的死亡率。此外，IVUS的指导减少了接受DES的患者中极晚期支架内血栓发生。另一项IVUS研究评估了1668例接受DES治疗的非LMCA分叉病变患者，IVUS指导组的患者更多的使用双支架技术和球囊对吻技术。IVUS指导组，不论是主支还是分支，支架直径均大于CAG指导组。在IVUS引导组中，死亡或心肌梗死的发生率明显低于CAG指导组（3.8% vs. 7.8%，*P*= 0.04）[18]。陈绍良等[7]分析了不同支架植入技术治疗冠状动脉分叉病变，随访12个月，支架内血栓在IVUS指导组中为0%，而CAG组为4.9%（*P*=0.029），导致两组间ST段抬高心肌梗死发生率有明显差异（2.4% vs. 9.8%；*P*= 0.030）。ADAPT-DES研究的亚组分析显示：IVUS的使用，显著降低分叉病变介入术后的心源性死亡、心梗或支架内血栓的发生率（4.1% vs 8.9%，HR=0.45，*P*=0.001）[10]。在MAIN-COMPARE注册研究中，与CAG指导相比，IVUS指导组的3年死亡率风险较低（6.0% *vs.* 13.6%，*P*=0.061）[19]。特别是接受DES的患者中，IVUS指导组的3年死亡率低于CAG指导组（4.7% *vs.* 16.0%，*P*= 0.055）。相比之下，使用IVUS指导PCI并不能降低接受裸金属支架的患者的死亡风险。de la等[20]使用个体病例数据进行Meta分析评价IVUS指导PCI对LMCA病变的临床影响。PCI中使用IVUS的患者三年无事件生存率是88.7%，高于不使用IVUS的患者

（83.6%），差异有统计学意义（ *P*= 0.04）。IVUS组确定的和可能支架内血栓发生率显著降低（0.6% *vs.* 2.2%；*P*= 0.04）。

基于上述研究结果，《欧洲临床实践指南》推荐在分叉病变的患者中使用IVUS对支架植入进行优化，并评估其严重程度，并对左主干病变（IIa）进行优化治疗。另外，IVUS还被推荐用于评估支架失败的机制（IIa）[21]。IVUS可以定量测量动脉粥样硬化斑块负荷和冠状动脉斑块组成成分[22]。由IVUS所定义的高危特征的病变与随后的不良临床结果相关[23, 24]。

第一节　分叉病变诊疗中的操作要点

1. IVUS检查前冠状动脉内注射100~200μg硝酸甘油，并等待血管扩张后进行检查。
2. 如果IVUS导管不能通过病变，可以使用2.0mm球囊以低压力扩张（6–8atm）狭窄处。
3. IVUS导管需要置于兴趣段远端10mm处回撤，以保证兴趣段记录完整。
4. 分别从主支和分支回撤IVUS，直接观察分叉处斑块分布，避免因IVUS导管与血管不同轴产生的伪影而误判。这是因为受分叉角度的影响，IVUS导管通过分叉处从分支进入主支时，传感器呈倾斜状态导致影像失真。
5. 使用自动回撤记录血管腔内影像，必要时手动回撤观察兴趣段。
6. 如果血管开口存在病变，指引导管稍后退离开血管开口，保证IVUS导管记录到血管开口病变。
7. 操作过程轻柔，避免暴力推送或回撤IVUS导管，在回撤过程中注意患者有无心肌缺血表现并及时处理。

第二节　分叉病变诊疗中的作用

1. 评估分支闭塞危险。主支支架植入后分支受累与分叉夹角小，分支开口或近端斑块负荷过重有关。
2. 通过自动回撤，IVUS可以评估病变长度，从而选择合适长度的支架完全覆盖病变，特别是双支架术式中分支开口支架钢梁覆盖不完整导致的支架内再狭窄。
3. 通过近端或远端参照血管直径估计选择支架直径。
4. 精确的直径和长度测量可以帮助术者选择理想的球囊型号，采用近端优化技术充分膨胀主支血管内支架。
5. 引导指引钢丝穿越被挤压的分支血管。
6. 评估支架贴壁情况。
7. 评估和优化支架膨胀（血管内最小支架面积与参照血管管腔面积之比大于90%）。
8. 评估病变是否被支架完全覆盖，特别是评估双支架术式中分支开口支架钢梁覆盖是否完整。
9. 识别支架边缘损伤和指导治疗。

第三节　评估分叉病变斑块分布

在血管的分叉部位，局部解剖学，血流状态和病变的发生和进展是内在相关的（图6-4-3-1）。根据Murray定律，动脉分配血流是根据最小做功的原则来优化能量和掌控分叉部位的血管直径[25]。Murray定律是个立方定律，所以日常应用有困难。基于分叉部位的定量冠脉造影分析，Finetet等发现，主干血管直径与两根分支血管直径之和的比例总是为2/3（=0.678）[26]。在血管分叉部位，病变很少累及嵴，斑块通常首先出现在分叉脊的对侧血管壁。分叉脊的血流是层流，导致局部血管壁剪切力升高，而这可以保护动脉壁免受血浆脂质和白细胞的浸润[27]。多个结合了计算机流体力学描绘的局部剪切力分布图与血管内影像学的研究发现局部剪切力与斑块厚度呈负相关[28, 29, 30]，这证实了尸解所发现的局部血流与病变之间的关系。病理学分析和 IVUS 及光学相干断层扫描（optical coherence tomography，OCT）所获得的冠脉内影像也证实：斑块，特别是容易破裂的薄纤维帽纤维脂质斑块（thin-cap fibroatheromas，TCFA）主要好发于分叉开口的附近伴剪切力降低的部位[31]。

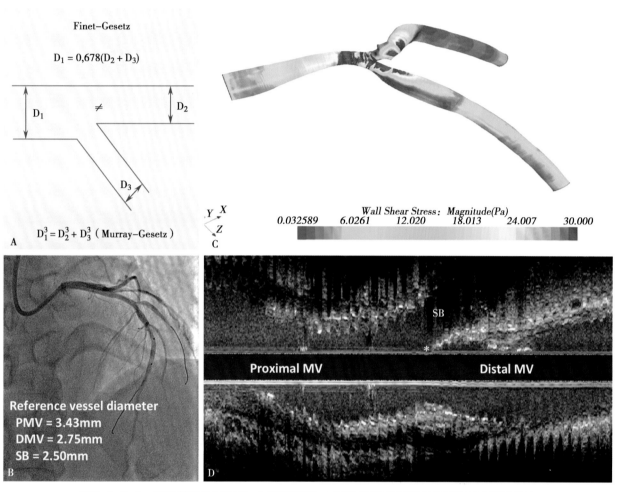

图6-4-3-1　在血管的分叉部位，局部解剖学，血流状态和病变发生和发展是内在相关的

A：分叉血管直径计算公式，主干血管直径与两根分支血管直径之和的比例是2/3（=0.678）

B：冠状动脉造影，主干血管直径3.43mm，两根分支血管直径分别是2.75mm和2.5mm，符合Murray定律

C：冠状动脉血管壁面剪切力示意图，蓝色表示低剪切力，红色表示高剪切力，可见分叉区域剪切力最高，分叉后区域剪切力最低

D：血管内超声纵轴图，斑块分布于分叉脊对侧血管壁，分叉脊处无斑块累及

准确判断分叉病变类型（真性还是非真性分叉病变，以及亚分型），特别是分支开口病变严重程度，对成功处理分叉病变至关重要。临床最常用的分叉病变分型方法是Medina分型（图6-4-3-2）[32]，它将冠状动脉分叉部位分为分叉前主支、分叉后主支、以及分支，每个部分根据是否存在50%直径狭窄以0/1表示，0为无狭窄，1位存在狭窄，从而将分叉病变分为以下7种：1，1，1；1，0，1；0，1，1；1，1，0；1，0，0；0，1，0；0，0，1。其中前三种又被称为真性分叉病变。基于冠状动脉造影（CAG）的Medina分型方法，由于规律性强，易于记忆，被广泛应用。但是CAG只反映充满造影剂的血管腔二维平面图，除

了观察者的目测误差外，投照角度、偏心病变、弥漫狭窄、血管重构都可能影响CAG对病变的正确评价，并且CAG无法识别分叉脊处斑块分布。因此，有研究者对依据造影特征进行的分叉病变的分类作出IVUS更正。Oviedo等[33]提出了一种用于远端LMCA分叉病变的IVUS分型方法（图6-4-3-3）。斑块负荷≥40%定义为病变。分叉脊定义为LAD开口和LCX开口都能被看到，呈"8"字形的影像，通常在IVUS导管刚离开LCX开口至分叉处5mm区域内。左主干末端是距离分叉脊最近的，呈椭圆形或圆形的影像。为了评估斑块的环状分布，将病变分为向心性或偏心病变，所有的偏心病变根据LAD或LCX开口斑块分布与周围组织的解剖关系，进一步分类为心肌侧、心包侧或外侧。仔细评估斑块是否累及分叉脊。Oviedo等的研究结果显示分叉脊处没有斑块累及，分叉处斑块延续分布。90%的病例显示斑块从LAD开口延伸至LMCA，66.4%的病例显示斑块从LCX延伸至LMCA，62%的病例显示LAD开口和LCX开口均有斑块分布，并且延伸至LMCA。为了证实分叉脊处斑块分布，Medina等[34]分析了195例分叉病变IVUS，其中41%是真性分叉病变，结果显示32%分叉脊处有斑块累及，平均斑块厚度是0.8（0.36）mm。

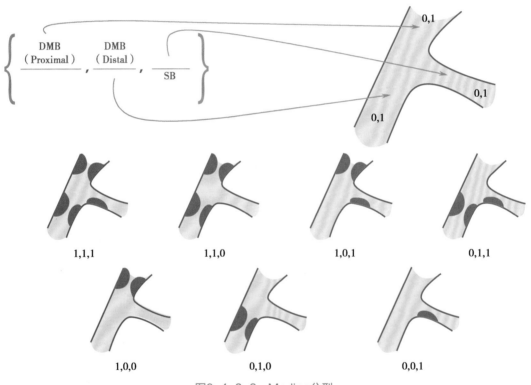

图6-4-3-2 Medina分型

将冠状动脉分叉部位分为分叉前主支、分叉后主支、以及分支，每个部分根据是否存在50%直径狭窄以0/1表示，0为无狭窄，1位存在狭窄，从而将分叉病变分为以下7种：1, 1, 1；1, 0, 1；0, 1, 1；1, 1, 0；1, 0, 0；0, 1, 0；0, 0, 1

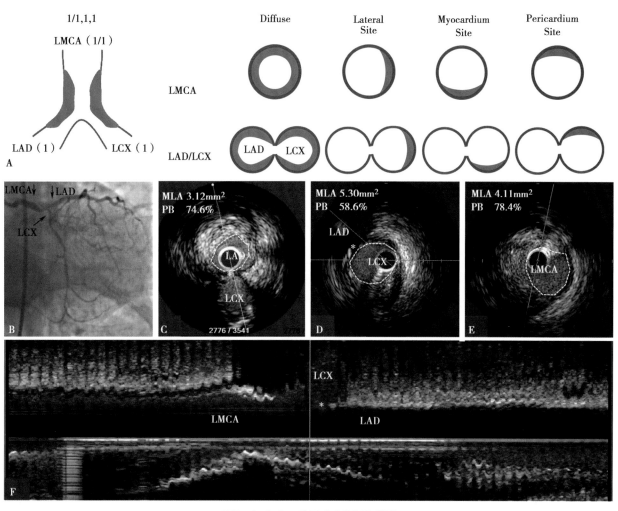

图6-4-3-3　分叉病变IVUS分型

A：分叉病变IVUS分型示意图，评估分叉处斑块的环状分布，将病变分为向心性或偏心病变，所有的偏心病变根据LAD或LCX开口斑块分布与周围组织的解剖关系，进一步分类为心肌侧、心包侧或外侧

B：冠状动脉造影显示为左主干末端Medina1，1，1型分叉病变

C：血管内超声导管从LAD远端回撤，LAD开口偏心斑块位于分叉脊对侧，最小管腔面积3.12mm²，斑块负荷74.6%

D：血管内超声导管从LCX远端回撤，LCX开口偏心斑块位于分叉脊对侧，最小管腔面积5.30mm²，斑块负荷58.6%；

E：斑块延伸至左主干末端，最小管腔面积4.11mm²，斑块负荷78.4%；

F：血管内超声纵轴图显示分叉脊 处无斑块

第四节　指导分叉病变支架植入

一、评估分支闭塞的风险

　　识别高危分支病变可以预防PCI术中分支意外闭塞。DEFINITION研究定义的复杂分叉病变主要标准是直径≥2.5mm的分支血管存在严重狭窄，并且病变长度≥10mm（表6-4-4-1）[3]。这个基于造影结果开展的研究显示血栓病变、钙化病变、分支病变长度均是分叉病变介入治疗中主要不良心血管事件的影响因素。IVUS研究也表明术前分支斑块负荷>50%、分支最小管腔面积<2.5mm²等因素是非左主干分叉病变分支血管相关并发症的预测因子[35]。另一项针对左主干分叉病变的IVUS研究显示术前LCX开口最小管腔面积<3.7mm²，斑块负荷>56%是PCI术后LCX血流储备分数（fractional flow reserve，FFR）<0.80的预

测因子[36]。另外，IVUS观察到"眼眉征"（eyebrow sign）（图6-4-4-1）[37]，纵轴上的明显钙化[38]也是主支支架植入后分叉脊移位的预测因素。

表6-4-4-1　复杂分叉病变标准

主要标准1	左主干末端分叉病变：分支直径狭窄≥70%，并且病变长度≥10mm
主要标准2	非左主干末端分叉病变：分支直径狭窄≥90%，并且病变长度≥10mm
次要标准1	中重度钙化病变
次要标准2	多处病变
次要标准3	主支与分支夹角 <45° 或>70°
次要标准4	主支参照血管直径 <2.5mm
次要标准5	含血栓病变
次要标准6	主支病变长度 ≥25mm
复杂分叉病变定义1	主要标准1 + 任意2个次要标准即可定义为复杂左主干分叉病变
复杂分叉病变定义2	主要标准2 + 任意2个次要标准即可定义为复杂非左主干分叉病变

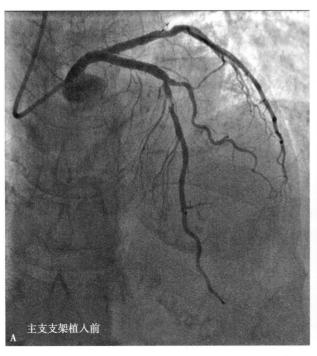

A 主支支架植入前

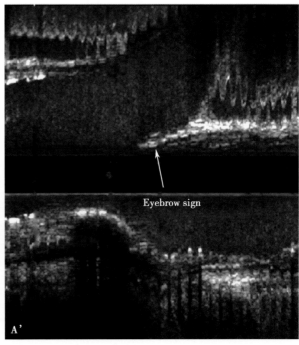

A'

Eyebrow sign

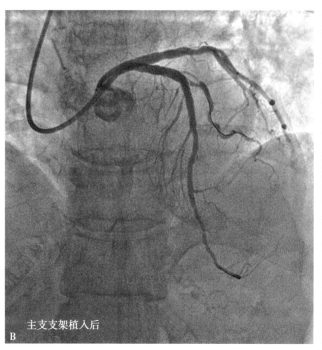
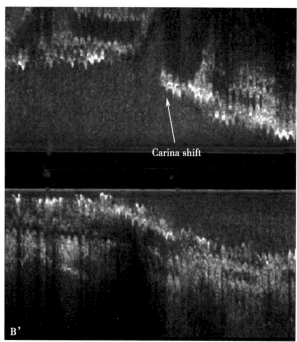

图6-4-4-1　眼眉征及分叉脊移位

A：主支支架植入前冠状动脉造影

A'：主支支架植入前IVUS纵轴图，白色箭头指示眼眉征

B：主支支架植入后即刻冠状动脉造影

B'：主支支架植入后IVUS纵轴图，白色箭头指示分叉脊向对角支开口移位

二、优化支架植入

1. 支架直径选择　随着腔内影像学技术在导管室内广泛使用，支架直径选择逐渐增大。可供参考的建议有：

（1）根据近端或远端最大参照管腔直径选择支架。

（2）根据血管壁厚度1/2选择支架直径。

（3）使用中膜至中膜的距离选择支架直径（图6-4-4-2）。

2. 支架长度选择　药物洗脱支架时代，要求支架覆盖从正常段到正常段（normal-normal）。相对正常段指的是距离病变最近，管腔面积最大，斑块负荷最低的血管段。有研究证实支架两端边缘的管腔斑块负荷<50%，可以减少支架边缘效应以及再狭窄的发生。

3. IVUS优化达标指标

（1）最小管腔面积不小于远端参照血管面积，如果是左主干末端分叉病变，LCX开口、LAD开口、POC区域、LMCA末端的支架最小面积需分别≥5mm^2、6mm^2、7mm^2、8mm^2（图6-4-4-3）。

（2）支架膨胀指数 = 支架内最小面积/支架远端10mm范围内最大参考管腔面积。IVUS指导组术后支架膨胀指数要求>90%。

（3）支架对称指数 = 同一横截面支架内最短直径 / 最长直径。IVUS指导组术后支架对称指数要求>70%。

（4）支架贴壁良好：支架全程贴壁，支架丝和血管壁结合紧密，两者之间无血流通行。

（5）支架边缘无深达中膜的夹层。

（6）后扩球囊直径选择：首先根据兴趣段外弹力膜平均直径选择后扩球囊直径（球囊直径/血管直径=1∶1），再测量支架近端，远端边缘及整个支架内最小面积段。其对应直径面积表如下（表6-4-4-2）：

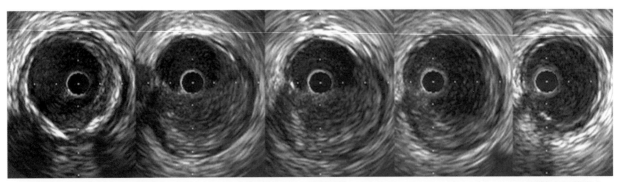

近端支架落脚点　　　　　　　　病变处　　　　　　　　远端支架落脚点

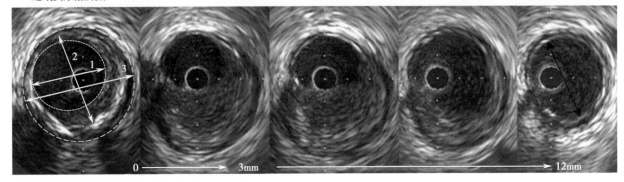

增大

1）近端或远端参照血管管腔
2）血管壁1/2
3）中膜–中膜（一般会在此基础上减小0.5mm）

图6-4-4-2　IVUS指导支架直径选择

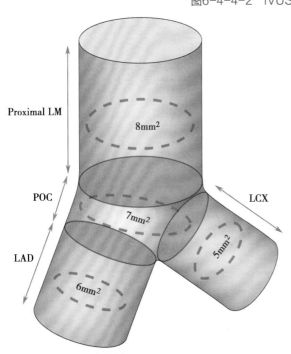

图6-4-4-3　左主干末端分叉病变支架术后理想的支架面积示意图，LCX开口、LAD开口、POC区域、LMCA末端的支架最小面积需分别≥5mm²、6mm²、7mm²、8mm²

表6-4-4-2　球囊直径与外弹力膜面积对应数据表

	直径 / 面积对应表							
球囊直径（mm）	2.25	2.50	2.75	3.0	3.5	4.0	4.5	5.0
球囊面积（mm²）	2.78	3.43	4.16	4.94	6.73	8.79	11.13	13.74
外弹力膜面积（mm²）	3.0	3.5	4.0	5.0	7.0	9.0	11.0	14.0

4. IVUS优化支架重叠植入   这是1位67岁女性患者，不稳定心绞痛1年，合并高血压，糖尿病和高甘油三酯血症。冠状动脉造影显示LAD近端和远端75%狭窄，对角支近端未见明显狭窄。为了准确评估病变进行IVUS检查，以下是IVUS分析步骤。

（1）结合IVUS纵轴和横截面影像，选择远端参照血管和近端参照血管，测量病变处管腔面积，以及斑块分布和特性。IVUS显示LAD狭窄最重处位于LAD-D1分叉处，最小管腔面积是3.85mm^2，伴180°内膜钙化。

（2）结合CAG和IVUS，评估分支受累风险。本病例是Medina1，1，0型分叉病变，LAD-D1分叉脊无眼眉征，D1近端无>50%斑块负荷。IVUS结论是D1闭塞风险小，使用拘禁导丝保护。

（3）病变距离LAD开口30mm，LAD开口管腔面积8.95mm^2，斑块负荷40.9%，最大管腔直径3.65mm。斑块没有延伸至LMCA，LMCA管腔面积16.51mm^2，斑块负荷27.7%。病变最重处（LAD-D1分叉处）距离远端参照血管28mm，远端参照血管管腔面积5.77mm^2，斑块负荷19.6%，最大管腔直径2.99mm。IVUS结论是病变长度为58mm，需要植入2根支架完全覆盖病变，远端支架选择3.0 × 29 mm，以D1导丝为标记，支架近端平D1分叉下缘，支架远端落脚于远端参照血管段。近端支架选择3.5 × 33 mm，支架近端平LAD开口下缘，支架远端与第1个支架重叠2mm，支架重叠处避开D1开口。

（4）支架植入后造影，TIMI血流3级，无残余狭窄。

（5）复查IVUS，最小支架面积位于LAD-D1分叉处，也是术前病变最重处，伴有180°内膜钙化。支架面积3.85mm^2，膨胀指数67%，对称指数44%，没有达到IVUS优化标准。IVUS结论是使用3.5mm非顺应性球囊在钙化处后扩张，使支架充分膨胀，支架最小面积能够达到远端参照血管面积的90%以上。

（6）3.5mm非顺应性球囊20atm扩张后，再次复查IVUS。最小支架面积由3.85mm^2，增加到5.23mm^2，膨胀指数91%，对称指数70%，支架全程贴壁，支架两端边缘无夹层，支架落脚点斑块负荷<40%。IVUS结论达到IVUS优化标准，结束手术。

（7）术后13个月冠状动脉造影复查无再狭窄。

女性患者，67岁，不稳定心绞痛（图6-4-4-4）

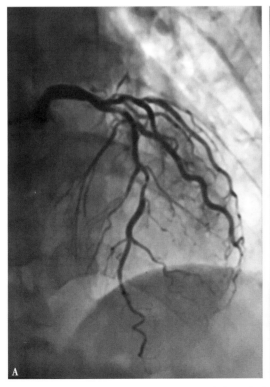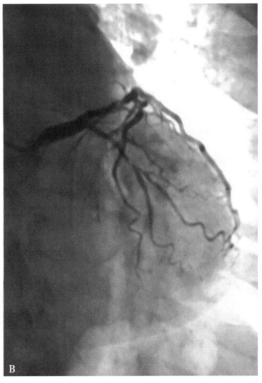

（1）冠状动脉造影，头位造影（A），足位造影（B）

图6-4-4-4（1-7） IVUS指导支架重叠植入

第六篇

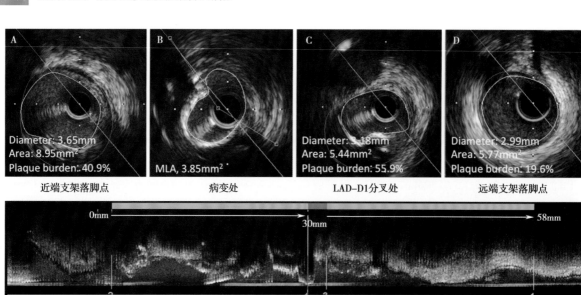

（2）从LAD远端自动回撤IVUS，并分别测量管腔面积和斑块负荷。（A）近端参照血管，（B）病变处，（C）LAD-D1分叉脊处，（D）远端参照血管，（E）IVUS纵轴测量病变长度。Diameter=直径，Area=面积，Plaque burden=斑块负荷

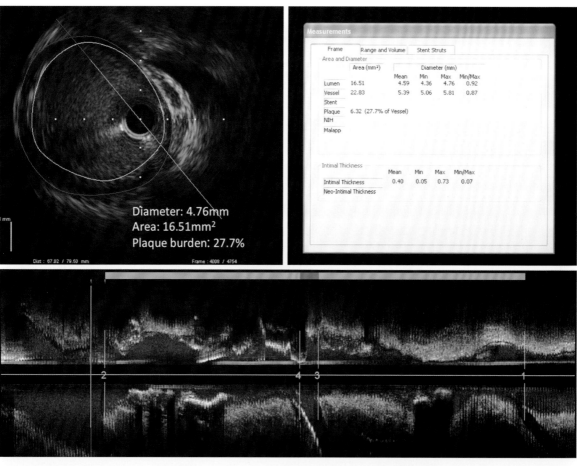

（3）斑块没有延伸至LMCA，LMCA管腔直径4.76mm，管腔面积16.51mm^2，斑块负荷27.7%

图6-4-4-4（续）　IVUS指导支架重叠植入

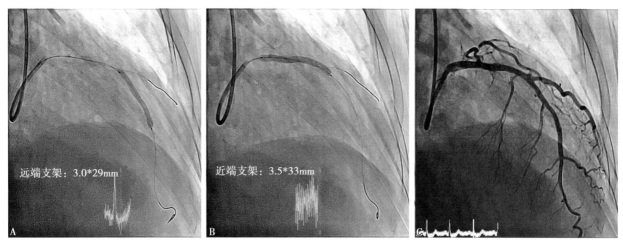

（4）根据IVUS测量结果植入支架。（A）LAD远端植入3.0*29mm 支架，（B）LAD近端植入3.5*33mm 支架，（C）复查造影无残余狭窄

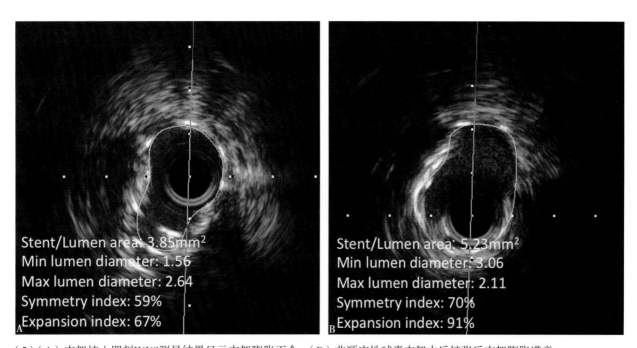

（5）（A）支架植入即刻IVUS测量结果显示支架膨胀不全，（B）非顺应性球囊支架内后扩张后支架膨胀满意

图6-4-4-4（续） IVUS指导支架重叠植入

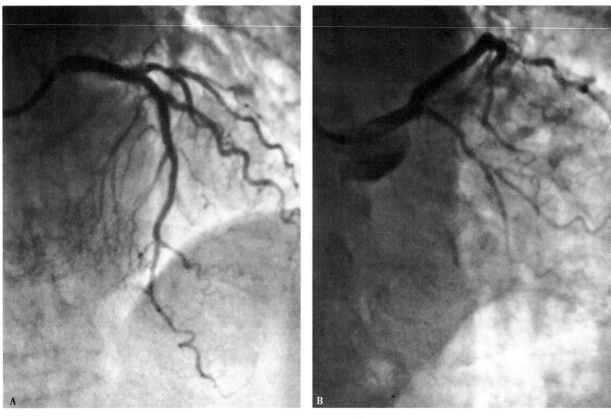

（6）术后即刻造影成功。（A）头位造影，（B）足位造影

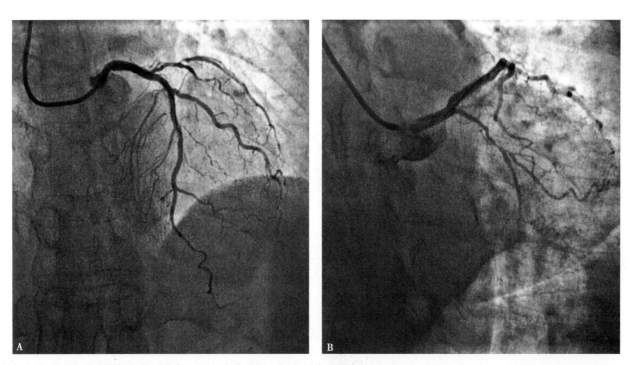

（7）术后13个月造影复查无再狭窄。（A）头位造影，（B）足位造影

图6-4-4-4（续）　IVUS指导支架重叠植入

5. IVUS指导对吻扩张技术和近端优化技术　分支的处理是分叉病变介入治疗成功的关键，主支支架植入后的斑块和分叉脊移位有可能导致分支闭塞。跨越分支，仅在主支植入支架是目前最常用的处理非左主干分叉病变技术。主干血管直径与两根分支血管直径之和的比例为0.67，如果根据主干直径选择支架直径，支架植入容易导致分叉脊移位，因此建议根据分叉后参照血管直径选择支架，并实施对吻扩张和近端优化技术（proximal optimization technique，POT）。POT是指在主支支架植入后，于主支分叉近端，选择与主支近端参考直径相匹配的短非顺应性球囊进行后扩张，POT操作的要点在球囊的精确定位，确保球囊的远端标记带不要超越分叉脊，通过POT，既能保证主支支架的贴壁，又能充分扩张分支开口处主支支架的网眼，有利于再次精准下导丝进入分支。Hakim等[39]使用IVUS和FFR评价POT效果，结果显示POT前后的近端支架体积指数（7.40 ± 2.0 *vs.* 9.2 ± 3.4mm^3/mm）和最小支架面积（6.38 ± 1.77. *vs.* 7.65 ± 1.8mm^2）明显增加，*P*均 < 0.01。分叉处最小支架面积由5.9 ± 5.9mm^{2}增加到6.45 ± 2.1mm^2（*P* < 0.05），支架对称膨胀。同时分支FFR显著升高，主支支架后分支FFR <0.75的病例中有30%在POT后>0.75。

女性患者，76岁，不稳定心绞痛，合并糖尿病，高血压，高甘油三酯血症（图6-4-4-5）

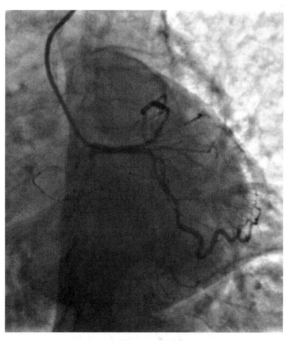

（1）术前冠状动脉造影可见左主干末端Medina0，1，1型分叉病变

图6-4-4-5（1-5）　IVUS指导POT技术

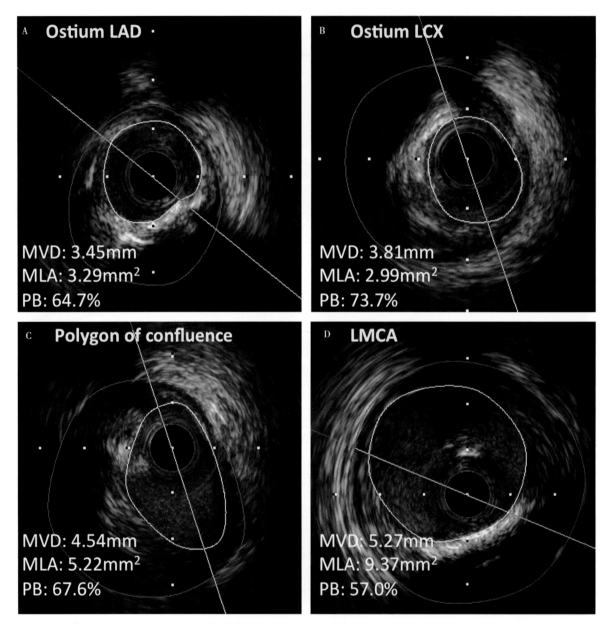

（2）术前分别从LAD和LCX回撤IVUS，测量管腔直径，管腔面积和斑块负荷。（A）LAD开口，（B）LCX开口，（C）POC区域，（D）LM末端。MVD=平均管腔直径，MLA=最小管腔面积，PB=斑块负荷

图6-4-4-5（续）　IVUS指导POT技术

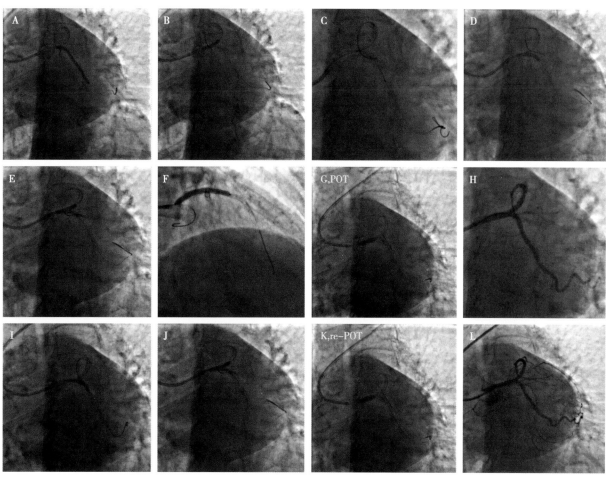

（3）以DK crush技术治疗左主干末端分叉病变

A：LCX植入支架

B：LM预留球囊挤压突入主支部分的LCX支架

C：从LCX开口支架近端网眼重新下导丝至LCX远端

D：LCX开口球囊膨胀

E：与LAD开口球囊进行第一次对吻扩张

F：LM-LAD主支支架释放

G：选用直径5.0mm的非顺应性球囊在分叉近端以20atm大气压膨胀，POT=近端优化技术

H：从LCX开口支架近端网眼重新下导丝至LCX远端

I：LCX开口球囊膨胀

J：与LAD开口球囊进行第2次对吻扩张

K：使用直径5.0mm的非顺应性球囊在分叉近端以20atm大气压膨胀，再次POT=近端优化技术）

L：术后即刻造影结果满意

图6-4-4-5（续） IVUS指导POT技术

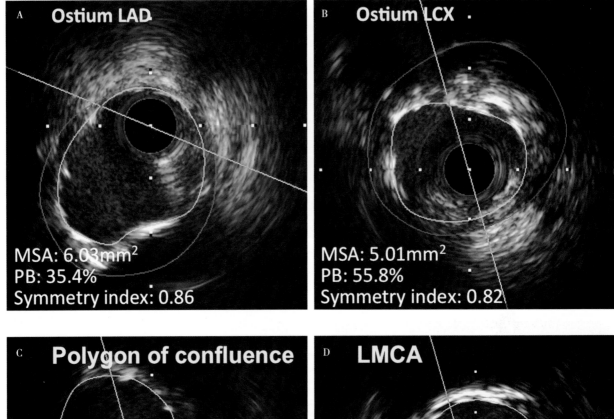

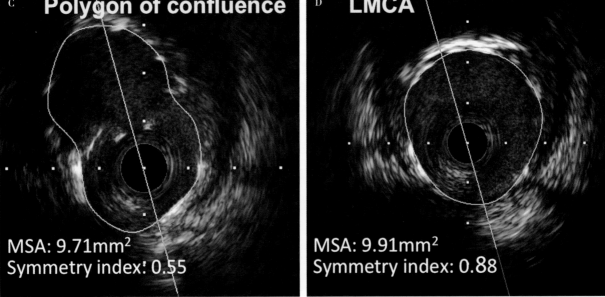

（4）术后分别从LAD和LCX回撤IVUS，测量支架面积，斑块负荷和支架对称指数。（A）LAD开口，（B）LCX开口，（C）POC区域，（D）LM末端。MSA=最小支架面积，PB=斑块负荷，symmetry index=支架对称指数

图6-4-4-5（续） IVUS指导POT技术

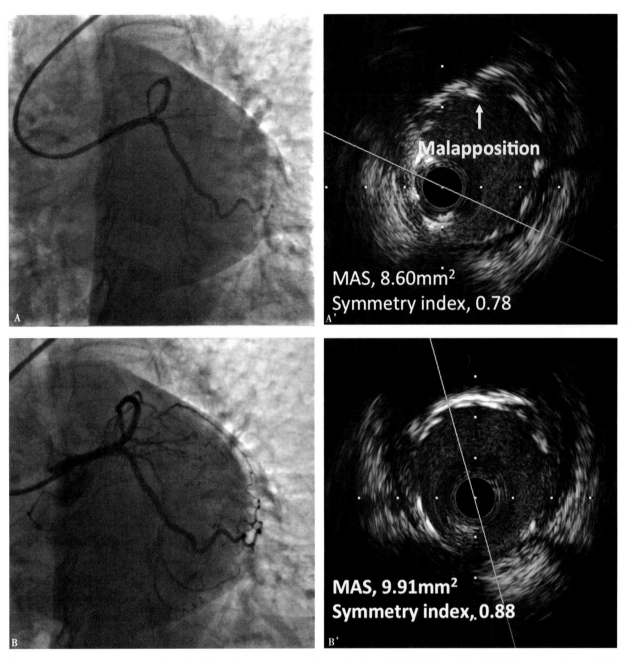

（5）：POT前后比较（A）POT前冠状动脉造影，（A'）POT前IVUS显示支架贴壁不良，支架对称指数=0.78，（B）POT后
冠状动脉造影，（B'）POT后IVUS显示支架贴壁良好，支架对称指数=0.88

图6-4-4-5（续） IVUS指导POT技术

三、识别并发症

（一）边缘夹层

支架边缘夹层是指冠状动脉支架植入后支架边缘（包括支架近端和远端5mm内节段）血管腔表面连续性中断，出现内膜撕裂片或内膜下血肿。IVUS对支架边缘夹层发现率为9.2%～10.7%[40, 41]。选用相对于参考血管直径过大的支架植入，易使血管受到过分牵张而产生支架边缘夹层，支架与管腔直径、面积比值分别增加1%，支架边缘夹层发生的风险增加22%和12%[42]。在较小的管腔直径及面积的病变处植入支架时，如果支架长度选择过短，未完全覆盖病变，支架过大或扩张压力过高，支架边缘挤压血管壁，易造成内膜撕裂形成夹层。参照美国国立心肺血液研究所（NHBLI）标准，按照CAG下血管损伤的形态学特点及严重程度分为A~F型（表6-4-4-3）[43]。血流受限的B型以上夹层应植入新的支架以覆盖内膜片，防止夹层扩展，支架必须确保覆盖夹层全长。

表6-4-4-3 支架边缘夹层的美国国立心肺血液研究所标准分类

分型	特点	急性闭塞率（%）
A	冠状动脉血管腔内的小的X线可透过区域，造影剂通过后即消失	1
B	血管腔内造影剂滞留，平行于管壁，几个心动周期后消失	3
C	血管夹层突出于管壁外，造影剂通过后持续性滞留	10
D	管腔内螺旋形充盈缺损，伴有或不伴有造影剂延迟性向前流动	30
E	管腔充盈缺损持续存在，伴有远端管腔造影剂延迟性流动	9
F	充盈缺损，伴有管腔完全闭塞	69

（二）斑块脱垂

冠状动脉支架植入即刻，脱垂的粥样硬化斑块组织透过支架小梁之间的空隙突入冠状动脉管腔，这一现象被称为斑块脱垂（plaque prolapse，PP），它也被称为组织脱垂（tissue protrusion，TP）[44, 45]。TP的检出率在16.6%～65%[46, 47, 48, 49]。Kim等[50]将IVUS下最大TP面积／支架环绕横断面积小于5%定为1级，5%～10%定为2级，10%～20%定为3级。斑块负荷、薄帽纤维脂质斑块、有更多坏死核心的斑块、血管正性重塑和不同的支架设计可能是这一现象出现的独立预测因素。不影响有效管腔和血流的TP不需要进一步干预，原位再次支架植入覆盖脱垂组织可能是一种有效的干预措施，但这种干预后的预后也无定论，同时还应注意随访及药物调整。

（三）血栓形成

在IVUS下，血栓表现为管腔内或者管壁上的块状不均匀回声，常常呈分层、分叶或有蒂状，伴有低回声影[51]。IVUS鉴别血栓和粥样斑块的能力较差，OCT能够轻易识别血栓，并且还能很好地区分血栓的性质。

第五节 研究靶病变失败的机制

支架内再狭窄和支架内血栓与支架膨胀不良有关。使用合适的非顺应性球囊（球囊/血管直径比=0.9~1.0），以高压力（>16atm）扩张。可以确保支架钢梁贴壁，支架膨胀满意（最小支架面积

>5.0~5.5mm² 或 >90-100% 远端参照血管面积）。左主干支架术后最小管腔面积>8.7mm²可以减少靶血管血运重建[19]。Kang等[52]研究结果显示术后即刻最小管腔面积与左主干分叉病变PCI术后再狭窄和心血管不良事件有关，理想的最小管腔面积界值分别是5.0mm²（LCX开口），6.3mm²（LAD开口），7.2mm²（POC区域），以及 8.2 mm²（LMCA末端）。

支架边缘夹层导致血管管腔面积<4.0mm²或内膜中断范围≥60°与急性支架内血栓发生率增加有关[53]。因此，在这种情况下应该考虑植入支架以降低支架内血栓形成的风险。

第六节 病例演示

（一）主支植入支架，分支拘禁导丝术式1例

这是一位46岁男性患者，不稳定心绞痛。冠状动脉造影显示LMCA末端Medina1，1，1型分叉病变，SYNTAX评分28分（中危）；SYNTAX-ⅡPCI危险评分17.7，4年死亡率2.5%；SYNTAX-ⅡCABG危险评分14.1，4年死亡率1.8%。NERS-Ⅱ评分12.9（低危）。根据DEFINITION研究的复杂分叉病变标准，这是1例简单分叉病变，术者决定为患者实施即兴支架术，主支植入支架，分支拘禁导丝保护，以下是IVUS指导PCI步骤。

1. 结合CAG和IVUS，评估分支受累风险。本病例包含2个分叉病变，并且2个分叉共干1根主支血管（LAD）。LMCA末端是Medina1，1，1型分叉病变，LAD-D1是Medina1，1，0型分叉病变，LMCA末端管腔面积6.13mm²，斑块负荷79.4%；LMCA分叉POC区域可见从斑块LAD、LCX延伸至LMCA；LAD开口管腔面积1.16mm²，斑块负荷94.8%；LCX开口管腔面积8.78mm²，斑块负荷43.3%；D1开口管腔面积6.52mm²，斑块负荷14.4%；LAD-D1分叉处管腔面积3.79mm²，斑块负荷76.4%。IVUS结论是D1正常，但IVUS长轴见眼眉征，主支支架植入可能会出现嵴移位，影响D1开口形态，使用拘禁导丝保护D1。LCX开口斑块负荷>40%并延伸至LMCA，有闭塞的风险，除了拘禁导丝保护，还需要在分叉处切割球囊扩张，避免主支支架植入后的分叉脊或斑块移位。LAD在D2发出后，管腔面积11.45mm²，斑块负荷23.4%，负荷IVUS定义的参照血管段，可以作为支架远端落脚点，最大管腔直径3.83mm，建议选择直径3.5mm支架，4.0mm非顺应性球囊以命名压做后扩张。LMCA分叉近端平均管腔直径5.20mm，建议使用5.0mm直径的非顺应性球囊做近端优化，压力可以达20atm。

2. 先使用3.5mm×10mm 切割球囊分别在LAD开口，LCX开口扩张，扩张压力是14atm。

3. 在LM-LAD支架植入前，先将导丝分别送入LCX和D1远端，作为拘禁导丝保护分支。

4. LM-LAD植入3.5mm×30mm药物洗脱支架，支架释放压力为12atm。

5. 球囊对吻前，先使用5.0mm×8mm非顺应性球囊在分叉近端以20atm扩张（POT），然后送入4.0mm×12mm非顺应性球囊（LAD），和3.5mm×20mm非顺应性球囊（LCX），进行对吻扩张，扩张压力均为8atm。对吻扩张后复查造影，查看是否有夹层等并发症。再次送入5.0mm×8mm非顺应性球囊在分叉近端以20atm扩张（re-POT）。复查造影，查看是否有夹层等并发症。

6. 复查IVUS。支架全程贴壁，支架两端边缘无夹层，支架远端边缘斑块负荷20.4%。LMCA末端支架面积20.80mm²，LMCA分叉POC区域支架面积23.59mm²，LAD开口支架面积15.66mm²，LCX开口支架面积8.07mm²。达到LMCA分叉病变IVUS优化标准，结束手术。

7. 术后13个月冠状动脉造影复查无再狭窄。

243

男性患者，46岁，不稳定心绞痛（图6-4-6-1）

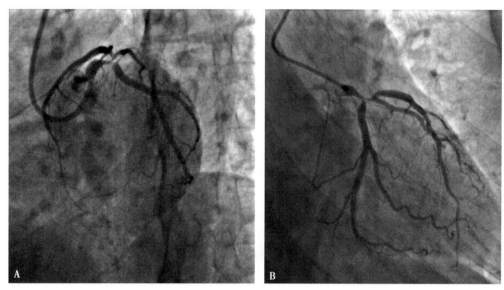

（1）冠状动脉造影。（A）蜘蛛位造影，（B）足位造影

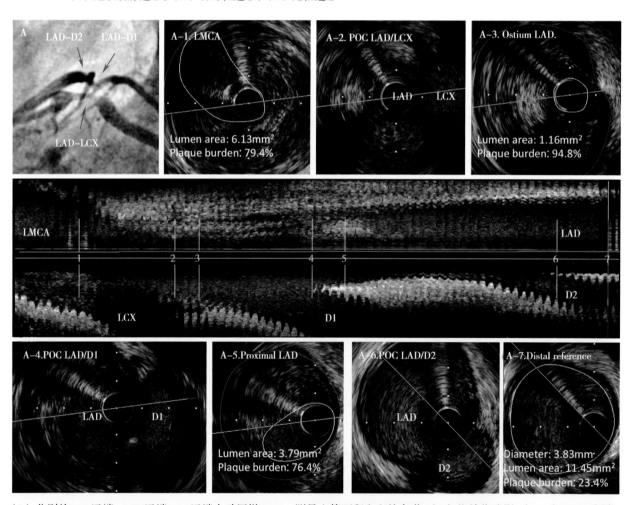

（2）分别从LAD远端，LCX远端，D1远端自动回撤IVUS，测量血管面积和斑块负荷.（A）蜘蛛位造影，（A-1）LMCA末端，（A-2）LMCA分叉POC区域，（A-3）LAD开口，（A-4）LAD-D1分叉POC区域，（A-5）LAD近端，（A-6）LAD-D2分叉POC区域，（A-7）LAD远端参照血管。Lumen area=管腔面积，plaque burden=斑块负荷，diameter=管腔直径

图6-4-6-1（1-11）IVUS指导主支植入支架，分支拘禁导丝术式1例

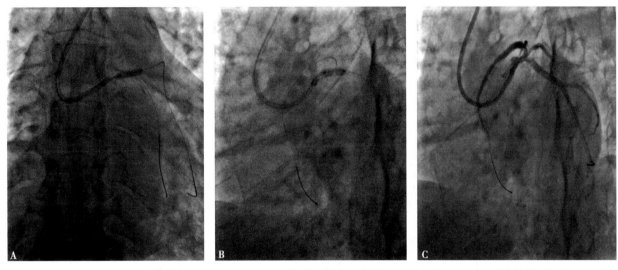

（3）3.5mm×10mm 切割球囊分别在LAD开口，LCX开口扩张，扩张压力是14atm。（A）LAD开口球囊扩张，（B）LCX开口球囊扩张，（C）切割球囊扩张后的冠状动脉造影

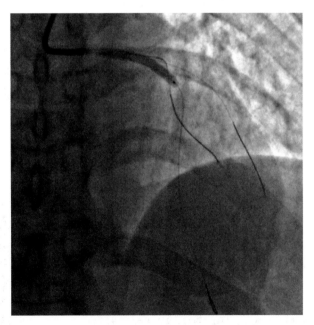

（4）在LM-LAD支架植入前，先将导丝分别送入LCX和D1远端，作为拘禁导丝保护分支。LM-LAD植入3.5mm×30mm药物洗脱支架，支架释放压力为12atm

图6-4-6-1（续） IVUS指导主支植入支架，分支拘禁导丝术式1例

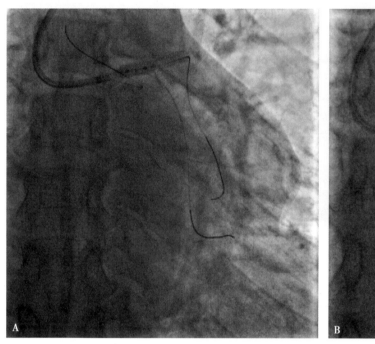

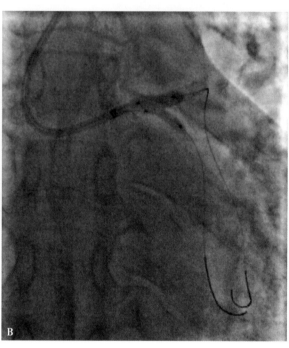

（5）（A）球囊对吻前，先使用5.0 mm×8mm非顺应性球囊在分叉近端以20atm扩张（POT），（B）然后送入4.0×12mm非顺应性球囊（LAD），和3.5 mm×20mm非顺应性球囊（LCX），进行对吻扩张，扩张压力均为8atm

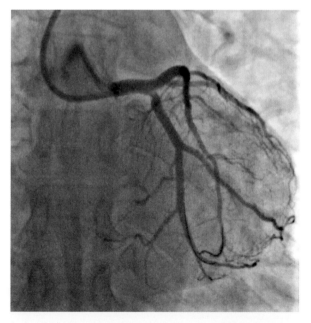

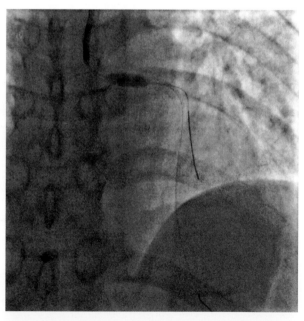

（6）对吻扩张后复查造影，无夹层、慢血流等并发症

（7）再次送入5.0mm×8mm非顺应性球囊在分叉近端以20atm扩张（re-POT）

图6-4-6-1（续）　IVUS指导主支植入支架，分支拘禁导丝术式1例

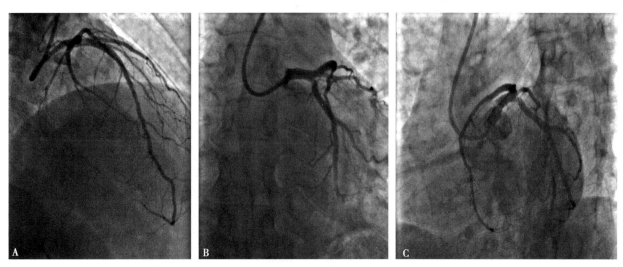

（8）术后即刻造影成功。（A）头位造影，（B）足位造影，（C）蜘蛛位造影

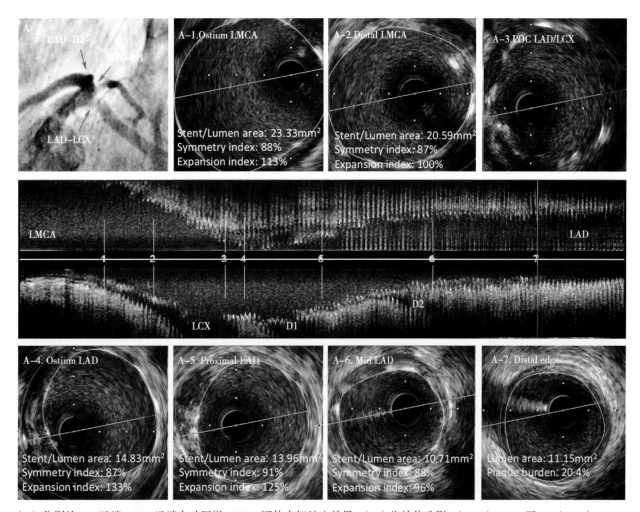

（9）分别从LAD远端，LCX远端自动回撤IVUS，评估支架植入效果。（A）蜘蛛位造影，（A-1）LMCA开口，（A-2）LMCA末端，（A-3）LMCA分叉POC区域，（A-4）LAD开口，（A-5）LAD近端，（A-6）LAD中段，（A-7）LAD支架边缘。Stent=支架，lumen=管腔，symmetry index=对称指数，expansion index=膨胀指数，plaque burden=斑块负荷

图6-4-6-1（续） IVUS指导主支植入支架，分支拘禁导丝术式1例

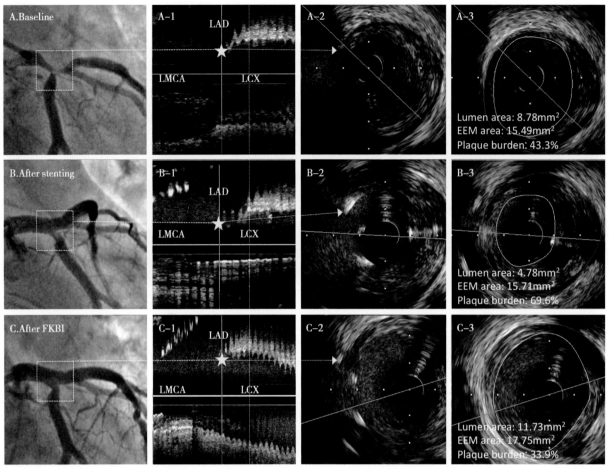

（10）IVUS识别主支支架植入后分叉脊和斑块移位。（A）术前造影，（A-1）LMCA分叉处IVUS长轴影像，（A-2）LMCA分叉脊处IVUS横截面影像，（A-3）LCX开口IVUS横截面影像，（B）支架植入后造影，（B-1）LMCA分叉处IVUS长轴影像，（B-2）LMCA分叉脊处IVUS横截面影像，（B-3）LCX开口IVUS横截面影像，（C）球囊对吻扩张后造影，（C-1）LMCA分叉处IVUS长轴影像，（C-2）LMCA分叉脊处IVUS横截面影像，（C-3）LCX开口IVUS横截面影像。Lumen area=管腔面积，EEM area=外弹力膜面积，plaque burden=斑块负荷

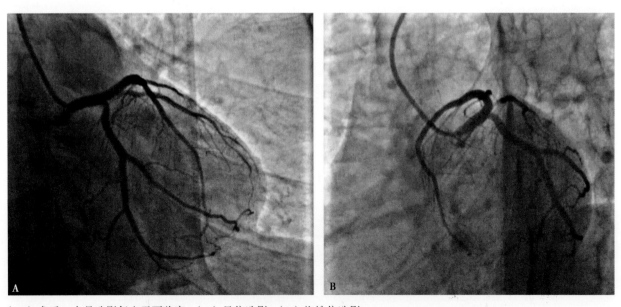

（11）术后13个月造影复查无再狭窄。（A）足位造影，（B）蜘蛛位造影

图6-4-6-1（续）　IVUS指导主支植入支架，分支拘禁导丝术式1例

（二）IVUS指导左主干分叉病变DK crush术式1例

左心室75%以上的血液供应来自左主干，因此左主干狭窄值得特别关注，左主干病变患者如果没有得到有效治疗，通常预后较差。EXCEL研究数据显示解剖形态适合介入治疗或合并外科手术禁忌证的左主干病变患者可以从支架术中获益[54]。2017年发表在国际专业期刊《美国心脏病学会杂志》的DK CRUSH-V研究结果显示DK crush 双支架策略与即兴支架术式相比可有效降低冠状动脉左主干末端真性分叉病变的一年内靶病变失败发生率[5]。随机比较DK crush和culotte双支架策略处理左主干末端分叉病变的DKCRUSH-III研究结果表明DK crush技术不仅在避免术中分支血管急性闭塞，提高手术安全性方面优于culotte支架术，而且在降低分支开口再狭窄率，及靶病变血运重建和主要心脏不良事件率方面，提高远期疗效方面也优于culotte技术[55]。

由于左主干病变通常较为弥漫，缺乏参照血管，并经常累及远端分叉，因此造影评估左主干分叉病变的准确度低。Motreff等用IVUS测量38名造影正常或仅有轻度左主干狭窄的病人，其中10例（26%）显示左主干存在弥漫狭窄[56]。相对于使用造影剂填充显示二维管腔的CAG，IVUS可以直接观察血管管腔和管壁，因此评估左主干病变的准确度更高。欧洲分叉病变俱乐部推荐在左主干狭窄患者中使用IVUS指导介入[21]，Rab等在左主干分叉病变治疗策略概述里强烈推荐支架植入后使用IVUS或OCT评估手术效果[57]。

以下是IVUS指导左主干分叉病变DK crush术式病例介绍：63岁男性，无冠心病危险因素，不稳定心绞痛1年，症状加重10天，左室射血分数66%。冠状动脉造影显示三支血管病变，右冠状动脉狭窄药物洗脱支架植入术后，左主干末端Medina1，1，1型分叉病变，第1和第2对角支开口90%狭窄，LCX近端95%狭窄。LAD定量血流分数（quantitative flow ratio，QFR）是0.53，LCX QFR=0.61，说明左冠状动脉狭窄影响心肌供血。术者决定在IVUS指导下，使用DK crush技术治疗左主干末端分叉病变。

1. 使用2.5mm×15mm 半顺应性球囊对LCX病变进行预处理，球囊扩张压力10-14atm。

2. LM-LAD预埋4.5mm×12mm 非顺应性球囊，LM-LCX植入3.5mm×29mm药物洗脱支架，释放压力14atm。

3. LM-LAD预埋的4.5mm×12mm 非顺应性球囊膨胀，挤压边支突入主支支架，球囊膨胀压力20atm。

4. 重新从LCX支架近端网眼下导丝到LCX远端，送入3.0mm×12mm 非顺应性球囊扩张LCX开口，球囊膨胀压力20atm。LM-LAD的3.5×12mm 非顺应性球囊交替扩张，球囊膨胀压力20atm。

5. LM-LAD的3.5mm×12mm 非顺应性球囊和LM-LCX的3.0mm×12mm 非顺应性球囊同时扩张，压力均为14atm（第1次对吻扩张）。

6. LM-LAD植入3.5mm×33mm药物洗脱支架，释放压力14atm。

7. 4.5mm×8mm非顺应性球囊在左主干分叉近端以20atm扩张（POT）。

8. 重新下导丝到LCX远端，送入3.0mm×12mm 非顺应性球囊扩张LCX开口，球囊膨胀压力20atm。

9. LM-LAD的3.5mm×12mm 非顺应性球囊和LM-LCX的3.0mm×12mm 非顺应性球囊同时扩张，压力均为14atm（最终对吻扩张）。

10. 4.5mm×8mm非顺应性球囊在左主干分叉近端以20atm扩张（post-POT）。

11. 复查LAD QFR=0.98。

12. 分别从LAD远端和LCX远端回撤IVUS。IVUS结果显示支架全程贴壁，支架两端边缘无夹层，支架落脚点斑块负荷<40%。LAD开口支架面积9.04mm²，LCX开口支架面积7.16mm²，分叉区域（POC）支架面积14.71mm²，crush处3层钢梁贴壁，LMCA末端支架面积13.22mm²，LMCA开口支架钢梁完整，支架面积15.63mm²。达到LMCA分叉病变IVUS优化标准，结束手术。

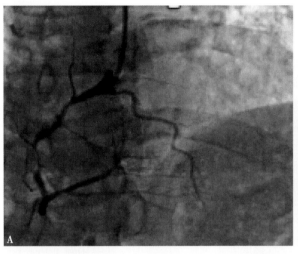
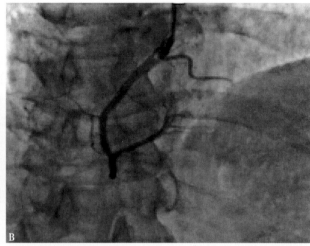

（1）右冠状动脉造影。（A）支架植入前，（B）支架植入后

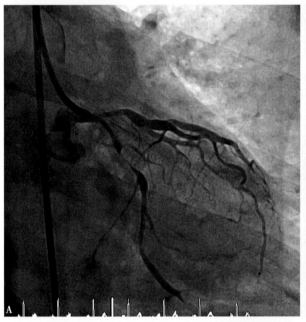
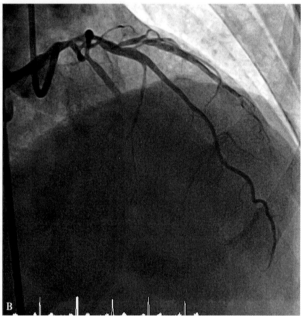

（2）左冠状动脉造影。（A）足位造影，（B）头位造影

Diameter Stenosis	52.0%
Area Stenosis	68.5%
RVD	3.2mm
MLD	1.5mm
Lesion Length	17.3mm
LAD Prox. Dia.	3.4mm
LAD Distal Dia.	3.3mm
Vessel QFR	0.53
LAD Lesion QFR	0.74

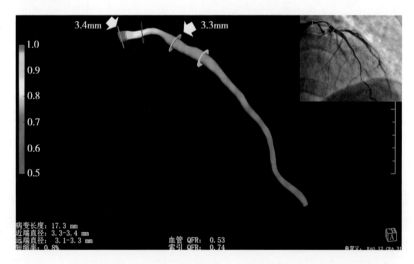

（3）LAD定量血流分数

图6-4-6-2（1-15） IVUS指导左主干分叉病变DK crush术式1例

Diameter Stenosis	72.1%
Area Stenosis	86.4%
RVD	2.1mm
MLD	0.6mm
Lesion Length	15.9mm
LCX Prox. Ref.	2.3mm
LCX Distal Ref.	2.7mm
Vessel QFR	0.61
LCX Lesion QFR	0.69

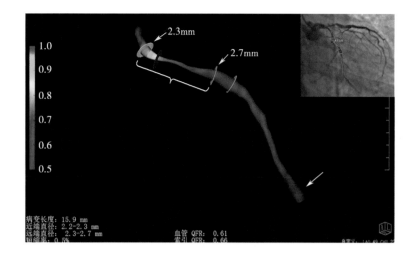

（4）LCX定量血流分数

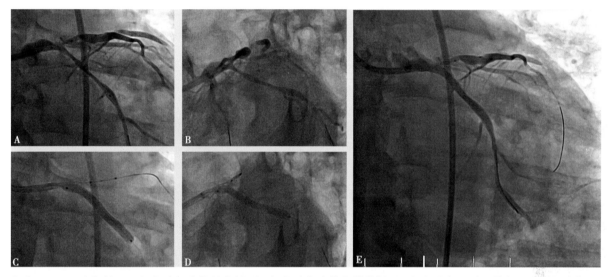

（5）LM-LCX支架植入。（A）支架定位足位投照，（B）支架定位蜘蛛位投照，（C）支架释放足位投照，（D）支架释放蜘蛛位投照，（E）支架释放后造影

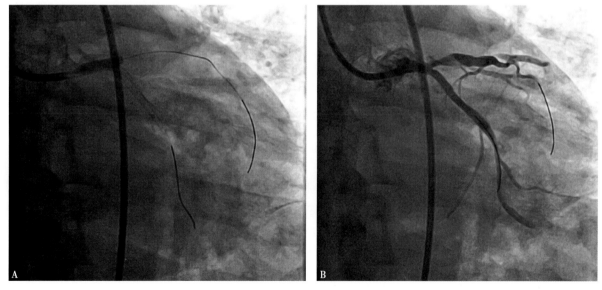

（6）LM-LAD预埋的3.5×12mm非顺应性球囊膨胀，挤压边支突入主支支架，球囊膨胀压力20atm。（A）球囊膨胀，（B）球囊挤压后造影

图6-4-6-2（续） IVUS指导左主干分叉病变DK crush术式1例

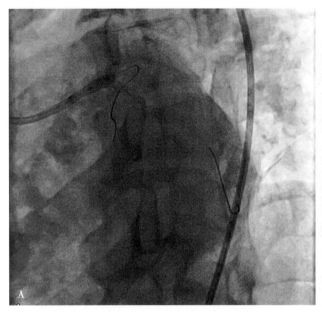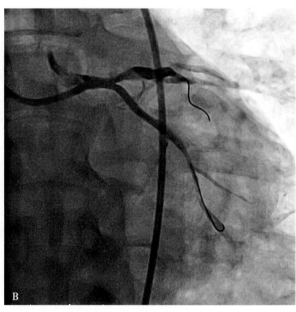

（7）球囊对吻前，先使用4.5×8mm非顺应性球囊在分叉近端以20atm扩张（POT）。（A）球囊膨胀，（B）POT后造影

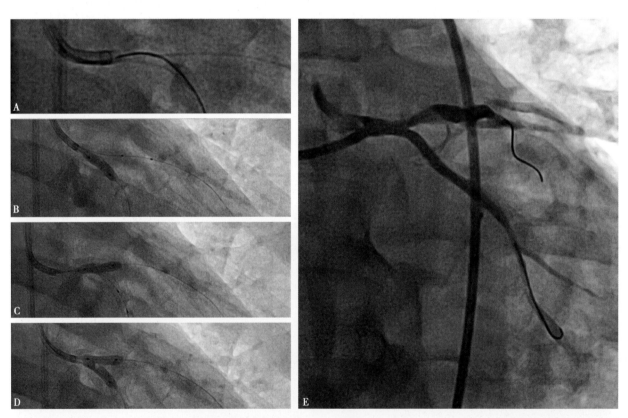

（8）第1次对吻扩张。（A）重新从LCX支架近端网眼下导丝到LCX远端，（B）送入3.0mm×12mm非顺应性球囊扩张LCX开口，球囊膨胀压力20atm，（C）LM-LAD的3.5mm×12mm非顺应性球囊交替扩张，球囊膨胀压力20atm。（D）LM-LAD的3.5mm×12mm非顺应性球囊和LM-LCX的3.0mm×12mm非顺应性球囊同时扩张，压力均为14atm，（E）第1次对吻扩张后造影

图6-4-6-2（续）IVUS指导左主干分叉病变DK crush术式1例

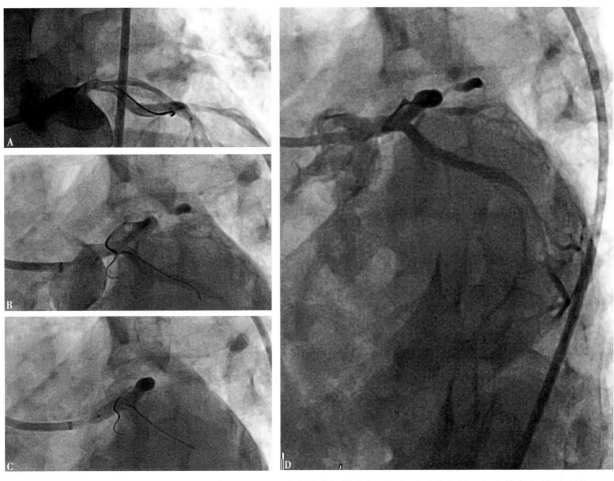

（9）LM-LAD支架植入。（A）支架定位足位投照，（B）支架定位蜘蛛位投照，（C）支架释放，（D）支架释放后造影

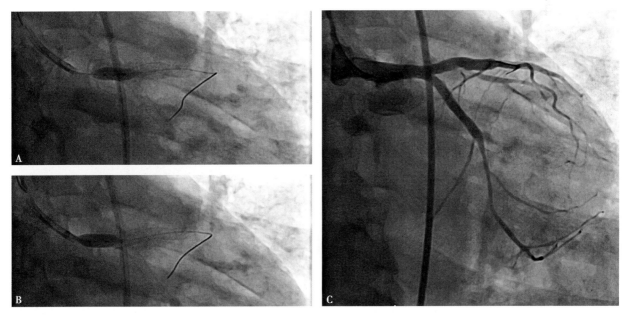

（10）主支支架内后扩张。（A）4.5mm×8mm非顺应性球囊在分叉近端以20atm扩张，（B）4.5mm×8mm非顺应性球囊在主支支架近端以20atm后扩张

图6-4-6-2（续） IVUS指导左主干分叉病变DK crush术式1例

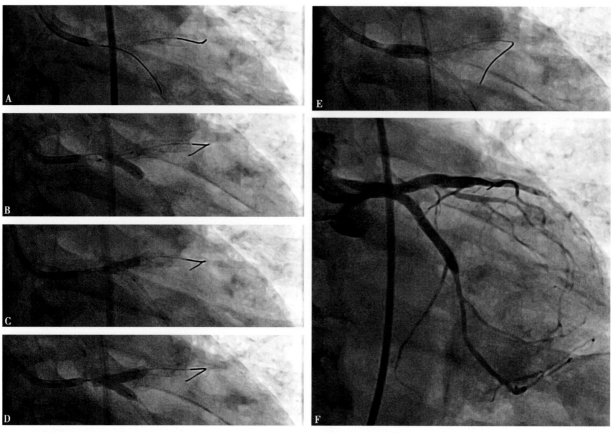

（11）最终对吻扩张。（A）重新从LCX支架近端网眼下导丝到LCX远端，（B）送入3.0×12mm非顺应性球囊扩张LCX开口，球囊膨胀压力20atm，（C）LM-LAD 3.5mm×12mm非顺应性球囊交替扩张，球囊膨胀压力20atm。（D）LM-LAD 3.5mm×12mm非顺应性球囊和LM-LCX 3.0mm×12mm非顺应性球囊同时扩张，压力均为14atm（最终对吻扩张），（E）球囊对吻后，再次使用4.5mm×8mm非顺应性球囊在分叉近端以20atm扩张（post-POT），（F）POT后造影

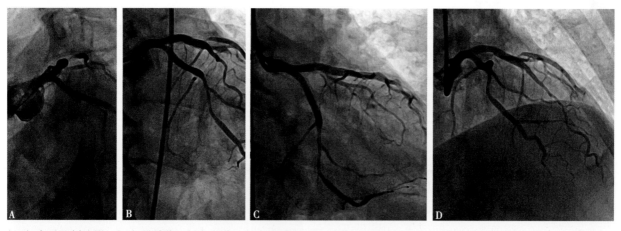

（12）术后即刻造影。（A）蜘蛛位，（B）足位，（C）肝位，（D）肩位

图6-4-6-2（续）　IVUS指导左主干分叉病变DK crush术式1例

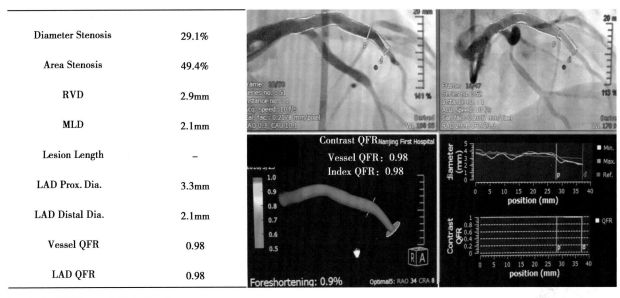

Diameter Stenosis	29.1%
Area Stenosis	49.4%
RVD	2.9mm
MLD	2.1mm
Lesion Length	–
LAD Prox. Dia.	3.3mm
LAD Distal Dia.	2.1mm
Vessel QFR	0.98
LAD QFR	0.98

（13）术后即刻LAD定量血流分数

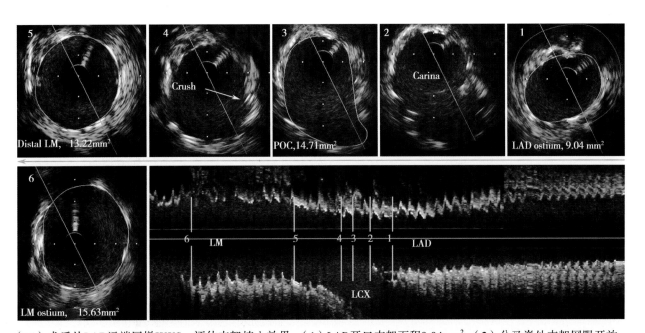

（14）术后从LAD远端回撤IVUS，评估支架植入效果。（1）LAD开口支架面积9.04mm²，（2）分叉脊处支架网眼开放，（3）分叉POC区域支架面积14.71mm²，（4）crush处3层支架钢梁贴合紧密，（5）LMCA末端支架面积13.22mm²，（6）LMCA开口支架钢梁覆盖完整，支架面积15.63mm²。达到LMCA分叉病变IVUS优化标准

图6-4-6-2（续） IVUS指导左主干分叉病变DK crush术式1例

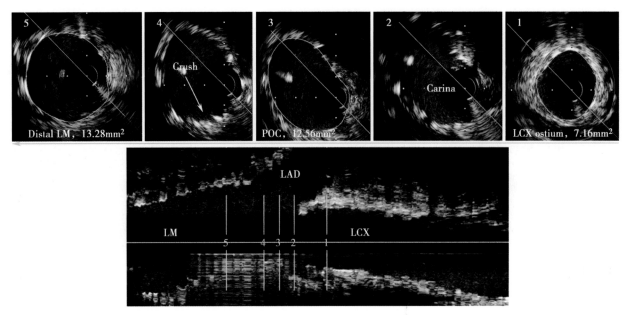

（15）术后从LCX远端回撤IVUS，评估支架植入效果。（1）LCX开口支架面积7.16mm²，（2）分叉脊处支架网眼开放，（3）分叉POC区域支架面积12.56mm²，（4）crush处3层支架钢梁贴合紧密，（5）LMCA末端支架面积13.28mm²。达到LMCA分叉病变IVUS优化标准

图6-4-6-2（续）　IVUS指导左主干分叉病变DK crush术式1例

（三）IVUS指导严重钙化LAD-D1分叉病变DK crush术式1例

这是1位78岁男性患者，不稳定心绞痛，合并高血压，高甘油三酯血症。纽约心脏病学会心功能分级2级，脑梗塞纤溶酶溶栓后半年，冠状动脉造影显示LAD-D1 Medina1，1，1型分叉病变，伴严重钙化，分叉夹角<45°。根据DEFINITION研究定义，这是1例复杂分叉病变，术者决定采用DK crush技术治疗，以下是IVUS指导严重钙化LAD-D1分叉病变DK crush术式步骤。

1. 从LAD远端自动回撤IVUS，评估病变。IVUS结果显示病变长度38mm，远端参照血管管腔直径2.60mm，近端参照血管位于LAD开口，管腔直径3.20mm，病变最重处伴360°钙化，最小管腔面积1.37mm²，管腔直径1.32mm。IVUS结论是严重钙化病变，需要旋磨预处理，为了避免支架膨胀不良，在支架植入前需要充分预扩张。支架总长度40mm，远端支架直径2.5mm，近端支架直径3.5mm。

2. 选用1.5mm磨头，对LAD钙化病变进行旋磨，每分钟转速180000，旋磨过程历时25秒。旋磨后，再继续使用切割球囊、非顺应性球囊扩张。球囊扩张后使用IVUS评估预处理效果，球囊扩张前最小管腔面积2.0mm²，球囊扩张后管腔面积增大至4.18mm²。IVUS结论是病变段预处理充分，可以植入支架。

3. 以DK crush技术在D1植入2.5×15mm支架，根据IVUS结果，主支远端选择2.5×20mm支架，近端选择3.5×20mm支架，支架间重叠2mm。造影显示支架植入即刻无残余狭窄，无支架边缘夹层，TIMI血流3级，造影成功。

4. 支架植入后，IVUS评估支架状态。支架全程贴壁，支架两端边缘无夹层，支架落脚点斑块负荷<40%。LAD与D1分叉处支架面积5.57mm²，分叉区域（POC）支架面积8.97mm²，crush处3层钢梁贴壁，分叉近端支架面积10.17mm²。支架膨胀指数1.04，达到IVUS优化标准，结束手术。

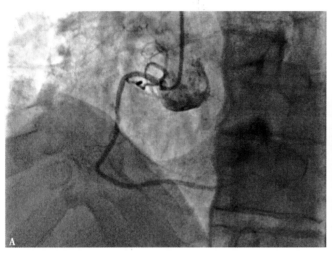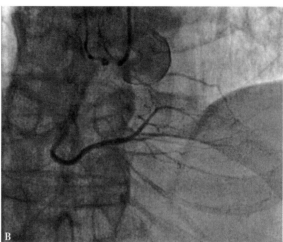

（1）右冠状动脉造影。（A）左前斜位造影，（B）头位造影

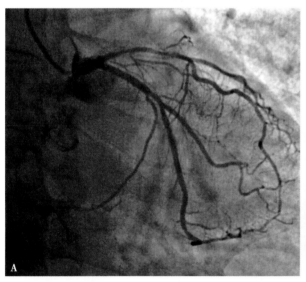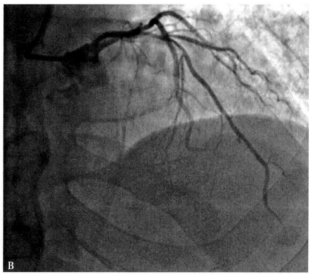

（2）左冠状动脉造影。（A）足位造影，（B）头位造影

图6-4-6-3（1-13） IVUS指导严重钙化LAD-D1分叉病变DK crush术式1例

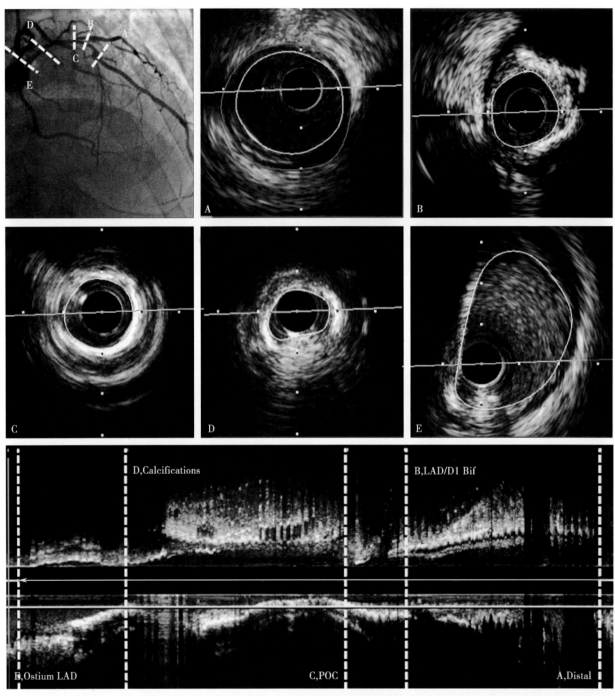

（3）术前IVUS评估。（A）远端参照管腔面积5.24mm²，平均血管管腔直径2.60mm，（B）D1发出后LAD管腔面积2.38mm²，平均直径1.75mm，（C）LAD-D1分叉POC区域管腔面积2.24mm²，平均管腔直径1.70mm，（D）钙化处最小管腔面积1.37mm²，平均管腔直径1.32mm，（E）LAD开口管腔面积8.21mm²，平均管腔直径3.20mm

图6-4-6-3（续） IVUS指导严重钙化LAD-D1分叉病变DK crush术式1例

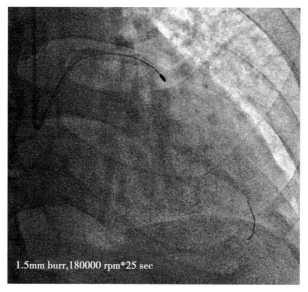

（4）选择1.5mm磨头在LAD钙化病变处旋磨，每分钟转速
180000，旋磨过程历时25秒

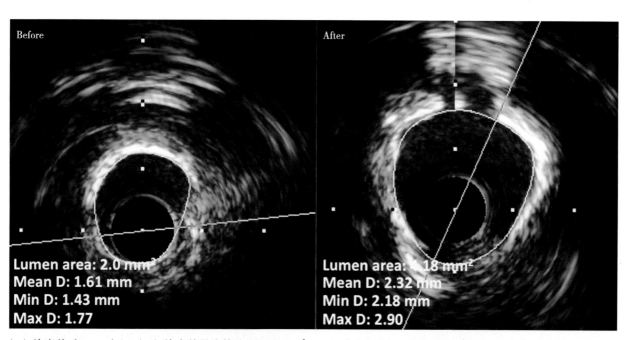

（5）旋磨前后IVUS对比。（A）旋磨前最小管腔面积2.0 mm²，（B）旋磨后管腔面积4.18 mm²

图6-4-6-3（续） IVUS指导严重钙化LAD-D1分叉病变DK crush术式1例

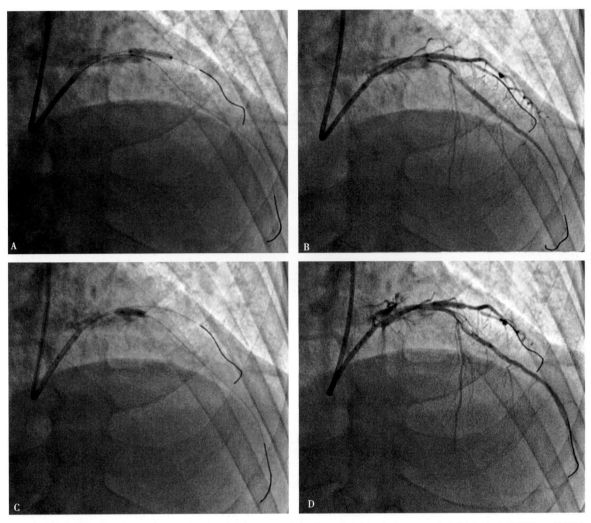

（6）边支支架释放及挤压。（A）D1支架释放，（B）：D1支架植入后造影，（C）：LAD内非顺应性球囊膨胀，挤压边支突入主支支架，（D）：球囊挤压支架后造影

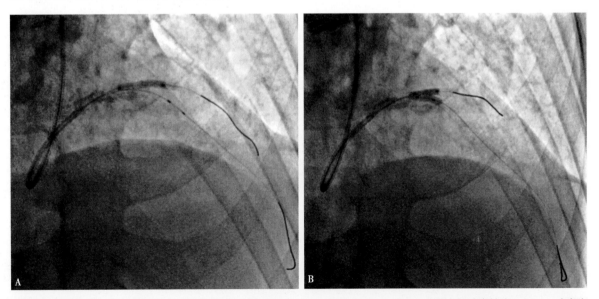

（7）第1次对吻扩张。（A）重新从D1支架近端网眼下导丝到D1远端，并送入2.5mm×12mm非顺应性球囊扩张D1开口，球囊膨胀压力20atm，（B）LAD的2.5mm×12mm非顺应性球囊和D1的2.5mm×12mm非顺应性球囊同时扩张，压力均为14atm

图6-4-6-3（续） IVUS指导严重钙化LAD-D1分叉病变DK crush术式1例

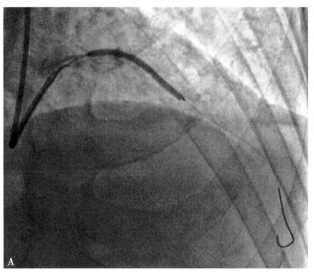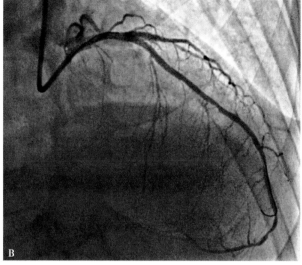

（8）主支支架释放。（A）LAD支架释放，（B）LAD支架植入后造影

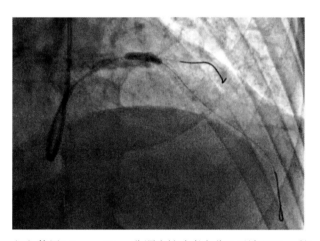

（9）使用3.5mm×12mm非顺应性球囊在分叉近端以20atm扩
张（POT）

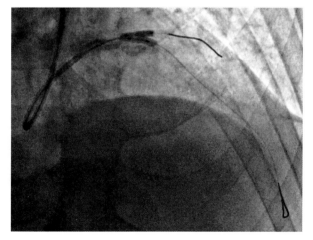

（10）最终对吻扩张

图6-4-6-3（续） IVUS指导严重钙化LAD-D1分叉病变DK crush术式1例

第六篇

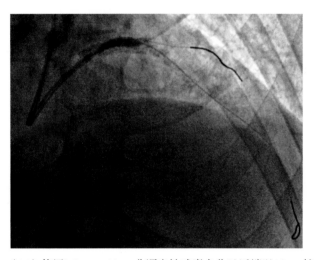

（11）使用3.5mm×12mm非顺应性球囊在分叉近端以20atm扩
张（post-POT）

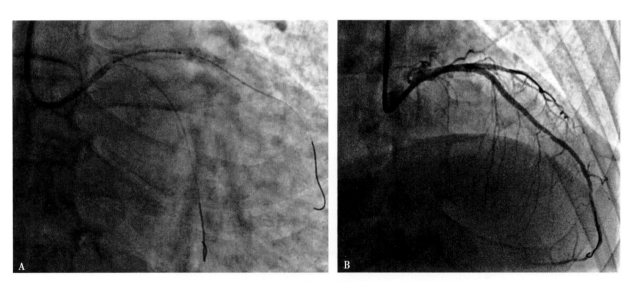

（12）近段支架植入。（A）LAD近端支架植入，（B）支架释放后造影

图6-4-6-3（续）　IVUS指导严重钙化LAD-D1分叉病变DK crush术式1例

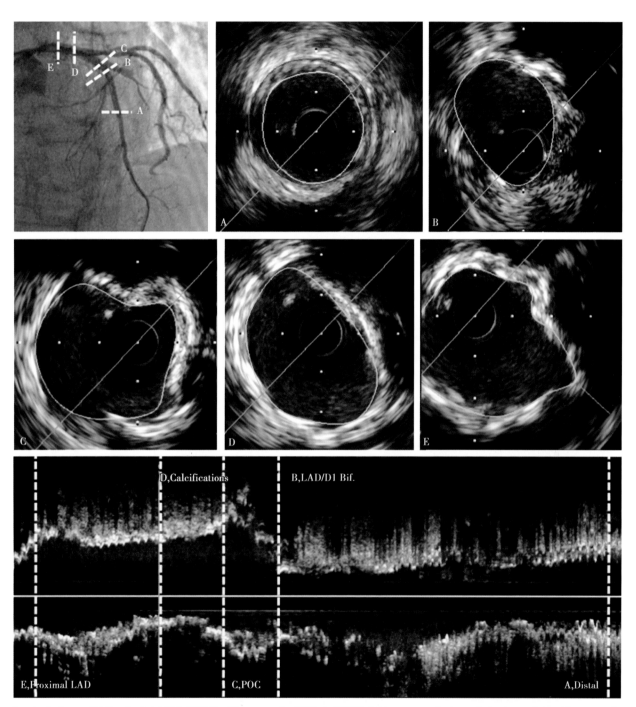

（13）术后IVUS评估。（A）远端参照管腔面积5.35mm²，平均血管管径直径2.62mm，（B）D1发出后LAD支架面积5.57mm²，支架对称指数0.73，（C）LAD-D1分叉POC区域支架面积8.97mm²，支架对称指数0.80，（D）钙化处支架面积8.97mm²，支架对称指数0.70，（E）LAD近端支架面积10.17mm²，支架对称指数0.74。达到分叉病变IVUS优化标准

图6-4-6-3（续）IVUS指导严重钙化LAD-D1分叉病变DK crush术式1例

第七节　总结

与简单冠状动脉病变相比，分叉病变的介入治疗策略的制定需要个体化，对于DEFINTION定义的简单分叉病变，首选即兴支架术，而对于复杂分叉病变，采用双支架技术，尤其是双对吻挤压术，可以获得更好的即刻及远期的疗效。与单纯造影指导相比，IVUS指导分叉病变的介入治疗，可以降低支架内再狭窄及支架内血栓的发生，其获益的程度，在复杂分叉病变及复杂分叉支架术中更为显著；IVUS的使用，贯穿于分叉病变介入诊疗的术前、术中及术后。

（张俊杰）

参考文献

［1］Steigen TK, Maeng M, Wiseth R, et al. Randomized study on simple versus complex stenting of coronary artery bifurcation lesions: the Nordic bifurcation study. Circulation 2006;114:1955-1961.

［2］Lassen JF, Holm NR, Stankovic G, et al. Percutaneous coronary intervention for coronary bifurcation disease: consensus from the first 10 years of the European Bifurcation Club meetings. EuroIntervention, 2014;10(5):545-560.

［3］Chen SL, Sheiban I, Xu B, et al. Impact of the complexity of bifurcation lesions treated with drug-eluting stents: the DEFINITION study (Definitions and impact of complEx biFurcation lesIons on clinical outcomes after percutaNeous coronary IntervenTIOn using drug-eluting steNts). JACC Cardiovasc Interv, 2014;7:1266-1276.

［4］Chen SL, Santoso T, Zhang JJ, et al. A randomized clinical study comparing double kissing crush with provisional stenting for treatment of coronary bifurcation lesions: results from the DKCRUSH-II (Double Kissing Crush versus Provisional Stenting Technique for Treatment of Coronary Bifurcation Lesions) trial. J Am Coll Cardiol, 2011;57:914-920.

［5］Chen SL, Zhang JJ, Han Y, et al. Double Kissing Crush Versus Provisional Stenting for Left Main Distal Bifurcation Lesions: DKCRUSH-V Randomized Trial. J Am Coll Cardiol, 2017;70:2605-2617.

［6］Leesar MA, HakeemA, AzarnoushK, et al. Coronary bifurcation lesions: Pre sent status and future perspectives. Int J Cardiol, 2015;187:48-57.

［7］Chen SL, Ye F, Zhang JJ,et al. Intravascular ultrasound-guided systematic two-stent techniques for coronary bifurcation lesions and reduced late stent thrombosis. Catheter Cardiovasc Interv, 2013;81:456-463.

［8］Kim SH, Kim YH, Kang SJ, et al.Long-term out-comes of intravascular ultrasound-guided stenting in coronary bifurcation lesions. Am J Cardiol, 2010;106:612-618.

［9］Koskinas KC, Ughi GJ, Windecker S, et al. Intracoronary imaging of coronary atherosclerosis: validation for diagnosis, prognosis and treatment. Eur Heart J, 2016;37:524-535.

［10］Witzenbichler B, Maehara A, Weisz G,et al.Relationship between intravascular ultrasound guidance and clinical outcomes after drug-eluting stents: The Assessment of Dual Antiplatelet Therapy With Drug-Eluting Stents (ADAPT-DES) study. Circulation, 2014;129:463-470.

［11］Meneveau N, Souteyrand G, Motreff P,et al.Optical coherence tomography to optimize results of percutaneous coronary intervention in patients with non-ST-elevation acute coronary syndrome: Results of the multicenter, randomized DOCTORS study (Does Optical Coherence Tomography Optimize Results of Stenting). Circulation, 2016;134:906-917.

［12］Ahn JM, Kang SJ, Yoon SH, et al. Meta- analysis of outcomes after intravascular ultrasound-guided versus angiography-guided drug-eluting stent implantation in 26,503 patients enrolled in three randomized trials and 14 observational studies. Am J Cardiol, 2014;113:1338-47.

［13］Elgendy IY, Mahmoud AN, Elgendy AY, et al. Outcomes With Intravascular Ultrasound-Guided Stent Implantation: A Meta-

Analysis of Randomized Trials in the Era of Drug-Eluting Stents. Circ Cardiovasc Interv, 2016;9(4):e003700.

［14］ Steinvil A, Zhang YJ, Lee SY,et a1.Intravascular ultrasound-guided drug-eluting stent implantation: An updated meta-analysis of randomized control trials and observational studies. Int J Cardiol, 2016;216:133-139.

［15］ Bavishi C, Sardar P, Chatterjee S, et a1.Intravascular ultrasound-guided vs angiography-guided drug-eluting stent implantation in complex coronary lesions: Meta-analysis of randomized trials. Am Heart J, 2017;185:26-34.

［16］ Shin DH, Hong SJ, Mintz GS, et a1.Effects of Intravascular Ultrasound-Guided Versus Angiography-Guided New-Generation Drug-Eluting Stent Implantation: Meta-Analysis With Individual Patient-Level Data From 2,345 Randomized Patients. JACC Cardiovasc Interv, 2016;9(21):2232-2239.

［17］ Hong SJ, Kim BK, Shin DH, et a1. Effect of intravascular ultrasound-guided vs angiography-guided everolimus-eluting stent implantation: The IVUS-XPL randomized clinical trial. JAMA, 2015;314:2155-63.

［18］ Kim JS, Hong MK, Ko YG, et a1.Impact of intravascular ultrasound guidance on long-term clinical outcomes in patients treated with drug-eluting stent for bifurcation lesions: data from a Korean multicenter bifurcation registry. Am Heart J, 2011;161:180-187.

［19］ Park SJ, Kim YH, Park DW, et al. Impact of intravascular ultrasound guidance on long- term mortality in stenting for unprotected left main coronary artery stenosis. Circ Cardiovasc Interv, 2009;3:167-177.

［20］ de la Torre Hernandez JM, Baz JA, Gómez Hospital JA,et al.Clinical impact of intravascular ultrasound guidance in drug-eluting stent implanta- tion for unprotected left main coronary disease: patient level pooled analysis of 4 registries. JACC Cardiovasc Interv, 2014;7: 244-254.

［21］ Windecker S, Kolh P, Alfonso F, et al.2014 ESC/EACTS guidelines on myocardial revasculariza- tion: The Task Force on Myocardial Revascularization of the European Society of Cardiology (ESC) and the European Association for Cardio-Thoracic Surgery (EACTS). Eur Heart J, 2014;35:2541-619.

［22］ Koskinas KC, Ughi GJ, Windecker S, et al. Intracoronary imaging of coronary atherosclerosis: validation for diagnosis, prognosis and treatment. Eur Heart J, 2016;37:524-535.

［23］ Stone GW, Maehara A, Lansky AJ, et al. N Engl J Med, 2011;364:226-235.

［24］ Cheng JM, Garcia-GarciaHM, deBoer SP, et al.In vivo detection of high-risk coronary plaques by radiofrequency intravascular ultrasound and cardiovascular outcome: results of the ATHEROREMO-IVUS study. Eur Heart J, 2014;35:639-647.

［25］ Choy JS, Kassab GS. Scaling of myocardial mass to flow and morphometric of coronary arteries. J Appl Physiol 2008;104:1281-1286.

［26］ Kassab GS, Finet G. Anatomy and function relation in the coronary tree: from bifurcations to myocardial flow and mass. EuroIntervention, 2015;11:V13-V17.

［27］ Chatzizisis YS, Jonas M, Coskun AU, et al. Pre- diction of the localization of high-risk coronary atherosclerotic plaques on the basis of low endothelial shear stress: an intravascular ultrasound and histopathology natural history study. Circulation 2008;117:993-1002.

［28］ Stone PH, Saito S, Takahashi S, et al. Prediction of progression of coronary artery disease and clinical outcomes using vascular profiling of endothelial shear stress and arterial plaque characteristics: the PREDICTION Study. Circulation 2012;126:172-181.

［29］ Papafaklis MI, Bourantas CV, Yonetsu T,et al.Anatomically correct three-dimensional coronary artery reconstruction using frequency domain optical coherence tomographic and angiographic data: head-to-head comparison with intravascular ultrasound for endothelial shear stress assessment in humans. EuroIntervention 2015;11:407-415.

［30］ Toutouzas K, Chatzizisis YS, Riga M, et al. Accurate and reproducible reconstruction of coronary arteries and endothelial shear stress calculation using 3D OCT: comparative study to 3D IVUS and 3D QCA. Atherosclerosis 2015;240:510-519.

［31］ Virmani R, Burke AP, Farb A,et al. Pathology of the vulnerable plaque. J Am Coll Cardiol 2006;47:Suppl: C13-C18.

［32］ Medina A, Suarez de Lezo J, Pan M. A new classification of coronary bifurcation lesions. Rev Esp Cardiol 2006;59:183.

［33］ Oviedo C, Maehara A, Mintz GS, et al. Intravascular ultrasound classification of plaque distribution in left main coronary artery bifurcations: where is the plaque really located? Circ Cardiovasc Interv, 2010;3(2):105-112.

［34］Medina A, Martín P, Suárez de Lezo J,et al.Ultrasound study of the prevalence of plaque at the carina in lesions that affect the coronary bifurcation. Implications for treatment with provisional stent. Rev Esp Cardiol, 2011;64(1):43–50.

［35］Kang SJ, Kim WJ, Lee JY,et al.Hemodynamic impact of changes in bifurcation geometry after single–stent cross–over technique assessed by intravascular ultrasound and fractional flow reserve. Catheter Cardiovasc Interv, 2013;82(7):1075–1082.

［36］Kang SJ, Ahn JM, Kim WJ, et al.Functional and morphological assessment of side branch after left main coronary artery bifurcation stenting with cross–over technique. Catheter Cardiovasc Interv, 2014;83:545–552.

［37］Medina A, Martín P, Suárez de Lezo J, et al. Vulnerable carina anatomy and ostial lesions in the left anterior descending coronary artery after floating–stent treatment. Rev Esp Cardiol, 2009;62(11):1240–1249.

［38］Sato K, Naganuma T, Costopoulos C, et al. Calcification analysis by intravascular ultrasound to define a predictor of left circumflex narrowing after cross–over stenting for unprotected left main bifurcation lesions. Cardiovasc Revasc Med, 2014 Mar;15(2):80–85.

［39］Hakim D, Chatterjee A, Alli O,et al.Role of Proximal Optimization Technique Guided by Intravascular Ultrasound on Stent Expansion, Stent Symmetry Index, and Side–Branch Hemodynamics in Patients With Coronary Bifurcation Lesions. Circ Cardiovasc Interv, 2017;10(10).

［40］Liu X, Tsujita K, Maehara A,et al. Intravascular ultrasound assessment of the incidence and predictors of edge dissections after drug–eluting stent implantation. JACC Cardiovasc Interv, 2009;2(10):997–1004.

［41］Sheris SJ, Canos MR, Weissman NJ. Natural history of intravascular ultrasound–detected edge dissections from coronary stent deployment. Am Heart J, 2000 Jan;139(1 Pt 1):59–63.

［42］Chamié D, Bezerra HG, Attizzani GF,et al. Incidence, predictors, morphological characteristics, and clinical outcomes of stent edge dissections detected by optical coherence tomography. JACC Cardiovasc Interv, 2013;6(8):800–813.

［43］Huber MS, Mooney JF, Madison J, et al. Use of a morphologic classification to predict clinical outcome after dissection from coronary angioplasty. Am J Cardiol, 1991 Aug 15;68(5):467–71.

［44］Ponde CK, Aroney CN, McEniery PT,et al.Plaque prolapse between the struts of the intracoronary Palmaz–Schatz stent: report of two cases with a novel treatment of this unusual problem. Cathet Cardiovasc Diagn.1997,40: 353–357.

［45］Bouma BE, Tearney GJ, Yabushita H, et al. Evaluation of intracoronary stenting by intravascular optical coherence tomography. Heart, 2003,89:317–320.

［46］Hong YJ, Jeong MH, Kim SW, et al. Relation between plaque components and plaque prolapse after drug–eluting stent implantation––virtual histology–intravascular ultrasound. Circ J, 2010,74:1142–1151.

［47］Hong YJ, Jeong MH, Choi YH, et al. Differences in intravascular ultrasound findings in culprit lesions in infarct– related arteries between ST segment elevation myocardial infarction and non–ST segment elevation myocardial infarction. J Cardiol, 2010,56: 15–22.

［48］Hong YJ, Jeong MH, Choi YH, et al. Impact of tissue prolapse after stent implantation on short–and long–term clinical outcomes in patients with acute myocardial infarction: An intravascular ultrasound analysis. Int J Cardiol, 2013,166:646–651.

［49］Shen ZJ, Brugaletta S, Garcia–Garcia HM, et al. Comparison of plaque prolapse in consecutive patients treated with Xience V and Taxus Liberte stents. Int J Cardiovasc Imag, 2012,28:23–31.

［50］Kim SW, Mintz GS, Ohlmann P, et al. Frequency and severity of plaque prolapse within Cypher and Taxus stents as determined by sequential intravascular ultrasound analysis. Am J Cardiol, 2006,98:1206–1211.

［51］Mintz GS, Nissen SE, Anderson WD, et al. American College of Cardiology Clinical Expert Consensus Document on Standards for Acquisition, Measurement and Reporting of Intravascular Ultrasound Studies (IVUS) . A report of the American College of Cardiology Task Force on Clinical Expert Consensus Documents. J Am Coll Cardiol, 2001,37: 1478–1492.

［52］Kang SJ, Ahn JM, Song H,et al. Comprehensive intravascular ultrasound assessment of stent area and its impact on restenosis and adverse cardiac events in 403 patients with unprotected left main disease. Circ Cardiovasc Interv, 2011;4:562–569.

［53］Choi SY, Witzenbichler B, Maehara A,et al. Intravascular ultra– sound findings of early stent thrombosis after primary percutaneous intervention in acute myocardial infarction: a Harmonizing Outcomes with Revascularization and Stents in Acute

Myocardial Infarction (HORIZONS-AMI) substudy. Circ Cardiovasc Interv, 2011;4:239-247.

［54］Stone GW, Sabik JF, Serruys PW, et al. Everolimus-eluting stents or bypass surgery for left main coronary artery disease. N Engl J Med 2016; 375:2223-2235.

［55］Chen SL, Xu B, Han YL, et al. Comparison of double kissing crush versus Culotte stenting for unprotected distal left main bifurcation lesions: results from a multicenter, randomized, prospec- tive DKCRUSH-III study. J Am Coll Cardiol 2013;61:1482-1488.

［56］Motreff P, Rioufol G, Gilard M,et al. Diffuse atherosclerotic left main coronary artery disease unmasked by fractal geometric law applied to quantitative coronary angiography: an angiographic and intravascular ultrasound study. EuroIntervention, 2010;5(6):709-715.

［57］Rab T, Sheiban I, Louvard Y,et al. Current Interventions for the Left Main Bifurcation. JACC Cardiovasc Interv, 2017 8;10(9):849-865.

第六篇

第五章

钙化病变

冠状动脉钙化（coronary artery calcium，CAC）是冠状动脉介入治疗的一大难点。由于钙化病变坚硬，常导致病变不能充分扩张，球囊和支架难以通过，支架不能完全膨胀，导致PCI手术失败和（或）产生各种并发症。流行病学资料显示，冠状动脉钙化随年龄增加而增加，在40~49岁人群中的发生率为50%，60~69岁人群中的发生率为80%[1]。冠状动脉狭窄程度越高，通常伴有钙化的概率也越大。因此，冠状动脉钙化成为PCI过程常会遇到的难题。

第一节 不同方法诊断冠状动脉钙化的价值

（一）血管造影评价冠状动脉钙化

冠状动脉钙化病变在X线上的特征性表现是沿血管走行的密度不均的高密度影像。根据冠状动脉造影结果，钙化病变严重程度分为4级：①无钙化：无任何钙化影发现；②轻度钙化：只有在心脏跳动时看到较淡、较模糊的跳动钙化影，心脏不动时完全看不到钙化影的存在；③中度钙化：在心脏跳动时看到较清楚、较容易看到的钙化影，心脏不动时看不到钙化影的存在；④重度钙化：在心脏跳动和不动时均可清楚看到钙化影。冠状动脉造影诊断钙化病变的敏感性较低（48%），特异性较高（89%），对于严重钙化病变，特异性可达98%[2]。敏感性较低的其中一个原因可能在于非磷酸盐钙化在冠状动脉造影中并不能显影。此外，冠状动脉造影判断钙化病变一个重要的缺点在于不能判断钙化与管腔的关系，从而不能准确判断钙化对PCI可能带来的困难。

（二）CT评价冠状动脉钙化

CT在冠心病钙化评估也有一定的价值，电子束CT（EBCT）以及多排螺旋CT（MDCT）是评估的主要检查手段，具有监测速度快，不需要注射造影剂等优点。冠脉钙化在CT中的定义是指CT值大于130HU单位、面积大于三个像素的病变。目前应用多种冠脉钙化积分（CAC score）来定量分析钙化病变，以评估冠心病风险。常用钙化积分方法包括Agatston Unit（AU）[3]以及钙化容积积分（Calcium volume score）[4]等。多项针对无症状患者的大型随访研究认为钙化积分能够预测心血管事件[5, 6]。Agatston积分 > 100 时，诊断性冠状动脉造影证实的冠心病（狭窄 > 50%）的敏感性为95%，特异性为79%。在应用CT筛查可疑胸痛患者的研究中，钙化积分阴性预测值达96%，能可靠地排除冠脉狭窄病变[7]。除此之外，CTA技术可以检出点状钙化，因此在不稳定斑块分析中发挥重要作用[8]。CT诊断冠脉钙化的缺点在于诊断特异性不足。

（三）IVUS评价冠状动脉钙化

IVUS是目前检测冠状动脉钙化的金标准，IVUS诊断钙化病变的敏感性为90%，特异性可以达到100%[9]。IVUS可以较好地判断钙化在血管里的分布位置和范围，作出定性和定量的评估，以帮助介入治疗的策略制定。IVUS的主要缺点在于无法穿透钙化病变，因此无法评估钙化病变厚度及浅表钙化后病变，此外，对于一些严重病变IVUS可能无法通过无法做出预评估。

根据IVUS对于钙化的分类（图6-5-1-1）：

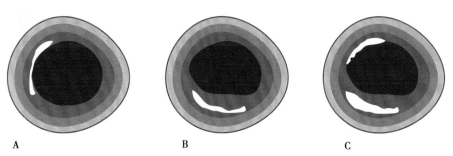

图6-5-1-1 钙化IVUS分类示意图

白色区域代表钙化，灰色区域代表斑块。A：内膜钙化（浅层钙化）；
B：基底膜钙化（深层钙化）；C：混合钙化

1. 根据IVUS所见钙化在血管壁所处深浅位置不同，可以分为：内膜钙化（浅层钙化），基底膜钙化（深层钙化）及混合钙化。

（1）内膜钙化（浅层钙化）：内膜钙化（浅层钙化）：钙化累及范围在内膜侧可见，钙化病变与血管腔相接触。因内膜钙化更靠近中心管腔，所以对冠脉介入的器械通过具有较大影响，并可显著限制血管及器械的扩张，是钙化中对PCI手术影响最大的类型。但同时各类干预手段对于浅层钙化均有一定的疗效，常规切割和旋磨，对于内膜钙化治疗效果明显。

（2）基底膜钙化（深层钙化）：基底膜钙化（深层钙化）：钙化分布在斑块的深层，靠近中层与外膜交界侧。造影仅能看到钙化灶所在位置和范围，但无法探查深度，故深层钙化与内膜钙化较难区分，IVUS可以准确判断基底膜钙化累及斑块基底膜侧。由于深层钙化一般不影像器械的通过，所以对于介入治疗影响相对较小，但弥漫性的深层钙化可限制血管的整体扩张，并且由于其分布的深度，常规介入手段对其一般无效或干预价值有限。

（3）混合钙化：混合钙化：同时具有不同深度钙化。随着当今弥漫性病变越来越常见，混合钙化在所有患者中占了大部分的比例，表现为散在、小片状分布的钙化病变，存在于内膜浅层和基底膜深层各处。根据其不同的钙化程度和分布位置可对PCI进程有不同程度的影响，常规的高压球囊以及切割有一定治疗效果。

2. 根据IVUS所见钙化在血管截面上的分布角度，可以对钙化进行分级（见表）。

IVUS图像上，以管腔中心为圆点，以声影前缘为标准，可以得出钙化角度，按照角度的不同，确定不同的分级；相应的，不同分级，决定了治疗手段的异同。目前的建议对于Ⅳ级钙化应首选旋磨处理，Ⅲ级钙化及以下可以先进行高压球囊或切割球囊处理（表6-5-1-1）。

表6-5-1-1

Ⅰ级钙化	< 90°
Ⅱ级钙化	91° ~ 180°
Ⅲ级钙化	181° ~ 270°
Ⅳ级钙化	> 271°

3. 特殊类型的钙化：钙化小结 钙化小结是一种特殊类型的钙化。钙化小结通常成簇存在，突出于管腔。IVUS对于冠状动脉钙化小结的诊断具有较高的敏感。IVUS成像可明确区分钙化小结与普通的非结节样钙化，钙化小结表现为突出管腔的不规则钙化团块，无明显的弧形光滑内膜侧，更多为毛糙边缘，仍然存在钙化以外的声影缺失。非结节样钙化则为表面平整，与管腔平行的高密度钙化伴其后的声影。

冠状动脉钙化小结是易损斑块的一种特殊表现形式，约占急性冠状动脉综合征病因的2%~7%[10]。其病理基础是在钙化基质上覆盖骨性小结样物质，造成纤维帽不连续、内皮细胞缺失，从而易导致血栓形成，其引发的血栓病变通常不会完全阻塞冠状动脉血管[11]。钙化小结并不罕见，PROSPECT亚组研究中623名ACS患者，1573段非罪犯血管段，IVUS检查发现有314处钙化结节。虽然钙化小结可能导致急性冠脉综合征，但存在钙化小结相对无钙化小结组，心脏MACE事件反而较低（图6-5-1-2）[12]。但由于其突出管腔且不规则的形状，可能对器械的通过造成困难。

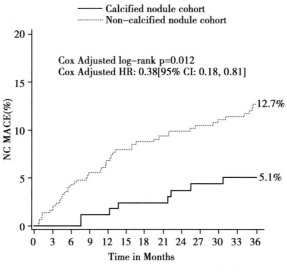

图6-5-1-2 PROSPECT亚组研究数据

（四）OCT评价冠状动脉钙化

OCT技术检测冠状动脉钙化也具有很高的价值。钙化病变在OCT成像中表现为界限清楚的低信号图像，其检出率高达96%，特异性高达96%[13]。由于其高达10-20μm的分辨率，OCT能测定钙化面积；同时，OCT具备无声影效应，能评价钙化病变整体以及钙化后部病变。由此可见，OCT提供比IVUS相对准确的钙化信息，能更精确地评估钙化病变以及指导PCI治疗。OCT的缺点在于近红外光穿透性较差，只能达到组织内2mm水平，无法评估深部钙化病变，在血管腔较大以及同轴性不好的血管较难获得高质量的结果，此外，因为OCT通过性相对IVUS稍差，也限制了OCT在一些严重钙化病变中的应用。

第二节 血管内超声对于钙化病变介入治疗的指导应用

（一）IVUS评估决定是否需要旋磨

目前建议对严重钙化者可直接选择旋磨术；严重钙化标准为IVUS检查提示>270°范围的内膜钙化，进行充分旋磨后，再行球囊扩张植入支架。对于小于270°或者非内膜钙化可选择先尝试球囊扩张或切割。此外，对于特殊类型的钙化小结，如尝试通过器械受阻不能通过，可选择进行旋磨。

【病例1】75岁男性，活动时胸闷胸痛，考虑稳定性心绞痛，造影示前降支近段弥漫性中重度狭窄伴严重钙化（外膜钙化可能），行IVUS显示前降支近段长狭窄，最小管腔面积2.56mm^2，钙化位于浅层，最大钙化角230°，行后扩球囊扩张后支架植入术。术后IVUS显示支架扩张满意，最小支架内面积6.07mm^2。

术前（图6-5-2-1）：

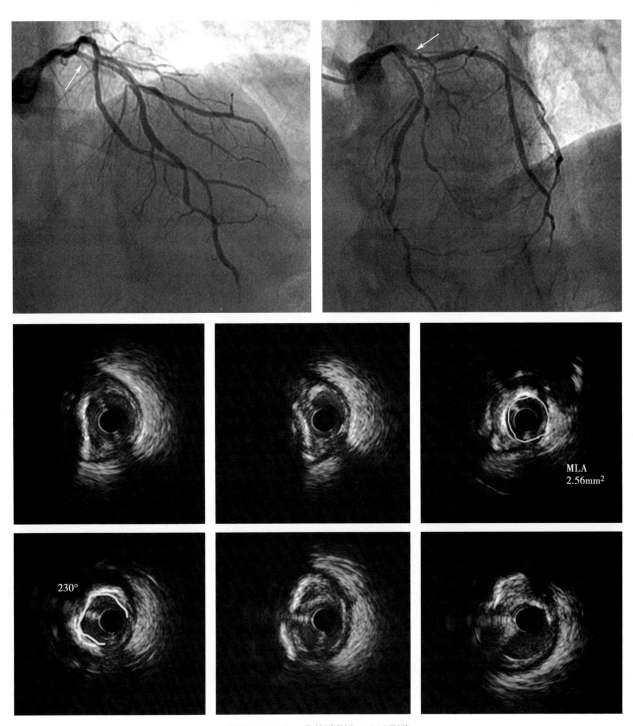

图6-5-2-1 术前造影和IVUS影像

造影显示前降支近段弥漫性中重度狭窄伴严重钙化（外膜钙化可能），行IVUS显示前降支近段长狭窄，最小管腔面积2.56mm^2，钙化位于浅层，最大钙化角230°

术后（图6-5-2-2）

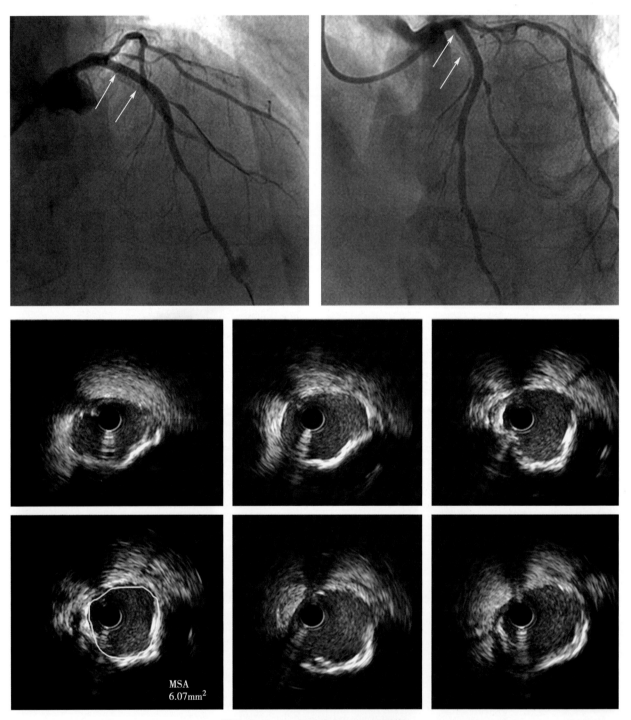

图6-5-2-2　术后造影和IVUS影像

术后IVUS显示支架扩张满意，最小支架内面积6.07 mm²

【病例2】

59岁男性，活动后胸痛，既往高血压，糖尿病，控制不佳。冠脉造影示：左主干未见明显狭窄；左前降支中段明显钙化，最严重处60%狭窄，中远段肌桥，收缩期压缩40%狭窄，舒张期恢复，对角支近段40%狭窄伴钙化；左回旋支近段20%狭窄，中段20%狭窄。右冠近段30%狭窄，中段80%狭窄伴严重钙化，中远段85%狭窄伴严重钙化。IVUS未能到达右冠中远段交界狭窄处，示中段明显钙化小结，钙化角185°，中段最小管腔面积2.23mm²。试行球囊扩张后无法通过支架，后行旋磨（图6-5-2-3）。

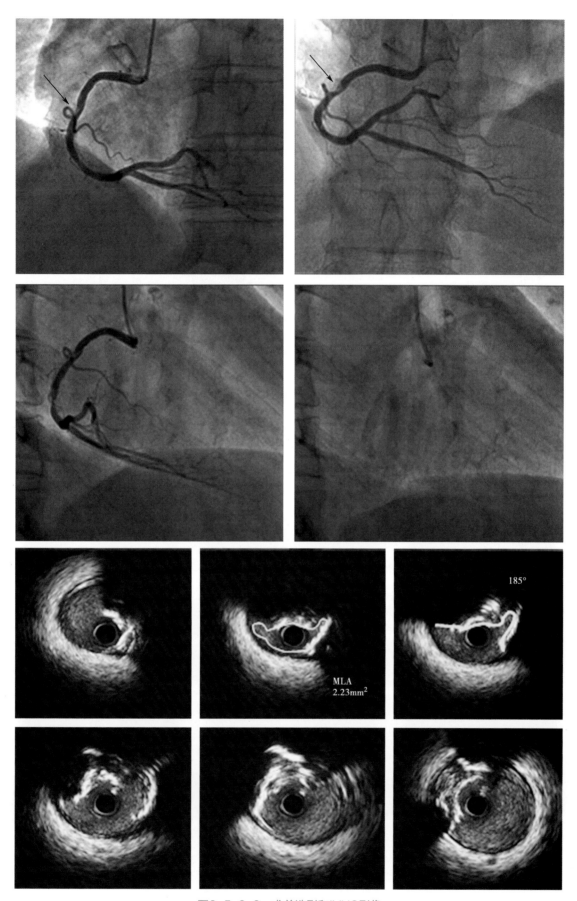

图6-5-2-3 术前造影和IVUS影像

IVUS未能到达右冠中远段交界狭窄处，图示中段明显钙化小结，钙化角185°，中段最小管腔面积2.23mm²

【病例3】

51岁男性，稳定性心绞痛外院行造影示弥漫性三支病变伴钙化，行前降支PCI，球囊不能扩开。冠脉造影示：左前降支近段起至中段弥漫性病变伴严重钙化，最重约95%狭窄伴夹层，中远段80%狭窄，远段50%狭窄病变，对角支开口90%狭窄；左回旋支严重钙化，近段40%狭窄，中段60%狭窄，远段原支架内未见明显狭窄；右冠细小，中段80%狭窄。行1.5mm旋磨头旋磨后行IVUS显示严重环形钙化，钙化角360°（图6-5-2-4）。

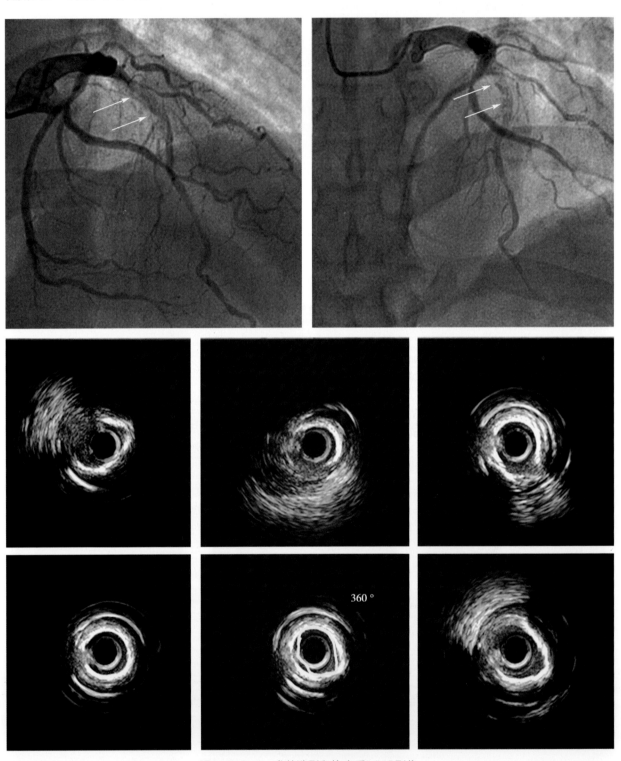

图6-5-2-4 术前造影和旋磨后IVUS影像

左前降支近段起至中段弥漫性病变伴严重钙化，行1.5mm旋磨头旋磨后行IVUS显示严重环形钙化，钙化角360°

（二）IVUS评估选择旋磨头大小

IVUS可以直接测量旋磨目标区域的钙化环最小直径，依据该直径可以选择合适的起始旋磨头，一般可以选择稍大于该直径的旋磨头，过小旋磨头可直接通过不能有效旋磨，过大则可能导致旋磨前进困难，甚至嵌顿。如在病例2中，可直接选择1.75mm旋磨头；而在病例3，则宜先选用1.5mm旋磨头开始旋磨。

（三）IVUS评估旋磨效果

I VUS可以观察旋磨后钙化环前后的变化，如钙化环出现薄弱环节或分离，显示旋磨取得满意效果，可试行非顺应性球囊扩张，如未出现薄弱环节或者销蚀不满意，则宜增大旋磨头进一步旋磨或使用该旋磨头在目标部位耐心反复旋磨直至出现满意效果。

如病例2，行1.5mm旋磨头旋磨后行IVUS检查示钙化环8~9点方向有回声亮度降低，但仍连续，试行2.25非顺应性球囊扩张，球囊无法充分扩张，球囊中部残余腰明显。换用1.75mm旋磨头继续反复旋磨，IVUS显示8~9点方向钙化环打开，10~12点方向钙化环回声显著降低。再行2.25非顺应性球囊扩张可充分扩张，植入支架（图6-5-2-5）。

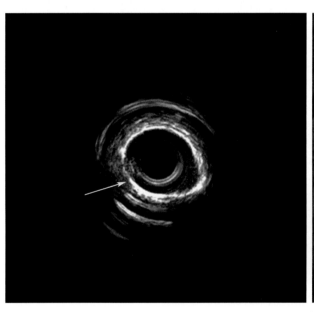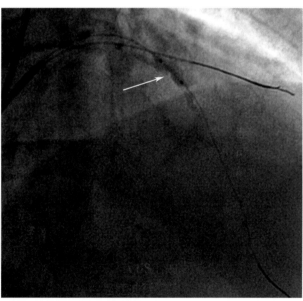

图6-5-2-5　1.5mm磨头旋磨完IVUS和球囊扩张影像

行1.5mm旋磨头旋磨后行IVUS检查示钙化环8~9点方向有回声亮度降低，但仍连续，
试行2.25非顺应性球囊扩张，球囊无法充分扩张，球囊中部残余腰明显

1.75mm旋磨头旋磨后（图6-5-2-6）：

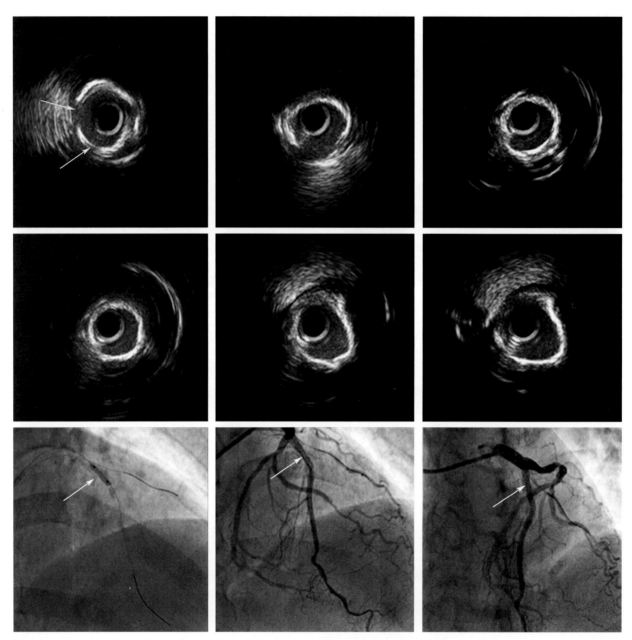

图6-5-2-6 1.75mm磨头旋磨完IVUS和球囊扩张影像

换用1.75mm旋磨头继续反复旋磨，IVUS显示8-9点方向钙化环打开，10-12点方向钙化环回声显著降低。

再行2.25非顺应性球囊扩张可充分扩张，植入支架

（四）IVUS辅助选择非顺应性球囊

钙化病变由于扩张困难，应用非顺应性球囊扩张时往往需要较高的压力，而如果同时选用过大的球囊可能导致夹层甚至血管破裂等灾难性后果。IVUS可以协助根据目标区域的钙化环直径，选用稍大于该直径的合适非顺应性球囊，进行高压扩张，达到进一步打开钙化薄弱环节的目的，减少导致并发症的可能。如在病例2中，可直接选择3.0mm非顺应性球囊；而在病例3，则宜先选用2.25mm非顺应性球囊进行高压扩张进一步打开钙化环。

（五）IVUS评价支架扩张

严重钙化往往干扰造影判断，不能精确判断支架扩张情况，而支架扩张不良在钙化病变中常见，所以单纯应用造影评价存在不足，而应用IVUS检查则可以精确评价支架扩张是否满意。

病例2中，支架植入术后行造影显示支架扩张可，但行IVUS显示支架扩张不良伴贴壁不良，行后扩张后造影并未见明显改变，IVUS显示支架扩张满意，贴壁不良改善明显。

支架后扩张前后造影（图6-5-2-7）

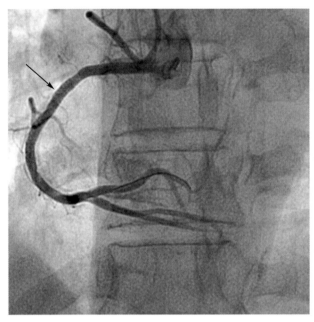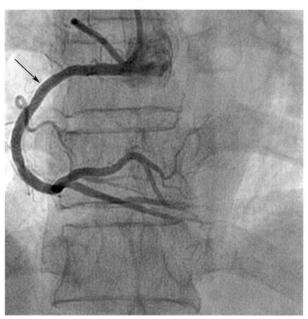

图6-5-2-7　支架后扩张前后造影影像

支架植入术后行造影显示支架扩张良好，行后扩张后未见明显改变

支架后扩张前IVUS（图6-5-2-8）

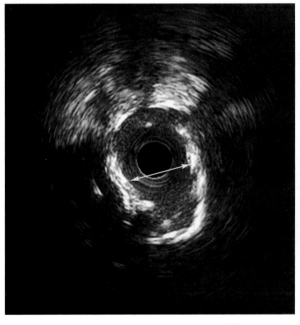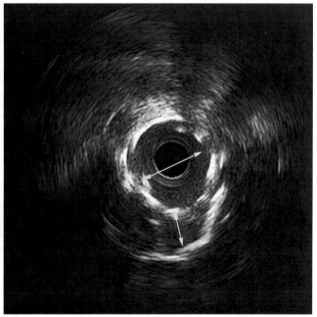

图6-5-2-8　后扩张前IVUS影像

IVUS显示支架扩张不良伴贴壁不良

第六篇

支架后扩张后IVUS（图6-5-2-9）

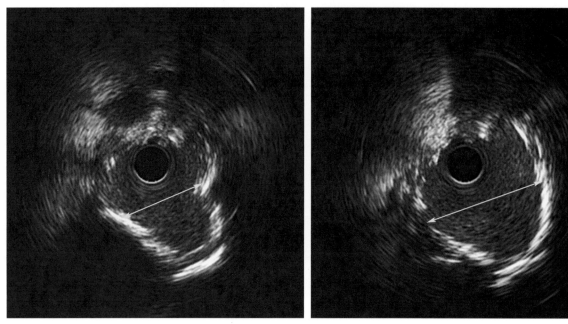

图6-5-2-9　后扩张后IVUS影像

行后扩张后造影并未见明显改变，IVUS显示支架扩张满意，贴壁不良改善明显

（六）IVUS对于钙化病变的其他指导作用

IVUS对于其他病变PCI术的指导作用在辅助钙化病变PCI中也同样适用，如选用支架大小尺寸，识别夹层、血肿、血管破裂、血栓等可能并发症，IVUS均有很高的价值。

总之，作为重要的辅助工具，IVUS不但可以充分评估钙化病变的性质和严重程度，而且在钙化病变PCI中，可以在各个环节帮助决策和评估，以最终取得满意的临床疗效。

（尚云鹏）

参考文献

［1］BOLICK LE, BLANKENHORN DH. A quantitative study of coronary arterial calcification. Am J Pathol, 1961 Nov;39:511–519.

［2］王伟民,霍勇,葛均波. 冠状动脉钙化病变诊治中国专家共识. 中国介入心脏病学杂志,2014,(2):69–73

［3］Agatston AS, Janowitz WR, Hildner FJ, et al. Quantification of coronary artery calcium using ultrafast computed tomography. J Am Coll Cardiol 1990;15:827–832.

［4］Callister TQ, Cooil B, Raya SP, et al. Coronary artery disease: improved reproducibility of calcium scoring with an electron–beam CT volumetric method. Radiology 1998;208:807–814.

［5］Greenland P1, LaBree L, Azen SP. Coronary artery calcium score combined with Framingham score for risk prediction in asymptomatic individuals.JAMA, 2004 Jan 14;291(2):210–5. 365

［6］Arad Y1, Goodman KJ, Roth M, et al. Coronary calcification, coronary disease risk factors, C–reactive protein, and atherosclerotic cardiovasculardisease events: the St. Francis Heart Study.J Am Coll Cardiol, 2005 Jul 5;46(1):158–165.

［7］Dedic A1, Rossi A, Ten Kate GJ, et al. First–line evaluation of coronary artery disease with coronary calcium scanning or exercise electrocardiography.Int J Cardiol, 2013 Feb 20;163(2):190–195.

［8］Motoyama S1, Sarai M, Narula J, et al. Coronary CT angiography and high–risk plaque morphology.2013 Jan;28(1):1–8.

［9］Tanak K, Cartier SG, Katouzian A, et al. Characterization of the intravascular

［10］Naghavi M, Libby P, Falk E,et al. From vulnerable plaque to vulnerable patient: a call for new definitions and risk assessment strategies: Part I. Circulation, 2003;108:1664-1672

［11］Lee JB1, Mintz GS, Lisauskas JB, et al. Histopathologic validation of the intravascular ultrasound diagnosis of calcified coronary artery nodules. Am J Cardiol 2011;108:1547-1551

［12］Xu Y, Mintz GS, Tam A, et al. Prevalence, distribution, predictors, and outcomes of patients with calcified nodules in native coronary arteries: a 3-vessel intravascular ultrasound analysis from Providing Regional Observations to Study Predictors of Events in the Coronary Tree (PROSPECT). Circulation, 2012;126:537-545

［13］Yabushita H1, Bouma BE, Houser SL, et al. Characterization of Human Atherosclerosis by Optical Coherence Tomography. Circulation, 2002 Sep 24;106(13):1640-1645

慢性完全闭塞性病变

慢性闭塞病变（chronic total occlusion，CTO）的介入治疗仍是挑战。IVUS能实时确认导丝在冠脉中的准确位置，并可引导假腔内的导丝重新进入真腔，在部分齐头病变中能够确定闭塞段的入口，是一项非常有效、实用的腔内影像学技术。由于在CTO介入中破坏的冠脉组织混杂不同性质和形态的斑块和血肿、造影剂等，使图像判断具有不可预见性和复杂性，怎样读好图并真正应用IVUS指导CTO介入治疗尚具有一定的挑战性。准确获取解剖信息并指导手术能提高手术成功率，在此向大家介绍一些基本知识、应用策略及技巧。

第一节 慢性完全闭塞性病变病理组织和超声成像

理解正常冠脉的超声成像、闭塞性和邻近的非闭塞性斑块的病理特征，对正确阅读CTO超声图像至关重要。

一、冠脉组织与超声成像

部分正常冠脉管壁在IVUS上可呈三层结构。出生时内膜为单层细胞，其厚度随着年龄增长，30~40岁一般220~250μm。内弹力膜是内、中膜的界线，动脉粥样硬化发生在内膜，并和内弹力膜融合。中膜为低回声区，厚度约200um，但中膜内1/3部位往往纤维化，改变原来的低回声性质，与内弹力膜的界限模糊，动脉粥样硬化会使中膜变薄且纤维成分增多，所以IVUS并不能准确测量中膜厚度。外弹力膜为中膜与外膜交界。30%~50%正常冠脉在IVUS上无典型的三层结构表现，非常薄的内膜层对回声的反射很差，信号缺失而呈现单层超声图像。外膜由疏松的胶原和弹力组织组成，厚度300~500μm，呈"洋葱皮"样表现。

管腔内流动的血液显像为闪烁的、连续变化的低回声或无回声区。超声探头频率越高，图像分辨率也越高，血液的回声强度也高。血液有时与周围组织的界面不清，尤其软斑块、新生内膜和血栓等，但目前常用的40~45MHz超声导管能较容易确定血液和组织的界面。当然，血液回声强度与血流速度有关，流速越低，其回声强度越大，在严重狭窄的病变，例如CTO病变用小球囊扩张后，血流瘀滞、回声增强容易导致两者的边界不清晰。

二、CTO病变的组织学和超声定义及研究

从血管长轴角度，可以人为地把整个CTO病变节段分成：闭塞近段、CTO闭塞段和闭塞远段；不同

节段的病变病理特征和超声成像不同，其判断的要点也有所不同。

从横断面视角，内膜或斑块（intima or plaque）位置是指CTO导丝位于病理性增厚的内膜，或非闭塞性斑块或闭塞性斑块内，因为斑块生长在内膜，所以CTO介入中的内膜和斑块内（intraplaque）指相同空间位置的定义；内膜下空间（subintimal space）大多指导丝位于中膜的位置，部分可在外膜。（图6-6-1-1）

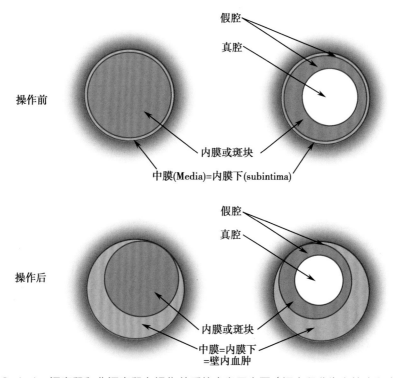

图6-6-1-1　闭塞段和非闭塞段在操作前后的定义示意图（闭塞段分为斑块内和内膜下；非闭塞段的导丝位于假腔分为内膜下和斑块内）

研究发现96％的CTO病变中存在钙化，68％只是少量的钙质，而造影发现钙化为61％。多数闭塞病变存在近段纤维帽，而只有50％存在远段纤维帽。介入过程中CTO导丝极易进入相对较软的内膜下、中膜空间，34％存在壁内血肿，且钙化严重的CTO病变介入治疗中CTO导丝进入内膜下空间的机会更大。而在病变长度的评估上，IVUS测定的CTO病变长于造影上的长度，并且闭塞段越长其血管面积越小。[1]

第二节　慢性完全闭塞性病变介入中的作用和使用技巧

IVUS在CTO介入治疗中具有极其重要的临床价值，其主要作用包括：判断导丝位置，辨明真假腔，并指导假腔中的导丝重新寻回真腔；准确发现"造影上不能发现的"齐头闭塞的起源并指导导丝精准穿刺近端纤维帽；逆向技术中的正逆向导丝定位、指导导丝操作和优化Reverse Cart技术；确定支架植入位置和尺寸；优化支架植入结果，避免支架扩张不良、地理性丢失和支架边缘夹层等。

一、判断CTO导丝真腔或假腔位置

综合以下几个因素可鉴别CTO导丝在冠脉中的位置，但最好了解术前造影图像、先前的手术操作过程和应用的器械。正确阅读CTO超声图像，获得导丝位置和病变性质等信息，是提供下一步手术操作策略和技巧的关键。

（一）冠脉血管壁三层组织

有几点可供参考：位于外周的低回声的中膜区、钙质（通常浅表钙质多于深部钙质，如钙质均匀分布、环绕在导管周围，提示真腔的可能更大）、相对高回声的内膜片（内膜可分3类：基本正常，病理性增厚或合并少量斑块）、壁内血肿和血肿中混杂的造影剂等。CTO闭塞段IVUS主要观察CTO导丝是否位于斑块内或内膜下，其读图相对容易，同时观察CTO导丝在近、远端纤维帽的相对位置。对于本身正常的闭塞近、远段血管，如导丝进入内膜下并导致真腔严重塌陷，则需仔细观察内膜片和正常血管壁的组织形态（图6-6-2-1）。目前，机械旋转探头的分辨率更高，更能辨别管壁细微结构，其在非闭塞段的真假腔判断中更具有优势。

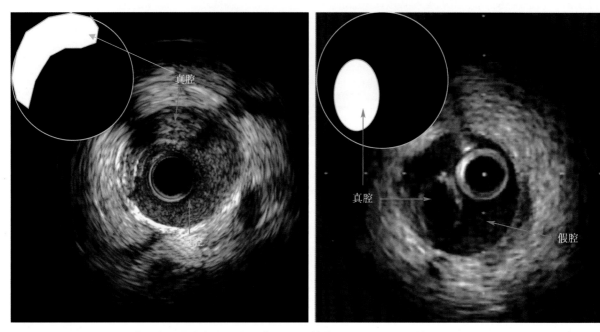

图6-6-2-1　非闭塞段壁内血肿示意图（IVUS导管位于假腔，正常血管受巨大血肿压迫致真腔塌陷）

（二）血流速度

瘀滞或正常流速血流在IVUS图像表现不同，流速慢、瘀滞的血液超声反射更强。一般来说，真腔的血流速度快于假腔血流，但在CTO介入治疗中并非总是那样，有时假腔血流更好而真腔受压塌陷而严重影响流速，例如导丝进入假腔而且1.5mm或2.0mm直径的小球囊扩张后，假腔更大、血流更快，反过来，这种现象说明假腔必定与近、远端的真腔相通，提示导丝"真腔－假腔－真腔"的走行。

（三）冠脉分支血管的起源

分支血管一定发出于真腔，理解并确信这一点对判断导丝位置非常有用，且分支血管在IVUS图像上很容易辨认。尽管有时发出分支血管的真腔塌陷，但血管腔大小与是否真、假腔无关。在CTO介入中，部分节段的假腔完全可以比真腔大得多。尽管有时分支血管由于主干闭塞、斑块挤压等众多因素而缺乏前向血流，但当超声导管放置在主支冠脉成像时，分支冠脉开口均具有极易辨别的显像特征。左前降支具有丰富的间隔支和对角支，观察分支起源对判断CTO导丝的真、假腔位置提供更多帮助（图6-6-2-2）。部分病例术中很难保证开通CTO时所有的导丝节段都位于真腔，当"真腔-假腔-真腔"的导丝走形，确认导丝位于内膜下假腔的长度、位置以及是否存在较大的、不可丢失的分支血管对于进一步PCI策略有很大意义。不过，在分支血管相对稀少的右冠状动脉和回旋支，其指导意义稍差些。

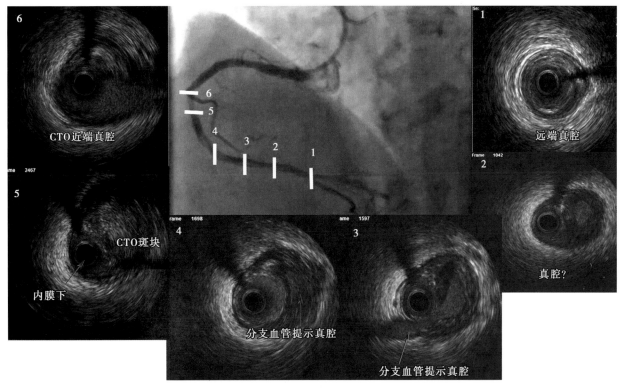

图6-6-2-2 右冠CTO患者，正向技术开通血管后行IVUS检查见导丝于CTO节段走行于"真腔（1）-假腔（2,3,4,5）-真腔（6）"内，分支血管（3，4红色箭头）的汇入可帮助判断真、假腔。此病例提示单纯据管壁三层组织结构很难判断导丝的真假腔位置

二、引导导丝操作并重新寻回真腔——"正向技术"中应用

IVUS除了判断导丝的真假腔位置，并可帮助位于假腔的导丝寻回真腔，引导走行在假腔的导丝操作。其基本步骤包括：

（一）IVUS从冠脉长轴上发现最佳的CTO导丝"重进真腔"的位置

选择"重进真腔"的穿刺位置的原则包括：1.尽可能选择CTO节段、导丝"平行技术"穿刺，换言之就是使得导丝尽早重回真腔；2. 如在参考节段操作，选择真腔较大的位置；3. 避开真假腔之间存在明显钙化或致密组织的节段，选择导丝在斑块内、较靠近真腔面的位置进行穿刺。

CTO导丝行走在假腔有以下几种状况：

1. CTO导丝在CTO节段内和外均行走在内膜下 CTO导丝没有穿透近段纤维帽，而一开始就进入相对较软的内膜下组织；此种情况一般需要使用另一不同塑形的CTO导丝使用"平行技术"来穿刺近段斑块纤维帽，否则CTO导丝进入真腔的可能性极低，除ADR技术；当然，我们不能漏过此时IVUS提供的病变节段斑块的组织学信息，例如病变性质，钙化的程度和分布等，对进一步CTO导丝的选择和操作过程的阻力等有更深刻的理解。

2. CTO导丝部分位于闭塞病变内而远段不在真腔 闭塞外远段可以是完全正常血管或存在不同程度的斑块，不在真腔的远段CTO导丝有4种不同的可能位置：①偏心斑块后方的内膜下；②斑块与正常内膜交界处的内膜下；③正常血管弧度的内膜下；或④斑块内。建议尽量在最后者的部位操纵CTO导丝重新寻回真腔，因为前3种状况都不易成功，原因包括斑块后面的中膜往往纤维化，正常内膜（不论是否增厚）的韧性强度高，都不易被单纯CTO导丝穿透（除ADR技术），重新寻回真腔的难度极高。

（二）IVUS和造影判断操作CTO导丝的角度和方向

从IVUS影像很难直接给出导丝在造影上的方向，因此在操作中需要同时结合两者的影像来帮助术

283

者进行综合判断，不同分支在IVUS影像上的位置可给造影中的导丝行径提供一定的借鉴。

（三）操作导丝从假腔重入真腔和IVUS最后证实

临床操作可在确定能寻回真腔的最佳位置后，回撤超声导管并进一步操作导丝。也可以不回撤超声导管，再送入另一根导丝，直接在IVUS指导下穿刺斑块进入真腔。如需结合微导管进行穿刺，则需要考虑指引导管的内径。

三、"逆向技术"中应用

同样，在逆向CTO技术应用中IVUS也非常重要，无论kissing Wire技术、逆向导丝通过病变技术或Reverse CART技术，笔者认为，在手术的某个阶段，通过前向的IVUS确认前、逆向导丝的位置以及两根CTO导丝的相互空间位置关系，结合前面的前、逆向导丝的操作过程、操作难易程度和病变解剖信息，指导下一步CTO和其他器械操作，尤其在优化Reverse CART技术中是非常关键的步骤。

（一）Kissing Wire技术

IVUS的总体应用原则类似前向技术

（二）逆向导丝通过病变技术

IVUS可辨认通过CTO闭塞段的逆向导丝准确位置，包括三种不同状况：真腔内、假腔但导丝位于斑块内、假腔同时导丝位于内膜下。图6-6-2-3的病例通过前向送入的IVUS探头，发现逆向导丝始终位于斑块内，此时可以调整逆向导丝的方向重回真腔，如不成功则需要结合Reverse CART技术。

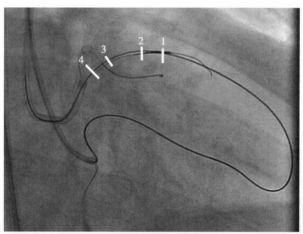

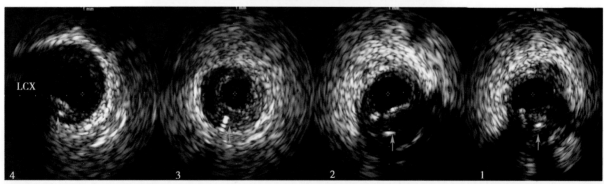

图6-6-2-3 前降支CTO病变。Reverse CART后IVUS发现前向导丝位于内膜下（1，2）；而逆向导丝在CTO节段位于斑块内（1，2中绿色箭头所示），而通过CTO节段后仍位于斑块内（3），持续至前降支开口（4）

（三）优化Reverse CART技术

建立逆向轨道前，小心操控前向和逆向CTO导丝使两者最大程度行走在真腔，有效缩短闭塞长度，并尽量使前、逆向CTO导丝相会于闭塞病变内，尽量避免两根CTO导丝均位于"内膜下"或一根"斑块内"而另一根"内膜下"（图6-6-2-4），"改良"或所谓"现代"的Reverse CART技术原理也在此。前向IVUS信息的获得可以帮助我们了解前、逆向导丝的位置和相互关系，明确下一步的手术操作，其原则与"单纯前向寻回真腔的技术"相似，使再次Reverse CART技术的球囊扩张部位和尺寸的应用更准确和有效，并使前向或逆向CTO导丝的操作更有指向性，提高手术成功率和缩短手术时间（图6-6-2-5）。

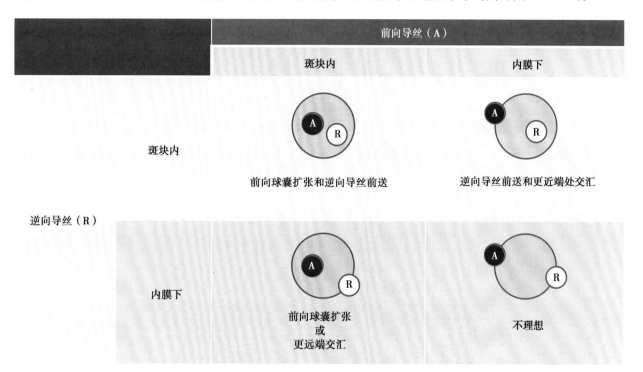

图6-6-2-4　IVUS观察到的前、逆向导丝在闭塞段内的相互关系及指导下步操作的示意图

四、造影无法辨认闭塞起始部位的分叉CTO——"前向技术"和"逆向技术"中的应用

累及分支的齐头闭塞的分叉CTO病变在临床上并不少见，如前降支或回旋支开口闭塞、右冠状动脉后分叉、前降支主要对角支分叉处闭塞等。闭塞位于分支开口且无残端是CTO病变介入治疗不成功的预测因素，因为常规的前向导丝技术对于闭塞病变的穿刺以及后续分叉处处理的方式均有较大难度。但术者可把IVUS探头送入分支血管，在分支开口处寻找并准确定位闭塞段开口，确定最佳的CTO导丝穿刺部位和选择不同硬度CTO导丝。笔者认为应用好IVUS指导的技术，其手术成功率可能高于非齐头闭塞CTO的介入治疗。

（一）器械选择和入路途径

经双侧桡动脉处理CTO病变在指引导管尺寸的选择中有一定的局限性，常规使用6F指引导管，70%男性患者和少数的女性患者可选择7F指引导管。常规指引导管的选择原则：

（1）8F指引导管—可同时容纳Atlantis Pro 或Eagle Eye IVUS导管和Crusade 双腔微导管或Corsair 或Finecross微导管；可在IVUS直接观察的同时在微导管的支撑下操作CTO导丝穿刺近端纤维帽。如使用Crusade 双腔微导管可能增加CTO导丝的穿刺能力和手术成功率。

（2）7F指引导管：可同时容纳Atlantis Pro或Eagle Eye IVUS探头和Corsair或Finecross微导管。

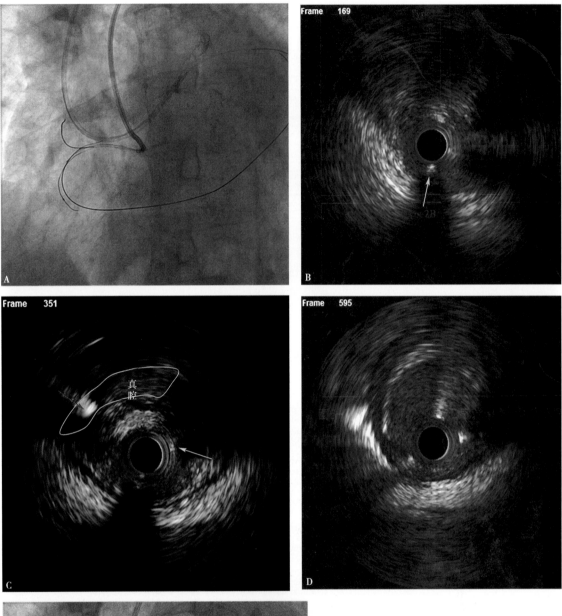

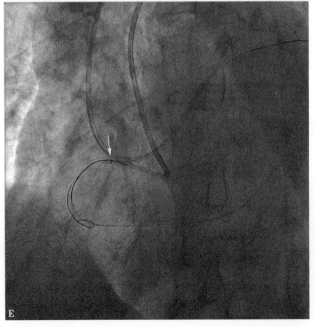

图6-6-2-5 右冠CTO病变,造影见前、逆向导丝已经非常接近,但逆向导丝进入正向指引导管困难,IVUS检查见CTO段中正向和逆向导丝(图B中蓝色箭头)位于斑块内,至近端时(图C)发现前、逆向导丝均位于假腔,但在内膜中(红色箭头所指为右房支导丝,蓝色实线区域为真腔),至近开口处发现三根导丝均位于真腔内(图D)。所以依据IVUS图像可以不采取球囊扩张撕裂内膜的方式,而是直接前送延长导管(图E中黄色尖头所指)使逆向导丝进入建立轨道

（3）6F指引导管：容纳Atlantis Pro或Eagle Eye IVUS导管和Finecross微导管较为困难，但仍可在不使用微导管的情况下操作导丝。6F EBU指引导管可同时容纳新型Opticross IVUS导管和Finecross微导管。

根据笔者的手术经验，6F指引导管中在IVUS指导下使用一根特殊塑形的CTO硬导丝是非常理想的选择，避免了微导管对导丝操作空间的禁锢。

（二）IVUS在手术中的作用要点

IVUS在无残端CTO的前向治疗中主要作用包括：1）准确定位齐头闭塞的CTO头端；2）通过整合冠脉造影和IVUS信息，提供完整解剖信息；3）在IVUS指导下操作CTO导丝，精准穿刺近段纤维帽中心。

1. 准确定位齐头闭塞的CTO头端 当冠脉造影多角度观察和双侧造影等措施，仍不能准确确定闭塞头端时，应选择最靠近闭塞靶血管的分支血管行IVUS成像，尤其对于左主干分叉病变中的齐头闭塞。首先进行自动回撤，然后根据影像特点，在闭塞开口处手动回撤以期更详细地观察并采集图像。如图6-6-2-6（A、B），LAD开口完全闭塞，选择蜘蛛位，选择最靠近LAD的分支血管成像观察

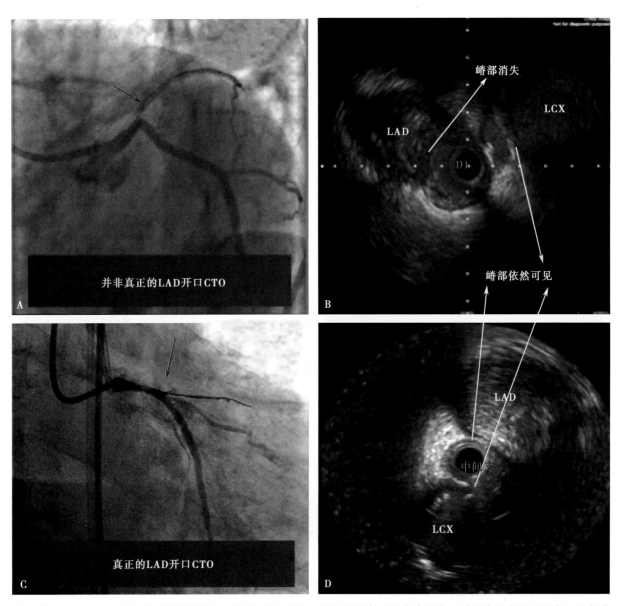

图6-6-2-6 左主干分叉齐头闭塞CTO病变的IVUS成像。图A所示为LAD完全闭塞，造影来看自开口闭塞，没有残端；将IVUS探头置于分支可清楚看到LCX及闭塞的LAD开口（图B），超声证实分支血管其实为极高位的对角支。图C所示为另一LAD闭塞病变，IVUS证实其为真正的LAD开口闭塞CTO，分支血管为真正的中间支

闭塞起源；如果选择高位OM支或回旋支成像，由于此部位特殊的血管角度、尺寸和IVUS成像景深等原因，IVUS并不能很好显示LAD闭塞起源。此病例IVUS精准提示成像血管为极高位的对角支，这在造影上是很难辨别的。如图6-6-2-6（C、D），IVUS探头置于最接近靶血管（造影不能辨别其为中间支或高位钝缘支），成像可见LAD嵴部和LCX嵴部在蜘蛛位同时出现，提示IVUS成像血管为真正的中间支。

在某些CTO闭塞段的入口处，可以见到类似残端的鼠尾状结构，但不一定是闭塞段的入口，如图6-6-2-7，在右冠近端可见右房支分叉处的鼠尾状残端，似可见微通道与中远段相通，但IVUS发现真正的闭塞处在右房支分叉以近。

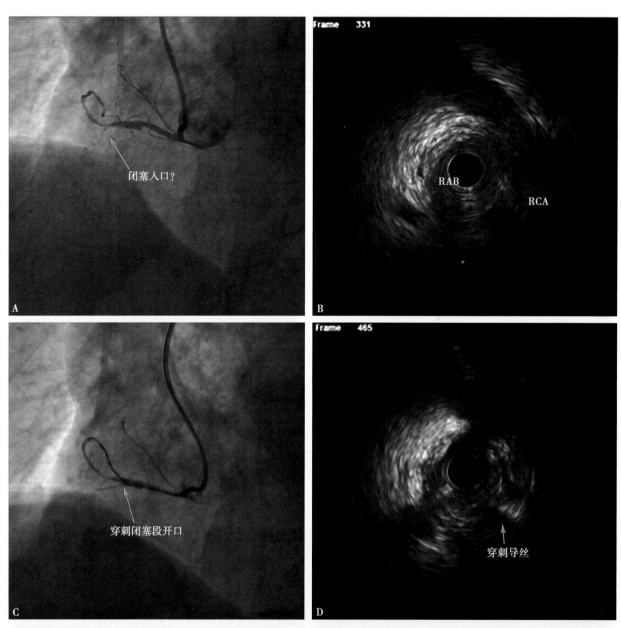

图6-6-2-7　RCA近段CTO病变。A：右冠近段闭塞，右房支旁可见鼠尾状结构，疑似闭塞段开口；B：右房支旁5点钟方向闭塞右冠；C：IVUS指导下穿刺近端纤维帽，可见闭塞段开口在鼠尾状结构以近；D：穿刺导丝位于右冠闭塞段

2. 整合冠脉造影和IVUS信息，帮助导丝选择和塑形　普遍认为分叉处齐头CTO的近端纤维帽质地往往较硬，但实际上依据不同病变而定，因此选择硬度适中的CTO导丝、选择适当的位置和角度穿刺进入闭塞段尤为重要。通过IVUS动态回撤过程中显示的闭塞血管的帧数，大致可反映出闭塞血管与边支血管的成角情况，显示闭塞帧数较多提示CTO血管与边支血管成角较小，较少则提示成角大甚至有时呈直角。

　　整合冠脉造影及IVUS图像特征可获得穿刺处斑块的组成和准确位置等信息，为术者选择适当的导丝及对其塑形提供依据；当处理左主干分叉处的CTO时，第一根穿刺纤维帽导丝的第二弯塑形的长度和角度尤其重要，需结合主干血管的直径大小和分叉角度进行塑形。同时，从分支成像中，IVUS可以帮助了解近端纤维帽的斑块性质，其中部分可以发现微小通道，结合仔细的造影阅读，对部分导丝的操作及成功有极大的帮助。图6-6-2-8显示A、B、C处均为纤维脂质斑块，而D处的闭塞开口为钙化斑块。除存在微通道时，笔者建议选择Field XT导丝，总体导丝推荐偏硬的导丝，例如Conquest Pro或12。

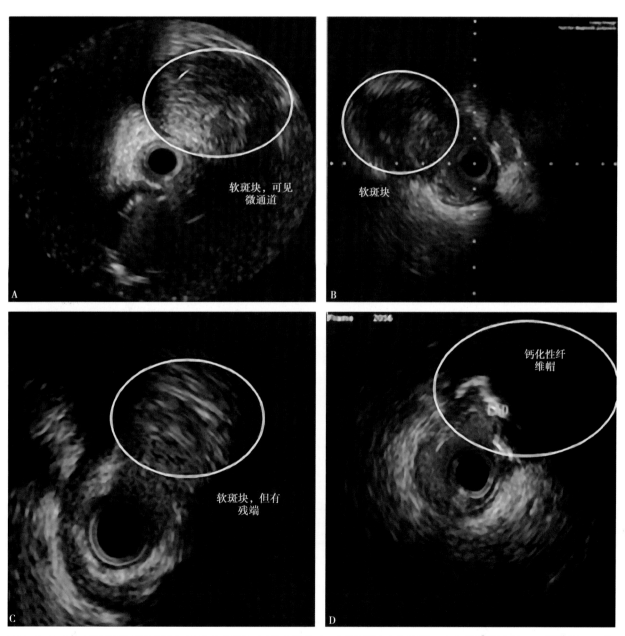

图6-6-2-8　各种近端纤维帽的不同病变类型A:纤维斑块为主，可见斑块内微通道；B:纤维脂质斑块，无微通道；C:脂质软斑块，可见软斑块中的微通道；D:闭塞处开口为钙化斑块

3. IVUS指导下前向操作CTO导丝穿刺近端纤维帽的技巧要点 齐头闭塞病变的近段纤维帽穿刺始终是CTO病变处理的难点。穿刺齐头闭塞近端纤维帽时，穿刺的CTO导丝容易贴近嵴部进入，这与力学相关，但如此，CTO导丝在斑块节段更易行走于内膜下，而非斑块内，导致导丝难以进入远端真腔和手术失败（图6-6-2-9，图6-6-2-10，图6-6-2-11）。

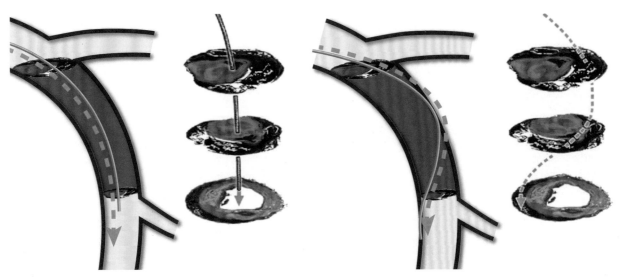

图6-6-2-9 左图为穿刺导丝进入近端纤维帽的中心位置，易致导丝通过闭塞病变进入远段真腔；右图导丝位置过于靠近嵴部，并行走于内膜下，难以进入真腔

在图6-6-2-10中，可以看到导丝进入闭塞病变时过于靠近嵴部，之后始终走行于内膜下，而不能够进入远端真腔。

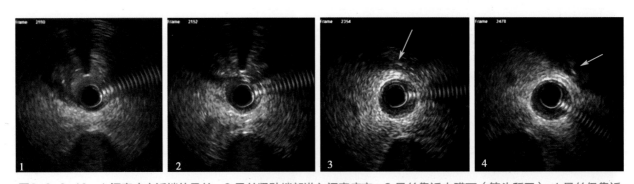

图6-6-2-10 1.闭塞病变近端的导丝；2.导丝紧贴嵴部进入闭塞病变；3.导丝靠近内膜下（箭头所示）；4.导丝仍靠近内膜下（箭头所示）

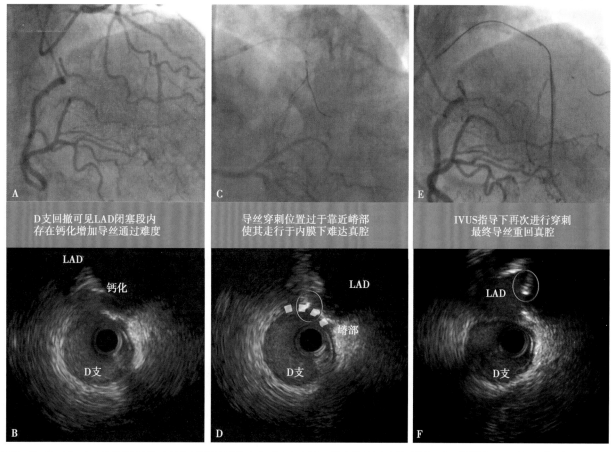

图6-6-2-11　LAD发出对角支处无残端CTO病变（A,B图），前向导丝穿刺纤维帽后不能进入远段真腔（C），对角支回撤的IVUS见Miracle 6导丝过于贴近嵴部导致导丝位于内膜下（D）；Conquest Pro导丝再次穿刺纤维帽并通过闭塞段进入远段真腔（E），IVUS证实导丝位于近端纤维帽中心位置（F）

手术步骤和操作要点如下：

1）采用最能充分展开分叉角度的体位（例LAD开口CTO时的"蜘蛛"位）

2）送入分支血管的IVUS导管发现闭塞起源并定位穿刺点；

3）在左主干分叉CTO中，用于穿刺纤维帽的第一根CTO导丝塑形有别于常规CTO导丝塑形，其第二弯的长度和角度依据分叉近段的主血管直径及分叉角度而定（图6-6-2-12），此点至关重要；往往选择硬度高的CTO导丝穿刺，例Conquest Pro或Conquest Pro 12；如存在微通道，可首选Field XT导丝；

4）IVUS间接指导技术：把IVUS成像中嵴部的标记与造影立体空间位置的整合是操作中的要点，具体见图6-6-2-12，图6-6-2-13中的两种不同式式的描述。

IVUS直接指导技术：送入第一根特殊塑形的CTO导丝；相对固定超声换能器显示近端纤维帽的水平位置，并调节CTO导丝的头端，使其与近段纤维帽穿刺点至同一平面水平，同时观察造影上的CTO导丝头端穿刺方向和角度；左右双手轻微调节IVUS和CTO导丝的位置。

在图6-6-2-14中的右冠后分叉处完全闭塞病变的IVUS回撤清楚的看到分叉闭塞段开口至分叉远段嵴部逐渐出现，最佳的穿刺部分位于图6-6-2-14中5、6的位置，通过IVUS的指导术者可选择上述位置进行穿刺，提高手术成功率。

5）如CTO导丝成功顶住穿刺的纤维帽位置，导丝钻入CTO纤维帽并进入体部数毫米，其后逆时针方向略调整CTO导丝的走向，避免特殊塑形导丝滑向内膜下；

6）IVUS确认穿刺点位置后小心撤出，此过程须避免影响CTO导丝位置；

7）经第一根CTO导丝送入Corsair或FineCross微导管通过纤维帽穿刺点并顶入CTO病变体部；撤出第一根CTO导丝；

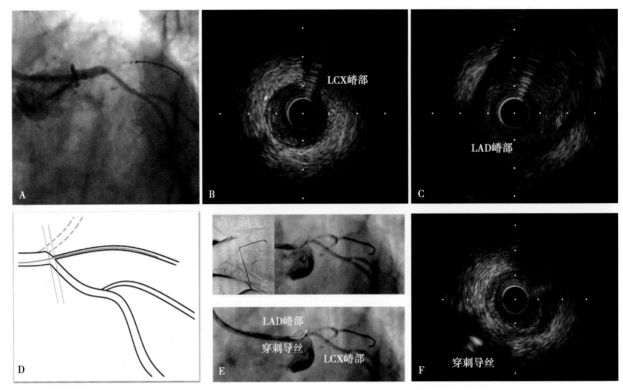

图6-6-2-12 LAD开口闭塞病变。右桡动脉途径，6F EBU指引导管，采用蜘蛛位，从最接近闭塞LAD的分支行IVUS成像（A）；通过LCX的嵴部（B）及LAD嵴部（C）与成像分支血管的关系，结合造影图像，在造影上精准定位LAD开口的位置和穿刺点（D）；依据LCX嵴部出现时的帧数及LAD嵴部出现时的帧数（两条绿色虚线间的距离），可估算LAD嵴部及开口起源；Conquest Pro特殊塑形后选择LAD嵴部左侧约2mm（估计血管3.0-4.0mm）穿刺闭塞起源（E）；IVUS证实CTO导丝进入近端纤维帽中心位置（F）;经Conquest Pro导丝用Corsair微导管"略顶入技术"，降级常规塑形的第二根CTO导丝Gaia2成功前向开通LAD

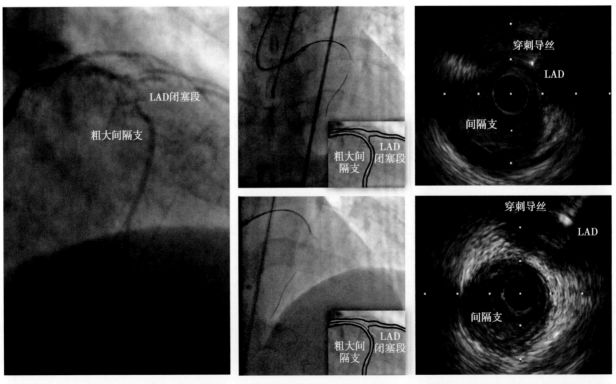

图6-6-2-13 前降支中段发出粗大间隔支后齐头闭塞病例。取右肩位造影（A），经间隔支IVUS成像可见图B中LAD的Conquest Pro导丝过于贴近LAD嵴部（图C），并不能进入远端真腔；结合超声发现的导丝位置（从右肩位造影角度看，导丝穿刺略过偏下），应用"平行导丝穿刺技术"送入另一根Conquest Pro导丝，在右肩位参照第一根导丝位置，略上移1-2mm穿刺纤维帽（图D）；IVUS证实LAD内穿刺导丝点位于病变中心（E）

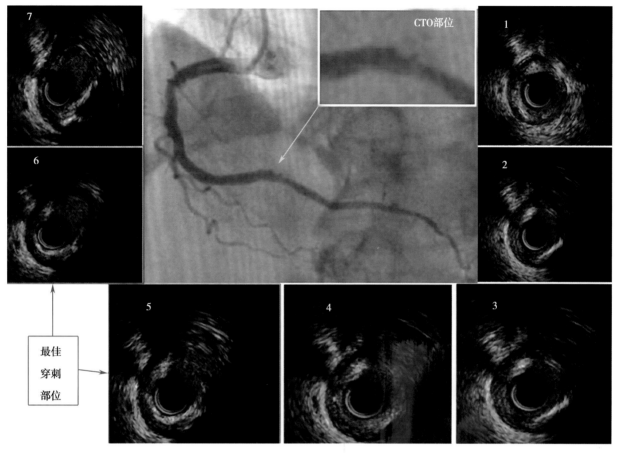

图6-6-2-14　造影图像为右冠左后分支（PL）齐头闭塞，造影无法明确闭塞段入口。1~7为由远及近IVUS影像。
1.分叉后；2.可见闭塞PL支开口；3、4.闭塞PL支于PD支形成8字型，可见嵴部；5、6.可见闭塞的PL支逐渐汇入主支；
7.分叉前。其中5、6处为长轴角度的导丝最佳穿刺部位

8）重新塑形或换用第二根CTO导丝，常规塑形，经已顶入纤维帽的微导管送入CTO体部，完成余下的常规操作；

9）若前向手术失败，精准的前向CTO导丝穿刺技术对于逆向导丝有极大的指导意义，提高逆向技术的成功率。

根据笔者的经验，当处理左主干分叉病变时，承担穿刺纤维帽任务的第一根CTO导丝第二个弯的大长度和大角度的塑形极其重要，微导管可限制导丝的灵活操作，不依赖微导管的导丝操作有时更有效；同时，硬度高的导丝也是重要选择。同时容纳CRUSADE双腔微导管和IVUS导管需要更大内径的指引导管，桡动脉路径可能不合适。目前，笔者更喜欢个人总结的"IVUS间接指导技术"，使操作更简单、有效，更易于学习。

综上所述，在处理累及分叉处CTO病变时，应选择距离闭塞血管最近的血管回撤IVUS成像，理解嵴部、能观察的闭塞影像帧数及纤维帽斑块性质至关重要，可指导导丝选择、塑形和操作。IVUS指导的导丝穿刺可有直接法和间接法，采用充分展开分叉成角的造影体位非常重要；当然正确的穿刺位置仅仅是CTO成功的第一步，但一个好的开始弥足珍贵。作为一个有经验的术者，应整合造影、IVUS等多方面的信息，并在术中根据影像的特点不断的进行调整，以提高手术的成功率。

五、其他作用

（一）判断穿行在假腔的导丝更接近管腔或血管外膜

尽管IVUS少见应用于此目的，但仍有一定的临床意义，如高负荷斑块处的导丝位于假腔而且靠近

外膜，则在球囊扩张或支架置放时易发生冠脉渗漏或破裂风险。

（二）帮助支架精确定位和释放

由于CTO病变高负荷斑块以及各种操作可能导致的夹层、壁内血肿和内膜撕裂片等，部分病例甚至在球囊反复扩张后远段冠脉仍无前向血流，或造影难以正确判断夹层延伸的最远部位，无法精确判断支架覆盖的远端位置，IVUS可以发现并确定远段正常参考节段，避免支架未完全覆盖病变或过多使用支架。

（三）排除支架扩张不良或支架边缘夹层等

由于CTO病变合并钙化、高负荷斑块以及长病变等因素，易发生支架不完全扩张，而且部分不能被造影发现。一项随机对照研究发现，与单纯造影对比，IVUS指导导丝通过CTO后植入新一代DES能降低1年时长的不良事件（2.6% vs. 7.1%，P=0.035），尽管死亡率无差异，但死亡和心梗联合终点明显改变（0% vs. 2.0%，P=0.045）。[2, 3]

第三节　超声导管的选择及安全性

目前，有两种超声导管供选择使用，机械旋转式的IVUS导管其通过外径较小，且相对相控阵式导管分辨率较高，但其头端的无效距离是在CTO病变中使用的主要障碍。目前新型的IVUS导管在导管直径和头端无效距离方面进行了进一步的优化，导管直径达到2.4F（0.8mm），头端无效距离缩短至9mm，但目前尚未于国内上市。目前国内临床上使用较多的为波士顿科学公司新型机械式IVUS导管（Opticross）直径为3.1F，头端无效距离为20mm，大大增加了机械旋转式IVUS导管在CTO病变中的应用。相控阵式IVUS导管（火山公司）其导管直径为3.5F，头端无效距离为10mm，为CTO病变常用的导管，但20MHz电子相控型导管很难发现非常薄的、环绕超声导管的内膜，同时其产生的导管环晕需通过数字减影去除，故可能同时去除导管附近的血管组织成像，这对指导也存在一定不利。

何时在CTO病变介入中使用IVUS及安全性也值得关注。首先，超声导管非常柔软，其直径与我们在CTO病变中经常使用的直径1.5mm球囊的外径相当（2.4~2.6F），如能使用上述小直径球囊通过病变则均可使用超声导管。如果病变已预扩，那么超声导管的安全性更高。部分无严重钙化、短病变甚至在导丝通过后即可使用IVUS。

IVUS是处理复杂介入病变的有力武器，对于CTO病变，其所能提供的腔内影像信息目前不能被其他方法所替代。介入医生应熟练掌握该技术，以提高CTO病变介入治疗的成功率。

（刘学波）

参考文献

［1］Nakashima M1,Ikari Y,Aoki J, et al. Intravascular ultrasound-guided chronic total occlusion wiring technique using 6 Fr catheters via bilateral transradial approach. Cardiovasc Interv Ther.2015 Jan;30(1):68-71.

［2］Kim BK, Shin DH, Hong MK, Park HS, CTO-IVUS Study Investigators. Clinical Impact of Intravascular Ultrasound-Guided Chronic Total Occlusion Intervention With Zotarolimus-Eluting Versus Biolimus-Eluting Stent Implantation: Randomized Study. Circ Cardiovasc Interv, 2015 Jul;8(7): 534-540

［3］Hong SJ, Kim BK, Shin DH ,et al. Usefulness of intravascular ultrasound guidance in percutaneous coronary intervention with second-generation drug-eluting stents for chronic total occlusions (from the Multicenter Korean-Chronic Total Occlusion Registry).Am J Cardiol, 2014 Aug 15;114(4):534-540.

第七章

自发性夹层

第一节 定义和流行病学

自发性冠脉夹层（spontaneous coronary artery dissection，SCAD）最早在1931年一例猝死的中年女性患者尸解后被报道。长期以来，SCAD被认为是罕见的疾病，多发生于围产期妇女。这一错误的观点，随着冠脉造影广泛用于临床以及腔内影像技术的发展，在近年来逐渐改观。SCAD逐渐为人们所重视，尤其在缺乏动脉粥样硬化危险因素的急性冠脉综合征（Acute Coronary Syndrome，ACS）患者中。

自发性冠脉夹层定义为非动脉粥样硬化、创伤及医源性因素引起的冠状动脉夹层。SCAD最主要的机制为由壁内血肿（intramural hematoma，IMH）或内膜断裂导致冠脉阻塞，而非由动脉粥样硬化斑块破裂或腔内血栓导致，可表现为ACS和心源性猝死。确切的发病率尚不清楚，近期的一系列研究发现，SCAD可能在所有的ACS患者中占到1%~4%[1-4]。在年龄小于50岁的女性MI中，SCAD占到35%[4, 6, 8]，在围产期女性MI中占43%[5]。

目前对于SCAD的形成主要有两种理论：一为内膜断裂导致管腔内血液进入内膜下形成血肿，二为管壁内的滋养血管破裂，导致壁内血肿形成（图6-7-1-1）。多项组织学研究显示夹层常常发生于

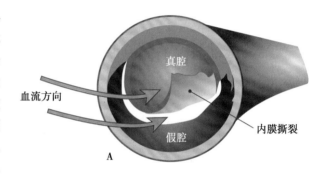

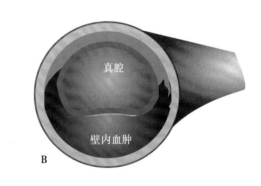

图6-7-1-1 SCAD形成的两种理论：A：内膜断裂导致管腔内血液进入内膜下形成血肿，B：管壁内的滋养血管破裂，导致壁内血肿形成

中膜的外三分之一，壁内血肿形成后常常压迫真腔，导致冠脉供血不足和心肌梗死[6]。因此，部分自发性夹层患者的冠脉造影不能发现造影剂在血管壁内滞留，很难单凭造影结果明确诊断。但尽管如此，冠脉造影因其能够快速、广泛的开展，仍然是明确诊断的首选检查方法。疑似诊断SCAD的患者应进行冠脉造影检查，尤其是那些高危的ACS患者。

第二节 造影表现

目前临床常用的Saw SCAD冠脉造影分型如下：1型指有多个射线可透的腔隙或管壁造影剂充盈的典型征象；2型为弥漫性狭窄，狭窄长度通常≥20mm，不同阶段狭窄程度可有不同；2型又可分为两个亚型：2A型指由狭窄虽然较长，近段和远段仍可见正常的冠脉节段；2B型是指弥漫性狭窄延伸至动脉远端；3型指局灶性或管状狭窄，通常长度＜20mm，与动脉粥样硬化相似，该型较难与动脉粥样硬化引起的管型狭窄鉴别（图6-7-2-1及图6-7-2-2）。目前的报道提示，弥漫性狭窄的2型在SCAD中最为常见，占67.5%[7-10]，1型和3型分别占29.1%和3.4%[7]，因此，单凭存在典型的造影可见的壁内造影剂滞留来诊断SCAD可能造成70%以上的病例漏诊。因此，熟悉弥漫性IMH的造影影像特征并结合腔内影像手段来进行SCAD的确诊尤为重要。

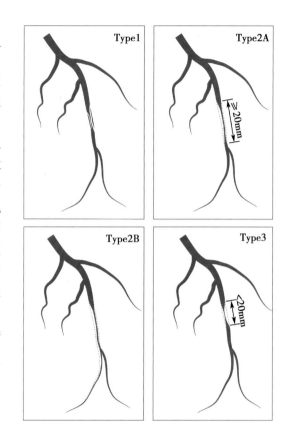

图6-7-2-1 SAW SCAD冠脉造影分型的示意图

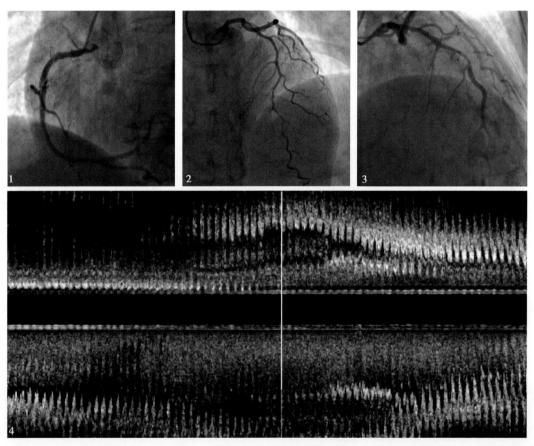

图6-7-2-2 SCAD冠脉造影分型 1：1型，可见图中右冠状动脉近段内膜片影及造影剂滞留；2：2型，可见前降支近端至中远段弥漫枯树枝样改变，远端血管正常；3：3型，可见前降支中段50%左右管型狭窄，造影剂未进入血管壁，但血管内超声（4）可见壁内血肿

第三节　血管内超声影像特点

对于造影诊断困难或无法诊断的病例来说，腔内影像学可作为辅助诊断手段。IVUS用于临床已超过20年，其信号穿透力可达冠脉三层组织结构，可以评估IMH的深度和范围，同时可以排除部分由于动脉粥样硬化斑块破裂导致的造影剂在管壁内滞留。IVUS可以检测出内膜撕裂、IMH以及腔内血栓，但其分辨率并不能将以上病变特征完全区分开来。其影像学特点为无明显动脉粥样硬化的壁内血肿，部分病变可见内膜片，血肿内可为均质的信号，也可表现为分层现象（图6-7-3-1、图6-7-3-2）。IVUS能够观察剩余的真腔面积，并显示血肿对管腔压迫的程度。

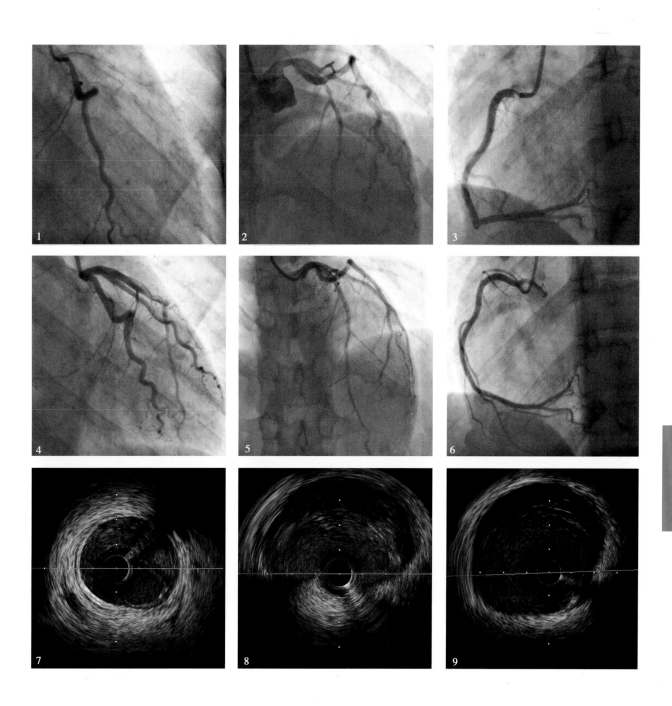

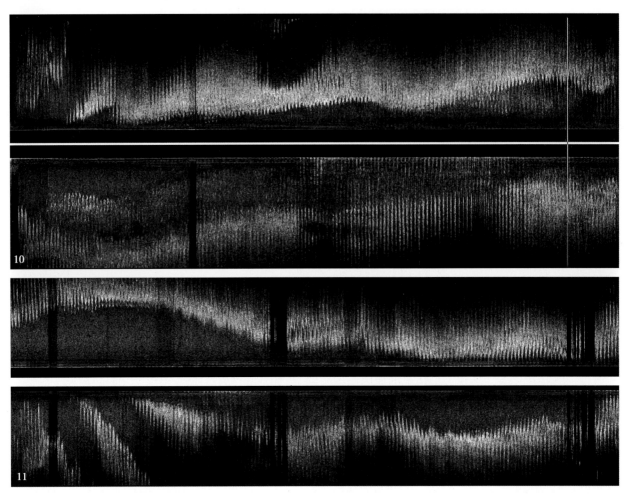

图6-7-3-1 急性广泛前壁心肌梗死的女性患者，急诊首次造影情况可见：1：左主干及回旋支开口局限狭窄；2：左主干至前降支中段管型狭窄，未见造影剂进入血管壁；3：右冠状动脉未见异常；4,5,6为11个月后复查造影所见，血管未见明显狭窄；7：首次发病IVUS可见前降支中段狭窄最重处显著壁内血肿IMH，真腔受到压迫；8：左主干回旋支汇入处可见IMH延续至回旋支开口；9：左主干节段IMH；10：首次IVUS长轴观，可见血肿自左主干开口延续至前降支中段；11：11个月后随访IVUS的长轴观，可见血肿完全吸收

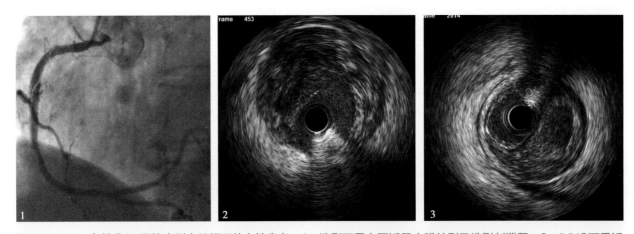

图6-7-3-2 急性非ST段抬高型心肌梗死的女性患者，1：造影可见右冠近段内膜片影及造影剂滞留，2：IVUS可见近开口内膜破裂，部分造影剂进入内膜下，3：近段可见内膜完整，可见内膜下血肿内部不均质

另一腔内影像学手段是光学相关断层显像（Optical Coherence Tomography，OCT）技术，其使用光波作为信号源，分辨率高，可以清楚显示动脉管壁结构。在显示管腔-内膜界限、内膜撕裂、假腔、IMH、腔内血栓方面优于IVUS。使用腔内影像学可清楚的识别IMH，与动脉粥样硬化、痉挛、血栓等情况相鉴别，在确诊SCAD中有客观、实时等优点，但是由于腔内影像学检查需要在指引导管、导丝的预置下进行，尤其使用OCT进行腔内影像采集时需要排空冠脉内血液，此时需要注射较多造影剂，如内膜存在破口，有可能造成夹层延展、真腔缩小甚至闭塞等医源性损伤。IVUS采集影像无需进行血液排空，引起夹层延展的风险相对较小，因此在确诊SCAD中优先推荐。在进行腔内影像检查前需衡量利弊，如冠脉造影即可明确诊断，则无需进一步行腔内影像检查。如造影存在疑惑，则需综合判断残余管腔直径是否能够容纳腔内影像导管，在操作时注意动作轻柔，防止指引导管深插，确认导丝行走于血管真腔。送入影像导管时小心操作，在遇到阻力时切忌用力推送，可以减少医源性损伤的发生。

第四节　在介入治疗中应用

目前对于SCAD的治疗方案尚无随机、前瞻性的临床研究，普遍认为SCAD病变有自愈的倾向，大多数患者（70~97%）造影可提示病变愈合。这一自愈过程可能需要1个月左右[1, 8]。但是也有少部分患者的血管持续存在夹层，出现这个情况的原因尚不明确。现仍有5~10%的患者出现反复心肌梗死或血流动力学不稳定的情况，应考虑进行冠脉介入治疗（PCI）或外科搭桥手术（CABG）。

SCAD患者PCI手术有更高的并发症风险且结果不佳[1, 7, 8, 9, 11, 12, 13, 14]。导丝可能进入假腔，球囊或支架的送入及扩张可能导致夹层向近段或远段延展。部分IMH延升至血管远段，其直径可能过小，不适合植入支架。植入较长的金属支架以全部覆盖IMH可增加再狭窄及晚期支架血栓的可能。大部分IMH自愈后管腔将会扩大，导致晚期支架贴壁不良。一些小规模的统计发现PCI后发生并发症的可能性高达53%[12]，排除残余狭窄的因素，急性支架失败发生率也高达30%。目前对于SCAD的PCI治疗尚无统一的方法，目前报道的成功的PCI包括以下技术：①选择较长的药物金属支架，覆盖病变近端及远端至少5~10mm；②不进行球囊预扩，直接植入支架，能够减少IMH延展的可能；③不植入支架，单独球囊扩张从而恢复血流；④使用切割球囊使假腔的血液流入真腔从而解除挤压，后续可根据情况选择是否植入支架；⑤在IMH的近端及远端先植入支架，再植入中段支架以减少IMH延展的可能；⑥选择生物可吸收支架在短时期支撑血管。

IVUS在SCAD患者的PCI中有很好的指导作用。首先，它可以明确IMH的确切起始部位，单凭造影很难完全确定，尤其在病变累及近段血管时，如其向开口或主干延伸，可能造成灾难性的后果；其次，可根据近段及远段正常节段来选择支架及切割球囊的大小；在进行球囊扩张和支架植入后，可使用IVUS观察残余病变情况及支架贴壁情况，防止边缘残余血肿诱发的急性支架闭塞。但目前对于SCAD患者的PCI方式尚未形成统一的共识，只有散的病例报道，因此术者应根据患者的造影结合腔内影像特点，选择适合的手术方式。

IVUS在保守治疗后的患者的随访观察中也能够起到重要的作用。如同前文中提及的，大多数患者（70%~97%）造影提示病变的愈合（图6-7-4-1），但部分患者，尤其是存在明显内膜破口的患者，可延迟愈合或不愈合。

目前对于SCAD的治疗尚无共识，但IVUS能够在其诊断、治疗及随访中提供重要影像学信息，帮助提高PCI治疗的成功率，并为长期的观察、随访及治疗方法的研究提供有力的证据。

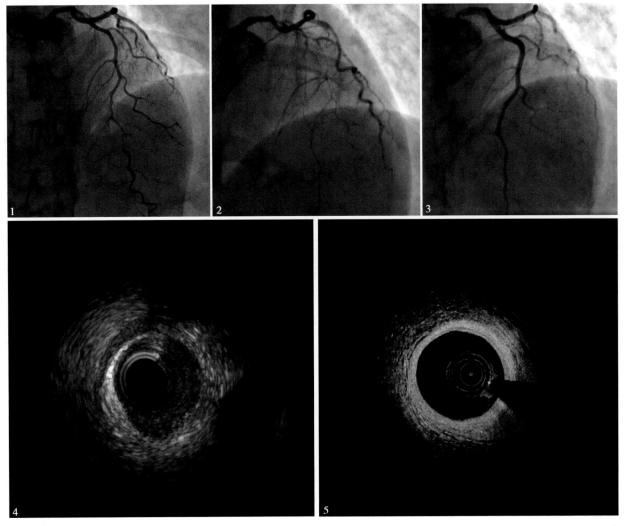

图6-7-4-1　SCAD患者发生急性前壁心肌梗死，1、首次造影提示前降支近端至中段弥漫管型狭窄，血管呈"树枝样"改变；2、在接受双重抗血小板治疗+抗凝治疗后，患者心电图提示心梗面积扩大，复查造影可见血肿向近段及远段延展，前降支血流明显减慢；3、调整治疗方案后，3个月后复查造影可见血肿吸收，冠脉未见明显狭窄，血流恢复正常；4、随访IVUS可见少量残余血肿；5、随访OCT可见少量残余血肿

（来　晏）

参考文献

［1］Alfonso F, Paulo M, Lennie V, et al. Spontaneous coronary artery dissection: long–term follow–up of a large series of patients prospectively managed with a "conservative" therapeutic strategy. J Am Coll Cardiol Intv 2012;5:1062 – 1070.

［2］Mortensen KH, Thuesen L, Kristensen IB, et al. Spontaneous coronary artery dissection: a Western Denmark Heart Registry study. Catheter Cardiovasc Interv, 2009;74:710 – 717.

［3］Vanzetto G, Berger–Coz E, Barone–Rochette G, et al. Prevalence, therapeutic management and medium–term prognosis of spontaneous coronary artery dissection: results from a database of 11,605 patients. Eur J Cardiothorac Surg, 2009;35:250 – 254.

［4］Nishiguchi T, Tanaka A, Ozaki Y, et al. Prevalence of spontaneous coronary artery dissection in patients with acute coronary syndrome. Eur Heart J Acute Cardiovasc Care, 2016;5:263 – 270.

［5］Elkayam U, Jalnapurkar S, Barakkat MN, et al. Pregnancy–associated acute myocardial infarction: a review of contemporary experience in 150 cases between 2006 and 2011. Circulation, 2014;129:1695–1702.

［6］Kwon TG, Gulati R, Matsuzawa Y, et al. Proliferation of coronary adventitial vasa vasorum in patients with spontaneous coronary artery dissection. JACC Cardiovasc Imaging, 2016;9:891–892.

［7］Nakashima T, Noguchi T, Haruta S, et al. Prognostic impact of spontaneous coronary artery dissection in young female patients with acute myocardial infarction: a report from the Angina Pectoris– Myocardial Infarction Multicenter Investigators in Japan. Int J Cardiol, 2016;207:341–348.

［8］Saw J, Aymong E, Sedlak T, Buller CE, et al. Spontaneous coronary artery dissection: association with predisposing arteriopathies and precipitating stressors and cardiovascular outcomes. Circ Cardiovasc Interv, 2014;7:645–655

［9］Rashid HN, Wong DT, Wijesekera H, et al. Incidence and characterisation of spontaneous coronary artery dissection as a cause of acute coronary syndrome: a single–centre Australian experience. Int J Cardiol, 2016;202:336–338.

［10］Alfonso F, Paulo M, Dutary J. Endovascular imaging of angiographically invisible spontaneous coronary artery dissection. JACC Cardiovasc Interv, 2012;5:452–453.

［11］Alfonso F, Paulo M, Lennie V, et al. Spontaneous coronary artery dissection: long–term follow–up of a large eries of patients prospectively managed with a "conservative" therapeutic strategy. JACC Cardiovasc Interv, 2012;5:1062–1070.

［12］Lettieri C, Zavalloni D, Rossini R, et al. Management and long–term prognosis of spontaneous coronary artery dissection. Am J Cardiol, 2015;116:66–73.

［13］Tweet MS, Eleid MF, Best PJ, et al. Spontaneous coronary artery dissection: revascularization versus conservative therapy. Circ Cardiovasc Interv, 2014;7:777–786.

［14］Rogowski S, Maeder MT, Weilenmann D, et al. Spontaneous coronary artery dissection: angiographic follow–up and long–term clinical outcome in a predominantly medically treated population. Catheter Cardiovasc Interv, 2017;89:59 – 68

第六篇

第八章

支架血栓

支架血栓（stent thrombosis，ST）是一种少见但是致死率极高的并发症，是经皮冠脉介入治疗（percutaneous coronary intervention，PCI）术后失败的主要原因之一[1, 2]。第1代药物洗脱支架（Drug eluting stent，DES）在大大降低支架再狭窄发生率的同时，由于内皮化的延迟，增加了晚期支架血栓（Late stent thrombosis，LST）和极晚期支架血栓（very late stent thrombosis，VLST）的发生率，第2代DES的广泛应用已经使ST的发生率降到很低，但一旦发生往往危及患者生命，因此始终受到临床医生的关注。腔内影像学检查包括IVUS与OCT，较传统造影检查对于支架内血栓有独特的优势，不仅可以反映完整的腔内、血管壁及周围组织的影像，还可以清晰的显示支架梁的结构，发现很多单纯造影无法确定的潜在情况，加深了我们对ST机制的认识[3]。因此2014年ESC血运重建指南中推荐应用IVUS或OCT评价支架失败的机制（推荐级别Ⅱa，C类证据），2018年5月最新发表的欧洲冠脉腔内影像学临床应用专家共识中也强烈建议：应用腔内影像学检查评估支架内血栓形成的发生机制，识别潜在的与器械相关的不良反应，指导治疗并改善患者远期预后[4]。早期ST的研究大多应用IVUS检查，近年来OCT由于其高分辨率更高可以清晰的显示支架梁周边解剖细节与内皮覆盖情况，应用越来越多。然而ST患者临床表现常不稳定，OCT检查不得不应用更多造影剂且穿透力有限，对于此类患者有一定局限，故IVUS仍然有其独特的应用价值。本章将重点阐述IVUS在ST的诊断、发生机制、指导治疗中的应用。

第一节 定义与基本概念

一、定 义

ST的传统定义为PCI术后发生的和靶血管相关的心肌梗死，冠脉造影证实靶病变部位闭塞或者出现血栓。为了使临床研究中的定义更加标准化，2006年美国和欧洲学者组成的学术研究联合会（academic research consortium，ARC）统一了ST的定义（表6-8-1-1），根据PCI术后ST发生的时间窗将其分为早期与晚期ST，其中早期ST更常见，大约占全部支架血栓患者的50%~70%。早期ST发生于支架植入后0~30天，包括急性ST（支架植入后24小时内）和亚急性ST（支架植入后24小时~30天）；晚期ST发生于支架植入30天以上，包括LST（支架植入后30天~1年）与VLST（支架植入后超过1年）[1, 2, 5]。术后不同时期发生的ST可能具有不同的潜在机制、危险因素与临床预后，在一项研究中早期ST的2年死亡率为20%，而晚期或极晚期ST的死亡率为10%[6, 7]。ARC根据造影结果和临床情况进一步对ST发生的可能性给出了严格的定义：

肯定的ST（definite）：指通过造影或病理证实的支架血栓，伴有至少下列情况之一：新出现的急性缺血症状，新出现的急性缺血的心电图表现，典型的心肌坏死标记物动态变化；病理证实即经过尸检或者血栓切除后经病理检查确定的ST；

可能的ST（probable）：在支架植入一个月内发生的不能解释的死亡；支架植入后与时间无关的，但没有经造影证实的和无任何明确原因的与支架植入血管相关的急性缺血；

可疑的ST（possible）：从支架植入后30天一直到随访结束期间发生的不能解释的死亡。

表6-8-1-1 支架血栓的学术研究联合会（ARC）定义

可能性	时间
肯定的（Definite）	早期
造影或病理上确定的支架范围内的血栓性病变	急性（<24小时）
包含以下至少一项标准： 急性缺血症状 缺血性心电图改变 心肌标志物升高	亚急性（24小时~30天）
可能的（Probable）	晚期
任何不能解释的支架植入后30天以内的死亡 任何与支架植入血管相关的急性心肌缺血，不伴造影上的支架血栓证据	31天~1年
可疑的（Possible）	极晚期
30天以上发生的不能解释的死亡	>1年

二、发生率与死亡率

在金属裸支架（bare metal stent，BMS）刚刚应用于临床时，ST的发生率大概在15%~20%左右，随着后扩张技术与新型抗血小板药物的合理使用其发生率已逐渐下降至1%左右[1, 2, 6]。近年来DES尤其是新一代DES的广泛应用明显降低了再狭窄的发生，但术后LST与VLST问题却开始浮出水面，成为DES领域研究的热点。DES时代相关研究显示，急性和亚急性ST发生率为0.9%~1.8%，其中亚急性ST有71%发生在术后3.8±4.1天左右；晚期ST发生率约为0.6%~0.8%，有53%发生在术后57天左右（即3个月内）[1, 2]。但无论何种ST，一旦发生都面临着严重的后果：总体ST患者在9个月随访时的死亡率为45%~50%；急性和亚急性ST患者中，有60%~70%发生非致死性心肌梗死，30天随访的死亡率为15%~48%[6-8]。因此，临床医师全面了解支架血栓的成因、影响因素及防治措施，对于预防和治疗支架血栓尤为重要，而以IVUS为代表的腔内影像学检查，毫无疑问将给我们提供更多的信息与更加深入的认识。

第二节 腔内影像学特点

冠脉血栓主要分为白色血栓、红色血栓和混合血栓。白色血栓主要由血小板聚集而成，在血小板之间有微量纤维蛋白；红色血栓主要是红细胞、白细胞及少量的血小板聚集在纤维蛋白网内；混合血栓的头部多由白色血栓组成，体部由红、白2种血栓混合组成。血栓的形成是动态连续的过程，血栓形成后还会出现机化再通。IVUS的显像基础在于不同组织的声学阻抗不同，体外研究显示，纤维素试管内白血栓回声较低，信号接近无回声的生理盐水，明显低于红血栓；混合血栓随着红细胞比例的增加，回声信号逐渐增强，主要由于红细胞的闪烁样回声增强所致；红血栓回声明显增强，比血液信号稍高但低于外膜信号，回声的强度与红细胞含量明显相关[1-3]。

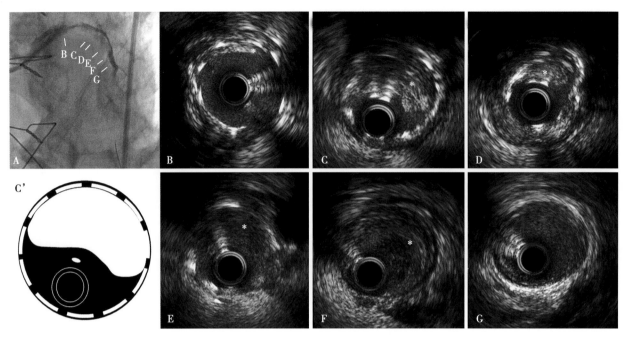

图6-8-2-1　支架血栓的IVUS表现

支架血栓患者的冠脉造影图像，B-G分别为图A中所指示部位的IVUS的横截面图像；B. 支架近端边缘；C. IVUS上血栓负荷最重部位；C'. 图C的示意图；D.最小支架面积部位，存在支架膨胀不全伴支架内血栓；E. 支架远端边缘；F.延续到支架以远的血栓；G. 远端相对正常部位；*所在部位为血栓

IVUS下支架血栓表现为支架梁范围内的血栓影像（图6-8-2-1），主要特点为：①支架梁轮廓范围内的凸向管腔的层状或小叶状团块，也可以包绕超声导管；②表现为相对均质的低回声信号，其间伴有血液的斑点闪烁样回声；③可以随血流局部移动。IVUS的局限性是很难准确鉴别血栓与低回声斑块，包括增生的内膜组织之间的差异，因此特异性较高（95%）而敏感性相对较低（57%）。相对于IVUS来说，OCT识别支架血栓的特异性与敏感性均高，是除血管镜之外对血栓在体识别率最高的成像技术，但是对于某些血栓负荷较重的病变OCT评估受限，此时IVUS的价值更大[2, 3, 4, 9, 10]。

第三节　潜在机制与危险因素

ST的危险因素可以被归为四类：患者相关因素，病变相关因素，操作相关因素，与药物相关因素[7, 11]。患者及药物因素与腔内影像学发现关系不大，故本节主要集中于操作与病变相关因素（表6-8-3-1）。

既往研究显示早期（包括急性与亚急性），晚期与极晚期血栓有着不同的潜在机制、危险因素以及预后，而IVUS对于ST认识的深入有重要帮助，HORIZONS-AMI 研究（Harmonizing Outcomes with Revascularization and Stents in Acute Myocardial Infarction）纳入了389例急诊PCI后进行IVUS检查的STEMI患者，所有出现早期ST的病例均包含至少下列一项IVUS的异常表现：最小支架面积 <5.0 mm²，严重残余狭窄（支架边缘10mm以内管腔面积 < 4.0 mm²、斑块负荷 > 70%）、支架边缘夹层、明显的血栓或组织脱垂（造成管腔面积<4.0 mm²），提示以上IVUS发现是血栓形成的重要预测因素[12]。一般认为，早期ST的发生主要与操作因素相关，这也解释了为何不同类型支架的早期ST发生率类似。目前有明确证据支持增加早期ST的操作相关因素主要是指支架膨胀不全（或由于组织或血栓脱垂造成的最小支架面积过小）和地理丢失（包括未覆盖的边缘夹层/壁内血肿），而非急性支架贴壁不良。LST与VLST的中最常见的发现是为晚期获得性贴壁不良与延迟内皮化（表现为未被内皮组织覆盖的支架梁），而新生动脉粥样硬化是VLST的重要机制[1, 2, 3]。

表6-8-3-1 临床研究中与支架预后相关的IVUS发现[11]

第一作者/研究名称	研究例数	最小支架面积	贴壁不良	组织脱垂	残余狭窄	边缘夹层	研究终点
Fujii等	60	是	否	否	是	否	肯定的/可能的支架血栓
TAXUS	1580	是	否	未报道	是	未报道	支架再狭窄
Kang等	912	是	未报道	未报道	是	否	支架再狭窄
HORIZONS-AMI	389	是	否	否	是	是	支架血栓
ADAPT-DES	2062	否	否	是	否	是	靶血管血运重建

OCT由于具有更高的分辨率，与IVUS相比可以更完整的评价支架梁的覆盖情况，在新生动脉粥样硬化的判别方面也优于IVUS；而IVUS由于可以完整显示血管壁的结构，在晚期获得性支架贴壁不良（冠脉造影上表现为持续对比剂染色或冠状动脉瘤样改变）方面更有优势[4]。

一、支架膨胀不全

膨胀不全是公认的预测支架再狭窄和ST的最强因素，与再狭窄相比，引起支架血栓的支架膨胀不全往往更加弥漫和严重。

IVUS中支架膨胀不全的最常用定义为最小支架面积（Minimum stent area，MSA）<90%的远端参考血管管腔面积，或<80%的远端与近端参考血管的平均管腔面积[1, 2, 3]。在一个包含7484例IVUS指导的BMS支架植入病例的研究中，0.4%在7天内发生造影证实的支架血栓，在23例早期支架血栓且有完整IVUS图像的患者中78%可见支架膨胀不全，而匹配组仅有33%。对于DES，支架膨胀不全同样是预测早期支架血栓的独立危险因素[13]。

一旦确定存在支架膨胀不全，往往需要根据参考血管的直径选择合适的非顺应性的球囊进行高压力的扩张。再植入新的支架对于严重钙化造成的支架膨胀不全往往是有害的，因为未膨胀部位可能堆积多层支架梁。如果球囊扩张无效，患者应该在急性期病情相对稳定后转为其他更确定的治疗，根据支架的部位，相邻的解剖位置以及术者的经验，选择旋磨，激光或外科旁路移植术。

二、支架贴壁不良

支架贴壁不良是指在血管分支以外的部分支架梁与血管壁的分离，IVUS上的表现为支架梁与动脉壁间可见血液的斑点信号，但IVUS的分辨率不足以对支架贴壁不良的程度进行精确定量的分析。开口病变、成角钙化病变、术中选择支架直径偏小、扩张压力不足和（或）充盈时间不够都会导致支架贴壁不良，对于IVUS确定的严重贴壁不良，根据腔内影像选择合适大小的非顺应性球囊进行高压力扩张可以解决这一问题。急性贴壁不良指支架植入后即刻经腔内影像确认的贴壁不良，晚期贴壁不良是指在随访期确定的贴壁不良，根据支架植入即刻是否存在，晚期贴壁不良还可以进一步分为持续性的（persistent）或晚期获得性（late-acquired）贴壁不良[3]。

虽然有很多研究提示ST患者中贴壁不良的发生率增加，但与ST的发生是否存在必然的因果关系仍有争议。理论上，支架梁与血管壁间的距离越大，更可能带来支架梁附近血流的不均衡与剪切力的增加，有可能促进血栓的形成。但是目前并无任何临床证据支持急性贴壁不良与ST相关。晚期获得性贴壁不良是在支架植入后，原本贴壁良好的支架梁逐渐与血管壁分离的过程，可能与多种机制相关，包括慢性支架回缩，斑块回缩，血栓溶解，或血管正性重构，其中正性重构是晚期获得性贴壁不良的主要因素，在第1代DES中更多见。虽然病理及影像学研究发现ST病例中存在一定比例的贴壁不良，但其与LST或VLST的因果关系仍有争议。韩国的Hong等选了532例接受DES治疗的患者，其中80例患者存在IVUS证实的晚期贴壁不良，对这些患者进行的3年临床随访结果显示DES植入术后发生的晚期贴壁不良与晚期ST无关。但最近一项纳入5个随机对照临床研究2080例植入第1代DES患者的荟萃分析发现，晚期贴壁不良患者VLST的发生风险显著提高（OR 6.5，95%CI 1.3~34.9；P=0.02），但是持续性与获得性贴壁不良两组并无差异[14]。有研究指出长期的炎症反应及冠脉血管的延迟愈合可以导致支架周围的组织坏死及浸润，可能是晚期支架血栓形成的原因之一。这一形态学改变为纤维蛋白和血小板的沉积提供了基础，从而导致晚期ST的发生。

三、地理丢失与边缘夹层

地理丢失（geographic miss）是指病变段没有被支架完全覆盖，表现为支架边缘的残余狭窄，与支架边缘的夹层一样，均为ISR与ST的重要危险因素[1-3]。既往研究多显示支架边缘地理丢失主要与ISR而非支架血栓相关，但HORIZONS-AMI研究显示严重的残余狭窄，定义为支架边缘10mm以内管腔面积<4.0mm²或斑块负荷>70%是也是AMI介入治疗患者术后ST的危险因素[12]。同样，未经治疗的边缘夹层可以引发早期ST的发生，尤其是对于那些长度>3mm、角度>60°、累及血管中膜或造成TIMI血流下降的严重夹层，这种夹层即使在血管造影上不是很确定，但IVUS上的表现非常典型，很容易检测出，通常需要植入新的支架以完整覆盖夹层[3]。

四、组织脱垂

组织脱垂是指支架梁之间组织脱垂入血管腔，包括斑块组织或血栓组织（也称之为血栓脱垂）[1, 2, 3]。既往IVUS研究显示伴或不伴组织脱垂的患者ST发生率无显著差异，也不支持两者之间存在因果关系。ADAPT-DES研究（Assessment of Dual Antiplatelet Therapy with Drug Eluting Stents）也显示组织脱垂与术后不良事件不存在相关性，可能与在组织脱垂部位的支架膨胀的效果更好有关。在HORIZONS-AMI中，虽然其中74%的AMI急诊介入患者中可见组织脱垂表现，但只有当组织脱垂严重到影响残余管腔面积时与早期ST相关[15]。高分辨率的OCT允许识别IVUS无法识别到小的组织脱垂，因此OCT发现支架后组织脱垂较IVUS更常见[4]。

五、内皮化不完全

内皮是血栓形成的关键因素之一，因此支架植入后血管内皮的愈合是支架血栓的重要影响因素。在病理研究中，内皮未完全覆盖支架梁是最强的预测晚期或极晚期支架血栓的因素，有研究提示，未覆盖的支架梁达到总支架梁的30%以上者发生晚期支架血栓的风险增加8倍[1, 2]。血管内影像检查是评价支架内皮化很好的工具，但IVUS分辨率有限，不能准确评价内皮化程度。OCT分辨率更高，对支架梁的观察更精细，能准确测量内膜厚度。既往病理学研究分别用OCT与IVUS对54段冠脉的内膜和内膜+中膜厚度进行测量，与组织学对比发现OCT的测量结果与组织学的相关性显著高于IVUS（OCT：r=0.95；IVUS：r=0.88）[9, 11, 15]。

六、支 架 断 裂

IVUS诊断支架断裂的标准为至少1/3的血管壁存在支架梁的缺失，右冠状动脉，极度扭曲或成角的血管，支架重叠部位，长支架是支架断裂的危险因素[1, 2, 3]。由于支架断裂后游离金属丝暴露在血管腔内有可能促发血小板活化，增加晚期支架内血栓形成的风险，通常需要植入新的支架完全覆盖断裂部位。

七、新生动脉粥样硬化

新生动脉粥样硬化是新发现的LST或VLST的重要机制，是连接晚期发生的支架再狭窄与晚期或极晚期支架血栓的重要桥梁[1-4]。最初的新生动脉粥样硬化为病理学定义，指支架内新生内膜中富含脂质成分的泡沫巨噬细胞浸润。OCT是目前与病理组织学匹配度最高的在体检查手段，IVUS尤其是普通的灰阶IVUS由于分辨率有限优势不如OCT，且无统一标准，有的研究定义为支架梁范围内存在的脂质斑块或钙化斑块回声。不过，新的虚拟组织IVUS（virtual histology IVUS，VH-IVUS）可以大致反映新生内膜中的组织成分，如坏死核心或钙化成分，对于新生动脉粥样硬化检测有一定价值。整合IVUS与近红外光谱技术（Near-infrared spectroscopy，NIRS）可以检查到斑块内的脂质成分，对于新生动脉粥样硬化的检测也具有独特的价值[3]。

第四节 指导治疗

一、腔内影像学指导优化临床预后

很多研究已经探讨了腔内影像指导支架植入对于预后的影响，IVUS指导下的PCI最大的优势是可以得到术后即刻MSA这一关键指标，并根据MSA评价是否需要进一步优化[3]。最近一项包含3个随机对照研究与9个高质量观察性研究的荟萃分析（其中5个研究比较了早期和晚期支架血栓，2个研究比较了极晚期支架血栓的发生率），IVUS指导下患者的死亡、心肌梗死与主要心血管不良事件发生率均更低，总的支架血栓风险也降低了50%，但未达到统计学差异（P=0.07）[16]。

不过可以理解的是，以支架血栓为终点的临床研究如果想取得阳性结果非常困难，因为支架血栓总的发生率很低，试验的样本量要求极大。所以目前尚没有随机对照研究支持IVUS指导能够显著降低支架血栓的发生，一个最近的荟萃分析（包括8个临床研究，3276个随机患者）显示IVUS指导与造影指导相比，可以降低36%的主要不良心血管事件与40%的靶血管血运重建，但是对于支架血栓无显著差异[17]。但现有随机对照研究显示，IVUS指导组患者接受后扩张比例更高，选择的支架直径以及最终的MSA更大，但是通常需要植入更多而且更长的支架以覆盖IVUS发现的边缘地理丢失与夹层[18]。ADAPT-DES是目前为止规模最大的多中心非随机对照的前瞻性观察研究，纳入了8583例植入DES的患者，其中3349例患者应用了IVUS指导的支架植入，结果显示IVUS指导可以显著降低1年随访期的心肌梗死（2.5% vs 3.7%，P=0.004），主要不良心血管事件（3.1% vs 4.7%，P=0.0002）以及肯定或可能的支架血栓（0.6% vs 1.0%，P=0.003）[15]。IVUS指导的获益对于急性冠脉综合征或复杂病变（左主干，分叉，慢性完全闭塞或弥漫病变）优势更为明显。

二、指导支架血栓的治疗

目前对于支架血栓的优化治疗证据很少，多为观察性或回顾性研究，但2018年最新的欧洲冠脉腔内影像专家共识仍建议对于支架血栓患者采用基于腔内影像发现的个体化治疗[4]。在一个日本的包含611例西罗莫司支架血栓患者的注册研究中，77%应用了血栓抽吸，36%植入了新的支架。目前最大的包含7315个支架血栓事件的CathPCI注册研究中，30%应用了血栓抽吸，超过半数的病人植入了新的支架，多见于极晚期血栓的患者[7]。

冠脉内影像检查对于评价支架血栓的发生机制，指导后续的治疗有特别的作用，因此当前指南推荐在怀疑支架血栓时，可考虑应用IVUS或OCT进一步评价血栓负荷与造成支架血栓的潜在机制[1-4]。如血栓负荷较重者应首先应用血栓抽吸以尽快恢复血液动力学；发现支架膨胀不全或贴壁不良，需要选择和直径匹配的球囊扩张；若血栓的发生与地理丢失、支架边缘夹层有关，或支架内新生动脉粥样硬化造成的斑块破裂继发血栓形成，往往需要植入新的支架；若支架梁未充分内皮化则需要更积极的抗栓治疗，如应用需b/Ⅲa受体拮抗剂及更长时间的双抗治疗。OCT检查的分辨率较IVUS更高，对于病变与支架精细结构的观察更准确，已有研究证实OCT对于原发急性冠脉综合征病变机制的研究优势更大，对于支架血栓事件可能也有类似的优势，故目前更推荐应用OCT评价支架血栓的机制并指导治疗[4]。

第五节 总结与展望

支架内血栓形成在药物支架广泛应用的时代是一个罕见但仍然相当严重的并发症，由多重机制造成，早期与晚期发生的支架血栓各有不同的潜在机制与腔内影像学特点。IVUS指导的支架植入技术可以显著改善患者的临床预后，如选择合适直径与长度的支架或球囊，充分的后扩张以保证支架膨胀，避免支架贴壁不良、边缘夹层或病变覆盖不全，均有助于降低支架血栓风险。冠状动脉腔内影像学检查加深了我们对于支架血栓机制的理解，有助于针对不同机制进行个体化的优化治疗。OCT由于其更高的分辨率可能较IVUS有独特的优势，但目前尚无循证医学证据支持，我们期待着今后新的临床研究能够提供更多的支架内血栓形成机制与治疗方面的数据。

（宋 雷）

参考文献

［1］ Topol E. Teirstein P. Textbook of interventional cardiology, Seventh Edition, Philadelphia: Saunders, an imprint of Elsevier, 2016.

［2］ Price, M. Coronary stenting: a companion to Topol's Textbook of interventional cardiology. Philadelphia: Saunders, an imprint of Elsevier, 2014.

［3］ Mintz GS, Guagliumi G, Intravascular imaging in coronary artery disease，Lancet 2017; 390(10096): 793–809.

［4］ Räber L, Mintz GS, Koskinas KC, et al. Clinical use of intracoronary imaging. Part 1: guidance and optimization of coronary interventions. An expert consensus document of the European Association of Percutaneous Cardiovascular Interventions: Endorsed by the Chinese Society of Cardiology. Eur Heart J, 2018, 00, 1–20.

［5］ Cutlip DE, Windecker S, Mehran R, et,al Clinical end points in coronary stent trials: a case for standardized definitions. Circulation, 2007, 115(17):2344–2351.

［6］ Iakovou I, Schmidt T, Bonizzoni E et,al Incidence, predictors, and outcome of thrombosis after successful implantation of drug-eluting stents. JAMA, 2005, 293(17): 2126–2130.

［7］ Armstrong EJ, Feldman DN, Wang TY, et al. Clinical presentation, management, and outcomes of angiographically documented early, late, and very late stent thrombosis. JACC Cardiovasc Interv, 2012, 5(2): 131–140.

［8］ Kimura T, Morimoto T, Kozuma K, et al. Comparisons of baseline demographics, clinical presentation, and long-term outcome among patients with early, late, and very late stent thrombosis of sirolimus–eluting stents: Observations from the Registry of Stent Thrombosis for Review and Reevaluation (RESTART). Circulation, 2010, 122(1):52–61.

［9］ Kubo T, Imanishi T, Takarada S et,al. Assessment of culprit lesion morphology in acute myocardial infarction: ability of optical coherence tomography compared with intravascular ultrasound and coronary angioscopy. J Am Coll Cardiol, 2007, 50(10): 933–939.

［10］ 徐凯，血管内超声在冠状动脉药物洗脱支架晚期血栓研究中的应用，心 血管病学进展, 2010, 31(6): 779–781.

［11］ Ong DS, Jang IK. Causes, assessment, and treatment of stent thrombosis--intravascular imaging insights. Nat Rev Cardiol, 2015 Jun;12(6):325–336.

［12］ Choi SY, Witzenbichler B, Maehara A, et al. Intravascular ultrasound findings of early stent thrombosis after primary percutaneous intervention in acute myocardial infarction: a Harmonizing Outcomes with Revascularization and Stents in Acute Myocardial Infarction (HORIZONS–AMI) substudy. Circ Cardiovasc Interv, 2011, 4(3):239–247

[13] Cheneau E1, Leborgne L, Mintz GS, et al. Predictors of subacute stent thrombosis: results of a systematic intravascular ultrasound study. Circulation, 2003 Jul 8;108(1):43-47.

[14] Hassan AK, Bergheanu SC, Stijnen T, et al. Late stent malapposition risk is higher after drug-eluting stent compared with bare-metal stent implantation and associates with late stent thrombosis. Eur Heart J, 2010, 31(10):1172-1780.

[15] Witzenbichler B, Maehara A, Weisz G, et al. Relationship between intravascular ultrasound guidance and clinical outcomes after drug-eluting stents: the assessment of dual antiplatelet therapy with drug-eluting stents (ADAPT-DES) study. Circulation, 2014, 129(4):463-470.

[16] Klersy C, Ferlini M, Raisaro A, et al. Use of IVUS guided coronary stenting with drug eluting stent: a systematic review and meta-analysis of randomized controlled clinical trials and high quality observational studies. Int J Cardiol, 2013, 170(1): 54-63.

[17] Bavishi C, Sardar P, Chatterjee S, et al. Intravascular ultrasound-guided vs angiography-guided drug-eluting stent implantation in complex coronary lesions: meta-analysis of randomized trials. Am Heart J, 2017, 185:26-34.

[18] Jang JS, Song YJ, Kang W, et al. Intravascular ultrasound-guided implantation of drug-eluting stents to improve outcome: a meta-analysis. JACC Cardiovasc Interv, 2014, 7(3):233-243.

第六篇

第九章

瘤样扩张和血栓性病变

血管内超声在冠脉特殊斑块形态学方面具有显著的优势，在瘤样扩张和血栓性病变中尤为明显。这两种病变在冠脉病变中占一定比例，但基于冠状动脉造影（coronary angiography，CAG）的诊断，并不足以为临床医生提供足够的信息，进而可能影响医生的判断和治疗策略的制定。

第一节　瘤样扩张

冠状动脉瘤的概念来源于冠状动脉扩张，最早于1761年尸检时发现，至今已超过200年，但对该病的认识尚待完善。现代冠状动脉瘤（coronary aneurysm）的概念最早由Bourgon医生提出[1]，并定义为局部血管直径达到或超过临近冠脉直径或者最大冠脉直径的1.5倍。临床发病率约1.5%~5%，大部分患者为男性，偏好右侧冠状动脉但所有冠脉节段均可发生，50%以上合并动脉粥样硬化[2]，先天性的约占20%，获得性冠状动脉瘤常见于冠状动脉硬化、感染和炎症。先天性冠状动脉瘤，常见于年轻患者，瘤体大，往往累及单支血管；动脉粥样硬化引起的冠状动脉瘤一般较小，伴有其他狭窄性病变细菌性动脉瘤的瘤体小，真菌性的瘤体较大，孤立，其他部位冠脉正常，且有明确的感染性心内膜炎，败血症、脓毒血症史；炎症性动脉瘤多见于儿童，由多发性动脉炎和Kawasaki病[3]所致。近年来，随着IVUS为代表的腔内影像学的发展，继发于冠脉自发性夹层的动脉瘤，也常有报道。

冠状动脉造影是诊断冠状动脉瘤最常用的方法，曾经是诊断动脉瘤的金标准。但由于斑块破裂（图6-9-1-1）、真性动脉瘤（图6-9-1-2）及假性冠状动脉瘤（图6-9-1-3）的造影显示均可以表现为"突出管腔的龛影"，因此单凭造影很难鉴别。

而从腔内影像学角度，IVUS在诊断冠脉瘤样病变中具有独特价值[4]，不仅能观察管腔的形态，还能观察管壁的结构，分辨病变的性质，了解管壁的完整性。因此能容易地区分斑块破裂与真性或假性动脉瘤（表6-9-1-1）。

与假性动脉瘤相比，真性动脉瘤体处有更大的管腔横断面积、瘤体最大直径、外弹力膜横断面积和重构指数，而假性动脉瘤有更大的斑块负荷，提示真性动脉瘤瘤体相对更大，假性动脉瘤更多与动脉粥样硬化斑块相关，因而IVUS指导下指定治疗策略显得尤为重要（图6-9-1-4）。

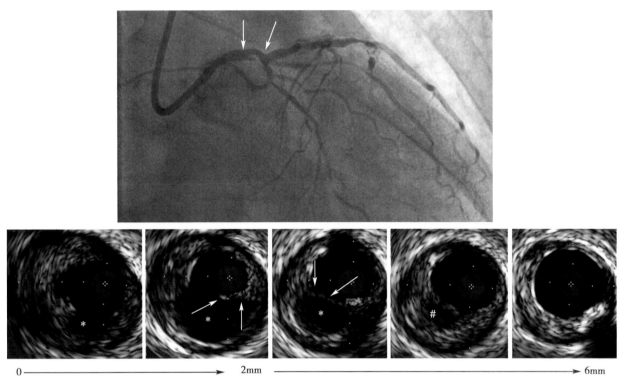

图6-9-1-1 （A）斑块破裂示例

前壁STEMI患者。冠脉造影提示前降支中段起血管次全闭塞，左主干远段另可见一龛影，内有造影剂分层显影（白色箭头处）。IVUS成像可见完整的斑块破裂过程，白色箭头显示残留内膜片，（*）为破裂残腔，（#）为残腔内可疑血栓。此例斑块破裂残余内膜片较完整，在冠脉造影中表现为较明显的"腔内白线"，除斑块破裂处外，其余斑块主要为纤维斑块

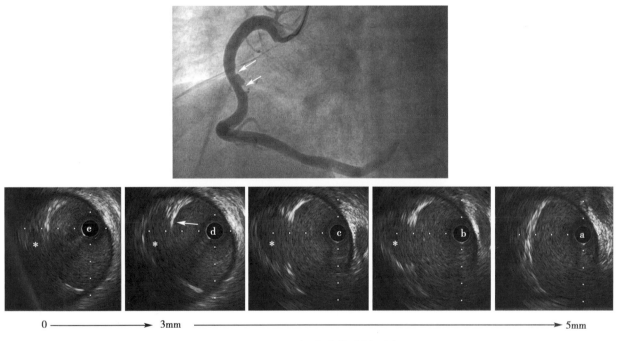

图6-9-1-1 （B）斑块破裂示例

不稳定心绞痛患者。冠脉造影提示右冠中段起临界病变，接近血管最狭窄出可见一龛影，向外膨出，内有造影剂显影（白色箭头之间），长度约为5mm。IVUS成像可见完整的斑块破裂过程,（a）可见偏心超声衰减斑块，位于6点至12点之间，斑块表面等回声，后迅速衰减，后方出现黑色阴影导致血管结构显示不清；（b）9点方向出现斑块破裂，残腔内未见血栓；（c）斑块破裂残腔继续增大，类椭圆形，深度＞2mm，内部血流良好；（d）斑块破裂残开始缩小，可见残余内膜片（白色箭头）;（e）内膜重新连接完整,（*）为破裂残腔。此例斑块破裂残余内膜片较少，因此在冠脉造影中未出现明显的"腔内白线"。IVUS显像提示主体斑块为脂质斑块可能性较大

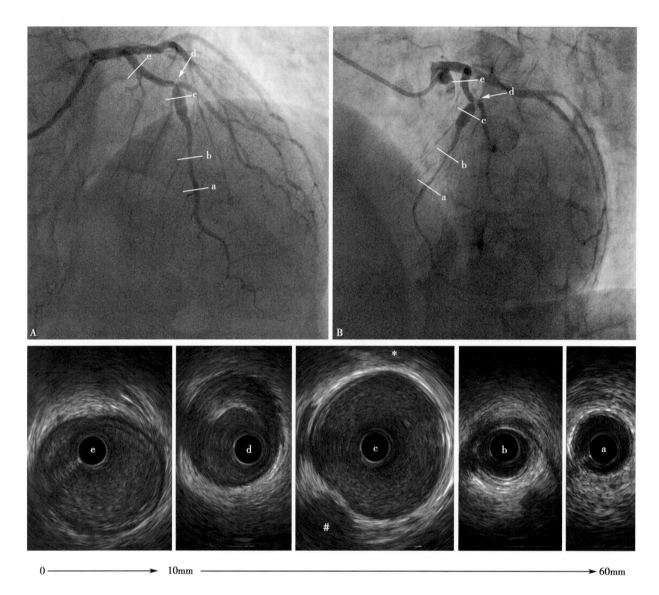

0 ——————→ 10mm ———→ 60mm

图6-9-1-2 （A）真性动脉瘤示例

不稳定性心绞痛患者的前降支。如图（A、B）所示，患者前降支中段有一瘤样扩张。IVUS成像可见前降支远段（a）血管三层结构清晰，内膜厚度正常，血管直径接近2.5mm；中远段（b）血管，外膜以外可见一半月形黑色条带影，结合冠脉造影，可确认为肌桥；中段（c）血管，直径迅速增粗至最大7mm，12点方向（*）为即将汇入的对角支，7点钟方向（#）为即将汇入的间隔支；当对角支汇入后，前降支出现血管MLA截面（d），管腔直径迅速缩小为2mm以下，残余管腔面积<3mm²，斑块负荷约50%，成分以纤维脂质斑块为主；斑块延续至前降支近段（e）并逐渐消失，此处血管恢复正常。此例病变，血管瘤发生在一个临界病变远端，可能与"狭窄后扩张"机理相关，但由于MLA处病变并不严重，虽然造影提示此处狭窄度>90%，但依然需进一步血管功能学检查，如：血流储备分数（FFR），以判定是否需要血管重建治疗

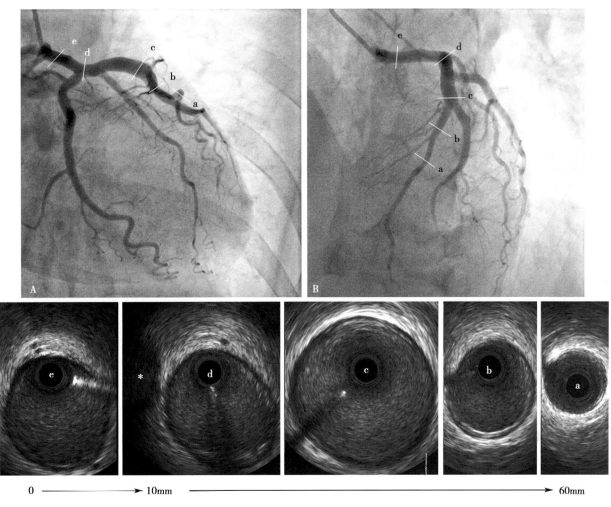

图6-9-1-2 （B）真性动脉瘤示例

不典型胸痛患者。冠脉造影（A、B）提示，前降支近段异常增粗。IVUS成像可见，前降支远段（a），血管三层结构清晰，内膜菲薄光整；至中远段（b）血管直径逐渐增粗至3mm，血管正常；至中段（c）血管直径突然增粗至6.5mm，且血管结构正常，腔内血流通畅，未见明显斑块；后血管直径逐渐缩小，至前降支近段（d）血管直径已缩小至4mm，4~8点钟方向可见轻度内膜增厚，（*）为即将汇入的回旋支；至左主干段（e），血管三层结构再次清晰，内膜未见增厚，由于在粗大回旋支汇入后，左主干外弹力膜（EEM）截面积依然小于前降支近端（d）的EEM截面积，由此可以判定前降支近段依然存在动脉瘤倾向。此例动脉瘤样病变，完全发生在正常血管节段

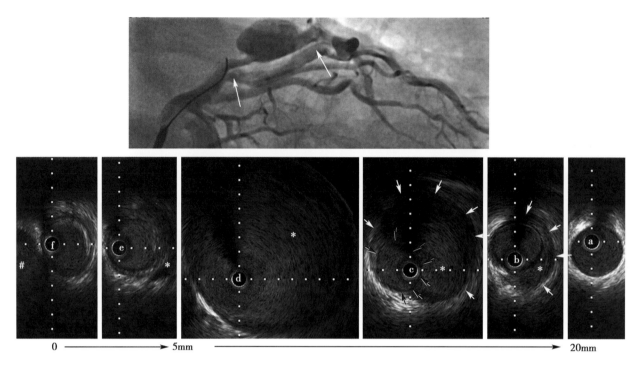

图6-9-1-3　假性冠状动脉瘤示例

反复胸痛4年，再发2个月的42岁女性患者。冠脉造影提示：前降支近中段可见一巨大瘤样扩张，内部血流呈湍流。IVUS显像提示，（a）前降支中段，血管完全正常，血管直径约3mm；（b）接近动脉瘤体（*），可见血管正常中膜结构外出现缺乏中膜内膜结构的瘤体（白色箭头），内有血流信号；（c）瘤体进一步增大（白色箭头），冠脉中膜内膜逐渐移行但依旧清晰可见；（d）瘤体进一步增大，直径＞12mm，血管三层结构显示不清，提示为假性动脉瘤；（e）瘤体（*）缩小，血管逐渐移行回到三层结构；（f）血管回复正常结构，并即将与对角支（#）汇合。（此病例由广州市第一人民医院，罗义提供）

表 6-9-1-1　斑块破裂、真性动脉瘤与假性动脉瘤在腔内影像学的差异性

	斑块破裂	假性动脉瘤	真性动脉瘤
管腔横断面积	较小且偏心	大且偏心	大且同心
外弹力膜（EEM）面积	与临近EEM相仿	部分弧度EEM不清	较临近EEM增大
血管三层结构	完整	不完整	完整
斑块负荷	较大	小	小
瘤体长度	较短	长短不一	长
游离内膜片	常见	边缘处明显	极少
瘤体/残腔内血栓	++	+	+/-
OCT下血管腔全貌	+	+/-	-

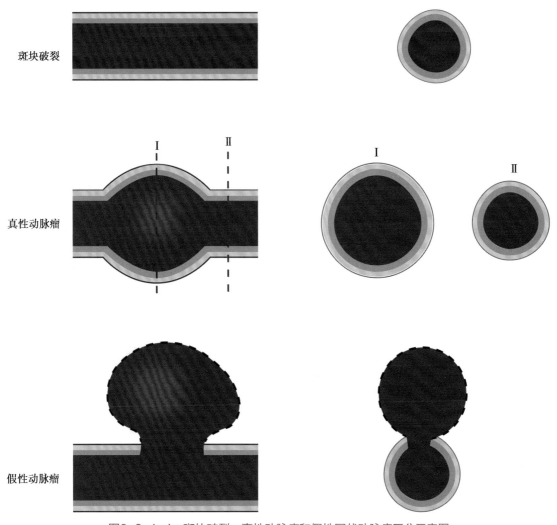

斑块破裂

真性动脉瘤

假性动脉瘤

图6-9-1-4 斑块破裂、真性动脉瘤和假性冠状动脉瘤区分示意图

　　需要强调的是，斑块破裂虽然与冠脉事件相关，但其本身为动脉粥样斑块生长的过程，而非终点。相当部分的斑块破裂可以自行愈合，这个过程可以重复多次，而斑块负荷逐次加重[5]，因此并不是所有的斑块破裂都导致冠脉事件，都需要PCI处理。真性动脉瘤的情况更为复杂，相当部分的真性动脉瘤是偶然被发现，相对稳定，治疗策略尚有争议。而假性动脉瘤由于血管壁三层结构被破坏，瘤体部分只有外膜或外膜外结缔组织，缺乏足够的力学强度维系瘤体稳定。因而，只要不发生破裂等致命事件导致病人死亡，瘤体体积理论可以没有上限，因此建议发现即处理，如：覆膜支架或外科手术治疗。

　　冠状动脉瘤病变处血管直径改变较大，引起血液动力学改变[6]，以及常伴内皮功能不全，因此是导致急性/慢性冠脉内血栓的高危因素[7]。由此发生的急性冠脉综合征（acute coronary syndrome，ACS）屡见不鲜（图6-9-1-5）。

　　此外由于动脉瘤体巨大，且内部常可伴有血栓或机化血栓，因此具有更高分辨率的腔内影像学手段：光学相干断层成像（optical coherence tomography，OCT）由于穿透深度有限或者巨大富含脂质成分的红血栓阻挡光线的原因（图 6-9-1-6），往往不能显示全貌，对临床的指导意义反倒不如具有更高穿透力的IVUS。

第六篇

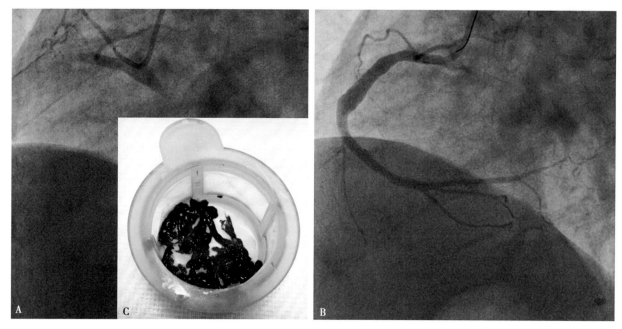

图6-9-1-5　急性冠脉综合征示例

胸痛逐渐加重33小时的急性冠脉综合征患者。急诊冠脉造影（A）提示右冠近段起全闭，急诊PCI术中发现血栓抽吸有效，且源源不断地有血栓被取出，最后一共抽吸30余次，得到最终造影图（B）。可见右冠近段至中段，可见一巨大壶腹样动脉瘤，IVUS证实为真性动脉瘤。结合病史及抽吸出的血栓（C），考虑为动脉瘤内形成血栓并逐次脱落堵塞远端冠脉，导致急性冠脉综合征的发生。患者未植入支架，后期予抗血小板加抗凝治疗

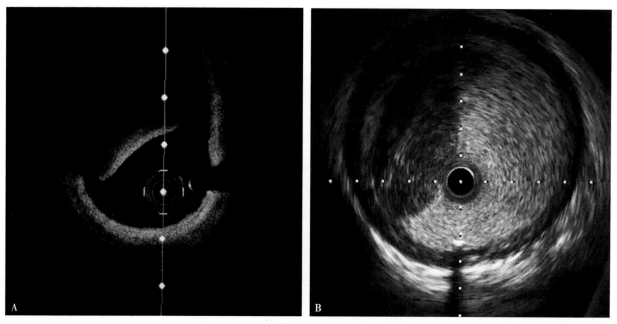

图6-9-1-6　动脉瘤OCT与IVUS影像区别

（A）35岁急性心肌梗死STEMI患者的OCT图像，显示从9点到1点方向有巨大红血栓，但由于血栓体积与成分因素，导致光线不能穿透，后方的可疑动脉瘤结构不能显影。（B）另一例不稳定心绞痛患者，造影提示动脉瘤。IVUS成像提示，动脉瘤体巨大，直径达到9mm以上，7点至12点方向有巨大红血栓，但由于IVUS优秀的穿深，虽然（B）动脉瘤和血栓体积远较（A）巨大，但血栓后方的动脉瘤管壁结构依然显现

第二节 血栓性病变

　　易损斑块破裂及继发性血栓形成是大多数急性冠脉综合征发生的主要病理生理学机制[8, 9]。早期研究表明，在急性心肌梗死发病8小时之内，90%以上的罪犯血管存在血栓，而且大多数是红色血栓或者混合血栓，偶有白色血栓。但在不稳定性心绞痛患者中，罪犯血管中的血栓主要为白色血栓[10]。在真实世界的研究中，冠脉内血栓发现率与急性冠脉综合征的严重度：不稳定心绞痛（unstable angina，UA）、非ST段抬高性心肌梗死（non-ST elevated myocardial infarction，NSTEMI）和ST段抬高性心肌梗死（ST elevated myocardial infarction，STEMI）的发生呈正相关[11]，即病情越偏向STEMI，患者冠脉内血栓发生率越高，反之越低。而肌钙蛋白阳性的ACS患者也比肌钙蛋白阴性的患者具有更多的血栓发现。[12]

　　冠脉造影中，血栓病变表现为血管腔内充盈缺损，可以为球形，分叶，或多边形。但是冠脉造影不能分辨病变的组织学特点和斑块形态学，且检测血栓的敏感度低。进入腔内影像学时代，以IVUS为代表的技术，能够精细了解斑块和血管壁结构，分辨血栓。Pandian医生于1990年首次应用IVUS检测到冠脉内血栓[13]。相比较冠脉造影，IVUS对血栓性病变的诊断，敏感性和特异性均大幅度提高[14]。

　　血栓性病变在IVUS下的图像特征主要有以下几方面表现[15]：（1）凸向管腔的不规则团块，表面毛糙，分叶（图6-9-2-1）。（2）有斑点的闪烁样外观。（3）"可疑血栓"与原发斑块之间有明确的分界。（4）动态IVUS图像下，血栓内可以出现闪动着血液噪点回声的"微通道"。（5）如固定IVUS探头做实时观测，可发现血栓伴随血流方向做来回移动。上述特点是血栓的特异表现，但敏感性不高。需要强调的是，用IVUS诊断通常是推测性的，某些"物质"在IVUS下的形态可以酷似血栓（图6-9-2-2、图6-9-2-3）。此时，医生需要根据患者病情、其他辅助检查和实验室诊断，综合判断病情及治疗策略。

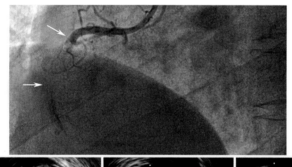

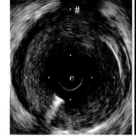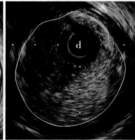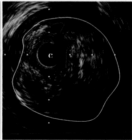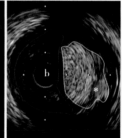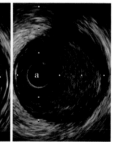

图6-9-2-1　血栓性病变示例

右冠STEMI患者。冠脉造影提示右冠中段起次全闭塞，血管内可见白色团块影TIMI血流 1级。导丝顺利通过病变后，行血栓抽吸之前，予IVUS检查。IVUS显像提示：此为斑块破裂继发血栓形成病例：血管闭塞段长度约10mm，远端（a）血管管腔正常，管腔内有血流信号，（b）可见血管腔几乎闭塞，内充填低回声可疑血栓物质（红圈），图像右侧可见斑块破裂腔（黄圈）内有瘀滞血液信号及可疑血栓（*），两个腔隙间可见内膜片；（c）可见血管内腔严重狭窄，形态不规则，整个血管腔充填不规则团块，表面毛糙，分叶状可疑血栓物质（红黄圈间）；（d）血栓样物质（红黄圈间）较前减少，管腔内血流信号恢复，但呈现瘀滞状态；（e）血栓消失，血管结构正常，可见12点方向，有一锐缘支（#）汇入

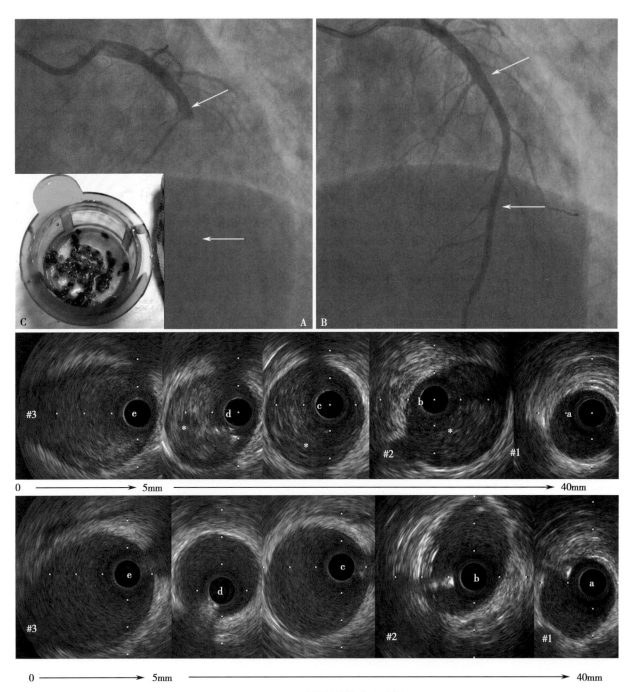

图6-9-2-2 酷似血栓性病变示例

32岁广泛前壁STEMI女性患者。冠脉造影（A）提示前降支中段起全闭，血栓抽吸前行IVUS检查，发现血栓样病变，长度约40mm。反复抽吸后复查冠脉造影（B）提示血管未见明显病变。抽吸出大量可疑物质（C），肉眼观察与常见血栓差异明显。当时IVUS显像提示，上图（a）抽吸前，前降支远端正常结构，（#1）为即将汇入的间隔支1；上图（b）腔内可疑血栓样物质（*），（#2）为即将汇入的间隔支2；上图（c）管腔全闭，内充填以回声不均血栓样物质（*）；上图（d）血流重新出现，但呈淤滞状态，血栓样物质（*）即将消失；上图（e）血管正常结构，可见间隔支3（#3）汇入。下图（a）多次抽吸后，前降支远端正常结构，（#1）为即将汇入的间隔支1；下图（b）（c）（d）均为上图同一节段，可见血管正常三层结构，腔内未见异常；下图（e）血管正常结构，可见间隔支3（#3）汇入

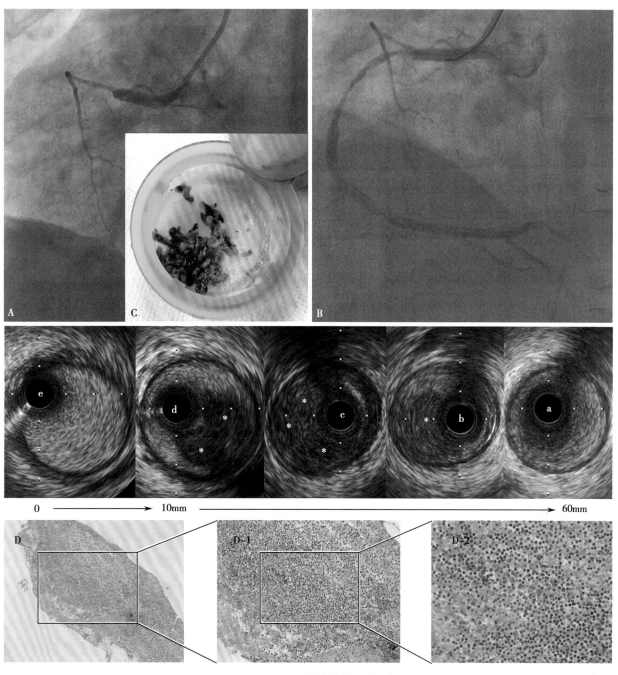

图6-9-2-3 酷似血栓性病变示例

右冠STEMI34岁男性患者。冠脉造影提示（A）右冠近端起全闭，急诊PCI时导丝顺利通过病变，反复抽吸后效果不满意（B），抽出大量灰白色血栓样物质，较常见血栓差异巨大。IVUS显像提示，血栓闭塞长度约60mm，（a）血管远段管腔三层结构正常，血液瘀滞状态；（b）（c）（d）可见管腔内严重狭窄，充填以回声不均，分叶团块状可疑血栓（*）；（e）右冠近段血栓样物质消失，血液瘀滞状态。血栓样物质病理切片（D）（D-1）（D-2）提示：凝固状坏死物内见肿瘤性栓子，结合临床病变符合急性髓系白血病。免疫组化结果：MPO +，TdT -，CD99 +，CD 43 +，CD10 -，Ki -67 10~20%，CD20 -，CD79a -，CD3 -

　　从病理学角度解释IVUS下血栓的图像特征，新鲜血栓主要由血小板、纤维蛋白、红细胞及完整的颗粒细胞组成，因此IVUS下回声强度以低回声为主，呈现松散的团块和分层结构，回声强度不等，可在管腔内随血流局部移动，达到一定厚度时，后方可出现声影遮挡血管壁结构；陈旧血栓可见向内生长的平滑肌细胞，伴或不伴结缔组织沉积及新生毛细血管，陈旧血栓与纤维斑块类似[16]。这是由于IVUS选用的检测媒介：超声波，在成像过程中只能根据其回声衰减来做出灰阶差别而成像，如果两种物质的超声波回声衰减特征类似，则成像类似。即便是新一代的虚拟组织学血管内超声成像系统（virtual histology-intravascular ultrasound，VH-IVUS），也不能分辨陈旧血栓性病变和纤维/纤维脂质性病变[17]。而新一代的近红外光谱辅助IVUS成像（near-infrared spectroscopy intravascular ultrasound，NIRS-IVUS）技术，较IVUS和VH-IVUS在冠脉内血栓识别中的价值可能会更高，但尚在研究中。因此IVUS在血栓性病变中更多作用在于发现可疑，而非精确判断。

相比较IVUS，OCT在识别血栓性病变中的能力，明显占优。受到分辨率限制，小血栓在IVUS下不能显现，而OCT由于其高分辨率和红细胞的不透光性，可以清晰显示小到10μm直径的血栓，并根据透光性的不同区分红血栓（不透光）和白血栓（透光），甚至可以根据光强度的衰减程度判断血栓的陈旧及成分[18]。红血栓表面极不规则、明亮，其后方为暗区，呈现"火焰状"。白血栓整体明亮，可规则或不规则，有时与内膜撕脱不易鉴别，需要参考周边内膜是否完整来判断。

OCT虽然在判断血栓方面较IVUS敏感且准确，但是在某些巨大血栓性病变（比如动脉瘤合并附壁血栓）其整体穿深不足，依然影响医生判断和制定治疗策略。因此，在血栓性病变中，IVUS和OCT两者不存在谁优谁劣，只有互为补充，扬长避短，才能更好地为临床医生提供决策信息。

（董 樑）

参考文献

[1] Bourgon A.Am Heart J 1948;36:403

[2] Swaye PS, Fisher LD, Litwin P, et al. Aneurysmal coronary artery disease [J].Circulation,1983,67(1):134-138.

[3] Fukazawa R, Ikegam E, Watanabe M, et al. Coronary artery aneurysm induced by Kawasaki disease in children show features typical senescence. Circ j, 2007, 71: 709-715.

[4] Maehara A, Mintz GS, Ahmed JM, et al. An intravascular ultrasound classification of angiographic coronary artery aneurysms.Am J Cardiol, 2001, 88:365-370.

[5] Burke AP, Tracy RP, Kolodgie F et al. Circulation 2001;103;934-40

[6] Luis Arboine, Juan M. Palacios. N Engl J Med, 2018, 378:e32

[7] Ohkubo T, Fukazawa R, Ikegami E. Reduced shear stress and disturbed flow may lead to coronary aneurysm and thrombus formations. Pediatr Int, 2007,49:1~7.

[8] Virmani R, Kolodgie FD, Burke AP, et al. Lessons from sudden coronary death: a comprehensive morphological classification scheme for atherosclerotic lesions. Arterioscler Thromb Vasc Biol 2000;20:1262-1275.

[9] Virmani R, Burke AP, Farb A, et al. Pathology of the vulnerable plaque.J Am Coll Cardiol 2006;47(suppl):C13-C18.

[10] Davies MJ. Pathology of arterial thrombosis. Br Med Bull, 1994,50:789-802.

[11] Dong L, Mintz GS, Witzenbichler B, et al. Comparsion of plaque characteristics in narrowings with ST-elevation myocardial infarction (STEMI), non-STEMI/unstable angina pectoris and stable coronary artery disease (from the ADAPT-DES IVUS Substudy).Am J Cardiol 2015;115:860-866.

[12] Fuchs S, Stabile E, Mintz GS, et al. Intravascular ultrasound findings in patients with acute coronary syndromes with and without elevated troponin I level. Am J Cardiol 2002;89:1111-1113.

[13] Pandian NG, Kreis A, Brockway B. Detection of intraarterial thrombus by high frequency two-dimential ultrasound imaging in vitro and vivo studies. Am J Cardiol, 1990,65:1280-1283.

[14] Siegel RJ, Ariani M, Fishbein MG, et al. Histopathological validation of angioscopy and intravascular ultrasound. Circulation, 1991,84:109-117.

[15] 刘建 王伟民. 血管内超声对血栓病变的判断《中国介入心脏病学杂志》2011年8月第19卷第4期 233-235.

[16] Gary S. Mintz. <Intracoronary Ultrasound> published by CRC Press, a member of the Taylor & Fancis Group

[17] Nasu K, Tsuchikane E, Katoh O, et al. Impact of intramural thrombus in coronary arteries on the accuracy of tissue characterization by in vivo intravascular ultrasound radiofrequency data analysis. Am J Cardiol, 2008, 101: 1079-1083

[18] Kume T, Akasaka T, Kawamoto T, et al. Assessment of coronary arterial thrombus by optical coherence tomography. Am J Cardiol, 200697(12):1713-1717.

第十章

再 狭 窄

再狭窄（restenosis）是指对冠状动脉（冠脉）成功实施介入治疗后，冠脉局部损伤后"愈合"反应而造成局部血管腔的再次狭窄。经皮冠状动脉介入治疗（percutaneous coronary intervention，PCI）术后再狭窄是一个多种因素、多重机制共同参与的过程，IVUS系列图像采集分析是观察再狭窄发生过程和研究再狭窄发生机制的一种重要方法，并能指导制定再狭窄的进一步治疗策略。

第一节 定义及评估方法

一、再狭窄的定义和分型

再狭窄的血管造影定义通常是指PCI术后再次发生狭窄、管腔直径狭窄程度大于50%。植入支架后发生再狭窄（支架内再狭窄，in-stent restenosis，ISR）除发生在支架内，也常发生于支架边缘部位，因此支架边缘5mm内通常也纳入分析，也就是节段内分析。在进行再狭窄研究时，常采用一些连续性参数作为50%直径再狭窄的替代指标，包括最小管腔直径（minimal lumen diameter，MLD）、直径狭窄百分比和晚期管腔丢失（late lumen loss，LLL）等。采用血管腔内影像技术如IVUS等对再狭窄进行评估时，一般将靶病变部位的面积狭窄率超过75%定义为再狭窄。

临床上关于ISR的分型，最常用的是Mehran分型（图6-10-1-1）[1]，根据病变形态分为4型。Ⅰ型：局限型，ISR的病变长度≤10 mm，狭窄位于支架内或支架边缘；Ⅱ型：弥漫型，ISR的病变长度>10 mm，但不超出支架边缘；Ⅲ型：弥漫增生型，ISR的病变长度>10 mm，且延伸到支架外；Ⅳ型：完全闭塞型，支架内完全闭塞，前向血流TIMI 0级。Mehran分型的不同再狭窄类型能反映再次PCI治疗的预期结果。研究显示，Ⅰ至Ⅳ型再狭窄靶病变再次血运重建率分别为19%、35%、50%和83%。

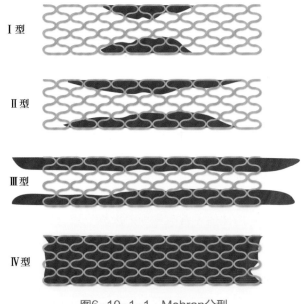

Ⅰ型

Ⅱ型

Ⅲ型

Ⅳ型

图6-10-1-1　Mehran分型

二、血管内超声评估再狭窄的方法

采用IVUS评估再狭窄病变时，需要对靶病变全程以及邻近节段进行综合评估，测定再狭窄部位的相关IVUS参数。如果有术后即刻的IVUS影像和数据，还可以对解剖位置相同的横截面图像进行前后对照分析研究。对于无支架覆盖的邻近节段，其血管横断面积（cross-sectional area，CSA）和管腔CSA在PCI术前、术后和随访时也可能发生显著变化，因此，需要对靶病变近远端至少5mm内的参考节段进行测量和分析。在进行术后即刻和随访IVUS的前后对照分析时，未植入支架病变和支架边缘节段需要测定外弹力膜（extravascular elastic membrane，EEM）CSA的变化、斑块和中膜（plaque plus media，P&M）CSA的变化以及管腔CSA的变化；支架段病变还需要额外测定支架CSA的变化以及内膜增生的程度等。

在进行容量分析时，一般应对完整的病变长度进行分析。在支架内再狭窄的研究中，应该对完整的支架长度范围进行研究，相关容积参数可在术前、术后和随访时的数据之间进行比较分析。在进行横向比较分析时，因不同病变的长度不同，不能直接比较容积参数，此时应采用平均CSA（总容积除以长度）作为比较分析的参数。

第二节 评价再狭窄发生机制

一、非支架植入病变的再狭窄

IVUS研究发现，未植入支架血管的再狭窄主要与EEM面积的减少和P&M面积的增加有关，而与P&M面积变化相比，管腔面积变化与EEM面积变化的相关性更高。Mintz等[2]发现与非再狭窄病变相比，再狭窄病变的EEM面积和管腔CSA均有显著减少，但P&M面积只有较小的增加趋势，EEM面积减少（血管面积缩小）对晚期管腔丢失的影响较大，约占75%，而P&M面积增加的影响只占25%。SURE研究[3]对接受球囊扩张或定向斑块切除术的患者在术前、术后即刻、术后24小时、术后1个月及6个月时进行了系列IVUS图像采集和分析，发现管腔面积的改变与EEM面积的相关性（r=0.7-0.8）显著高于P&M面积的变化（r=0.3-0.4）。

多项研究[2, 4-6]表明，采用IVUS测定非支架植入病变术后即刻的残余斑块负荷和残余管腔直径可预测再狭窄的发生。单纯球囊扩张或斑块旋切等经皮冠状动脉腔内血管成形术（percutaneous transluminal coronary angioplasty，PTCA）术后残余斑块负荷越低，再狭窄发生率就越低，理想的残余斑块负荷应小于40%。残余斑块负荷预测再狭窄发生的机制，可能是因为残余斑块增强了EEM面积缩小导致管腔面积缩小的效应。当残余斑块负荷较大时，即使是较小的EEM面积改变，也会对管腔直径造成较大的影响。同时，内膜增生的数量以及早期（球囊扩张后的1小时内）的管腔丢失（或弹性回缩）也与较重的残余斑块负荷有关。

二、金属裸支架的再狭窄

与单纯的PTCA相比，植入支架能够获得更大的术后即刻管腔面积，并能对抗术后病变部位的EEM面积缩小，从而降低再狭窄的发生。但IVUS研究证实，支架植入后内膜增生的程度远比单纯球囊扩张和斑块旋切等PTCA术后显著[7, 8]。由于金属裸支架（bare metal stent，BMS）较少发生慢性弹性回缩，因此这类支架晚期管腔丢失几乎都是由内膜增生造成的。IVUS容积研究显示，BMS植入后内膜增生体积与支架容积的比值（常被称为内膜增生百分比或支架容积狭窄百分比）呈正态分布，平均值约为30%。在大多数可疑慢性支架弹性回缩的病例中，随访时较小的支架面积往往是最初支架扩张不全所致。支架发生急性回缩或弹性变形一般都发生在支架释放后球囊排空的时候，球囊排空后支架形态已基本固定，后续随访中一般是不会改变的。

支架发生再狭窄时常会累及支架边缘的参考节段，IVUS研究显示，支架边缘一定距离内的血管节段在随访时会有显著的EEM面积减少，而P&M面积增加和内膜增生却并不明显，这与非支架植入病变再狭窄的发生机制相类似，支架边缘节段的残余狭窄同样可以预测参考节段再狭窄的发生。

对于特定的支架类型，内膜增生厚度一般与支架的尺寸大小无关，可作为独立于支架型号之外的再狭窄测定参数。大的支架虽然圆周长度更长、内膜增生面积更大，但由于基线直径更大并不会造成更多再狭窄，反而是小的支架由于基线直径小，在同等内膜增生厚度下更容易发生再狭窄。

三、药物洗脱支架的再狭窄

药物洗脱支架（drug-eluting stent，DES）的出现和发展代表了冠心病介入治疗的一项创新技术，是冠心病治疗的重大突破，可使再狭窄的发生率显著降低。DES植入后，不仅内膜增生体积百分数显著降低，而且与BMS相比其标准差变化区间也很窄。因此，即使患者有相对较多的内膜增生，也很难达到可引发临床症状的再狭窄的程度。

DES植入后发生再狭窄与BMS相比，BMS再狭窄主要是弥漫型，而DES再狭窄主要是局灶型[9, 10]，这可能是因为DES能够有效的抑制内皮过度增生，也意味着与裸支架相比，DES局部的技术问题（如局部支架扩张不充分、支架断裂等）可能发挥了更为重要的作用。在SIRIUS研究[11]中，IVUS观察结果提示最小管腔面积小于5.0mm²能够预测90%的支架失败。因此，DES支架失败的大部分情况是由于支架的扩张不充分。另外，部分DES失败也可能源于支架断裂或串联支架之间存在间隙，支架断裂或支架之间存在间隙可引发局部"刺激"，从而导致局部内膜增生加重。

四、生物可降解支架的再狭窄

生物可降解支架（bioresorbable vascular stent，BRS）的设计理念在于支架植入术后早期提供足够的支撑力维持血管通畅，在完成血管修复后支架结构完全降解被吸收，血管内不留任何异物，血管恢复自然的形态及舒缩功能。BRS植入以后随着时间的推移支架逐渐吸收，IVUS研究显示Absorb聚乳酸可降解支架在术后6月开始出现降解吸收，3年时基本吸收完全[12]；而镁合金可降解支架吸收更快，在4个月时已经被吸收降解，可以见到嵌入内膜的支架梁[13]。BRS大多数为透明材料，至少在X射线下是透光的，为了便于定位释放通常在支架两端带有不透X线的放射标记，但支架释放完成后支架的形态及残余狭窄等情况无法进行评估，这对保持支架长期通畅非常不利，因此，血管腔内影像学的应用辅助极为重要。

IVUS研究提示PCI过程中操作因素对远期BRS支架内再狭窄有重要影响，影响因素包括：球囊长度、球囊/血管直径比值、预扩张及后扩张压力、支架释放压力、边缘血管损伤反应等[14]。目前推荐严格遵守规范化BRS植入PSP流程，包括充分预扩张病变、正确选择器械尺寸、使用非顺应小球囊进行常规高压后扩张以及自主选择是否使用腔内影像设备确保支架充分扩张、贴壁以及病变覆盖。首先，充分的病变预处理非常重要，使用IVUS可以判断病变处血管的直径及病变性质，根据IVUS检查结果可进一步判断病变性质（如严重钙化）和血管情况（参考血管直径小于2.7mm时ISR发生率增加，小于2.57mm时ISR发生率进一步升高）是否适合BRS植入，选择合适的预处理球囊进行有效的预处理将有助于BRS通过病变及扩张贴壁，预防再狭窄的发生。其次，BRS与病变血管的匹配在预防再狭窄中非常重要，过度扩张或膨胀不全均可导致再狭窄的发生，支架直径/参考血管直径 > 1.13（支架直径超过参考血管直径13%）或<0.91（支架直径小于参考血管直径9%）均与再狭窄发生率增加有关，IVUS可精确测量病变区域血管直径，有助于支架尺寸的选择。此外，X射线下透光的BRS植入后冠脉造影很难判断残余狭窄的程度及支架扩张贴壁情况，PCI术后残余狭窄超过27%与BRS术后再狭窄率升高相关，其敏感性和特异性分别为53%和91%，BRS植入术后使用IVUS检查可准确判断残余狭窄情况并进行恰当的处理来预防再狭窄的发生。最后，IVUS可以明确BRS植入术后即刻的不良情况，如病变覆盖不全、贴壁不良、支架断裂、弹性回缩、支架重叠失败或过多等并进行相应处理，可减少远期ISR的发生。

发生再狭窄的BRS进行IVUS检查可发现支架内新生内膜增殖程度、新生粥样硬化病变及性质、支架的结构及吸收程度等，明确再狭窄的机制。新生内膜及粥样硬化病变受糖尿病等全身性因素影响，而BRS结构性改变（扩张过度、膨胀不全、降解过快、降解延迟、贴壁不良、残余狭窄、覆盖病变不足及重叠过多等）对再狭窄的发生影响更多，因此IVUS可以提供较为全面的信息帮助我们了解发生再狭窄的原因[15]。

第三节 指导再狭窄病变处理

  IVUS是指导ISR介入治疗的有效辅助手段，其主要优势是能够精确的区分再狭窄的两个主要原因，即内膜增生和支架扩张不全。这些信息对制定ISR的治疗策略是非常有用的。内膜增生为主的再狭窄病变，可能更倾向于再次支架植入或者采用药物涂层球囊治疗（drug-eluting balloon，DCB），而支架膨胀不全可能更适合采用非顺应性球囊行单纯的扩张成形术使支架充分扩张。此外，血管内影像还能够提供参考血管的直径大小，以便指导选择球囊的直径。最新指南中，对于再狭窄病变，推荐采用IVUS指导有助于查明支架失败原因（Ⅱa，C），推荐IVUS指导的优化PCI（IIa，C）。球囊扩张成形术、DES植入术和DCB治疗术是目前最常采用的ISR治疗方法。

一、球囊扩张成形术治疗再狭窄

  球囊扩张成形术是治疗ISR最早的方法，直接针对支架内再狭窄的两个主要因素，即内膜增生和支架扩张不全。通过球囊扩张，对新生内膜组织进行机械性的挤压，同时可以纠正潜在的支架扩张不全。球囊扩张治疗ISR的IVUS研究显示，血管成形术后管腔面积的增加是由于支架的扩张和新生内膜组织的减少（图6-10-3-1）。由于单纯的普通球囊扩张成形的作用有限，并且存在许多缺点（如"西瓜子现象"所致的球囊滑位等），目前已不再作为治疗ISR的主要方法。

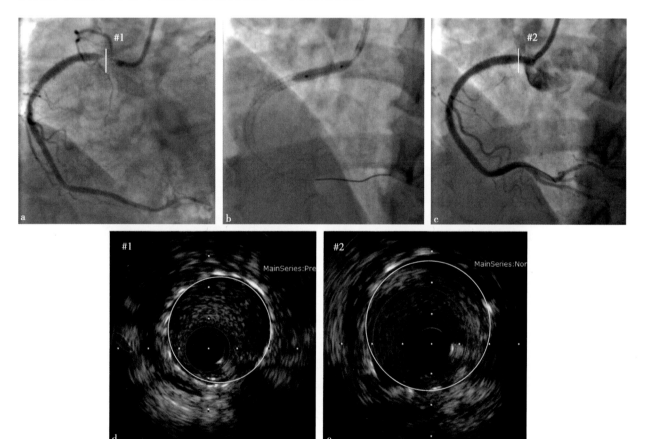

图6-10-3-1 球囊扩张治疗再狭窄的机制。右冠开口支架植入后1年的患者，造影显示支架内再狭窄（a），血管内超声显示支架内显著内膜组织增生（d），选择4.0mm×15mm直径非顺应性球囊18atm扩张后，狭窄程度明显改善（b，c），IVUS检查显示管腔明显增大，支架面积也显著增加，支架内新生内膜组织面积减少（e）

　　切割球囊是由标准球囊和装在侧面的金属刀片所组成，球囊扩张后刀片切入斑块内部，可能有利于随后的球囊挤压，同时，刀片和斑块之间的相互作用将球囊锚定于斑块内，有助于防止"西瓜子现象"的发生，减少地理丢失等相关问题。但对于切割球囊治疗再狭窄病变疗效的研究结果也不尽一致。

二、药物洗脱支架治疗再狭窄

　　DES治疗原发性疾病能显著降低再狭窄的发生率，具有较高的急性获得和较低的晚期丢失，显示出独特的、高疗效的抗再狭窄作用。对于再狭窄的高危患者和病变而言，这种高效的抗再狭窄性能显得尤为重要。研究显示，DES治疗BMS再狭窄显著优于传统的球囊成形和血管内放射治疗。

　　DES植入后的ISR总体发生率低，但一旦发生，再狭窄的治疗依然是一个非常棘手的问题，也有研究表明DES再狭窄患者较BMS再狭窄患者的临床预后更差。BMS和DES植入后发生的再狭窄具有显著的不同点，研究发现支架内新生动脉粥样硬化可能在DES晚期再狭窄中发挥着重要的作用。对于新生动脉硬化斑块的再狭窄病变，在IVUS指导下再次植入DES一般能获得比较好的结果（图6-10-3-2）。

　　BRS植入后因支架扩张不充分导致的再狭窄，即使没有明显的内膜增生，在单纯的球囊扩张后，由于支架结构的降解不再具有足够的支撑力，在IVUS评估后可以植入DES进行有效的治疗（图6-10-3-3）。

　　BRS的支架结构降解过快也会引发再狭窄，支架结构的降解塌陷会导致支撑力迅速下降，过早的失去支撑作用，血管负性重构导致再狭窄的发生。IVUS系列检查能准确地判断BRS植入后再狭窄是否源于支架的降解塌陷，指导选择DES的植入来处理这类病变（图6-10-3-4）。

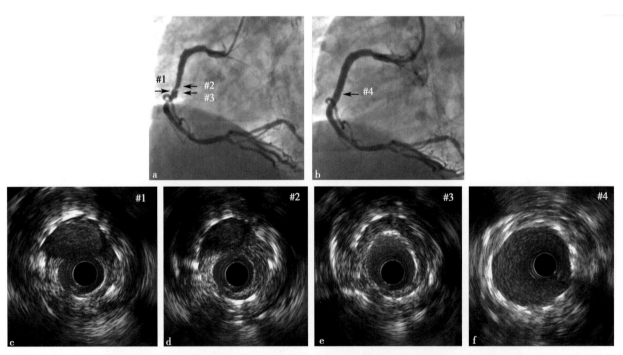

图6-10-3-2　新生动脉粥样硬化斑块导致的DES植入后再狭窄。患者植入雷帕霉素洗脱支架3年后再发胸痛，造影显示右冠中段支架内再狭窄（a），IVUS检查见支架内新生动脉粥样硬化斑块并发生破溃（c，d&e），再次植入一枚药物洗脱支架后造影（b）和IVUS（f）显示良好结果

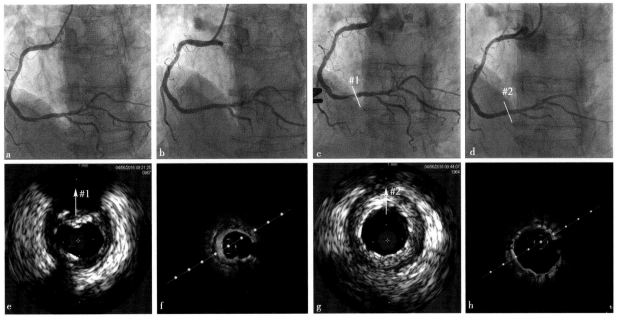

图6-10-3-3　聚乳酸可降解支架再狭窄。术前右冠远段狭窄70%（a），使用2.5mm直径球囊14atm预扩张后植入 Xinsorb 3.0mm×15mm聚乳酸可降解支架，3.25mm×12mm非顺应性球囊后扩张后造影结果良好（b）；术后1年复查可见支架内再狭窄（c），IVUS及OCT检查可见支架植入段弥漫性钙化，支架远段部分扩张不充分（e&f），使用球囊再次充分扩张病变后植入药物洗脱支架后血管恢复通畅（d，g&h）。该患者冠脉造影未发现的钙化导致支架扩张不充分，可能是其发生再狭窄的主要原因

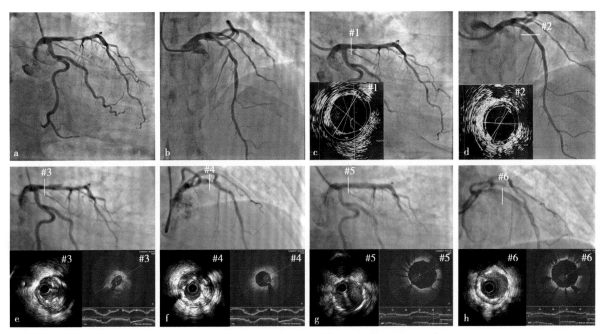

图6-10-3-4　镁合金可降解支架再狭窄。冠脉造影提示前降支近段狭窄（a&b），通过规范PSP操作流程，植入两枚镁合金可降解支架，术后造影及IVUS可见支架扩张充分、贴壁良好（c&d）；支架术后9月再次出现活动后胸痛，行冠脉造影可见严重支架内再狭窄，IVUS及OCT检查可见支架塌陷、回缩，部分降解的支架梁悬于血管腔内，造成有效管腔面积缩小（e&f）；使用非顺应性球囊充分扩张原支架后，植入两枚药物洗脱支架取得良好效果（g&h）

<h1 style="text-align:center">三、药物涂层球囊治疗再狭窄</h1>

　　DCB通过扩张时球囊表面的药物与血管壁短暂接触，将抑制增殖的药物释放于病变局部，从而达到治疗的目的。在最新的指南中，明确推荐采用DCB作为治疗BMS或DES再狭窄病变的重要方法（Ⅰ，A）。详见第十一章药物涂层球囊应用。

（张　峰）

参考文献

［1］Mehran R, Dangas G, Abizaid AS, et al. Angiographic patterns of in-stent restenosis: classification and implications for long-term outcome. Circulation, 1999,100(18):1872-1888.

［2］Mintz GS, Popma JJ, Pichard AD, et al. Arterial remodeling after coronary angioplasty: a serial intravascular ultrasound study. Circulation, 1996,94(1):35-43.

［3］Kimura T, Kaburagi S, Tamura T, et al. Remodeling of human coronary arteries undergoing coronary angioplasty or atherectomy. Circulation, 1997,96(2):475-483.

［4］Tardif JC, Côté G, Lespérance J,et al. Impact of residual plaque burden after balloon angioplasty in the MultiVitamins and Probucol (MVP) trial. Can J Cardiol, 2001,17(1):49-55.

［5］Jain SP, Jain A, Collins TJ, et al. Predictors of restenosis: a morphometric and quantitative evaluation by intravascular ultrasound. Am Heart J, 1994,128(4):664-673.

［6］Honda Y, Yock PG, Fitzgerald PJ. Impact of residual plaque burden on clinical outcomes of coronary interventions. Catheter Cardiovasc Interv, 1999,46(3):265-276.

［7］Mintz GS, Popma JJ, Hong MK, et al. Intravascular ultrasound to discern device-specific effects and mechanisms of restenosis. Am J Cardiol, 1996,78(3A):18-22.

［8］Suzuki T, Hosokawa H, Katoh O, et al. Effects of adjunctive balloon angioplasty after intravascular ultrasound-guided optimal directional coronary atherectomy: the result of Adjunctive Balloon Angioplasty After Coronary Atherectomy Study (ABACAS). J Am Coll Cardiol, 1999,34(4):1028-1035.

［9］Dangas GD, Claessen BE, Caixeta A, et al. In-stent restenosis in the drug-eluting stent era. J Am Coll Cardiol, 2010,56(23):1897-1907.

［10］Camenzind E. Treatment of in-stent restenosis--back to the future? N Engl J Med, 2006,355(20):2149-2151.

［11］Sonoda S, Morino Y, Ako J, et al. Impact of final stent dimensions on long-term results following sirolimus-eluting stent implantation: serial intravascular ultrasound analysis from the sirius trial. J Am Coll Cardiol, 2004,43(11):1959-1963.

［12］Nakatani S, Onuma Y, Ishibashi Y, et al. Early (before 6 months), late (6-12 months) and very late (after 12 months) angiographic scaffold restenosis in the ABSORB Cohort B trial. EuroIntervention, 2015,10(11):1288-1298.

［13］Waksman R, Erbel R, Di Mario C, et al. Early- and long-term intravascular ultrasound and angiographic findings after bioabsorbable magnesium stent implantation in human coronary arteries. JACC Cardiovasc Interv, 2009, 2(4):312-320.

［14］Choi SY, Maehara A, Cristea E, et al. Usefulness of minimum stent cross sectional area as a predictor of angiographic restenosis after primary percutaneous coronary intervention in acute myocardial infarction (from the HORIZONS-AMI Trial IVUS substudy). Am J Cardiol, 2012,109(4):455-460.

［15］Polimeni A, Weissner M, Schochlow K, et al. Incidence, Clinical Presentation, and Predictors of Clinical Restenosis in Coronary Bioresorbable Scaffolds. JACC Cardiovasc Interv, 2017;10(18):1819-1827.

第十一章

药物涂层球囊

药物涂层球囊（DCB）将以往的球囊成形术与药物洗脱技术结合，通过运输药物至冠状动脉病变部位，使药物快速释放并均匀黏附到血管壁上，抑制新生内膜增生。近年来，DCB在治疗支架内再狭窄（ISR）方面积累了越来越多的循证医学证据，2014年欧洲心脏病学会（ESC）指南推荐DCB治疗ISR为I类A级适应证，包括裸金属支架（BMS）和药物洗脱支架（DES）再狭窄。同时，DCB在冠状动脉原发病变、小血管病变、分叉病变及其他复杂冠状动脉病变中的应用也在不断探索，成为支架植入以外的重要补充。

IVUS通过导管技术将微型超声探头送入血管腔内，可以实时显示血管横截面图像，能够精确测定血管管腔面积、直径以及病变的程度及斑块性质，指导和评价经皮冠状动脉介入治疗（PCI）。既往的荟萃分析显示，与单纯采用冠脉造影相比，IVUS指导下的PCI可显著降低心血管不良事件发生率。作为临床应用越来越广泛的腔内影像学技术，IVUS同样在DCB的应用中发挥着重要的作用。本文针对DCB的临床使用流程和适应证，结合IVUS在其中的应用，将从以下几个方面进行阐述。

第一节　病变预处理

病变的预处理恰当与否对于DCB的临床应用具有决定性的影响。经过充分的预扩张后，只有同时满足以下三个条件，才可以使用DCB治疗：1.病变处没有夹层，或者A、B型夹层；2.TIMI血流Ⅲ级；3.残余狭窄≤30%[1]。IVUS可精确判断病变血管直径的大小以及病变斑块的性质，指导预扩张球囊种类、尺寸、扩张压力的选择，判断扩张后的残余狭窄及是否存在夹层。对于钙化病变，IVUS能精确评估钙化病变是否为内膜钙化、钙化弧度大小，指导下一步病变预处理的选择——非顺应性球囊、切割球囊、冠脉旋磨术抑或是新型的准分子激光冠状动脉斑块消融术（ELCA）进行斑块减容，而这对于进行下一步DCB治疗极为重要。在病变预处理后，IVUS可判断残余狭窄，同时明确血管有无夹层，以及夹层的严重程度。若血管存在严重夹层，则不适合应用DCB治疗，可采用其他介入治疗术式治疗（DES、BMS、可降解支架）。

第二节　药物涂层球囊的扩张释放

同样地，IVUS可帮助判断血管直径大小，指导DCB的尺寸选择。在DCB的应用中，为避免预处理部位或是支架部位与DCB之间的"地理缺失"，一般建议要确保DCB覆盖预处理部位长度并超出边缘各

2~3mm。IVUS能精确判断病变血管近远段参考血管的相对正常段，结合造影结果，从而精准指导DCB长度以及扩张释放部位的选择，避免"地理丢失"。

第三节　药物涂层球囊在支架内再狭窄中的应用

ISR是目前DCB应用最广泛、证据积累最多的适应证。IVUS是评价ISR成因的重要指导工具[2]，可以判断支架是否膨胀不良、是否有新生内膜增生、支架是否断裂以及支架边缘是否再狭窄。根据狭窄病变的累及范围可将再狭窄病变分为局限型再狭窄、弥漫型再狭窄、增生型再狭窄和完全闭塞型再狭窄等四种类型[3]。IVUS能够精确的判断支架内再狭窄病变的分布特点，从而有助于术者对再狭窄病变进行准确的分型。国内崔燕[4]等应用IVUS的iMap功能分析ISR成因并进一步评价DCB治疗ISR的效果。其研究发现，DCB更适合于血管纤维组织含量偏高、钙化明显、迂曲和分叉等病变的患者，而支架治疗对于血管脂质成分含量高、无明显钙化和迂曲、血栓含量高等不稳定病变的患者效果更好。

第四节　药物涂层球囊在原位病变中的应用

分叉病变在PCI术中并不少见，约占15%~18%，一直以来都是冠脉介入治疗中最具挑战性的病变之一，其中最大的难点在于分支的保护。采用双支架术式即主支、分支植入DES，术后分支仍存在较高的再狭窄率，尤其是应用复杂技术时更是如此。基于大量的研究结果，目前Provisional术式为临床优选，即主支植入支架，分支使用普通球囊扩张，必要时再植入支架。DCB的应用减少了支架在PCI术中的应用，降低了主支及边支的再次血运重建比例。根据DCB的特点，其理论上可能会成为治疗分叉病变的最佳选择，可能会降低边支病变再狭窄的发生率，从而减少了对边支病变的支架植入，既往小样本的研究也证实了其有效性和可行性。目前DCB用于分叉病变的治疗策略主要有以下三种：①主支和边支DCB+主支BMS；②单纯使用DCB策略；③分支DCB+主支DES，但基本应用于非左主干、非复杂、分支直径<2.75mm的分叉病变。

IVUS可以帮助术者测量主支、边支血管大小，分析斑块的形态、负荷和纵向分布情况，了解主、边支的解剖关系，评价边支开口部的狭窄程度及病变的性质特点，从而决定DCB的应用策略。当边支开口的斑块负荷不重，主支可选择DES或DCB，而当分支开口斑块负荷较重时，主支选择DCB可能会更合适，这样可能可以减少主支支架植入后"雪橇效应"导致的斑块移位，导致分支急性闭塞或者血流受限。当然，如果在充分预扩张后，IVUS检查见病变处严重夹层产生，则不适合使用DCB。

除了分叉病变，IVUS同样可以优化DCB在小血管病变中的应用。小血管病变的介入治疗面临更多技术上的难题，究其原因，主要是随着血管直径的减小，术者手术操作的空间变小；小血管对于球囊和支架扩张造成的损伤耐受力更低，夹层或血管痉挛等并发症更容易发生。在糖尿病患者中由于血管负性重构可能会造成"假性小血管"现象。IVUS能够显示血管内360°横截面图像，不但能够判断血管壁及动脉粥样硬化斑块组织形态学特征，还能精确测量管腔直径、管腔面积及病变长度，这对预扩张球囊和DCB的大小、长度以及释放压力的选择具有重要的意义。

下面是我们在2017年9月完成的一例IVUS指导下ELCA联合DCB治疗冠状动脉原发病变病例。

患者男性，46岁，因活动后胸痛、胸闷伴右下腹隐痛不适10余天入院。既往危险因素包括高血压、糖耐量异常、重度阻塞性呼吸睡眠暂停综合征，入院查心肌损害标志物阴性，CHOL 5.60mmol/L，LDL-C 3.81mmol/L，糖化血红蛋白5.6%，同型半胱氨酸30μmol/L。心电图示：1、窦性心动过缓2、T波改变。心脏彩超：1、左房增大。2、二尖瓣、主动脉瓣回声略增强。3、二尖瓣、三尖瓣、肺动脉瓣轻度反流。4、左心功能正常。EF：62%。平板运动阳性。

术前造影：左主干（LM）干无明显狭窄；左前降支（LAD）近中段弥漫病变，最狭窄处90%，D1开口至近段弥漫性病变，最狭窄处85%，血流TIMI 2~3级；左回旋支（LCX）近段60%~70%狭窄，远段弥漫性病变，最狭窄处80%，血流TIMI 3级；右冠状动脉（RCA）近段弥漫病变，最狭窄处40%~50%，PL远段弥漫性病变，最狭窄处85%，血流TIMI 3级。

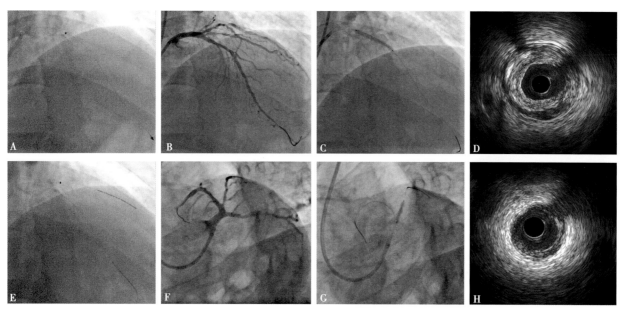

图6-11-4-1　对LAD及第一对角支采用ELCA和DCB进行介入治疗

图A-D为对前降支处理：A. 对前降支进行ELCA预处理（60mj/mm²、40Hz）B.处理后造影 C. 药物球囊（3.0/30mm Sequent Please，8atm×1min）进一步扩张病变处 D. 扩张后病变处IVUS影像（MLA=3.5mm²）；图E-F为进一步处理对角支：E. 对第一对角支进行ELCA预处理（40~60mj/mm²、40Hz）F.处理后造影 G. 药物球囊（2.0/20mm Sequent Please，8atm×1min）进一步扩张病变处 H. 扩张后病变处IVUS影像（MLA=2.5mm²）

该患者冠状动脉三支病变，且为多处弥漫病变，其中LAD近段重度狭窄，第一对角支开口至近段重度狭窄，第一对角支直径约2.5mm。经讨论后决定行新型准分子激光冠状动脉斑块消融术进行LAD近段及第一对角支近段斑块减容。ELCA可以充分对病变进行预处理（图6-11-4-1），同时减少血管严重夹层的产生，为DCB的应用提供条件。因患者基础病变较重，因此未行IVUS进行术前评估。在进行斑块减容后，复查造影未见血管夹层形成。于LAD及第一对角支病变处进行DCB处理。术后复查IVUS及造影见血管无夹层形成，管腔面积足够，血流TIMI 3级。对比术前术后造影图像，病变处得到显著改善（图6-11-4-2）。

综上所述，IVUS作为一种腔内影像学手段，能够更好的评估病变，特别对于病变预处理的优化以及复杂病变的指导，有助于不断扩展DCB的应用范围，在DCB的应用中发挥着重要的作用。但同样我们必须看到，对于DCB乃至IVUS指导下DCB应用患者的长期预后仍然缺乏大型临床试验数据积累，其证据水平仍需进一步加强。

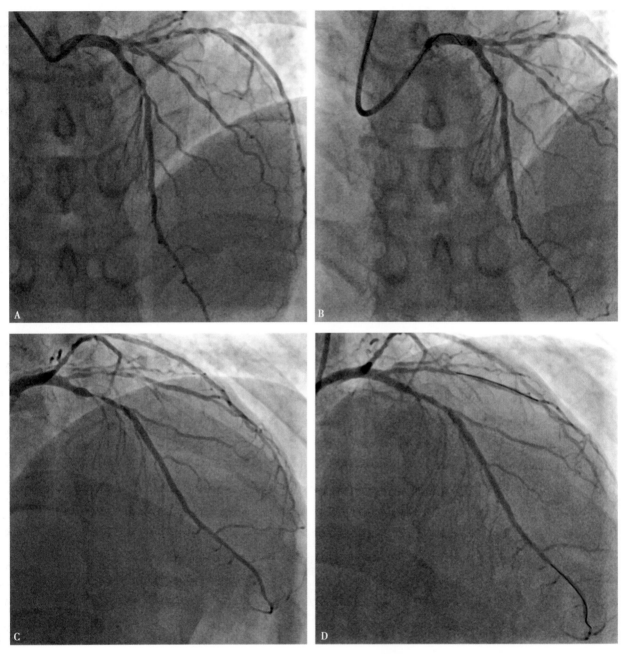

图6-11-4-2　对比术前、术后造影图像

经ELCA及DCB治疗后的LAD及第一对角支重度狭窄得到了显著改善；A、C为术前，B、D为术后

（修建成）

参考文献

［1］专家组药物涂层球囊临床应用中国专家共识. 药物涂层球囊临床应用中国专家共识［J］. 中国介入心脏病学杂志, 2016(2): 61-67.

［2］Mintz G S. Features and parameters of drug-eluting stent deployment discoverable by intravascular ultrasound［J］. Am J Cardiol, 2007, 100(8B): 26M-35M.

［3］Kang S J, Mintz G S, Park D W, et al. Mechanisms of in-stent restenosis after drug-eluting stent implantation: intravascular ultrasound analysis［J］. Circ Cardiovasc Interv, 2011, 4(1): 9-14.

［4］崔燕，史永锋，郭子源，等. 血管内超声在冠状动脉支架术后再狭窄患者预后影响因素分析中的应用［J］. 吉林大学学报(医学版), 2016(04): 746-752.

第十二章

生物可降解支架

冠心病介入治疗领域的发展日新月异，继球囊扩张成形术、金属裸支架（bare metal stent，BMS）植入、以及药物洗脱支架（drug eluting stent，DES）植入的三次技术革新之后，生物可降解支架（bioresorbable scaffold，BRS）被寄予厚望。BRS植入后早期提供支撑力维持血管通畅，而在完成血管修复后其支架结构可完全降解。随着BRS的研发与初步临床应用，其完全降解后恢复血管自然形态与生理功能的优势逐步显现，但目前也存在一些问题，部分临床研究发现BRS发生支架内血栓等较DES高[1]，除了改进BRS的设计之外，合理选择病变类型，并根据PSP（pre-dilation，sizing，post-dilation）原则优化PCI策略，对于减少BRS植入后不良事件的发生也尤为重要。在传统支架时代，IVUS已广泛应用于PCI术，并被证明能优化PCI策略，较造影指导的PCI能更有效地降低主要心血管不良事件，使患者得到更大的获益[2]。鉴于IVUS在冠脉介入评估中的重要指导价值，目前也已被应用于BRS植入前后的评估及随访观察之中。现就IVUS等腔内影像学技术在BRS植入术中的应用价值作一阐述。

第一节　植入前病变评估

目前BRS的平台材料主要包括可降解聚合物和可降解金属合金等，前者在临床研究及应用上更为广泛。鉴于可降解聚合物支架本身的特性，目前主要应用于相对简单的血管病变，在复杂病变（如左主干病变、分叉病变、慢性完全闭塞病变、STEMI病变等）中的应用也在积累经验[3-6]。此外，目前不推荐在小血管（如参考血管直径小于2.5mm）中应用。因此，更需要在BRS植入前对病变进行全面的评估，主要包括：①定性评估：分析斑块性质（如纤维斑块、脂质斑块、钙化斑块等），明确有无严重钙化等情况。同时评估有无血栓、夹层、瘤样扩张、心肌桥等特殊情况；②定量评估：主要指标包括最小管腔面积（minimum lumen area，MLA）、斑块负荷（plaque burden，PB）、病变长度、参考血管大小、重构指数等，从而为术者制定手术策略提供丰富的信息，决定是否适用BRS植入（如避免在严重钙化病变及小血管中植入）、选择合适的预处理球囊进行充分的病变预处理、选择最优的支架规格（依据参考血管大小及病变长度）、选择精确的植入点以避免地理丢失、选择合适的非顺应性球囊进行充分合理的后扩张以减少残余狭窄等。鉴于IVUS与OCT两者在分辨率与穿透性方面具备不同的特点，在检测血管较深广处结构、测定斑块负荷与重构指数等方面，IVUS具有一定的优势。

第二节 植入后即刻评估

鉴于生物可降解聚合物支架在造影下缺乏良好的可视性，冠脉造影只能间接粗略评估支架膨胀情况，也无法对支架贴壁等作出精确判断，腔内影像学检查对支架植入术后的评估显得尤为重要。在IVUS检查下，支架梁表现为高回声的双层平行短弧状结构（图6-12-2-1A）。支架植入后，可通过IVUS进行定性和定量分析：①定性分析包括：病变有无完全覆盖、有无夹层、有无支架变形断裂、支架贴壁情况、有无组织脱垂等；②定量分析包括：最小支架面积（minimum stent area，MSA）、支架长度、支架膨胀指数（判断有无支架膨胀不全和过度扩张，两者均可导致再狭窄发生）、夹层及组织脱垂范围测量等。根据这些信息，进行必要的支架植入后处理，优化BRS植入效果，减少并发症的发生与进展，从而改善临床预后。

第三节 随访

BRS植入术后定期的随访观察是非常重要的内容。应用灰阶IVUS，可以观察一般的随访信息，如内膜覆盖及内膜增生、有无获得性支架贴壁不良、有无支架变形断裂、有无血栓形成，测量管腔面积、支架面积及血管大小等，明确支架内再狭窄程度、支架弹性回缩程度等（相关代表性研究见第五节），并指导必要的再处理策略。此外，除了应用灰阶IVUS观察支架梁降解情况外，还可以通过VH-IVUS进行虚拟组织学成像，分析随访期间斑块大小及所测组织成分的变化，如坏死核心的面积变化等，间接反映支架梁降解程度[7]，从而提供冠脉造影无法获得的信息。

第四节 其他影像学分析技术的应用

一、QCA

冠脉造影过程中，可应用QCA技术定量分析病变严重程度，测量最小管腔直径、参考血管直径、病变长度等，计算直径狭窄率，评估BRS植入的必要性，指导支架规格的选择与定位，以及后扩张的策略。此外，在随访中可以测量最小管腔直径，对比术后即刻，评估晚期管腔丢失（late lumen loss，LLL），明确支架内再狭窄的程度，制定下一步治疗方案。

二、OCT

OCT作为腔内影像学技术的重要部分，在BRS的临床研究与实践中也占有重要的地位。与IVUS一样，OCT也可应用于评估指导BRS植入的全过程及术后的随访观察。在OCT检查下，支架支柱横截面表现为"盒状"（box appearance）信号（图6-12-4-1B）。鉴于OCT的高分辨率，其在细节观察方面较IVUS具有一定优势，例如，对斑块性质的观察更为细腻，对支架贴壁不良、夹层、血栓、斑块脱垂等的检出率更高，对内膜覆盖、再狭窄及支架梁形态变化及降解的观察更为精确（相关代表性研究见第五节）。当然，OCT的穿透力较IVUS弱，对于较深广处结构的观察有所欠缺，例如，很多情况下无法显示外弹力膜，因此难以评估斑块负荷，而以面积狭窄率（area stenosis，AS）代替，另外，也无法计算重构指数等。

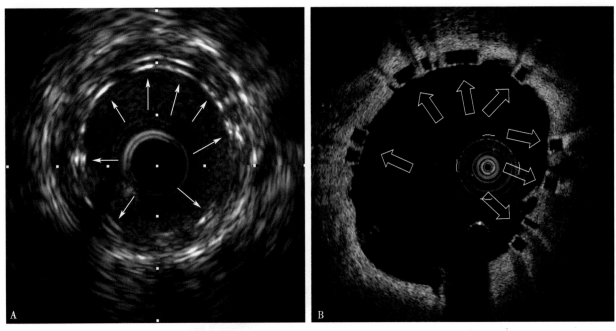

图6-12-4-1　IVUS 与OCT下的BRS表现

IVUS检查下，支架支柱表现为高回声的双层平行短弧状结构（A，线性箭头所示），OCT检查下，支架支柱表现为"盒状"信号（B，空心箭头所示）

因此，在具体临床实践过程中，需充分考虑不同影像学分析技术的特点，结合个体情况，选择合适的影像学分析技术，用于指导优化BRS的植入策略。

第五节　应用病例

病例1

1. 病史简介：患者，男性，67岁。主诉"反复活动后胸闷3月余"。心电图：窦性心律，正常心电图；心肌酶谱及肌钙蛋白I阴性；心超：轻度二尖瓣、三尖瓣反流，EF：68%；运动平板试验阳性。

2. 冠脉造影显示回旋支分出钝缘支后80%狭窄，余血管无明显狭窄（图6-12-5-1 A）。

3. 分析：根据病史及造影结果，患者血运重建指征明确，该病变非复杂病变或小血管病变，可考虑BRS植入，拟行IVUS检查进一步评估，优化PCI策略。

4. IVUS检查提示：病变以纤维斑块为主，MLA：$3.7mm^2$，PB：77.2%，病变长度：9.1mm，近端参考管腔直径：3.9mm，远端参考管腔直径：3.8mm（图6-12-5-1B-D）。

根据上述检查结果，病变以纤维斑块为主，可考虑BRS植入，由于斑块负荷大，拟以切割球囊预处理，结合参考血管大小及病变长度，选3.5mm×10mm切割球囊以10atm扩张回旋支病变，选3.5mm×15mm完全可降解聚合物基体药物洗脱支架定位于回旋支病变处以12atm释放，再选3.75mm×12mm非顺应性球囊以12~15atm后扩张（图6-12-5-2 A-C）。

5. 复查造影显示血流通畅，未见明显残余狭窄（图6-12-5-2 D）。复查IVUS提示支架边缘未见明显夹层，支架膨胀及贴壁良好，IVUS显示MSA：$9.1mm^2$（图6-12-5-2 E-I）。手术即刻效果满意。

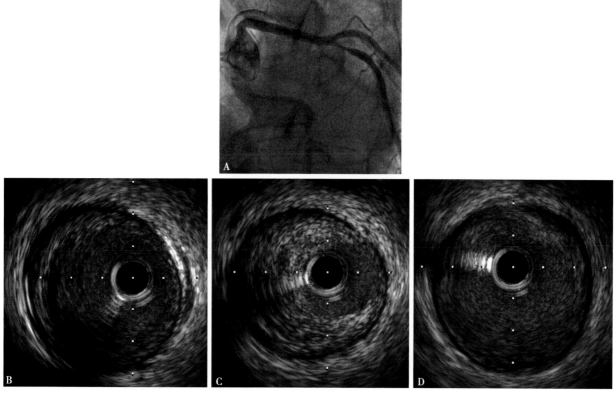

图6-12-5-1 冠脉造影，术前IVUS及OCT评估 冠脉造影显示回旋支分出钝缘支后80%狭窄（A）。IVUS检查提示：病变以纤维斑块为主，MLA：3.7mm²，PB：77.2%（C），近端参考管腔直径：3.9mm（D），远端参考管腔直径：3.8mm（B）

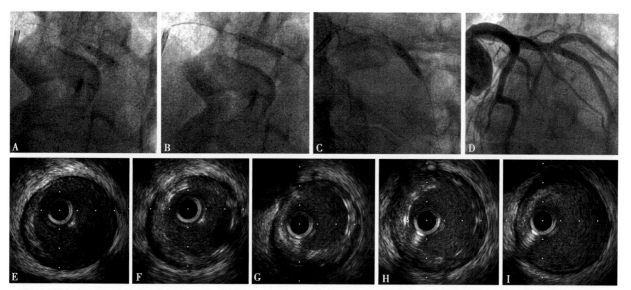

图6-12-5-2 术中操作及术后评估：选3.5mm×10mm切割球囊以10atm扩张回旋支病变（A），选3.5mm×15mm完全可降解聚合物基体药物洗脱支架定位于回旋支病变处以12atm释放（B），再选3.75mm×12mm非顺应性球囊以12~15atm后扩张（C）。复查造影显示血流通畅，未见明显残余狭窄（D）。复查IVUS提示远端及近端支架边缘血管段未见明显夹层（E,I），支架贴壁良好（F,H），MSA：9.1mm²，支架膨胀良好（G）

病例2

1. 病史简介：患者，男性，70岁。主诉"反复胸痛2年，加重半年"。心电图：窦性心动过缓，HR：56bpm；心肌酶谱及肌钙蛋白I阴性；心超：主动脉瓣退行性变伴轻度反流，EF：68%；运动平板试验阳性。

2. 冠脉造影显示前降支近段70%狭窄，余血管无明显狭窄（图6-12-5-3 A，B）。

3. 分析：根据病史及造影结果，患者血运重建指征明确，该病变为简单病变，可考虑BRS植入。拟行IVUS及OCT检查进一步评估，优化PCI策略。

4. IVUS检查提示：病变以纤维斑块为主，含部分脂质斑块，MLA：3.1mm^2，PB：76.8%，病变长度：11.8mm，近端参考管腔直径：3.7mm，远端参考管腔直径：3.6mm（图6-12-5-3 C-E）。OCT检查提示：病变含纤维脂质斑块，MLA：2.8mm^2，AS：71.7%，病变长度：11.6mm，近端参考管腔直径：3.6mm，远端参考管腔直径：3.3mm（图6-12-5-3 F-H）。

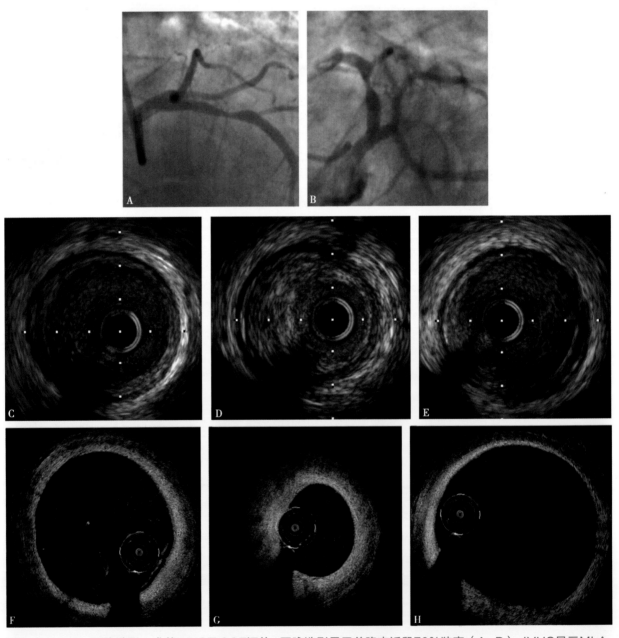

图6-12-5-3　冠脉造影，术前IVUS及OCT评估：冠脉造影显示前降支近段70%狭窄（A，B）。IVUS显示MLA：3.1mm^2，PB：76.8%（D），近端参考管腔直径：3.7mm（E），远端参考管腔直径：3.6mm（C）。OCT显示MLA：2.8mm^2，AS：71.7%（G），近端参考管腔直径：3.6mm（H），远端参考管腔直径：3.3mm（F）

5. 根据上述检查结果，考虑病变为纤维斑块及脂质斑块，未见严重钙化，可考虑BRS植入，病变斑块负荷大，为充分预处理，拟使用切割球囊，结合参考血管大小及病变长度，选3.5×6mm切割球囊以8atm扩张病变，选3.5mm×18mm完全可降解聚合物基体药物洗脱支架定位于前降支病变处以12atm释放，再选3.75mm×12mm非顺应性球囊以15~18atm后扩张（图6-12-5-4 A-C）。

6. 复查造影显示血流通畅，残余狭窄<10%（图6-12-5-4 D）。复查IVUS及OCT提示支架边缘未见明显夹层，支架膨胀及贴壁良好，IVUS显示最小支架面积MSA：9.5mm²，OCT显示MSA：8.6mm²（图6-12-5-4 E-N）。手术即刻效果满意。

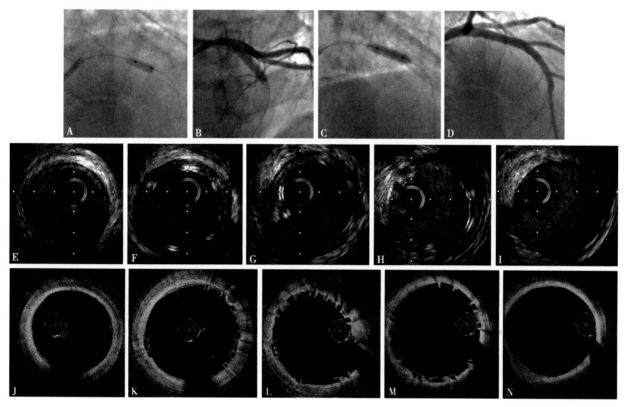

图6-12-5-4　术中操作及术后评估：选3.5mm×6mm切割球囊以8atm扩张病变（A），选3.5mm×18mm完全可降解聚合物基体药物洗脱支架定位于前降支病变处以12atm释放（B），再选3.75×12mm非顺应性球囊以15~18atm后扩张（C）。复查造影显示血流通畅，残余狭窄<10%（D）。复查IVUS提示远端及近端支架边缘血管段未见明显夹层（E,I），支架贴壁良好（F,H），MSA：9.5mm²，支架膨胀良好（G），OCT亦显示远端及近端支架边缘血管段未见明显夹层（J,N），支架贴壁良好（K,M），MSA: 8.6mm²，支架膨胀良好（L）

病例3

1. 病史简介：患者，男性，60岁。主诉"反复活动后胸闷1月余"。心电图：窦性心律，轻度T波改变；心肌酶谱及肌钙蛋白I阴性；心超：轻度三尖瓣反流，EF：77%。

2. 冠脉造影显示前降支近中段病变，最重处90%狭窄，余血管未见明显狭窄（图6-12-5-5 A，B）。

3. 分析：根据病史及造影结果，患者血运重建指征明确，该病变非复杂病变或小血管病变，考虑BRS植入。拟行IVUS及OCT检查进一步评估，优化PCI策略。

4. IVUS检查提示：病变以纤维脂质斑块为主，MLA：1.7mm²，PB：85.1%，病变长度：16.6mm，近端参考管腔直径：4.2mm，远端参考管腔直径：3.2mm（图6-12-5-5 C-E）。OCT检查提示：病变含纤维脂质斑块，MLA：1.0mm²，AS：89.7%，病变长度：16.1mm，近端参考管腔直径：4.1mm，远端参考管腔直径：2.8mm（图6-12-5-5 F-H）。

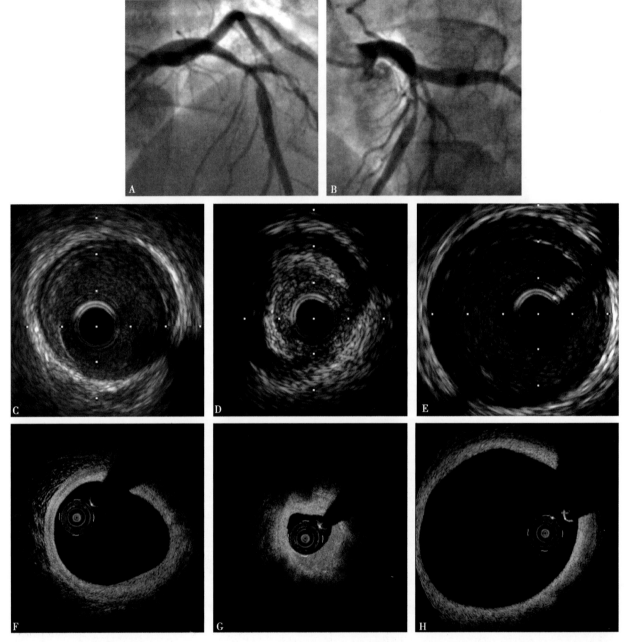

图6-12-5-5　冠脉造影，术前IVUS及OCT评估：冠脉造影显示前降支近中段病变，最重处90%狭窄（A,B）。IVUS显示病变以纤维脂质斑块为主，MLA：1.7mm²，PB：85.1%（D），近端参考管腔直径：4.2mm（E），远端参考管腔直径：3.2mm（C）。OCT显示病变含纤维脂质斑块，MLA：1.0mm²，AS：89.7%（G），近端参考管腔直径：4.1mm（H），远端参考管腔直径：2.8mm（F）

5. 根据上述检查结果，考虑斑块性质，可行BRS植入，病变斑块负荷大，为充分预处理，拟使用切割球囊。两端参考血管直径落差较大，支架释放压力需考虑远端血管大小，避免夹层，但对支架近端需予充分后扩，尽量避免支架贴壁不良，结合病变长度，选3.0mm×10mm切割球囊以6atm扩张病变，选3.5mm×24mm完全可降解聚合物基体药物洗脱支架定位于前降支病变处以7atm释放，选3.5mm×15mm非顺应性球囊以10~20atm后扩张，复查IVUS及OCT提示近段支架贴壁不良（图6-12-5-6）。

选3.75×8mm非顺应性球囊以20atm在支架近端局部后扩张，复查造影显示血流通畅（图6-12-5-7 A，B），复查IVUS及OCT提示支架边缘未见明显夹层，支架膨胀良好，近端支架贴壁改善，IVUS显示MSA：6.1mm²，OCT显示MSA：5.6mm²（图6-12-5-7 C-L）。手术即刻效果尚满意。

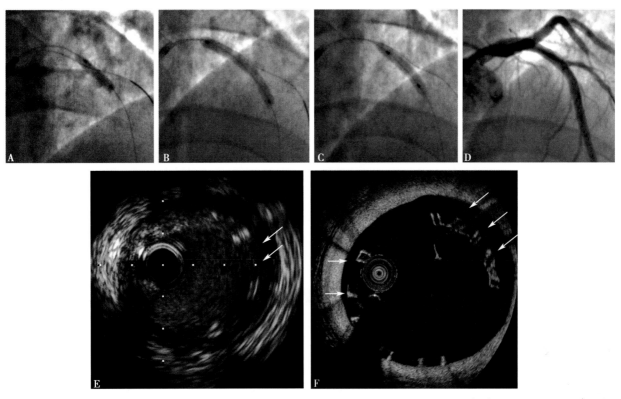

图6-12-5-6 术中操作及IVUS与OCT评估：选3.0×10mm切割球囊以6atm扩张病变（A），选3.5×24mm完全可降解聚合物基体药物洗脱支架定位于前降支病变处以7atm释放（B），选3.5×15mm非顺应性球囊以10-20atm后扩张（C），复查造影显示支架膨胀尚可（D），复查IVUS及OCT提示近段支架贴壁不良（E,F）

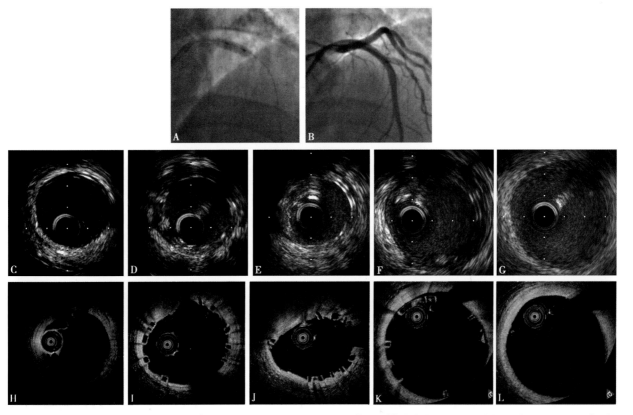

图6-12-5-7 术后造影，IVUS及OCT评估：选3.75mm×8mm非顺应性球囊以20atm在支架近端局部后扩张（A），复查造影显示血流通畅（B）。复查IVUS显示远端及近端支架边缘血管段无明显夹层（C,G），远端支架贴壁良好（D），近端支架贴壁较前改善（F），MSA：6.1mm²（E）。OCT显示远端及近端支架边缘血管段无明显夹层（H,L），远端支架贴壁良好（I），近端支架贴壁较前改善（K），MSA：5.6mm²（J）

第六节 腔内影像学研究成果

一、Absorb BVS支架

Absorb BVS是目前已开展大规模临床研究并获得CE认证的生物可降解PLA支架。第一代Absorb BVS于2006年进行first-in-human（FIM）研究（30例），支架即刻弹性回缩为6.9%，6个月随访，IVUS显示支架内面积较术后即刻减小了11.8%，表明其较大的弹性回缩，此外，新生内膜面积为（0.30±0.44）mm^2，面积狭窄率5.5%[8]。2年随访，OCT显示34.5%的支架梁已不可见，IVUS与OCT检查提示其管腔的增大归因于斑块的减小而非血管大小的改变[9]。5年随访，IVUS发现平均管腔面积为6.96±1.13mm^2，较此前有增大趋势，原因同2年随访发现。此外，坏死核心面积较支架植入即刻减小。OCT显示最小管腔面积及平均管腔面积均增加，支架梁已完全消失，内膜覆盖光滑[10]。在第一代Absorb BVS的基础上，经过改良后的第二代Absorb BVS具有更强的径向支撑力、更小的弹性回缩以及更长的降解过程。ABSORB cohort B研究共入选了101例患者，该研究分为B1组（n=45）和B2组（n=56），B1组在术后半年、2年和5年、B2组在术后1年、3年和5年分别进行了血管造影、IVUS和OCT检查。结果显示与第一代Absorb BVS相比，第二代Abbott BVS无显著支架弹性回缩发生。B1组6月随访，IVUS显示支架内面积仅减小了2%，OCT显示96.8%的支架梁已被内膜覆盖。2年随访，OCT和IVUS发现新生内膜面积分别为0.68±0.43 mm^{2}和0.17±0.26 mm^2，99%的支架梁已被内膜覆盖[11]。5年随访，IVUS及OCT发现最小管腔面积较6个月时明显减小，支架梁已完全不可见[12]。B2组1年随访，IVUS和OCT均未发现支架内面积较术后即刻有显著减小，OCT显示96.69%的支架梁已被内膜覆盖，且支架梁贴壁不良减少[13]。3年随访，支架内面积维持不变，而支架后斑块面积显著减小[14]。5年随访，IVUS及OCT发现最小管腔面积与1年时无显著性差异，支架梁已完全不可见[12]。

另外，值得注意的是，IVUS与OCT对病变评估的一致性尚不十分理想。ABSORB试验的亚组分析表明，在定性分析中，IVUS与OCT相比，支架贴壁不良（4.5% vs 20.6%）、边支支架梁（6.3% vs 7.8%）、组织脱垂（3.2% vs 9.6%）及夹层（0.2% vs 9.0%）的检出率偏低。因此，相对于病变细节的检出，IVUS可能更适合用于管腔面积及支架内面积的测量[15]。

此外，IVUS也用于Absorb BVS植入后病变成分变化的研究。如ABSORB Cohort B的腔内影像学亚组分析发现，基线时VH-VUS检测的坏死核心成分与5年随访时支架内外的钙化进展最相关[16]。

IVUS除了用于随访观察BRS植入后的血管及支架变化，还用于分析即刻手术效果，为策略制定提供参考。ABSORB II研究应用IVUS发现，Absorb BVS植入后，在术前MLA部位的支架植入术后即刻管腔扩大较DES少，提示对于BRS植入，可能需要相对更为积极的策略[17]。

二、DESolve支架

DESolve支架是已获得CE认证的以PLA为平台的BRS。该支架术后6月随访，IVUS检查发现血管、管腔及支架内面积均较术后即刻增加，新生内膜面积0.36±0.34 mm^2，未发现晚期获得性支架贴壁不良，OCT检查发现98.79±1.69%的支架梁已被完全覆盖[18]。该支架的另一项研究发现，支架植入术后18个月行IVUS检查，发现支架梁已不可见[19]。该支架远期影像学表现及临床效果仍在观察之中。

三、XINSORB支架

XINSORB支架是首个由国内自主研发的完全可降解PLA支架。XINSORB FIM研究6个月造影随访显示，支架内狭窄程度与术后即刻相似，支架内LLL为0.17±0.12mm，节段内LLL为0.13±0.24mm。IVUS检查显示平均管腔面积6.27±0.69mm^2；平均支架内面积6.48±0.70mm^2，平均新生内膜面积为0.20±0.09mm^2，支架内狭窄率为3.1±1.3%。OCT显示95.9%的支架梁已被新生内膜覆盖[20]。短期观察表明，该支架具备良好的有效性及安全性，远期影像学及临床效果值得期待。

四、NeoVas支架

NeoVas支架也是由国内研发的以PLA为平台的可降解支架，其FIM研究已完成6个月随访。造影结果显示支架内LLL为0.26±0.32 mm，IVUS分析显示支架段平均管腔面积较植入即刻无明显下降（8.49±1.67 mm² *vs.* 8.36±1.53 mm²，*P*=0.474），OCT随访提示支架内新生内膜面积较小〔（1.56±0.46）mm²〕，95.7%的支架梁已被内膜覆盖，贴壁不良的支架梁已较术后即刻明显减少（0.60% vs 4.06%，*P*<0.001）[21]。该支架的短期效果良好，目前正在进行长期随访。

五、DREAMS支架

目前开展研究的另一大类可降解支架是可降解金属支架（Absorbable Metal Scaffold，AMS），可降解金属材质包括镁合金，铁合金等。目前可降解镁合金支架的代表是第二代DREAMS支架（DREAMS2.0）。BIOSOLVE-II研究观察了DREAMS2.0支架的安全性及有效性。6个月随访IVUS检查发现6月后支架内面积（6.21±1.22mm²）与术后即刻（6.24±1.15mm²）相比无明显差异，提示无明显支架弹性回缩[22]。12个月随访，19名患者IVUS检查显示血管、管腔面积与术后即刻相比未见明显变化，而65名患者OCT检查显示随访平均管腔面积（6.46±1.72mm²）较术后即刻（7.62±1.55mm²）有所减少，差异有统计学意义[23]。

综上所述，BRS作为新兴的支架类型，目前还在不断地探索与改进，并观察其临床安全性及有效性，而IVUS等腔内影像学技术在支架植入前后及随访观察等各个环节中的应用为术者提供了丰富的信息，从而优化PCI策略，改善患者临床预后。

（邱福宇）

参考文献

［1］Cassese S, Byrne RA, Ndrepepa G, et al. Everolimus-eluting bioresorbable vascular scaffolds versus everolimus-eluting metallic stents: a meta-analysis of randomised controlled trials. Lancet, 2016, 387(10018): 537-544.

［2］Alsidawi S, Effat M, Rahman S, et al. The Role of Vascular Imaging in Guiding Routine Percutaneous Coronary Interventions: A Meta-Analysis of Bare Metal Stent and Drug-Eluting Stent Trials. Cardiovasc Ther, 2015, 33(6): 360-366.

［3］Jabbour RJ, Tanaka A, Capranzano P, et al. Bioresorbable Vascular Scaffolds as a Treatment Option for Left Main Lesions. JACC Cardiovasc Interv, 2017, 10(7): 743-745.

［4］Naganuma T, Colombo A, Lesiak M, et al. Bioresorbable vascular scaffold use for coronary bifurcation lesions: A substudy from GHOST EU registry. Catheter Cardiovasc Interv, 2017, 89(1): 47-56.

［5］Fam JM, Ojeda S, Garbo R, et al. Everolimus-eluting bioresorbable vascular scaffolds for treatment of complex chronic total occlusions. EuroIntervention, 2017, 13(3): 355-363.

［6］Moscarella E, Ielasi A, Varricchio A, et al. Clinical findings after bioresorbable vascular scaffold implantation in an unrestricted cohort of patients with ST-segment elevation myocardial infarction (from the RAI registry). Int J Cardiol, 2018, 258: 50-54.

［7］Sarno G1, Onuma Y, Garcia Garcia HM, et al. IVUS radiofrequency analysis in the evaluation of the polymeric struts of the bioabsorbable everolimus-eluting device during the bioabsorption process. Catheter Cardiovasc Interv. 2010, 75(6): 914-918.

［8］Ormiston JA, Serruys PW, Regar E, et al. A bioabsorbable everolimus-eluting coronary stent system for patients with single de-novo coronary artery lesions (ABSORB): a prospective open-label trial.Lancet, 2008, 371(9616): 899-907.

［9］Serruys PW, Ormiston JA, Onuma Y, et al. A bioabsorbable everolimus-eluting coronary stent system (ABSORB): 2-year outcomes and results from multiple imaging methods. Lancet, 2009, 373(9667): 897-910.

［10］Simsek C, Karanasos A, Magro M, et al. Long-term invasive follow-up of the everolimus-eluting bioresorbable vascular scaffold: five-year results of multiple invasive imaging modalities. EuroIntervention, 2016, 11(9): 996-1003.

［11］Ormiston JA, Serruys PW, Onuma Y, et al. First serial assessment at 6 months and 2 years of the second generation of absorb everolimus-eluting bioresorbable vascular scaffold: a multi-imaging modality study. Circ Cardiovasc Interv, 2012, 5(5): 620-632.

［12］Serruys PW, Ormiston J, van Geuns RJ, et al. A Polylactide Bioresorbable Scaffold Eluting Everolimus for Treatment of Coronary Stenosis: 5-Year Follow-Up. J Am Coll Cardiol, 2016, 67(7): 766-776.

［13］Serruys PW, Onuma Y, Dudek D, et al. Evaluation of the second generation of a bioresorbable everolimus-eluting vascular scaffold for the treatment of de novo coronary artery stenosis: 12-month clinical and imaging outcomes. J Am Coll Cardiol, 2011, 58(15): 1578-1588.

［14］Serruys PW, Onuma Y, Garcia-Garcia HM, et al. Dynamics of vessel wall changes following the implantation of the absorb everolimus-eluting bioresorbable vascular scaffold: a multi-imaging modality study at 6, 12, 24 and 36 months. EuroIntervention, 2014, 9(11): 1271-1284.

［15］G ó mez-Lara J, Brugaletta S, Diletti R, et al. Agreement and reproducibility of gray-scale intravascular ultrasound and optical coherence tomography for the analysis of the bioresorbable vascular scaffold. Catheter Cardiovasc Interv, 2012, 79(6): 890-902.

［16］Zeng Y, Tateishi H, Cavalcante R, et al. Serial Assessment of Tissue Precursors and Progression of Coronary Calcification Analyzed by Fusion of IVUS and OCT: 5-Year Follow-Up of Scaffolded and Nonscaffolded Arteries. JACC Cardiovasc Imaging, 2017, 10 (10 Pt A): 1151-1161.

［17］Sotomi Y, Ishibashi Y, Suwannasom P, et al. Acute Gain in Minimal Lumen Area Following Implantation of Everolimus-Eluting ABSORB Biodegradable Vascular Scaffolds or Xience Metallic Stents: Intravascular Ultrasound Assessment From the ABSORB II Trial. JACC Cardiovasc Interv, 2016, 9(12): 1216-1227.

［18］Abizaid A, Costa RA, Schofer J, et al. Serial Multimodality Imaging and 2-Year Clinical Outcomes of the Novel DESolve Novolimus-Eluting Bioresorbable Coronary Scaffold System for the Treatment of Single De Novo Coronary Lesions. JACC Cardiovasc Interv, 2016, 9(6): 565-574.

［19］Barreira G, Costa JR Jr, Costa R, et al. Serial intravascular ultrasound evaluation of the DESolve™ novolimus-eluting bioresorbable coronary scaffold system. Catheter Cardiovasc Interv, 2018.［Epub ahead of print］

［20］Wu Y, Shen L, Ge L, et al. Six-month outcomes of the XINSORB bioresorbable sirolimus-eluting scaffold in treating single de novo lesions in human coronary artery. Catheter Cardiovasc Interv, 2016, 87 Suppl 1: 630-637.

［21］Zhang YJ, Wang XZ, Fu G, et al. Clinical and multimodality imaging results at 6 months of a bioresorbable sirolimus-eluting scaffold for patients with single de novo coronary artery lesions: the NeoVas first-in-man trial. EuroIntervention, 2016, 12(10): 1279-1287.

［22］Haude M, Ince H, Abizaid A, et al. Safety and performance of the second-generation drug-eluting absorbable metal scaffold in patients with de-novo coronary artery lesions (BIOSOLVE-II): 6 month results of a prospective, multicentre, non-randomised, first-in-man trial. Lancet, 2016, 387(10013): 31-39.

［23］Garcia-Garcia HM, Haude M, Kuku K, et al. In vivo serial invasive imaging of the second-generation drug-eluting absorbable metal scaffold (Magmaris – DREAMS 2G) in de novo coronary lesions: Insights from the BIOSOLVE-II First-In-Man Trial. Int J Cardiol, 2018, 255:22-28.

第十三章

移 植 血 管

- -

冠状动脉旁路移植术（coronary artery bypass grafting，CABG）是冠心病治疗的主要手段之一。隐静脉是CABG主要的移植血管，但其远期通畅率仍不理想。10%的患者在搭桥术后1个月内发生静脉桥血管闭塞，主要表现为早期血栓形成；而由于内膜增生和晚期动脉粥样硬化形成，其10年通畅率仅为50%~60%[1-3]。流行病学资料显示，静脉桥血管病变非常常见，占所有经皮冠状动脉介入治疗（percutaneous coronary intervention，PCI）手术的5%~10%[4]。尽管栓塞保护装置和药物治疗的进步，静脉桥血管PCI仍具有较高的围术期并发症和心肌梗死风险，其远期靶血管失败和不良事件发生率明显高于自身冠状动脉PCI[5]，目前已成为介入医师的主要挑战之一。

传统血管造影仅提供管腔二维影像，往往低估静脉桥血管重构的程度以及动脉粥样硬化斑块的进展。与之相比，IVUS能识别血管壁全貌，实现管壁厚度、血管重构以及斑块容积、分布和组成的精确评估，并且与组织病理学结果有较好的一致性[6]。IVUS在判断静脉桥血管病变严重程度并指导支架选择方面尤为重要；同时，IVUS能用于监测病变进展及支架植入后的效果和结局。

第一节 血管内超声影像特点

（一）自然史

1. 早期变化：管壁增厚和适应性重构

在移植后早期6个月内，静脉桥血管常出现管壁增厚、血管代偿性扩张，可表现为从主动脉根部到吻合口的弥漫、同心性改变，从而保证足够的管腔直径。然而，管壁增厚在6个月以后进入平台期，管腔面积趋于稳定[7,8]。上述表现与冠状动脉的血管重构相似。

2. 晚期变化：动脉粥样硬化形成和病理性重构

静脉桥血管的早期改变是晚期动脉粥样硬化形成的基础。早期弥漫性内膜增生组织中的细胞外机制成分增加促动脉粥样硬化分子募集以及脂质斑块的形成[8]。其特征表现包括弥漫、同心、软斑块，纤维帽常不完整且较少伴有钙化。静脉桥血管动脉粥样硬化的危险因素和病理表现与冠状动脉类似，两者具有相同的病理机制。然而，静脉桥血管的时程更短、发展更快[9]。IVUS研究显示，动脉粥样硬化斑块在移植后8~10个月即可出现[10]，并伴随正性和负性重构[11]。

（二）血管重构

1. IVUS特点　正性重构的静脉桥血管病变多表现为低回声或无回声、斑块负荷重，常合并斑块破裂和管腔内团块[12]。典型负性重构的静脉桥血管病变往往是致密回声、斑块量少，管壁很厚且没有无回声区，可能由于桥血管管壁或者是桥血管外周发生纤维化或者在吻合口处存在病变。负性重构的静脉桥血管病变很难扩张（即使采用高压扩张）。

2. 临床意义　尽管血管重构在原位血管中的指导意义已经明确，但不同重构类型在隐静脉桥血管病变中的临床意义仍存在争议。Kaneda等[13]分析了早期（12个月）静脉桥血管的IVUS表现。共入选30例患者30个桥血管，70%的病变部位血管面积小于参考血管面积，平均内膜面积明显高于参考段内膜面积。该研究结果提示，在静脉桥血管移植后1年内，管腔丢失主要归因于负性重构和内膜增生。

多项研究分析了晚期静脉桥血管的血管重构特征，但结果不尽相同。Nishioka等[14]采用IVUS分析了42例患者43个静脉桥血管，平均桥龄11±4年。结果显示，在病变位置、参考血管段和临界病变位置，桥血管横断面积无明显差异，提示狭窄部位局部血管无代偿性扩张或收缩。由于该研究仅分析了近段参考段，可能对结果有一定影响。有观点认为，静脉桥血管正性重构是一种假象，主要由于静脉瓣部位病变形成所致。相反，葛均波等[15]采用IVUS评估了43例患者43个静脉桥血管病变，平均桥龄9.3±4.0年。结果显示，病变部位血管面积明显大于近端和远端参考血管面积以及平均参考血管面积，血管面积同斑块面积存在正相关。同时，Hong等[11]分析了93例患者104个静脉桥血管的IVUS特征，桥龄范围1.2~20.7年，重构指数定义为病变部位血管面积/参考段血管面积。结果显示，分别有23、37和44个病变为负性重构（<0.9）、临界重构（0.9~1.1）和正性重构，甚至在同一血管发生上述三种表现。正性重构部位斑块负荷更重，但管腔面积均无明显下降。上述研究结果提示，静脉桥血管重构与原位冠状动脉粥样硬化病变相似。

（三）钙化

与原位冠状动脉相比，隐静脉桥血管中钙化很少见，并且其钙化的模式也与原位血管不同。原位冠状动脉钙化多位于病变部位，而静脉桥血管钙化不仅存在于病变处，在参考段也同样常见。Mintz等[16]分析了冠状动脉共1155个靶病变，钙化发生率为73%，而参考段仅为32%。与之相比，Castagna等[17]对334个隐静脉桥血管病变进行了分析，40%的血管中发现了钙化，14%位于病变部位，13%位于近端参考段，13%位于远端参考段，而且60%为深部钙化。因此，静脉桥血管钙化有2/3不在病变部位。更重要的是，多数钙化位于桥血管壁而不是在斑块内，并且钙化病变多见于桥龄较长的血管（平均桥龄10.5年）、胰岛素治疗的糖尿病患者和吸烟患者。这就意味着钙化是由于静脉桥血管退化所致，而不仅仅是斑块的形成和进展所致。

（四）斑块破裂

同原位血管类似，静脉桥血管斑块也有破裂倾向。Pregowski等[18]分析了791个静脉桥血管的IVUS影像，斑块破裂的发生率为9.7%，多见于急性冠脉综合征、高脂血症、高血压患者以及桥龄较长的血管。IVUS显示的内膜片70%位于斑块肩部，30%位于中间。与原位冠状动脉相似，静脉桥血管中破裂斑块合并正性重构的比例明显高于无破裂斑块（70% *vs.* 40%，$P<0.001$）。

第二节　评估静脉桥血管病变进展

静脉桥血管早期内膜增生可促进晚期动脉粥样硬化形成和血管闭塞，导致靶血管失败和临床事件。采用IVUS可精确评估病变进展和靶血管失败的预测因素，从而为寻找药物或其他预防策略提供依据。

早年Hozumi等[19]对15个静脉桥血管在移植后1个月和12个月进行IVUS检查，结果发现，1个月移植血管管壁较薄，具有一层薄的内膜；而12个月后的内膜厚度和面积明显高于1个月。CASCADE研究[20]分析显示，1年后平均内膜增生面积为4.3±2.1mm²，闭塞率为6.2%。内膜增生的独立预测因素为更大的桥血管直径、高血压和右冠状动脉桥血管，而他汀和β受体阻滞剂的应用是内膜增生的保护因素。Canos等[21]比较了早期（<1年）与晚期（>1年）静脉桥血管失败的IVUS特点。早期失败者病变多位于开口或近段，近端和远端参考血管管腔面积更小，斑块负荷更重，提示其病变更为严重和弥漫。

另一方面，Hong等[22]分析了支架边缘参考段病变特征与该节段远期管腔丢失的相关性。平均桥龄10.1±5.4年，平均随访13个月。结果显示，参考段管腔面积改变与斑块面积改变成明显负相关。与斑块负荷<50%的参考段相比，>50%的参考段管腔面积下降更明显，桥血管面积、斑块面积和斑块负荷增长幅度更大。Hong等[23]扩大样本分析了50个非介入干预的静脉桥血管节段，平均随访16.2个月。与管腔面积升高者相比，管腔面积下降者基线血管面积、斑块面积和斑块负荷更大，随访过程中血管面积下降更明显，斑块面积增长幅度更大。随访中低密度脂蛋白胆固醇<100mg/dL和他汀应用预示无斑块进展。该研究结果提示，非干预桥血管节段管腔丢失主要归因于斑块进展和负性重构。

第三节 介入策略选择及术后疗效评估

与自身冠状动脉相比，静脉桥血管PCI围术期并发症和远期不良事件的风险更高。IVUS可识别病变特征，从而指导治疗策略选择并预测和评估支架术后急性期结果和远期结局。

Hong等[12, 24]的研究显示，正性重构病变PCI术后无复流和组织突出发生率更高，退化的隐静脉桥血管、IVUS检测的管腔内团块和罪犯病变多发斑块破裂同样是无复流的独立预测因素；无复流组患者5年死亡和心肌梗死发生率明显升高。此外，桥血管体部病变PCI术后无复流和围术期心肌梗死发生率明显高于主动脉开口病变，主要归因于正性重构、低回声斑块、多发斑块破裂和管腔内团块发生率更高，而且体部病变5年死亡和心肌梗死的发生率更高[25]。

由于多中心随机对照试验设计和结果的差异，药物洗脱支架用于静脉桥血管病变是否优于金属裸支架仍未明确[26-28]。IVUS可用于监测不同支架植入后内膜增生的程度。SECURE研究[29]入选了接受西罗莫司洗脱支架的76例患者（94个病变），14例患者接受了IVUS 8个月随访。结果显示，内膜增生比例为11.8%±16.5%，半数患者内膜增生比例<1%。RRISC研究[30]入选75例患者（96个病变），随机分为西罗莫司洗脱支架组和裸金属支架组，6个月IVUS随访显示，药物洗脱支架组内膜增生容积明显低于裸金属支架组（1.3mm³ vs. 24.5mm³，P<0.001），前者靶病变和靶血管血运重建发生率也明显降低。此外，在药物洗脱支架组，支架重叠区域内膜增生容积明显高于非支架重叠区域[31]。

静脉桥血管病变血管成形术后发生靶病变血运重建的时间窗与自身血管不同，常持续至1年以后[32]，IVUS检测的临界病变也是远期不良心脏事件的独立预测因素，因而可通过预防性治疗避免病变进展和临床事件。VELETI预实验[33]入选57例静脉桥血管临界病变患者，随机分为紫杉醇洗脱支架组和药物治疗组，在基线和12个月行IVUS检查。结果显示，支架组平均最小管腔面积明显升高，无1例再狭窄和支架内血栓形成，非支架段无明显斑块进展；而药物治疗组最小管腔面积明显下降，严重狭窄病变或闭塞发生率达22%。5年随访结果显示，靶病变主要不良心脏事件发生率有降低趋势，主要由于较低的再次血运重建发生率（13% vs. 33%，P=0.07）[34]。

第四节 总结

静脉桥血管病变常发生早期内膜增生和晚期动脉粥样硬化形成，导致靶血管失败和临床事件。IVUS能精确评估静脉桥血管病变特征和严重程度，从而指导介入治疗并监测支架植入术后效果和结局。目前，已有多项研究评价了药物等干预策略对静脉桥血管病变进展的影响[35, 36]，展现出广阔的前景，但对靶血管失败的影响仍不明确。因此，仍需更大规模、规范、硬终点的临床试验，并采用IVUS连续评估，为静脉桥血管病变预防和干预策略的选择提供更为充足的证据。

（王　晓）

参考文献

［1］Tatoulis J, Buxton BF, Fuller JA. Patencies of 2127 arterial to coronary conduits over 15 years. Ann Thorac Surg, 2004, 77(1):93-101.

［2］Goldman S, Zadina K, Moritz T, et al. Long-term patency of saphenous vein and left internal mammary artery grafts after coronary artery bypass surgery: results from a Department of Veterans Affairs Cooperative Study. J Am Coll Cardiol, 2004, 44(11):2149-2156.

［3］Fitzgibbon GM, Kafka HP, Leach AJ, et al. Coronary bypass graft fate and patient outcome: angiographic follow-up of 5,065 grafts related to survival and reoperation in 1,388 patients during 25 years. J Am Coll Cardiol, 1996, 28(3):616-626.

［4］Brilakis ES, Wang TY, Rao SV, et al. Frequency and predictors of drug-eluting stent use in saphenous vein bypass graft percutaneous coronary interventions: a report from the American College of Cardiology National Cardiovascular Data CathPCI registry. JACC Cardiovasc Interv, 2010, 3(10):1068-1073.

［5］Pucelikova T, Mehran R, Kirtane AJ, et al. Short- and long-term outcomes after stent-assisted percutaneous treatment of saphenous vein grafts in the drug-eluting stent era. Am J Cardiol, 2008, 101(1):63-68.

［6］血管内超声在冠状动脉疾病中应用的中国专家共识专家组. 血管内超声在冠状动脉疾病中应用的中国专家共识. 中华心血管病杂志, 2018, 46(5):344-351.

［7］Higuchi Y, Hirayama A, Shimizu M, et al. Postoperative changes in angiographically normal saphenous vein coronary bypass grafts using intravascular ultrasound. Heart Vessels, 2002, 17(2):57-60.

［8］Murphy GJ, Angelini GD. Insights into the pathogenesis of vein graft disease: lessons from intravascular ultrasound. Cardiovasc Ultrasound, 2004, 2:8.

［9］Yahagi K, Kolodgie FD, Otsuka F, et al. Pathophysiology of native coronary, vein graft, and in-stent atherosclerosis. Nat Rev Cardiol, 2016, 13(2):79-98.

［10］Mendelsohn FO, Foster GP, Palacios IF, et al. In vivo assessment by intravascular ultrasound of enlargement in saphenous vein bypass grafts. Am J Cardiol, 1995, 76(14):1066-1069.

［11］Hong MK, Mintz GS, Hong MK, et al. Intravascular ultrasound assessment of the presence of vascular remodeling in diseased human saphenous vein bypass grafts. Am J Cardiol, 1999, 84(9):992-998.

［12］Hong YJ, Jeong MH, Ahn Y, et al. Intravascular Ultrasound Analysis of Plaque Characteristics and Postpercutaneous Coronary Intervention Catheterization Outcomes According to the Remodeling Pattern in Narrowed Saphenous Vein Grafts. The American Journal of Cardiology, 2012, 110(9):1290-1295.

［13］Kaneda H, Terashima M, Takahashi T, et al. Mechanisms of lumen narrowing of saphenous vein bypass grafts 12 months after implantation: an intravascular ultrasound study. Am Heart J, 2006, 151(3):726-729.

［14］Nishioka T, Luo H, Berglund H, et al. Absence of focal compensatory enlargement or constriction in diseased human coronary saphenous vein bypass grafts. An intravascular ultrasound study. Circulation, 1996, 93(4):683-690.

［15］Ge J, Liu F, Bhate R, et al. Does remodeling occur in the diseased human saphenous vein bypass grafts? An intravascular ultrasound study. Int J Card Imaging, 1999, 15(4):295-300.

［16］Mintz GS, Popma JJ, Pichard AD, et al. Patterns of calcification in coronary artery disease. A statistical analysis of intravascular ultrasound and coronary angiography in 1155 lesions. Circulation, 1995, 91(7):1959-1965.

［17］ Castagna MT, Mintz GS, Ohlmann P, et al. Incidence, location, magnitude, and clinical correlates of saphenous vein graft calcification: an intravascular ultrasound and angiographic study. Circulation, 2005, 111(9):1148–1152.

［18］ Pregowski J, Tyczynski P, Mintz GS, et al. Incidence and clinical correlates of ruptured plaques in saphenous vein grafts: an intravascular ultrasound study. J Am Coll Cardiol, 2005, 45(12):1974–1979.

［19］ Hozumi T, Yoshikawa J, Yoshida K, et al. Use of intravascular ultrasound for in vivo assessment of changes in intimal thickness of angiographically normal saphenous vein grafts one year after aortocoronary bypass surgery. Heart, 1996, 76(4):317–320.

［20］ Une D, Kulik A, Voisine P, et al. Correlates of saphenous vein graft hyperplasia and occlusion 1 year after coronary artery bypass grafting: analysis from the CASCADE randomized trial. Circulation, 2013, 128(11 Suppl 1):S213–218.

［21］ Canos DA, Mintz GS, Berzingi CO, et al. Clinical, angiographic, and intravascular ultrasound characteristics of early saphenous vein graft failure. J Am Coll Cardiol, 2004, 44(1):53–56.

［22］ Hong YJ, Mintz GS, Kim SW, et al. Peri–stent reference segment plaque burden is associated with disease progression in saphenous vein grafts (a serial intravascular ultrasound assessment). Am J Cardiol, 2007, 100(8):1233–1238.

［23］ Hong YJ, Mintz GS, Kim SW, et al. Disease progression in nonintervened saphenous vein graft segments a serial intravascular ultrasound analysis. J Am Coll Cardiol, 2009, 53(15):1257–1264.

［24］ Hong YJ, Jeong MH, Ahn Y, et al. Intravascular ultrasound findings that are predictive of no reflow after percutaneous coronary intervention for saphenous vein graft disease. Am J Cardiol, 2012, 109(11):1576–1581.

［25］ Hong YJ, Jeong MH, Ahn Y, et al. Impact of lesion location on intravascular ultrasound findings and short–term and five–year long–term clinical outcome after percutaneous coronary intervention for saphenous vein graft lesions. Int J Cardiol, 2013, 167(1):29–33.

［26］ Jeger RV, Möbius–Winkler S. Stents in saphenous vein grafts. The Lancet, 2018, 391(10134):1967–1968.

［27］ Colleran R, Kufner S, Mehilli J, et al. Efficacy Over Time With Drug–Eluting Stents in Saphenous Vein Graft Lesions. J Am Coll Cardiol, 2018, 71(18):1973–1982.

［28］ Brilakis ES, Edson R, Bhatt DL, et al. Drug–eluting stents versus bare–metal stents in saphenous vein grafts: a double–blind, randomised trial. The Lancet, 2018, 391(10134):1997–2007.

［29］ Costa M, Angiolillo DJ, Teirstein P, et al. Sirolimus–eluting stents for treatment of complex bypass graft disease: insights from the SECURE registry. J Invasive Cardiol, 2005, 17(8):396–398.

［30］ Vermeersch P, Agostoni P, Verheye S, et al. Randomized double–blind comparison of sirolimus–eluting stent versus bare–metal stent implantation in diseased saphenous vein grafts: six–month angiographic, intravascular ultrasound, and clinical follow–up of the RRISC Trial. J Am Coll Cardiol, 2006, 48(12):2423–2431.

［31］ Agostoni P, Vermeersch P, Semeraro O, et al. Intravascular ultrasound comparison of sirolimus–eluting stent versus bare metal stent implantation in diseased saphenous vein grafts (from the RRISC［Reduction of Restenosis In Saphenous Vein Grafts With Cypher Sirolimus–Eluting Stent］trial). Am J Cardiol, 2007, 100(1):52–58.

［32］ Hong MK, Mehran R, Dangas G, et al. Comparison of time course of target lesion revascularization following successful saphenous vein graft angioplasty versus successful native coronary angioplasty. Am J Cardiol, 2000, 85(2):256–258.

［33］ Rodes–Cabau J, Bertrand OF, Larose E, et al. Comparison of plaque sealing with paclitaxel–eluting stents versus medical therapy for the treatment of moderate nonsignificant saphenous vein graft lesions: the moderate vein graft lesion stenting with the taxus stent and intravascular ultrasound (VELETI) pilot trial. Circulation, 2009, 120(20):1978–1986.

［34］ Rodes–Cabau J, Bertrand OF, Larose E, et al. Five–year follow–up of the plaque sealing with paclitaxel–eluting stents vs medical therapy for the treatment of intermediate nonobstructive saphenous vein graft lesions (VELETI) trial. Can J Cardiol, 2014, 30(1):138–145.

［35］ Bertrand OF, Poirier P, Rodes–Cabau J, et al. A multicentre, randomized, double–blind placebo–controlled trial evaluating rosiglitazone for the prevention of atherosclerosis progression after coronary artery bypass graft surgery in patients with type 2 diabetes. Design and rationale of the VeIn-Coronary aTherOsclerosis and Rosiglitazone after bypass surgerY (VICTORY) trial. Can J Cardiol, 2009, 25(9):509-515.

[36] Ouyang P, Tardif JC, Herrington DM, et al. Randomized trial of hormone therapy in women after coronary bypass surgery. Evidence of differential effect of hormone therapy on angiographic progression of disease in saphenous vein grafts and native coronary arteries. Atherosclerosis, 2006, 189(2):375-386.

第十四章

特殊病变及其他

近来，多项大型临床研究和meta分析发现IVUS指导的经皮冠状动脉介入相较于造影指导的介入治疗能显著降低支架膨胀不全和地理性缺失以及主要不良心血管事件（major adverse cardiovascular events，MACEs）的发生[1]，而在复杂的、特殊的冠脉病变中，IVUS指导的经皮冠状动脉介入更是显示出了其独有的价值及效价比[2]，本章节将对IVUS在特殊的少见的病变或状况中的应用进行阐述。

第一节　冠状动脉编织样病变

冠状动脉编织样病变（Woven disease）是一种极其罕见的先天性冠状动脉异常（woven coronary artery anomaly，WCAA），因其在造影上呈沿冠状动脉长轴"编织样"扭转改变而得名，相应的冠状动脉在1988年被Sane等第一次描述为编织样冠状动脉（woven coronary artery）[3]。

一、编织样冠状动脉解剖特点

冠状动脉编织样病变主要是因为冠状动脉外膜的改变，冠状动脉分隔成多个薄的小通道，这些交织成网状的小通道可以发生在冠脉的任何地方并且可以发生在多个冠脉（以近心端和右冠脉多见），并在远端又融合成一个主通道[4]（图6-14-1-1）。在造影中需要与之鉴别的病变包括自发性冠脉夹层，血栓形成，慢性完全阻塞（chronic total occlusion，CTO）再通或滋养桥侧支的形成等。

二、冠状动脉编织样病变的治疗选择

目前，冠状动脉编织样病变多数情况下被认为是一种良性病变，远端能保持TIMI-III血流。有研究报道，随访5年无不良心血管事件发生，但其真正的对血流动力学影响和自身演变并不明确，且在少数情况下（如心动过速）也可引起心肌缺血甚至心肌梗死[5, 6]。

（一）药物治疗

对于引起缺血症状的冠状动脉编织样病变，常规的治疗包括β受体阻滞剂、阿司匹林、血管紧张素转换酶抑制剂及他汀类药物[6]。

（二）介入治疗

虽然介入治疗是冠状动脉编织样病变的一项可选治疗手段，但由于病变复杂，介入导丝无法顺利通过病变部位等原因，多数冠状动脉编织样病变无法进行腔内影像学的评估和PCI治疗[6]；另一方面，搭桥的适用也取决于是否有一段可用于桥接的良好血管。尽管如此，到目前为止已有一些成功腔内评估和

351

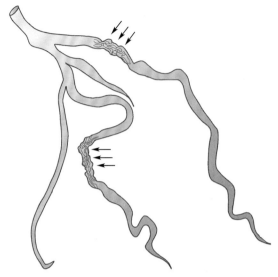

图6-14-1-1　冠状动脉编织样病变示意图

箭头所示为"编织样"改变

PCI治疗冠状动脉编织样病变的报道[7]。在腔内影像学评估方面，IVUS因其独有的分辨率和穿透深度优势，是目前评估冠状动脉编织样病变最直接和准确的手段。在IVUS影像中，编织样冠状动脉表现为互不相通的且内充有血流的小通道（图6-14-1-2）。

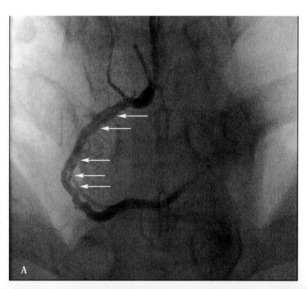

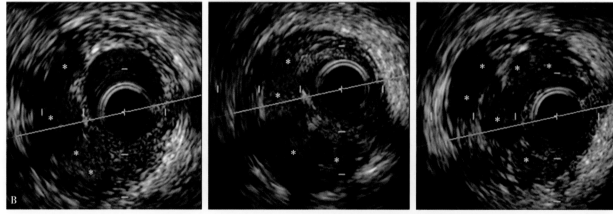

图6-14-1-2　Woven disease冠脉造影和血管内超声显像

A：冠状动脉造影图像，箭头所示为"编织样"改变；B：血管内超声影像图，星号所示为分隔、互不相通的小管腔

第二节 特发性肺动脉高压

特发性肺动脉高压（idiopathic pulmonary hypertension，IPH）是一种不明原因的肺动脉高压，过去被称为原发性肺动脉高压（primary pulmonary hypertension）。长期的肺动脉高压可引起肺动脉增宽，甚至形成肺动脉瘤，以致压迫气道从而造成呼吸困难，或压迫冠状动脉左主干从而造成心肌缺血甚至心肌梗死[8]。

IPH造成肺动脉压迫冠状动脉时，受压迫的冠状动脉在造影上呈鸟嘴样改变，在IVUS中可发现管腔明显狭窄、呈椭圆形，同时没有明显的动脉粥样硬化斑块形成（图6-14-2-1）。肺移植或心肺联合移植是目前治疗扩张肺动脉或动脉瘤压迫冠状动脉的最终方法[9]，而支架植入可作为移植前的桥接治疗方案，其可在短时间内解决压迫引起的狭窄（图6-14-2-2），并缓解患者症状[10, 11]。

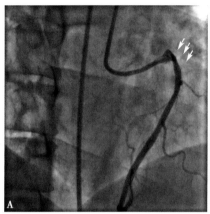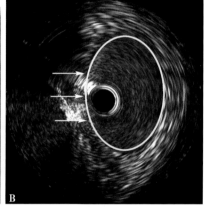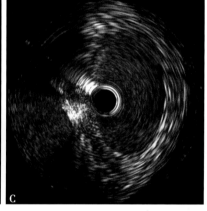

图6-14-2-1　术前的冠脉造影和血管内超声显像

图A：冠状动脉造影图像，箭头所示为IPH压迫方向呈鸟嘴样改变；图B：血管内超声影像图，箭头所示为IPH压迫方向，黄色圈为血管面积为12.8mm²（此病例由南京市第一医院单守杰提供）

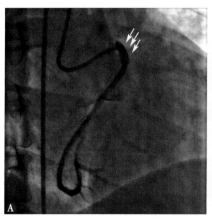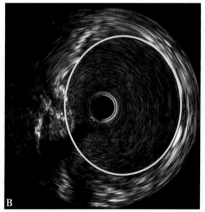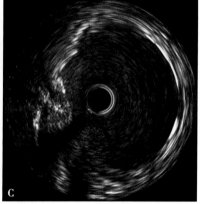

图6-14-2-2　术后的冠脉造影和血管内超声显像

图A：冠状动脉造影图像，箭头所示为支架释放区域；图B：血管内超声影像图，黄色圈为支架释放后血管面积为25.1mm²（此病例由南京市第一医院单守杰提供）

第六篇

第三节 无复流

无复流（no-reflow）现象是指在PCI做扩张处理时斑块成分脱落在冠状动脉远处形成小血栓造成短暂的心肌缺血的过程，多数情况下是可逆的[12, 13]。无复流现象可在PCI过程中短暂出现，也可在发生后持续存在，后者可引起心肌梗死并导致不良预后[14]。

一、无复流定义

无复流可定义为：PCI术后TIMI血流≤2级，或相较PCI之前冠脉血流减少，或无明确冠脉阻塞的心电图ST段抬高[15]。

二、IVUS在无复流中的应用

目前，IVUS在无复流中的应用主要是通过斑块特点来判断PCI术后发生无复流的概率，其敏感性和特异性分别是90.9%，88.9%。容易发生PCI术后无复流的斑块被称为衰减斑块（attenuated plaque，AP），在IVUS图像中表现为距离没有钙化的影像中心3mm内斑块内超声发生衰减，同时在分布上长度超过1mm，环周弧度超过180°（图6-14-3-1）。有研究报道，相较于非衰减斑块，衰减斑块PCI术后发生无复流的现象明显增加（15.7% *vs.* 0.2%，*P*<0.001）[15]。

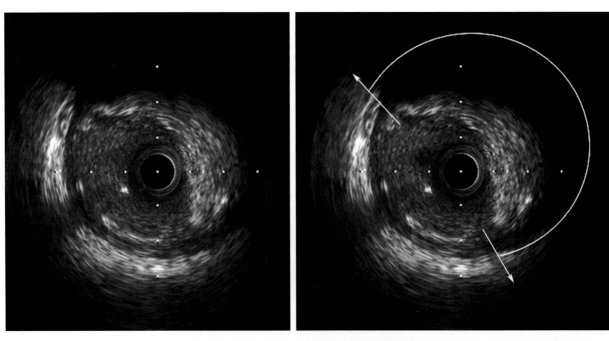

图6-14-3-1　衰减斑块的血管内超声显像

图中白色圈所示为衰减斑块超声能量发生衰减，环周弧度超过180°

（蒋　峻）

参考文献

[1] Song HG, Kang SJ, Mintz GS. Value of intravascular ultrasound in guiding coronary interventions. Echocardiography, 2018, 35(4):520-533.

［2］Alberti A, Giudice P, Gelera A, et al. Understanding the economic impact of intravascular ultrasound (ivus). Eur J Health Econ, 2016, 17(2):185–193.

［3］Sane DC, Vidaillet HJ, Jr. "Woven" right coronary artery: A previously undescribed congenital anomaly. Am J Cardiol, 1988, 61(13):1158.

［4］Gregorini L, Perondi R, Pomidossi G, et al. Woven left coronary artery disease. Am J Cardiol, 1995, 75(4):311–312.

［5］Chikata A, Sakagami S, Kanamori N, et al. Chronic ischemia induced by woven coronary artery anomaly with typical atrial flutter: Insights from multiple imaging devices. Intern Med, 2015, 54(17):2185–2189.

［6］Soylu K, Meric M, Zengin H, et al. Woven right coronary artery. J Card Surg, 2012, 27(3):345–346.

［7］Alsancak Y, Sezenoz B, Turkoglu S, et al. Woven coronary artery disease successfully managed with percutaneous coronary intervention: A new case report. Case Rep Cardiol, 2015, 2015(516539.

［8］Boerrigter B, Mauritz GJ, Marcus JT, et al. Progressive dilatation of the main pulmonary artery is a characteristic of pulmonary arterial hypertension and is not related to changes in pressure. Chest, 2010, 138(6):1395–1401.

［9］Shayan H, Sareyyupoglu B, Shigemura N, et al. Lung transplant, double valve repair, and pulmonary artery aneurysm resection. Ann Thorac Surg, 2012, 93(1):e3–5.

［10］Caldera AE, Cruz–Gonzalez I, Bezerra HG, et al. Endovascular therapy for left main compression syndrome. Case report and literature review. Chest, 2009, 135(6):1648–1650.

［11］Pan HC, Wang KY, Liang KW. Left main coronary artery stenting to relieve extrinsic compression by a giant pulmonary artery aneurysm in a patient with idiopathic pulmonary artery hypertension. Heart Lung Circ, 2016, 25(10):e122–125.

［12］Ito H, Tomooka T, Sakai N, et al. Lack of myocardial perfusion immediately after successful thrombolysis. A predictor of poor recovery of left ventricular function in anterior myocardial infarction. Circulation, 1992, 85(5):1699–1705.

［13］Piana RN, Paik GY, Moscucci M, et al. Incidence and treatment of 'no–reflow' after percutaneous coronary intervention. Circulation, 1994, 89(6):2514–2518.

［14］Morishima I, Sone T, Okumura K, et al. Angiographic no–reflow phenomenon as a predictor of adverse long–term outcome in patients treated with percutaneous transluminal coronary angioplasty for first acute myocardial infarction. J Am Coll Cardiol, 2000, 36(4):1202–1209.

［15］Okutsu M, Horio T, Tanaka H, et al. Predictive performance of dual modality of computed tomography angiography and intravascular ultrasound for no–reflow phenomenon after percutaneous coronary stenting in stable coronary artery disease. Heart Vessels, 2018.

第六篇

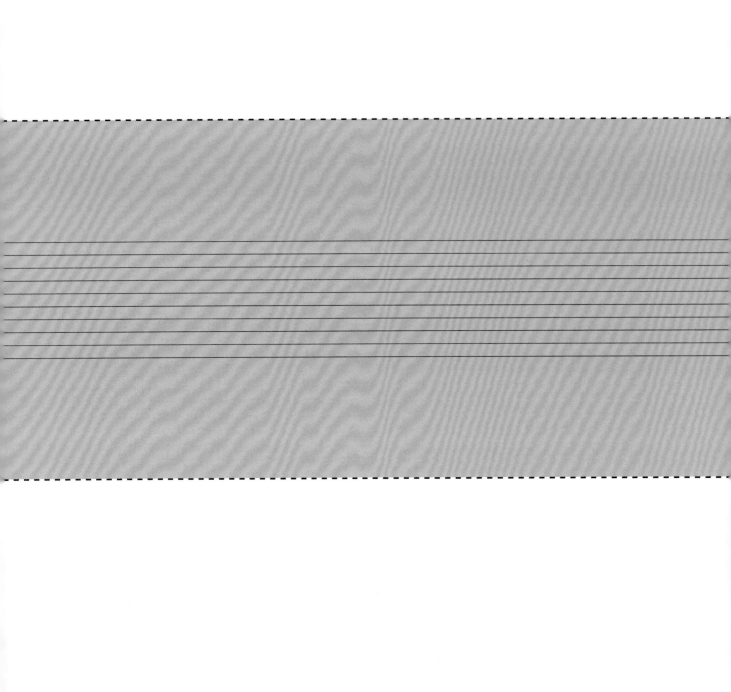

第七篇
冠状动脉生理功能评价

判断冠状动脉病变常用的影像学方法包括冠脉造影、多层螺旋CT冠脉造影、核磁共振图像等，其中冠脉造影术仍然是临床上最为常用的确诊冠脉病变的方法，但由于冠脉造影时投射角度的局限性及病变的不规则性，血管造影的图像有时并不能很好的反应病变的严重程度。IVUS和OCT可以进一步提供冠脉病变的形态学资料，但对于中等程度及弥漫性狭窄病变是否引起血流速度的减慢最终导致心肌缺血，三者均不能满足此目的。COURAGE研究的同位素亚组分析显示，改善心肌缺血可明显改善患者死亡、降低心肌梗死风险，提示冠心病患者预后的最重要因素是心肌缺血的存在和缺血程度，因此，决定病变与心肌缺血的关系至关重要。

另外，介入诊疗时，有时虽然冠脉造影提示血管通畅，但其远端血流速度减慢（例如急性心肌梗死时的无再流现象）或心电图提示显著心肌缺血（例如X综合征）。这些情况提示，导致心肌缺血的因素除了冠状动脉狭窄外，还有诸如冠状动脉微循环病变、内皮功能紊乱等引起的冠状动脉调节功能障碍的因素。因此，全面准确地评估冠状动脉的生理功能尤为重要。

目前临床常用的冠状动脉血流储备（coronary flow reserve，CFR）、血流储备分数（fraction flow reserve，FFR）、微循环阻力指数（Microcirculation resistance index，IMR）等参数能够从生理的角度，对冠脉的血流速度进行测定，判断冠脉血流是否满足心肌的血液供应，从而为临床决策提供治疗依据。

一、冠状动脉解剖

人体各组织器官要维持其正常的生命活动，需要心脏不停地搏动以保证血流供应。而心脏作为一个泵血的肌性动力器官，本身也需要足够的营养和能源。供给心脏营养的血管系统，就是冠状动脉和静脉，也称冠脉循环。冠状动脉是供给心脏血液的动脉，起于主动脉根部，分左右两支，行于心脏表面。

左冠状动脉起始部分为冠状动脉左主干，通常分为两个分支，左前降支和回旋支。有时，左前降支和回旋支之间有一条被称为中间支的第三条分支。左前降支在前室间沟内走行，到达心尖部，部分左前降支可能在室间沟远端后方终止，被称为包绕心尖的左前降支。左前降支的分支是对角支和间隔支，其中对角支向左前降支和回旋支之间的外侧心室壁供血，而间隔支通常有3~5条，为室间隔部位供血。整个左前降支体系为左心室的大部分室间隔、前壁、侧壁和心尖部（包括前外侧乳头肌和束支）供血，占到流向心脏血液总量的50%。

回旋支大部分起自左主干，部分可起源于右冠，在左房室沟内向后走行。在85%的人中，它止于钝缘支动脉，为外侧左心室壁供血。在其余15%的人中，它继续行至心脏交叉点（心脏交叉点是将左右两边及心房腔和心室腔分开的心脏壁的交叉点），并形成后降支动脉，这种情况被称为左优势型。回旋支的其他分支包括左心房分支、40%的人中通往窦结节的动脉、前外支动脉、远端旋动脉和一条或多条后外分支。回旋支为左心房壁、左心室后壁和侧壁及前外侧乳头肌供血。

右冠状动脉起自右冠窦，部分可起源于无冠窦或左冠窦，沿右房室沟走行。85%的人为右优势型，由右冠状动脉为后降支动脉供血，止于左室后支。在大多数人中，右冠状动脉的分支包括为右心室流出道供血的圆锥动脉、窦结节动脉、几条右心房支和几条右心室支、主动脉瓣结动脉和后降支动脉。右冠状动脉为窦结节（在55%的人中）、右心室游离壁、室上嵴、右心房和室间隔后三分之二、主动脉瓣结、房室束、左下心室壁和后内乳头肌供血。在5%的人中，窦房结（SA）同时由右冠状动脉和回旋支供血。

正常情况下，心脏表面的冠状动脉大血管对血液的阻力很小，小于总体冠状动脉阻力的5%，从心外膜动脉进入心壁的血管，一类呈丛状分散支配心室壁的外、中层心肌（即丛支）；一类是垂直进入室壁直达心内膜下（即穿支），直径几乎不减，并在心内膜下与其他穿支构成弓状网络，然后再分出微动脉和毛细血管，两者在心肌纤维间形成丰富的毛细血管网，供给心肌血液。由于冠状动脉在心肌内行走，显然会受到心肌收缩挤压的影响。也就是说，心脏收缩时，血液不易通过，只有当其舒张时，心脏方能得到足够的血流，这就是冠状动脉供血的特点。

人心肌的毛细血管密度很高，约为2500根/mm²，相当于每个心肌细胞伴随一根毛细血管，有利于心肌细胞摄取氧和进行物质交换。同时，在冠状动脉之间，尚有丰富的吻合支或侧支。冠状动脉虽小，但血流量很大。占心排血量的5%，这就保证了心脏有足够的营养，维持它有力地昼夜不停地跳动。冠状静脉伴随冠状动脉收集代谢后的静脉血，归流于冠状静脉窦，回到右心房。如果冠状动脉突然阻塞，不能很快建立侧支循环，常常导致心肌梗塞。但若冠状动脉阻塞是缓慢形成的，则侧支可逐渐扩张，并可建立新的侧支循环，起到代偿的作用。

二、冠状动脉循环和自我调节

人体的冠状动脉循环由3个部分组成

传导血管：包括直径超过400μm的心外膜血管，其对冠脉血流造成的阻力很小，对冠脉血流的储备能力贡献不到10%，心外膜冠脉这种生理特征是测定冠脉血流的重要条件。

前微动脉：包括直径为100~400μm的小动脉/前微动脉，其张力受冠脉流量、扩张压力和肌原张力控制，也受到自主神经系统和内皮功能的调节。

直径小于100μm的微动脉及毛细血管，主要受灌注压和心肌代谢的影响，形成毛细血管床。不同的毛细血管床之间通过侧支血管连接起来，在不同的刺激条件下侧支血管可以逐渐发生发展。

在冠状动脉循环的三部分中，传导性动脉主要是容积性功能，血管阻力很小。心脏收缩期时，心外膜冠脉扩张，血管弹性可以增加 25% 左右的血液容量。这些弹性势能在心脏舒张期时将冠脉内的血液注入心肌间开放的血管腔内。前微动脉随着流量和压力变化舒缩的能力最强，主要功能是控制到达微动脉的血流和血压。微动脉的特征性功能是代谢产物依赖的血管舒张，以保证血流量与心肌的耗氧量相匹配，微动脉前后血压差值最大。前微动脉和微动脉合称为"微循环"，提供了90%的冠脉血流储备，是真正意义上的"血流储备调控者"（图7-1-1）。

由于冠状动脉循环的3个组成部分存在一定的调节能力，在一定的生理性压力范围内，灌注压可以变化，但冠脉血流保持不变。当心外膜冠脉存在着限制血流的病变时，远端的微血管扩张以维持静息状态下的基础血流。然而，当管腔狭窄到一定程度后，可以使冠脉储备和自我调节机制失效，导致了静

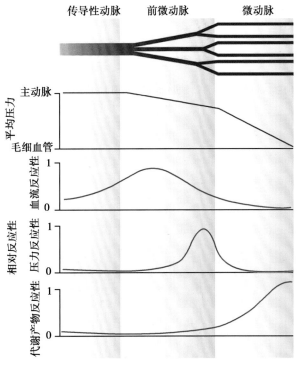

图7-1-1　传导性动脉、前微动脉和微动脉对血流、压
力及代谢产物的反应

息状态下冠脉血流的降低。此外，左室肥厚、心肌缺血和糖尿病等可以影响到微循环心肌内毛细血管阻力，即便冠脉心外膜血管没有狭窄，也使冠脉血流降低。由于冠脉血流受心外膜冠脉狭窄程度和微循环功能的双重影响，反映冠脉生理的三个主要参数CFR、FFR和IMR之间具有一定的重叠和差异（图7-1-2）。

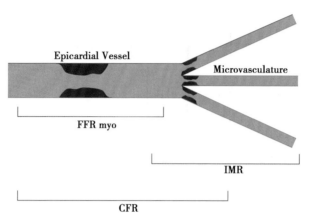

图7-1-2　CFR、FFR、IMR 的测量范围

三、冠脉血流储备的测量原理

在正常情况下，冠脉血流具有典型的周期性特点，即舒张期流量大，频谱高，而收缩期流量小，频谱低。其中，左冠脉舒张期/收缩期流速比值>1.8，而右冠脉舒张期优势则不明显。冠脉近远端静息或充血相平均流速和流量储备相似，从近到远流速下降<15%，近远端流速比约为1。

根据冠脉血流动力学公式CBF=BP/CVR（其中CBF是冠脉血流量，BP是冠脉灌注压，CVR是冠脉阻力），可知冠脉血流量与冠脉血流灌注压成正比，与冠脉血管阻力成反比。再根据泊素叶（Poiseuille）定律CVR=8ηL/πr4（其中r为血管半径，L为血管长度，η为血液黏稠度），可知在生理情况下，BP，η和L的变化一般不大，CVR主要由r决定。同时，冠脉阻力在正常情况下只有很少一部分来源于传导血管，而大部分来源于前微动脉和微动脉。因此，在测量冠脉血流量之前，应使前微动脉和微动脉达到最大限度的扩张。

目前测量冠脉血流储备的主要方法是应用Doppler导丝测定冠脉血流的速度，在血管横断面积相对一定的状态下，血流流速的变化可反映冠脉血流量的变化。

Doppler导丝即将能感受血流频率变化的压电晶体镶嵌在PTCA导丝的头端，制成Doppler导丝，将其送入冠脉血管内，利用Doppler效应，感受血流频率的变化，并以频谱的方式表现出来。由于血流速度的变化可以改变冠脉内血流的频率，导致Doppler位移，通过电子回路的特殊分析记录持续的Dopplar位移，根据物理公式（图7-1-3），计算血流速度，从而反应冠脉血流量。

$$V = \frac{(F1-F2) \times C}{2 \times F0 \times \cos(\Phi)}$$

图7-1-3　公式中V为血流速度，F1为恢复频率，F0为探头频率，C为血中的声速，Φ为入射角

四、诱发心肌最大充血状态的方法

无论是CFR，还是FFR、IMR的测定，都必须要让冠脉血管床进入最大充血状态，否则压力梯度在病变部位的变化将会被低估。常用的诱发最大充血状态药物的给药途径是经冠脉内弹丸式注射和经静脉持续注射两种方式。

经冠脉内给药的优点是给药方便且起效快速，但冠脉内给药方式不能使用带侧孔的指引导管，因为注射的药物可部分经侧孔漏出到主动脉中而影响效果。经静脉途径则可以获得持续的最大充血相，且房

室传导阻滞的发生率低，相对安全。为了使药物尽可能到达冠脉系统，需要短时间输入大量液体，往往需要使用肘正中静脉和专用的输液泵设备。经静脉用药起效时间和作用消失时间比冠脉内用药长。由于药物半衰期常常较短，所以药物进入冠脉系统需持续匀速，不能变化过大。

目前可以使用的药物有腺苷、罂粟碱、三磷酸腺苷（ATP）、硝普钠、多巴酚丁胺、双嘧达莫（潘生丁）、α受体阻滞剂。目前临床上使用最普遍的是腺苷和三磷酸腺苷（ATP），罂粟碱曾作为CFR测量的代表药物，但由于其心血管副反应较多，目前很少使用。

腺苷为最常用的药物，其能通过血管平滑肌细胞膜上的腺苷A2受体产生扩血管作用，不依赖于心肌代谢的需要，可以经冠脉内或经静脉注射。经冠脉内注射腺苷常用剂量为左冠状动脉每次60ug，右冠状动脉每次40ug，为弹丸式注射。给药后10秒作用达高峰，充血相持续5~15秒，30秒内作用消失。总的来说，冠脉内注射腺苷是安全的，可以在几分钟内重复使用。主要副反应为房室传导阻滞，尤其是在右冠状动脉内注射时容易出现，但多为短暂的、一过性的。经静脉注射腺苷常用剂量为140ug/（kg.min），腺苷浓度常可配为1mg/ml，由输液泵经静脉泵入。给药后1~2分钟获得稳定的最大充血状态，在停药后1分钟内作用消失。几乎所有病人都可以获得持续的最大充血相。经静脉注射腺苷可引起心率的增加和血压下降10%~20%，有部分病人可出现类似心绞痛的胸痛或胸部、咽喉部的烧灼感。经静脉途径给药的房室传导阻滞发生率比经冠脉内给药少，但有发生气管痉挛的可能，对阻塞性肺病或哮喘的患者不能使用。

三磷酸腺苷（ATP）常作为腺苷的替代品，ATP在体内可快速降解为ADP、AMP和腺苷，最终发挥作用的是腺苷。三磷酸腺苷可以经冠脉内和经静脉使用。虽然三磷酸腺苷需要降解后才能发挥作用，但是其用法和用量与腺苷相同，不需要增加额外的剂量，其达峰时间和作用消失时间比腺苷稍长。经静脉注射三磷酸腺苷也可引起血压的下降和心率的增加，也可出现类似心绞痛的胸痛。因同样有发生气管痉挛的可能，对于阻塞性肺病或哮喘的患者同样不能使用。三磷酸腺苷比腺苷更具有价格上的优势。

五、总　结

临床上对于稳定型心绞痛或急性冠脉综合征患者，不能简单地通过冠状动脉造影评估有无狭窄来判断是否存在心肌缺血。当患者不存在有意义的冠状动脉狭窄或冠状动脉狭窄处于临界病变时，患者需要检测FFR以排除是否缺血，FFR如正常，则建议做CFR、IMR及血管内皮功能的检查以全面评估冠状动脉，明确病因。对于心血管科医师，尤其从事冠状动脉介入的医师来说，冠状动脉生理学功能的评估有助于他们明确诊断和做出正确的决策。对于支架植入术、冠状动脉搭桥、心脏移植后的患者，冠状动脉生理学功能的检测则能为术后效果和预后的判断提供信息。

第一章

冠状动脉血流储备（CFR）

第一节 发展简史

在人体内的多种器官中都存在生理储备，如肾功能储备、脑循环血流储备等。早在20世纪30年代，研究者们就发现了冠状动脉血流量在不同状态下可有很大的变化。研究者们最早提及冠状动脉血流储备的相似概念可追溯到20世纪50年代[1]，而正式提出这一概念则是在1963年[2]。到了1973年，Tauchert M等[3]利用氙技术分别测量了缺血性心肌病患者静息状态下及应用潘生丁扩张后的冠状动脉血流量，并使用"冠状动脉血流储备"来描述两者比值。1974年，Gould KL等在犬试验中通过血管内注射扩张剂并测量血流，对比了中度狭窄（<50%）和重度狭窄（70%~90%）左回旋支的扩张能力，发现前者较静息状态下可扩张4倍左右，后者则不到2倍，并正式提出了"冠状动脉血流储备（Coronary flow reserve，CFR）"这一概念，同时建议CFR<1.5的患者应接受冠状动脉旁路移植术（CABG）[4]。

第二节 正常和异常值

正常情况下，在压力和氧需发生改变的情况下冠状动脉可以通过自我调节使基础血流保持稳定状态，这种冠状动脉最大血流量与其基础血流量的比值即称为冠状动脉血流储备，它表示冠状动脉的最大扩张能力，正常范围3~6。CFR数值大于2.2被认为没有显著的冠脉和微循环疾病，CFR小于1.8，认为有冠脉和/或微循环疾病，1.8~2.2是灰色地带，目前一般认为CFR小于2.0为异常。而最大充血状态下病变血管平均峰值流速与邻近正常血管平均峰值流速的比值，则称为相对冠状动脉血流储备（rCFR），正常值为0.8~1，小于0.8为异常。

第三节 测量方法

目前CFR的测量可分为有创和无创2种方式，而不论何种测量方式，均需诱导所测血管的最大扩张状态，常用的诱导方法有：血管扩张药物刺激、运动诱发（最大握力试验）及人为干预心脏起搏，其中血管扩张药物刺激因效果明显、可控性好、具有较好可对比性，故在临床研究中应用较多。常用的药物有腺苷、罂粟碱及潘生丁。腺苷和罂粟碱因起效快（10~20s）、持续时间短（30~90s），常用于血管内给药，适合有创性检查；潘生丁因持续时间长（30min），可由外周静脉给药，适用于无创超声检查。运动诱发可用于辅助药物刺激，已确保达到冠脉最大扩张，如在推注扩管药物的同时，嘱患者持续进行最大握力试验。

1. 有创检测

（1）冠脉内多普勒导丝测量：该方法使用温度稀释法通过压力导丝头端和导丝杆上的温度传感器测量，方法是将导丝头端的温度传感器放到离导引导管口至少5厘米远的地方，保持不动，用注射器从导引导管内弹丸式注射3毫升室温生理盐水，导丝杆上的温度感受器探测到温度变化，会记录一个温度曲线，盐水到达距离导丝头端3厘米的温度感受器时，会有第二条温度曲线，通过计算两条温度曲线触发的时间差，就知道盐水从导引导管到导丝头端感受器运行的时间，这个时间叫Transit mean time（Tmn），这个时间是和血流速度成反比的。重复测量3次，取平均值。然后静脉给腺苷或ATP达到最大充血状态后，再次重复3次，得到最大充血状态下的平均值，同时得到了Pd值。CFR=静息时间（Tmn rest）/最大充血状态下时间（Tmn hyp）。该方案可信度高，可重复性好，是目前使用最多的测量方案。常规使用的0.018英寸或0.014英寸多普勒导丝可以通过中度狭窄病变血管或微小分叉侧支，且引起的管腔梗阻对CFR的影响不大，因此可供临床医生选择冠脉各分支血管进行测量。测量时应注意将传感器放置于管腔中心以避免管腔对测量的影响，并应多次试验以确保诱导出冠脉最大扩张。具体操作方法见附录1。

（2）右心导管测定冠状静脉窦血流：冠状静脉窦主要收集来自于左前降支、左回旋支及部分右冠系统的静脉血，占冠脉循环总血流量约85%，通过导管测定该部位的血流速度比值可反映CFR；

（3）TIMI计帧法（TIMI frame count，TFC）：在冠脉内注射造影剂，测定造影剂通过整支血管的时间，计算造影剂通过完整血管的平均流速，以此来反映CFR[6]。

2. 无创检测

（1）经胸多普勒超声技术（Transthoracic Doppler echocardiography，TTDE）：又称经胸冠脉血流显像技术，该方法通过测量冠脉血流速度比值（CVR）来反应CFR，主要应用于左前降支近段流速的测量。根据流体力学推导，在冠状动脉横断面积变化不大的情况下，这种替代是可行的，其结果与冠脉内多普勒导丝[10, 11]及PET法[18]所得结果一致。在常规超声心动图检查的基础上，采用二次谐波成像条件，选择冠状动脉血流显像模式，在左心长轴切面或心尖二腔心切面可获得最佳观察位面，并测量相应的血流速度数值。因透声窗、声束及血流不能完全平行，且有时冠状动脉横断面积的变化无法忽视，所以该方法所得的测量值常较小。

（2）经食管超声心动图法：此方法是TTDE方法的改进，经食管途径多用于测定前降支单支病变，可重复性好，且与PET方法所测的CFR数值[7-9]及冠脉内多普勒法所得数值[17]有较好的相关性。

（3）经食管冠状静脉窦血流测定：通过多普勒信号测定冠状静脉窦最大充血时血流速度及静息血流速度，计算其比值来反应CFR。该方法得到数值常偏小，与PET法所得数据有较好相关性[9, 12, 13]。

（4）心肌声学造影（myocardial contrast echocardiography，MCE）：通过外周静脉注射心肌造影剂，造影剂随循环进入冠脉后，灌注量不同的区域会显示不同的造影剂密度动态变化，可据此估算CFR。但是该方法临床应用较少，多用于动物实验。该方法所得数值与冠脉内多普勒导丝测量法相关性良好[14, 15]。

（5）正电子放射断层扫描（PET）：可用于评估节段或整个心肌的血流灌注情况[16]，因其客观性及准确性，受影响因素相对少，许多研究者将其作为CFR测量的金标准。

3. 常用测量方法优缺点汇总（表7-1-3-1）

表7-1-3-1　常用测量方法优缺点汇总

	冠脉内多普勒导丝	经胸/食管多普勒超声	正电子放射断层扫描
优点	可信度高，可重复性佳，可测量各分支微小血管及中度狭窄血管	无创，可重复性佳，经济实惠，安全性好，简易	无创，精确性好，可重复性佳
缺点	价格昂贵；导丝对管腔面积有影响	多用于LAD近端；只测部分血管；所测数值常较小	昂贵，耗时

第四节　临床与研究应用

与FFR、IMR相比，FFR着眼于局部病变血管，IMR着眼于微循环障碍，CFR则在整支血管的功能学评估上更加全面，包括研究各种刺激因素对冠脉血流储备的整体及局部调控的机制。其在临床及研究上的应用大致有：

1. 从血流动力学角度评估冠脉狭窄程度、心肌灌注是否充分，进而作为是否需要血管重建的筛选指标及术后疗效的评价指标。

随着对冠脉的形态、功能了解越来越深入，冠脉造影检查率逐渐增加，仅凭冠脉造影的单一影像学结果，在许多患者中难以确认是否存在有处理必要的病变血管，以及难以认定多支可疑血管中到底哪条为犯罪血管，因此越来越多的临床医生及研究者采用CFR来评估冠脉功能，据此制定血管重建策略，并在术后随访中运用这一指标客观、定量地评价冠脉循环的功能状态。DEBATE研究中[5]，研究者选取了有缺血症状的297例单支血管病变患者，通过评估PTCA术后的CFR值判断其对近期和远期预后的价值。Hozumi等通过TTDE法测量CFR，发现12名有明确LAD狭窄病变的患者中，在血管充血状态下其CFR显著低于24名无LAD狭窄病变的对照组（狭窄组1.5±0.2；对照组2.4±0.4）[19]。Van Liebangen等选取了54位单支血管病变且左心功能正常的患者（34位球囊扩张和20位支架植入），运用冠脉多普勒导丝分别测量了术前及术后的CFR值，结果显示患者术后的CFR值显著升高，随访发现发生再狭窄患者的CFR值比无再狭窄患者明显降低[20]。

2. 为冠脉造影未显示血管异常的心肌微血管病变（如X综合征）、心脏移植、肥厚性心肌病和高血压患者提供早期、客观的诊断依据。

在Dayanikil等进行的研究中，研究者选取了无症状的冠心病高危组与正常对照组，用腺苷诱导、PET法测定并比较了CFR值，发现高危组CFR明显低于低危组（高危组2.93±0.97；低危组4.28±0.53），证实了CFR在该类病变中早期发现高危血管的价值[16]。

由于CFR反映了冠状动脉心外膜血管和微循环状况，结合FFR的测量，可以确定是心外膜血管病变还是微血管病变。在FFR大于0.75的情况下，如果CFR大于2.0，说明心外膜冠脉狭窄和（或）微循环疾病没有导致患者缺血，不需要进行PCI；如果CFR小于2.0，说明存在微循环病变。在FFR小于0.75的情况下，无论CFR大于或者小于2.0，都说明存在心外膜冠脉狭窄导致的心肌缺血，需要进行PCI治疗（图7-1-4-1），此时若想知晓有无微循环障碍，则需使用IMR进行评价。

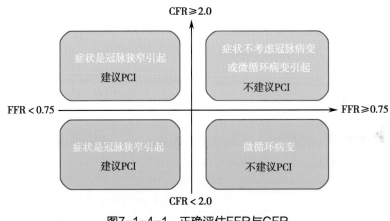

图7-1-4-1　正确评估FFR与CFR

第五节　临床病例

【病例1】患者男，62岁，活动后胸痛2年，加重1月，心电图未见明显异常，造影见LAD近中段50%狭窄，测量LAD FFR数值为0.83，测量CFR和IMR分别为1.3和25，提示冠状动脉血流储备异常（图7-1-5-1），未植入支架。

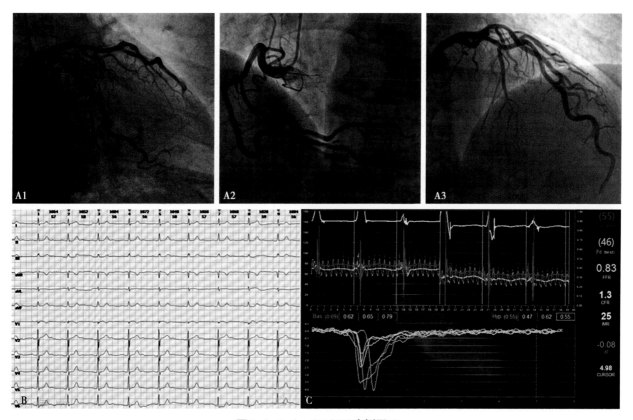

图7-1-5-1　CASE1病例展示

图A冠脉造影：左主干未见明显狭窄；回旋支近段可见斑块形成，未见明显狭窄，粗大钝缘支近段30%狭窄；前降支近中段弥漫性病变，近段50%狭窄。右冠中段可见50%狭窄，左室后支和后降支未见明显狭窄。图B心电图：窦性心律，未见明显ST-T改变。图C FFR测量：前降支测得FFR数值为0.83，CFR和IMR分别为1.3和25，提示冠状动脉血流储备异常

【病例2】患者女，52岁，反复活动后胸闷2年，心电图显示V1-V4导联T波倒置，造影见LAD和LCX斑块形成，最窄处50%狭窄，测量LAD FFR数值为0.92，测量CFR和IMR分别为5.3和33，提示微循环异常（图7-1-5-2），未植入支架，予尼可地尔5mg po tid治疗，症状缓解。

第七篇

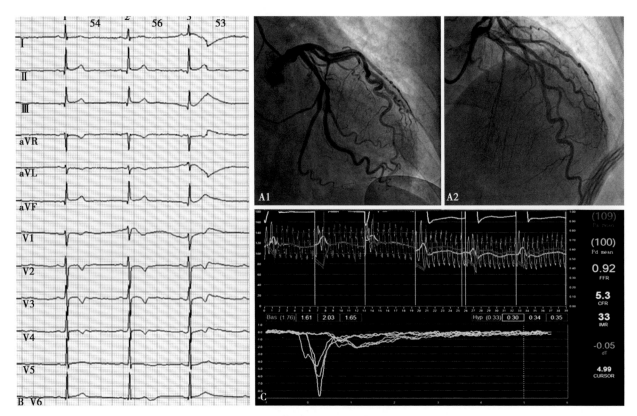

图7-1-5-2　CASE2病例展示

图A冠脉造影：左主干未见明显狭窄，回旋支中段可见50%狭窄，粗大钝缘支未见明显狭窄。前降支近中段弥漫性病变，最窄处50%狭窄，第一对角支未见明显狭窄。图B心电图：窦性心律，V1–V4导联T波倒置，V5导联T波低平。下壁导联可见J点抬高。图C FFR测量：测量前降支FFR数值为0.92，测量CFR和IMR分别为5.3和33，提示微循环异常

第六节　CFR的不足之处

　　尽管 CFR 对临床指导意义很强，但CFR反应的是冠状动脉和微循环的整体情况，冠状动脉和微循环病变都会影响CFR的数值，无法区分是何处病变造成的CFR数值变化。其次，CFR受血流动力学影响，同一个患者的血压、心率发生变化时，CFR数值也会变化，同时血管狭窄的位置及分支血管的位置，也会影响CFR数值。再者，静息时刻的心肌血流量和心功能是线性相关的，因此，CFR也受到心肌代谢、舒张时间和血压的影响。

第七节　总结

　　综上所述，理想的冠脉循环评价手段应当提供冠脉功能的综合信息、准确度高、不受血流动力学改变的影响、操作简便、安全性高、解读方便。FFR和CFR的检测反映了冠脉循环的不同侧面。FFR主要反映冠脉狭窄引起的压力改变。CFR主要反映了冠脉整体功能状态，特别当冠脉大血管没有明显狭窄时，反映了冠脉微循环状态。两者的结合可以更全面地评价冠脉功能状态。但我们同时还应当认识到，在冠脉微循环的评价方面，CFR的作用是FFR所无法替代的。对于冠脉压力和血流速度这两个基本生理学指标的研究，将更好地揭示它们在易损斑块、微血管疾病和内皮功能不全这些病理生理过程中所起到

的作用。临床医生通过更好地了解动脉粥样硬化以及缺血性和非缺血性心肌病患者的冠脉循环，将有助于改善这些患者的长期预后。

参考文献

［1］Gregg DE. Coronary circulation in health and disease. Philadelphia: Lea & Febiger; 1950.

［2］Gatto E, Marchese S, Tedoldi A. Contribution to the interpretation of electrocardiographical tests of coronary reserve: pseudo-improvement of the T wave. Arch Maragliano Patol Clin 1963;19:271–86［in Italian］.

［3］Tauchert M. Coronary reserve capacity and maximum oxygen consumption of the human heart. Basic Res Cardiol 1973;68:183–223［in German］.

［4］Gould KL, Lipscomb K, Hamilton GW. Physiologic basis for assessing critical coronary stenosis. Instantaneous flow response and regional distribution during coronary hyperemia as measures of coronary flow reserve. Am J Cardiol 1974;33:87–94.

［5］Serruys PW, di Mario C, Piek J, et al. Prognostic value of intracoronary flow velocity and diameter stenosis in assessing the short- and long-term outcomes of coronary balloon angioplasty: the DEBATE Study (Doppler Endpoints Balloon Angioplasty Trial Europe). Circulation 1997;96:3369–77.

［6］Gibson CM, Cannon CP, Daley WL, et al. TIMI frame count: a quantitative method of assessing coronary artery flow. Circulation, 1994,90:808–817.

［7］Redberg RF, Sobol Y, Chou TM, et al. Adenosine –induced coronary vasodilatation during transesophageal Doppler echocardiography［J］.Circulation, 1995, 92(2): 190–196.

［8］Paraskevaidis IA, Tsiapras DP, Kyriakides ZS, et al.T ransesophageal Doppler evaluation of left anterior descending coronary artery angioplasty［J］. Am J Cardiol, 1997, 80(7): 947–951.

［9］Zehetgruber M, Morti D, Porenta G, et al. Comparison of transesophageal Doppler coronary flow reserve measurements with thallium–201 single–photon emission computed tomography imaging in assessment of left anterior descending artery stenosis［J］. Clin Cardiol, 1998, 21: 247–252.

［10］王祥, 刘俐, 曾秋棠等. 应用经胸冠状动脉血流显像技术评价支架术前后冠脉血流储备. 中国介入心脏病学杂志, 2001,9(2):70–72.

［11］魏盟, 钱菊英, 沈学东等. 多普勒血流速度测定评价冠状动脉成形术与支架术的疗效. 中华心血管病杂志, 1999,27(5):16–18.

［12］Siostrzonek P, Kranz A, Heinz G, et al.Noninvasive estimation of coronary flow reserve by transesophageal Doppler measurement of coronary sinus flow［J］.Am J Cardiol, 1993, 72: 1334–1337.

［13］Mundigler G, Zehetgruber M, Christ G, et al.Comparison of transesophageal coronary sinus and left anterior descending coronary artery Doppler measurements for the assessment of coronary［J］. Clin Cardiol, 1997, 20: 225–231.

［14］Porter TR, Disa A, Turncv C, et al.Myocardial contrast echocardiography for the assessment of coronary blood reserve validation in humans［J］. J Am Coll Cardiol, 1993, 21: 349–355.

［15］Keller M W, Glasheen W, Smucher ML, et al.Myocardial contrast echocardiography in humans: Assessment of coronary blood flow reserve［J］. J Am Coll Cardiol, 1998, 12: 925–934.

［16］Dayanikil F, Grambow D, Muzik O, et al. Early detection of abnormal coronary flow reserve in asymptomatic men at high risk for coronary artery disease using positron emission tomography. Circulation, 1994,90:808–817.

［17］Gadallah S, Thaker KB, Kawanishi D, et al. Comparison intra coronary Doppler guide wire and transesophageal echocardiography in measurement of flow velocity and coronary flow reserve in the left anterior descend ingartery. Am Heat,1998,135:38–42.

［18］刘俐,李治安,王新房,等. 应用冠脉血流显像新技术无创性评价正常冠脉血流储备［J］. 中国医学影像技术, 1998, 14(1): 710.

［19］Hozumi T, Yoshida K, Ogatay, et al. Noninvasive assessment of significant left anterior descending coronary arterystenosis by coronary flow velocity reserve with transthoracic color Doppler echocardio graphy［J］. Circulation, 1998, 97: 1557–1562.

[20] Van Liebangen R, Piek JJ, Koch KT, et al. Immediate and longterm effect of ballon angioplasty or stent implantation on the absolute and relative coronary blood flow velocity reseave [J]. Circulation, 1998, 98: 2133–2140

附录1　CFR测量操作方法

1. 导管室压力通道归零，校准AO，校准压力导丝步骤同FFR测量

2. 进入CFR模式

在主菜单，选择SYSTEM，按ENTER，

选择OPTIONS，按ENTER

选择CFR，按ENTER

3. 压力导丝传感器定位

- 把压力导丝传感器放到冠脉远端（离导引导管开口>5 cm）.
- 在测量中保持传感器在同一位置（给充血药物前和给药中）.

4. 测试

注射器抽3ml生理盐水（室温），通过导引导管注射，检查温度是否能够至少下降2℃

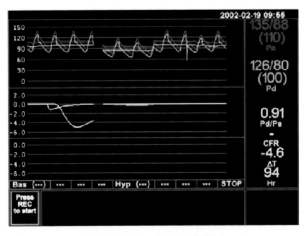

图7-1-8-1　温度下降测试

5. 基线测量

注射器抽3ml生理盐水，按 REC 键开始记录，按照屏幕提示，快速稳定的注射生理盐水重复3次，在Bas栏显示3次测量数值，并自动计算平均值。之后不需要按STOP键停止记录。

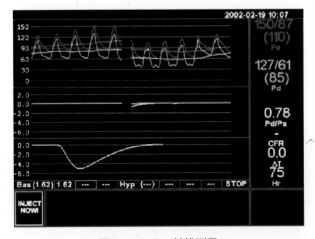

图7-1-8-2　基线测量

6. 最大充血状态测量

静脉给最大充血药物，达到并保持最大充血状态，先注射3ml生理盐水，把温暖的液体从导引导管中冲出，然后按Rec键开始记录，按照屏幕提示快速稳定的注射3次3ml生理盐水。在Hyp栏显示3次测量数值，并自动计算平均值，数值合格后，按STOP键停止记录。

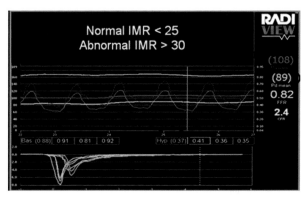

图7-1-8-3　最大充血状态测量

7. CFR数值会自动在屏幕显示，IMR数值需要手工计算

IMR=Pd（压力导丝数值，绿色）x Tmn（最大充血状态，Hyp）

IMP < 25为正常，IMP > 30为不正常

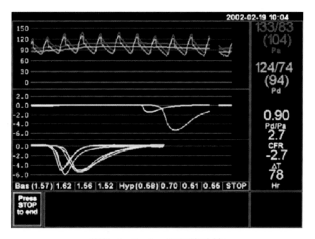

图7-1-8-4　IMR值计算

8. 错误信息

ERROR Low Amp：温度下降小于-1℃

ERROR Slow injection：注射时间长于0.6秒

ERROR Cutoff timeout：温度恢复正常的时间超过8秒

ERROR Tmn-value too low：Tmn小于0.1秒，把传感器放到更远的位置

INJECTAGAIN！：和错误信息同时出现。

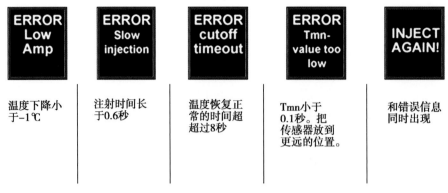

图7-1-8-5　错误信息

9. 重新测量某一数值（如果与其他2个数值相差超过30%）

移动光标到需要重新测量的数值上，按REC键，注射生理盐水。然后按STOP键。

（张文斌）

第二章

冠状动脉血流储备分数（FFR）

第一节　背景

　　冠状动脉血运重建的指征包括两类：一是近期内病变很可能进展造成严重后果，这类情况占少数，如某些夹层；另一类是目前病变已经造成血流障碍和心肌灌注不足，这类占绝大多数，最常见的是斑块导致的血管狭窄。因而，大部分冠脉介入治疗干预的是血管狭窄，其目标却是改善心肌灌注。如果不是存在或潜在相当量的心肌灌注不足，即使冠脉存在狭窄，亦无干预的理由。

　　那么，如何判断是否存在心肌灌注不足？对此的思考伴随着整个冠脉介入治疗史。经皮冠脉介入治疗的开创者，Gruntzig医生，曾把冠脉内压力跨病变下降30mmHg作为干预的指征[1]，压差代表了病变造成血流障碍的程度。这种朴素的概念有其局限性。首先，同一压力阶差数值对系统血压不同的患者意义并不一样；其次，静息状态的测量，不足以发现应激状态时冠脉潜力的不足。此外，当时实践中使用同轴整体交换（over the wire，OTW）球囊导管测量冠脉远端压力，无论是最初导尿管改制的，还是后来PCV材料制作的导管，粗大的导管直径都可能阻碍冠脉血流，增大压力阶差。后来，随着快速交换系统逐渐取代OTW，这种测压方式作为干预指征的做法也趋于式微，标志着早期探索并不成功。

　　作为替代，冠脉造影所见血管直径狭窄率成为干预指征。理想模型70%的直径狭窄率意味着91%的横断面积丢失，显著影响血流[2]。因此70%狭窄成为冠脉干预与否的界值（左主干取50%）。这一标准因为简单而被广泛使用，一度成为指导决策的"金标准"。甚至现在有些患者会很关心狭窄是否"超过70%"，因为这是需要干预与否的分水岭。

　　然而，这一替代指标并不成功。临床上血管直径和狭窄程度的判断多靠目测，判断参考血管大小和病变血管狭窄率的准确性低。随着IVUS等腔内影像学工具的应用，这一现状有所改观，然而，仍不能满意预测血管病变造成其灌注区域心肌组织缺血的程度。首先因为，动脉血流受多种因素影响，除了横截面狭窄率或狭窄面积，还有包括狭窄长度、管腔形状、斑块形状等，单一解剖学指标难以准确预测功能学改变。其次，被灌注组织对血液的需求量也必须考虑，如：心肌梗死后部分心肌坏死，其供血血管即使有一定程度狭窄仍能为残余存活心肌提供足够血流。第三，自发形成的侧支循环或人工搭建的旁路血管可能代偿原供血血管，为下游组织提供灌注。

第二节　原理

　　随着FFR理论和压力导丝技术的发展，检测冠脉病变造成其灌注区域心肌缺血程度的介入功能学方法得以实现。功能学诊断弥补了影像学方法的局限，有助介入治疗更趋精准。FFR的测量颇为简便：利用压力导丝测量心肌最大充血状态下病变下游冠脉远端的平均压力（Pd），与指引导管测得的冠脉开口即主动脉根部平均压力（Pa），两者之比（Pd/Pa）即FFR值（图7-2-2-1及图7-2-2-2）。

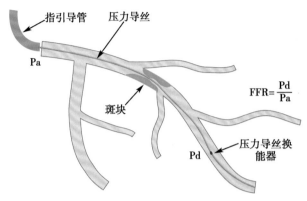

图7-2-2-1 血流储备分数测量

FFR=血流储备分数，Pa=冠状动脉近端（主动脉）压力，Pd=冠状动脉远端（病变下游）压力

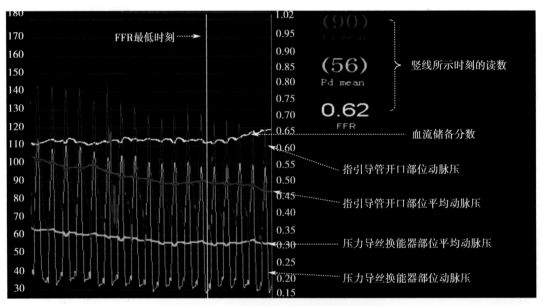

图7-2-2-2 FFR测量曲线读数实例（局部）

FFR=血流储备分数，Pa=冠状动脉近端（主动脉）压力，Pd=冠状动脉远端（病变下游）压力

虽然实际操作中FFR读数是两个压力的比，反映的却是两种情形心肌血流量之比：分子为目前（健康或病变）情形下心肌所能获得的最大血流量，分母为假设冠脉完全健康情形下心肌所能获得的最大血流量。无病变的冠状动脉心外膜段的阻力很小，造成的压力下降接近零；一般情况下冠状静脉端血压远低于动脉端；使用药物充分扩张心肌小血管网（充血）后，其阻力下降到最低的极限，为一固定值，与心外膜段冠脉病变无关。基于以上几项条件，两种状态心肌水平的流量比可以简化为实际状况下冠脉远、近端的血压之比[3]（图7-2-2-3）。

研究者把冠脉病变患者FFR结果与运动平板心电图、超声、核素等无创检查比较[4-8]，采用0.75~0.80作为心肌缺血与否界值，0.80以上的病例（阴性）认为没有显著心肌缺血，0.75以下（阳性）认为心肌缺血。

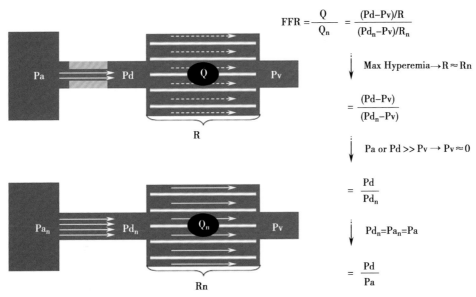

$$FFR = \frac{Q}{Q_n} = \frac{(Pd-Pv)/R}{(Pd_n-Pv)/R_n}$$

$$Max\ Hyperemia \rightarrow R \approx R_n$$

$$= \frac{(Pd-Pv)}{(Pd_n-Pv)}$$

$$Pa\ or\ Pd \gg Pv \rightarrow Pv \approx 0$$

$$= \frac{Pd}{Pd_n}$$

$$Pd_n = Pa_n = Pa$$

$$= \frac{Pd}{Pa}$$

图7-2-2-3　FFR应用公式推导

Q=流经心肌小血管网的最大血流，R=最大程度充血时心肌小血管网阻力，Pv=冠状静脉血压，下标n代表假设心外膜冠脉完全健康时，FFR=血流储备分数，Pa=冠状动脉近端（主动脉）压力，Pd=冠状动脉远端（病变下游）压力

第三节　评估冠脉病变的临床证据

FFR问世以来，一系列临床研究有力地证实其价值。3V FFR-FRIENDS研究[9]采集1136名患者3支冠脉FFR并随访，证实缺血负荷较重的患者预后较差（3支冠脉FFR测值之和，3V-FFR，<2.72与≥2.72组比较，2年心脏死亡、心梗或缺血驱动血管重建率为7.1%比3.8%，P=0.009）。DEFER研究[10]发现，对FFR≥0.75的患者，保守治疗组的预后不亚于介入治疗（5年心脏死亡或急性心梗率分别3.3%和7.9%，P=0.21），提示FFR阴性的患者保守治疗至少是安全的，如果不是更优的话。FAME2研究[11]发现，FFR≤0.80的患者，介入治疗组预后优于保守治疗（1年死亡、心梗或紧急再次血管重建率分别为4.3%和12.7%，P<0.001），主要得益于再次血管重建的减少，结果支持对FFR阳性的患者积极介入治疗。FAME研究[12]发现，对多支冠脉病变患者根据FFR结果决定干预的目标血管与仅根据造影结果决策的PCI相比，改善患者预后（1年死亡或心梗率分别为7.3%和11.1%，P=0.04；再次血管重建6.5%比9.5%，P=0.08）；而且减少医疗支出，主要得益于减少了干预的血管数目和使用的支架数量。FAMOUS-NSTEMI研究[13]把FFR指导血管重建的决策应用于非ST抬高心肌梗死患者，发现FFR指导策略与仅根据造影结果决策，不仅减少住院期间血管重建手术（77.3%比86.8%，P=0.022），而且两组预后相似（1年心脏死亡、心梗或心衰计划外住院率分别为8.0%和8.9%，P=0.89）。PRIMULTI研究[14]和COMPARE-ACUTE研究[15]对ST抬高心肌梗死（STEMI）患者急性期使用FFR指导对非罪犯血管的重建决策，证实了该策略的可行性，与其他研究一起改变了STEMI治疗指南。至于STEMI患者的罪犯血管，也有证据支持，发病1周后测量FFR是可靠的[16]。

第四节　冠脉病变的临床应用

FFR的基本应用场景是单靠影像难以确定病变功能学意义的病例，除了局限的临界病变，也用于串联病变、弥漫病变、分叉病变、多支病变（图7-2-4-1）。传统上根据影像资料的判断常不能准确诊断病变的功能学意义，多数误判为高估病变，造成过度干预，少数为低估，造成干预不足。当FFR这类功能学技术成熟便利时，必须充分应用，是准确诊断和合理决策的需要。

但是FFR只是一种检查手段，提供一种信息作为临床决策的依据。临床决策不可能只依据一方面信息，FFR值不能直接替代临床决策。首先，界值问题，目前主流采用的界值是0.80，但与无创检查的结果匹配的研究提示最佳界值在0.74~0.78之间[17, 18, 19]，临床研究也曾采用不同的界值（如0.75）[19]。其次，病变血管重要性的问题，供血范围大的血管，同等程度的供血功能下降，造成心肌缺血的绝对量较大，因此对左主干或前降支近段等部位的病变，驱动干预的FFR界值高于其他部位，反之对远段或分支血管病变，有时即使FFR很低也未必干预。就临床应用而言，供血范围很有限的部位的病变，即使功能学检查阳性也不计划干预，则不必测量FFR。此外，干预代价的问题，如：重要边支丢失、弥漫病变需要长支架等，都需要与FFR一起被权衡，风险高的干预在FFR低、干预潜在获益大的情况才值得进行。

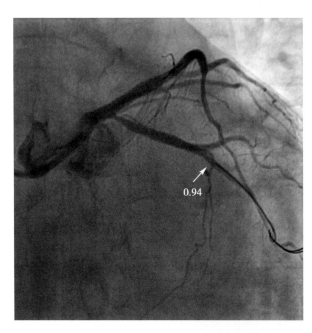

图7-2-4-1A　冠脉病例：患者男性60岁，不典型胸痛3年加重1月，造影仅见回旋支中段的局限狭窄，FFR 0.96

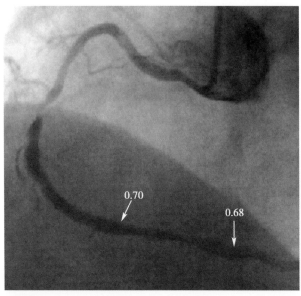
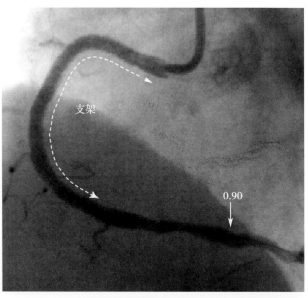

图7-2-4-1B　冠脉病例：患者男性58岁，下壁心梗2周。冠脉造影左冠脉未见明显狭窄；右冠脉近中段弥漫病变，远段临界狭窄，充血测得FFR=0.68，回撤Pd/Pa=0.70（左图），测值接近，继续回撤压力导丝可见压力曲线在血管近中段持续平稳回升，"跳跃"现象不显著。干预右冠脉近中段，植入支架2枚头尾重叠（右图，虚线双箭头），不干预远段病变。复查远段病变下游FFR=0.90（右图）

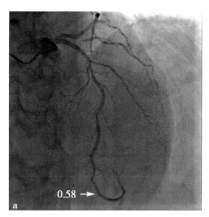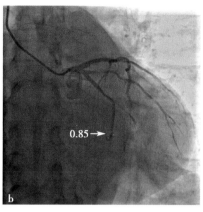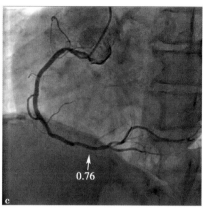

图7-2-4-1C　冠脉病例：患者男性79岁，反复胸闷25年，右冠脉支架术后10月仍有症状，（a）造影见前降支弥漫病变FFR 0.58；（b）回旋支中端狭窄FFR 0.85；（c）右冠脉近端局限狭窄FFR 0.76，回撤"跳跃"发生于近端狭窄处

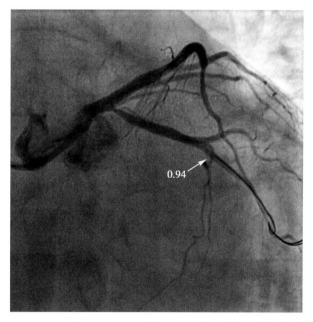

图7-2-4-1D　冠脉病例：男性患者57岁，劳力胸痛3月，造影见左主干、前降支狭窄，植入支架后解除，但回旋支开口出现明显狭窄，测量回旋支FFR=0.94，无进一步干预。随访症状缓解无不适

第五节　冠脉以外的应用

　　除了冠状动脉，FFR的概念和压力导丝也应用在外周血管和肺动脉，但是远不如冠脉领域成熟。以肾动脉狭窄为例，因为肾生理与心脏生理的不同，应用在冠脉的测量不宜照搬至肾动脉，测量时是否使用充血药物、诊断界值应为多少，尚缺乏足够研究。至于肺动脉狭窄，有研究者利用压力导丝测量狭窄下游和上游压力比，以0.80为界值决定干预与否[20]。该方法所得只是压力比，并不是FFR。因为没有用药使肺小血管网"阻力降至最低极限"并且保证这种"阻力的最低极限是不受肺大动脉狭窄影响"的假设成立，病变与健康状态的血流量比简化为远端与近端的血压比的条件不足。但是，利用直径细小（0.014英寸）的压力导丝，避免器械加重血流障碍，得以准确测量狭窄远端的压力，仍可以为决策提供有价值的指导。如，当狭窄肺动脉远端压力升至35mmHg时，中止进一步扩张，可避免术后肺水肿的发生[21]。

第六节　总结

　　FFR是一种功能学概念，指目前情形下，心肌最大可获得健康情形时多大比例的血供，包括来自病变血管和其他来源。得益于理论和器械的进步，心肌FFR可简化两个压力之比，测量简便。FFR在冠脉病变的应用比较成熟，已经拥有充分证据，成为临床决策的重要一环。相关技术在冠脉以外的应用，则需要理论和实践的继续探索。

（杨峻青）

参考文献

［1］Gruntzig A R, Senning A, Siegenthaler W E. Nonoperative dilatation of coronary-artery stenosis: percutaneous transluminal coronary angioplasty［J］. N Engl J Med, 1979,301(2):61-68.

［2］Gould K L, Lipscomb K, Hamilton G W. Physiologic basis for assessing critical coronary stenosis. Instantaneous flow response and regional distribution during coronary hyperemia as measures of coronary flow reserve［J］. Am J Cardiol, 1974,33(1):87-94.

［3］Pijls N H, van Son J A, Kirkeeide R L, et al. Experimental basis of determining maximum coronary, myocardial, and collateral blood flow by pressure measurements for assessing functional stenosis severity before and after percutaneous transluminal coronary angioplasty［J］. Circulation, 1993,87(4):1354-1367.

［4］De Bruyne B, Bartunek J, Sys S U, et al. Relation between myocardial fractional flow reserve calculated from coronary pressure measurements and exercise-induced myocardial ischemia［J］. Circulation, 1995,92(1):39-46.

［5］Pijls N H, De Bruyne B, Peels K, et al. Measurement of fractional flow reserve to assess the functional severity of coronary-artery stenoses［J］. N Engl J Med, 1996,334(26):1703-1708.

［6］Abe M, Tomiyama H, Yoshida H, et al. Diastolic fractional flow reserve to assess the functional severity of moderate coronary artery stenoses: comparison with fractional flow reserve and coronary flow velocity reserve［J］. Circulation, 2000,102(19):2365-2370.

［7］Chamuleau S A, Meuwissen M, van Eck-Smit B L, et al. Fractional flow reserve, absolute and relative coronary blood flow velocity reserve in relation to the results of technetium-99m sestamibi single-photon emission computed tomography in patients with two-vessel coronary artery disease［J］. J Am Coll Cardiol, 2001,37(5):1316-1322.

［8］De Bruyne B, Pijls N H, Bartunek J, et al. Fractional flow reserve in patients with prior myocardial infarction［J］. Circulation, 2001,104(2):157-162.

［9］Lee J M, Koo B K, Shin E S, et al. Clinical implications of three-vessel fractional flow reserve measurement in patients with coronary artery disease［J］. Eur Heart J, 2018,39(11):945-951.

［10］Pijls N H, van Schaardenburgh P, Manoharan G, et al. Percutaneous coronary intervention of functionally nonsignificant stenosis: 5-year follow-up of the DEFER Study［J］. J Am Coll Cardiol, 2007,49(21):2105-2111.

［11］De Bruyne B, Pijls N H, Kalesan B, et al. Fractional flow reserve-guided PCI versus medical therapy in stable coronary disease［J］. N Engl J Med, 2012,367(11):991-1001.

［12］Fearon W F, Bornschein B, Tonino P A, et al. Economic evaluation of fractional flow reserve-guided percutaneous coronary intervention in patients with multivessel disease［J］. Circulation, 2010,122(24):2545-2550.

［13］Layland J, Oldroyd K G, Curzen N, et al. Fractional flow reserve vs. angiography in guiding management to optimize outcomes in non-ST-segment elevation myocardial infarction: the British Heart Foundation FAMOUS-NSTEMI randomized trial［J］. Eur Heart J, 2015,36(2):100-111.

［14］Engstrom T, Kelbaek H, Helqvist S, et al. Complete revascularisation versus treatment of the culprit lesion only in patients with ST-segment elevation myocardial infarction and multivessel disease (DANAMI-3-PRIMULTI): an open-label, randomised controlled trial［J］. Lancet, 2015,386(9994):665–671.

［15］Smits P C, Abdel–Wahab M, Neumann F J, et al. Fractional Flow Reserve–Guided Multivessel Angioplasty in Myocardial Infarction［J］. N Engl J Med, 2017,376(13):1234–1244.

［16］Aleti S, Uretsky B F, Sachdeva R. Utility of fractional flow reserve to determine treatment after recent large myocardial infarction with severe left ventricular dysfunction［J］. Catheter Cardiovasc Interv, 2012,80(5):830–834.

［17］Pijls N H, Van Gelder B, Van der Voort P, et al. Fractional flow reserve. A useful index to evaluate the influence of an epicardial coronary stenosis on myocardial blood flow［J］. Circulation, 1995,92(11):3183–3193.

［18］Jimenez–Navarro M, Alonso–Briales J H, Hernandez G M, et al. Measurement of fractional flow reserve to assess moderately severe coronary lesions: correlation with dobutamine stress echocardiography［J］. J Interv Cardiol, 2001,14(5):499–504.

［19］Abe M, Tomiyama H, Yoshida H, et al. Diastolic fractional flow reserve to assess the functional severity of moderate coronary artery stenoses: comparison with fractional flow reserve and coronary flow velocity reserve［J］. Circulation, 2000,102(19):2365–2370.

［20］Velazquez M M, Albarran G A, Escribano S P. Fractional Flow Reserve–guided Pulmonary Angioplasty in Chronic Thromboembolic Pulmonary Hypertension［J］. Rev Esp Cardiol (Engl Ed), 2016,69(9):863.

［21］Inami T, Kataoka M, Shimura N, et al. Pressure–wire–guided percutaneous transluminal pulmonary angioplasty: a breakthrough in catheter–interventional therapy for chronic thromboembolic pulmonary hypertension［J］. JACC Cardiovasc Interv, 2014,7(11):1297–1306.

第七篇

第三章

瞬时无波型比率（iFR）

多个指南都将血流储备分数（fractional flow reserve，FFR）作为Ia类推荐用于指导稳定性冠心病患者中度狭窄病变的血运重建[1, 2]。然而，FFR在导管室的应用比例并不高，可能的原因包括：FFR测量增加手术时间、使用腺苷增加费用或没有腺苷、腺苷增加患者不适症状、以及存在禁忌证等。近年来提出的瞬时无波型比率（instantaneous wave-free ratio，iFR）是一种不需要诱导充血即可评估冠脉狭窄严重程度的新型生理学指标，再次激起了冠状动脉生理学领域的研究热潮。iFR概念提出仅5年，已经有两项大型前瞻随机对照研究证实，iFR指导的冠脉血运重建远期疗效并不劣于FFR指导的冠脉血运重建[3, 4]。更重要的，这两项研究大大增加了冠状动脉生理学与患者预后方面的数据。

压力导丝通过测定病变狭窄远端的压力（Pd）与近端的压力（Pa）比值来反映狭窄远端与近端血流的比值。根据Poiseuille定律，压力（P）变化等于血流量（Q）变化乘以血管阻力（R），即$\Delta P=\Delta Q \times R$，当血管阻力恒定时，压力的变化与血流量变化成正比。FFR通过最大充血状态（血管扩张药）来消除远端血管的阻力，使得压力比值与血流比值近似呈正比。而iFR则是找到了心动周期中舒张期的一个特定阶段（wave-free period，WFP），此段时期内，血管阻力相对较小且基本恒定，压力与血流呈线性相关（图7-3-1）[5]。简单来说，iFR就是舒张期WFP阶段远端冠状动脉压力（Pd）与主动脉压力（Pa）的比值（Pd/Pa）。

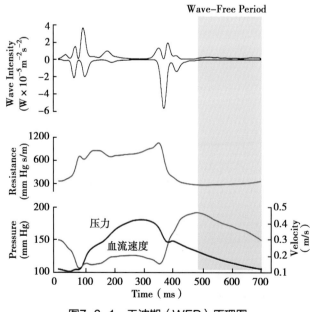

图7-3-1　无波期（WFP）原理图

在提出iFR概念的同时，ADVISE研究比较了iFR和FFR诊断缺血的准确性，两者具有很好的相关性（r=0.9，P<0.001）；以FFR<0.8为界值，iFR受试者工作特征曲线下面积（AUC）为0.93，提示iFR具有很好的诊断价值[5]。此后的验证性研究进一步在iFR、FFR和第三种缺血诊断方法之间进行了比较。CLARIFY研究比较iFR和FFR与充血状态下狭窄阻力（hyperemic stenosis resistance，HSR）指数的相关性，HSR联合使用多普勒导丝及压力导丝，测量跨狭窄压力阶差及血流，并计算出跨狭窄的阻力。结果显示，以HSR的缺血分类为基准，iFR和FFR具有相同的诊断价值（92%比92%），而且使用腺苷诱导并没有进一步提高iFR的诊断价值[6]。第二个更大样本量的研究（n=120）也评估了iFR和FFR与HSR的相关性，结果显示，iFR具有更好的相关性（89%比82%，P<0.01）[7]。第三个研究评估iFR和FFR与心肌灌注扫描的相关性，结果显示两者无显著差别[8]。第四个研究比较iFR和FFR与正电子发射断层显像（PET）的相关性，PET是评价心肌血流灌注的金标准；结果显示，iFR和FFR与PET的一致性均为76%，而且两者受试者工作特征AUC相似（FFR 0.85比iFR 0.86，P=0.71）[9]。另一项近期发表的PET研究也证实，与PET评估的冠脉血流储备（CFR）比较，iFR和FFR具有相似的一致性（iFR 74%，FFR70%，P=0.36）[10]。最后，Petraco R等还比较了iFR和FFR与有创CFR的相关性[11]，研究对216个病变进行iFR、FFR和CFR检查，结果显示，iFR比FFR具有与CFR更好的一致性，iFR具有更高的AUC（0.78比0.59，P<0.001）。

早期，iFR临床应用采用"hybrid"方法，即先进行iFR测量，如果iFR>0.93或<0.86则为阴性或阳性，如果iFR在0.86~0.93，则给予腺苷进行FFR测量。这种方法可以减少60%~70%的腺苷使用，在临床中逐步得到了认可。随着进一步验证试验以及2项大规模随机临床研究的发布，已经证实iFR与FFR具有一样良好的诊断价值，iFR指导治疗的远期预后不劣于FFR指导。因此已经不再需要"hybrid"方法，iFR的界值定为0.89。

在ACC2017年会上公布的两项研究，DEFINE-FLAIR和iFR SWEDEHEART研究。研究结果同期发表于《新英格兰医学杂志》，结果显示，与接受FFR指导的冠脉血运重建相比，接受iFR指导的冠脉血运重建患者的1年时MACE发生率无显著差异，MACE定义为全因死亡、非致死性心梗或计划外血运重建的复合终点。

DEFINE-FLAIR是一项国际多中心、前瞻性随机盲法试验[3]，将17个国家49个中心的2492名患者随机分配到iFR指导血运重建组（n=1，242）和FFR指导血运重建组（n=1，250）。接受iFR评估的患者中，45%接受了PCI，2%接受了CABG，53%治疗推迟；接受FFR评估的患者中，50%接受了PCI，3%接受了CABG，47%治疗推迟。iFR组主要终点发生率为6.8%，FFR组为7.0%，差异为0.2个百分

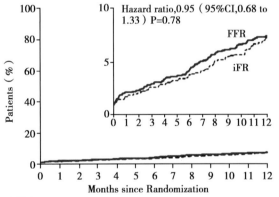

图7-3-2 DEFINE-FLAIR试验主要终点累积风险

No.at Risk
iFR 1242 1149 1131 1122 1118 1111 1088 1052 1037 1027 1019 995 764
FFR 1250 1169 1156 1149 1144 1141 1119 1081 1066 1055 1046 1017 793

点（95%CI 2.3~1.8；非劣效性P<0.001；HR=0.95；95%CI 0.68-1.33，P=0.78）（图7-3-2）。主要终点的各组分两组间无显著差异。两组中治疗推迟患者的事件发生率相似，iFR组MACE为4.7%，FFR为6.14%（P=0.26）。与FFR组相比，iFR组操作相关症状和体征更少（3.1%比30.8%；P<0.001），包括呼吸困难（1%比20%）、胸痛（1.5%比7.2%）、心律失常（0.2%比4.8%）、低血压（0.3%比1%）以及支气管痉挛、室性心动过速等严重不良事件（0.1%比0.6%）。另外iFR组操作时间缩短4.5分钟（40.5比45 min；P=.001）。

iFR SWEDEHEART研究的结果与DEFINE-FLAIR试验非常一致，这是一项多中心、前瞻性、基于瑞典注册数据的随机对照临床试验；纳入了2，037名患者，随机分配到iFR指导血运重建组（n=1，012）和FFR指导血运重建组（n=1，007）。iFR组主要终点发生率为6.7%，FFR组为6.1%，差异为0.7个百分

点（95%CI 1.5~2.8；非劣效性 $P = 0.007$；HR = 1.12；95%CI 0.79~1.58，$P = 0.53$）（图7-3-3）。iFR组操作相关症状更少（3%），FFR组为68.3%（$P < 0.001$）。

两项研究的荟萃分析[12]显示，iFR指导不劣于FFR指导的血运重建（HR：1.03；95%CI 0.81~1.31；$P = 0.81$）。更重要的是，与FFR指导相比，接受iFR指导的患者，延迟血运重建的比率更高。iFR指导组中，2240例患者有1119例（50.0%）为延迟血运重建，而2246例FFR指导组患者，1015例（45.0%）为延迟血运重建（$P < 0.01$）。关键是，无论是iFR或FFR指导的延迟血运重建，都具有同样低的MACE发生率，尽管iFR组即刻血运重建的比率较低，患者的预后却一

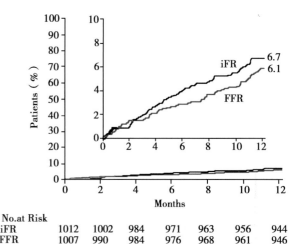

图7-3-3　iFR SWEDEHEART研究主要终点累积风险

样。另外，对两项研究进行合并分析，其中有440例ACS患者的非罪犯血管接受FFR或iFR指导后延迟血运重建。但是，与延迟血运重建的稳定性心绞痛患者相比，采用FFR指导延迟血运重建的ACS患者预后较差（HR：0.52；95%CI 0.27~1.00；$P < 0.05$）；而iFR指导的延迟血运重建ACS患者预后与稳定性心绞痛患者相似（HR：0.74；95%CI 0.38~1.43；$P = 0.37$）。这一结果提示，当评估延迟ACS非罪犯病变的血运重建时，FFR可能劣于iFR[12]。总之，这两项研究在冠脉生理学领域具有重大意义，iFR正在成为中等程度冠脉狭窄病变患者评估的新标准。另外，这两项研究同时也验证了iFR单一界值0.89的可行性，不再需要诊断灰区（gray zone）或者"hybrid"方法。

目前认为，在最大充血状态下，当存在串联病变或弥漫病变时，评估其中一个病变的生理学严重程度比较困难。困难在于，最大充血状态下各个病变互相干扰，即当存在另外一个病变时，通过某个病变的血流会受限，无法真正达到最大充血状态。相反，静息血流时稳定，血管弥漫病变时iFR测量的静息压力变化更易预测。因此，可以通过描绘iFR回撤轨迹，准确定位和量化每个狭窄病变的血流动力学意义。通过iFR回撤记录与造影图像融合，可以准确判定整条血管压力衰减的情况，区分局限病变和弥漫病变；另外通过计算某个选定区域iFR变化值，可以预测血运重建后的iFR值，进行"虚拟"PCI（图7-3-4）。

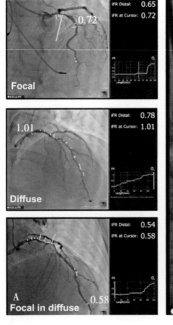
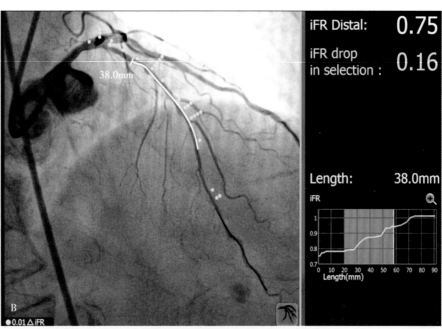

图7-3-4　iFR与造影图像融合

小　结

目前，FFR仍然是临床实践工作中冠状动脉生理学的经典指标，然而，大规模的研究证据已经证实iFR可以作为FFR的替代指标；而且，iFR比FFR操作更为便捷，不需要给药，可节省操作时间，减少患者不适。另外，新出现的数据显示，对于评估ACS患者非罪犯病变延迟血运重建，iFR比FFR可以更好地预测预后。实时iFR压力轨迹与造影图像的融合，可以在术前进行"虚拟"PCI，使冠脉生理学手段真正指导优化介入治疗成为可能。

（窦克非）

参考文献

［1］Fihn SD, Gardin JM, Abrams J, et al. 2012 accf/aha/acp/aats/pcna/scai/sts guideline for the diagnosis and management of patients with stable ischemic heart disease: A report of the american college of cardiology foundation/american heart association task force on practice guidelines, and the american college of physicians, american association for thoracic surgery, preventive cardiovascular nurses association, society for cardiovascular angiography and interventions, and society of thoracic surgeons. Journal of the American College of Cardiology, 2012;60:e44-e164

［2］Windecker S, Kolh P, Alfonso F, et al, 2014 esc/eacts guidelines on myocardial revascularization: The task force on myocardial revascularization of the european society of cardiology (esc) and the european association for cardio-thoracic surgery (eacts) developed with the special contribution of the european association of percutaneous cardiovascular interventions (eapci). European heart journal, 2014;35:2541-2619

［3］Davies JE, Sen S, Dehbi HM, et al. Use of the instantaneous wave-free ratio or fractional flow reserve in pci. The New England journal of medicine, 2017;376:1824-1834

［4］Gotberg M, Christiansen EH, Gudmundsdottir IJ, et al. Instantaneous wave-free ratio versus fractional flow reserve to guide pci. The New England journal of medicine, 2017;376:1813-1823

［5］Sen S, Escaned J, Malik IS, et al. Development and validation of a new adenosine-independent index of stenosis severity from coronary wave-intensity analysis: Results of the advise (adenosine vasodilator independent stenosis evaluation) study. Journal of the American College of Cardiology, 2012;59:1392-1402

［6］Sen S, Asrress KN, Nijjer S, et al. Diagnostic classification of the instantaneous wave-free ratio is equivalent to fractional flow reserve and is not improved with adenosine administration: Results of clarify (classification accuracy of pressure-only ratios against indices using flow study). Journal of the American College of Cardiology, 2013;61:1409-1420

［7］Sen S, Nijjer S, Petraco R, et al. Instantaneous wave-free ratio: Numerically different, but diagnostically superior to ffr? Is lower always better? Journal of the American College of Cardiology, 2013;62:566

［8］van de Hoef TP, Meuwissen M, Escaned J, et al. Head-to-head comparison of basal stenosis resistance index, instantaneous wave-free ratio, and fractional flow reserve: Diagnostic accuracy for stenosis-specific myocardial ischaemia. EuroIntervention : journal of EuroPCR in collaboration with the Working Group on Interventional Cardiology of the European Society of Cardiology, 2015;11:914-925

［9］de Waard G, Danad I, da Cunha RP, et al. Hyperemic ffr and baseline ifr have an equivalent diagnostic accuracy when compared to myocardial blood flow quantified by h215o pet perfusion imaging. Journal of the American College of Cardiology, 2014;63:A1692

［10］Hwang D, Jeon K-H, Lee JM, et al. Diagnostic performance of resting and hyperemic invasive physiological indices to define myocardial ischemia: Validation with 13n-ammonia positron emission tomography. JACC: Cardiovascular Interventions, 2017;10:751-760

［11］Petraco R, van de Hoef TP, Nijjer S, et al. Baseline instantaneous wave-free ratio as a pressure-only estimation of underlying coronary flow reserve: Results of the justify-cfr study (joined coronary pressure and flow analysis to determine diagnostic characteristics of basal and hyperemic indices of functional lesion severity-coronary flow reserve). Circulation. Cardiovascular interventions, 2014;7:492-502

［12］Gotberg M, Cook CM, Sen S, et al. The evolving future of instantaneous wave-free ratio and fractional flow reserve. Journal of the American College of Cardiology, 2017;70:1379-1402

第四章

定量血流分数（QFR）

定量血流分数（quantitative flow ratio，QFR）是一种基于造影的评估冠状动脉狭窄功能学意义的新方法，可在导管室中用于冠状动脉血流动力学异常的实时检测。检查过程无需使用压力导丝与腺苷等微循环扩张药物，患者仅需接受常规冠状动脉造影，通过冠脉造影血管三维重建与血流动力学分析，便可以评估血流储备分数（fractional flow reserve，FFR），其诊断精度与传统的冠状动脉造影相比有显著提高。

第一节　原理与操作技术

临床上决定冠心病患者进行血运重建手术的关键依据，在于其冠状动脉狭窄是否具有血流动力学意义，即是否导致其灌注心肌的缺血。近年来，基于压力导丝的FFR测量方法逐渐为临床所接纳，成为精确诊断冠心病患者是否具有血流动力学意义狭窄的有效方法。但是这种检查操作复杂、耗时较长，所需手术耗材价格昂贵，注射血管扩张药物产生的副作用会使患者出现不适反应，因此临床应用受到限制。

为了克服这些局限性，基于影像学和流体力学的FFR评估方法相继出现，其中，QFR是结合了三维定量冠状动脉造影（3D-QCA）和流体力学的新型FFR快速计算方法[1, 2]。与FFR的测量原理类似，QFR计算的是当前冠状动脉能为下游心肌提供的最大血流量（Q_{max}^S）与假设冠状动脉完全健康时能提供的最大血流量（Q_{max}^N）之比。由于用腺苷或三磷酸腺苷（ATP）等药物扩张冠状动脉微循环达到心肌最大充血状态时，冠状动脉微循环阻力达到最小极限值，且心肌血流量与灌注压具有线性关系，因此可用冠状动脉远端压力（P_d）与冠状动脉开口压力（P_a）的比值近似代表血流量的比值。

$$QFR = \frac{Q_{max}^S}{Q_{max}^N} \approx \frac{P_d}{P_a} = \frac{P_a - \Delta P}{P_a}$$　　　　　　（公式1-1）

QFR通过计算冠脉造影过程中造影剂的充盈速度转换得到模拟最大充血血流，结合血管壁的形态变化计算冠状动脉病变血管段压力下降的数值（ΔP），进而得到血管远端压力和近端压力的比值，即QFR数值（公式1-1）。当血流经过狭窄血管段时与管壁的摩擦增大，在流经狭窄之后的扩张段时会产生异常，两者均可导致能量损失，使得血管近端与远端的压差增加，远端压力下降，导致QFR数值下降。弥漫性病变和偏心性狭窄等因素都会增加压差，进一步降低QFR数值。

第一代QFR技术基于药物诱导的最大充血状态下的冠状动脉造影，利用两个投影角度>25°的投照体位所采集的造影影像序列进行三维重建，并结合心肌梗死溶栓（thrombolysis in myocardial infarction，TIMI）计帧法获得平均血流速度进行QFR计算。操作过程无需使用压力导丝，且可在一次计算中重建所有分支的压力回撤曲线，计算时间不超过 10 min。相关研究证实，QFR对于临床上最需要进行 FFR 评估的中度狭窄病变的计算准确度可达到 88%[1]，且与压力导丝测量得到的FFR 数值呈显著相关。但是，该方法基于微循环扩张后冠状动脉造影影像，需要通过注射腺苷等微循环血管扩张药物达到；另外该方法需要重建出主支血管与主要分支血管，对造影影像质量的要求较高，因此其临床应用受到限制。

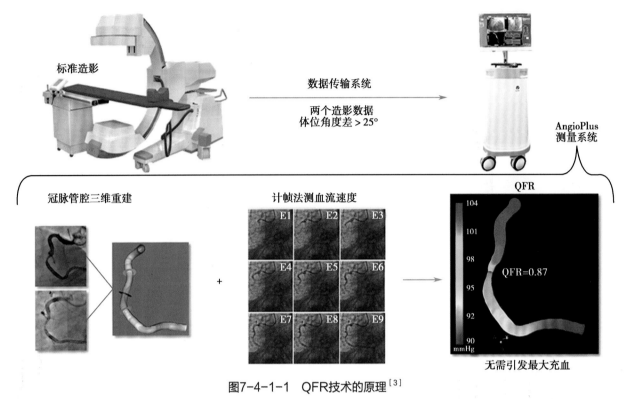

图7-4-1-1　QFR技术的原理[3]

在采集标准造影后，两个体位角度差我>25°的造影数据通过医院的数据传输系统输送到AngioPlus测量系统，该测量系统利用冠脉管腔三维重建和记帧法测血流速度计算QFR值，无需引发最大充血，整个过程可由分析员在导管室中在线快速完成

第二代QFR技术流程进一步简化，在采集标准造影后将两个体位的造影数据通过医院的数据传输系统输送到AngioPlus测量系统，在导管室中的分析员能够在线快速计算QFR（如图7-4-1-1所示）。该方法使用常规冠状动脉造影图像即可评估QFR，图像采集过程无需使用腺苷等微循环扩张药物；此外，该方法仅需要重建主支血管即可准确评估主支血管的生理功能，操作简便、计算快捷，临床实用性大大提高，临床试验证明从影像传输到QFR结果生成平均用时4.36 min（SD=2.55）[4]。

QFR计算方法根据最大充血血流速度的获得方式不同，分为三种不同的血流模型：①固定血流模型QFR（fixed-flow QFR，fQFR），以大量临床数据的血流速度经验值作为边界条件进行QFR计算，无需医生手动测量；②造影剂血流模型QFR（contrast-flow QFR，cQFR），从常规造影图像上运用TIMI记帧法计算造影剂流速并由此重建出模拟充血血流速度；③诱导充血血流模型QFR（adenosine-flow QFR，aQFR），从注射腺苷达到的最大充血状态造影影像上运用TIMI记帧法测量充血血流速度。FAVOR Pilot研究[2]以FFR为金标准分别对比了三种血流模型QFR的诊断准确性，结果证实：cQFR诊断精度明显优于fQFR（P=0.006），cQFR与aQFR的诊断精度差异无统计学意义（P=0.646）。由于cQFR计算使用的是常规造影，不需要使用腺苷等微循环扩张药物，操作更加方便，故临床优先推荐使用cQFR模型进行QFR诊断分析。如图7-4-1-2所示，一例右冠临界病变使用压力导丝测量的FFR值为0.81，基于冠脉造影的QFR值为0.82，两者在数值上较好吻合。

QFR测量系统的工作流程如下：

第一步，打开AngioPlus设备与软件，导入两幅角度差大于25°的造影影像序列，在两个造影影像序列上选择一对有显著解剖特征的校准点进行几何位置校准；

第二步，确定感兴趣血管段起点与终点，采用经验证的中心线和边界识别算法自动描绘目标血管的边界，结合三维重建算法，对目标血管和其参考管腔进行三维重建并显示；

第三步，分析者选择造影剂进入目标血管段的图像为起始帧，选择流出目标血管段的图像为终止帧，QFR测量软件自动计算出目标血管段每个位置处的QFR数值，并显示QFR虚拟回撤曲线。

第四步，完成QFR分析后，系统自动生成关于该病例分析结果的报告，保存整个分析过程与分析报告。

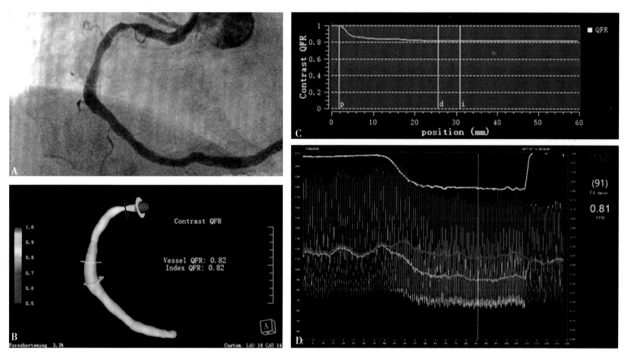

图7-4-1-2　一例临界病变的QFR与FFR对比

A：冠脉造影影像显示右冠近端存在临界病变；B：血管三维重建和QFR计算结果，最远端处QFR为0.82；C：QFR计算获得的逆向虚拟QFR回撤曲线；D：右冠远端压力导丝测量的FFR结果为0.81。[5]

第二节　与FFR的对比

QFR可用于串联病变、弥漫病变和多支病变中准确识别"罪犯"病变，对于分叉病变等复杂情况也有助于确定合理的手术方案、评估介入手术效果等。此外，QFR也克服了FFR测量的某些缺陷：①QFR测量系统的操作过程更加简便；②测量过程无需使用压力导丝，降低医疗费用；③可测量压力导丝不易通过的病变，并减少压力导丝干扰病变、损伤血管的风险；④无需使用腺苷或ATP等微循环扩张药物，减少患者的不良反应；⑤检测过程可以得到整条血管的QFR回撤曲线，实现造影与QFR数值在血管各处精确匹配；⑥可同时获得重建血管的三维尺寸信息，有助于术者选择支架尺寸。另一方面，由于QFR是基于造影影像的血管重建与血流计算的方法，需要采集两个造影质量符合要求且投照体位角度之差大于25°的影像。若造影影像欠佳、血管发生严重重叠或短缩均会影响QFR值计算的准确度。对于容易导致造影图像血管边界模糊的病变，例如钙化、血栓、斑块破裂引起的溃疡等，也会由于血管管腔边界不清晰而影响QFR检测的准确度。此外，FFR数值会受到心肌微循环状态的影响，当心肌受损或其他原因引起微循环阻力升高时，心肌所需的最大供血量降低，FFR数值会相应升高；但是由于QFR的计算过程模拟的是微循环充分扩张状态，由常规冠脉造影影像计算造影剂的充盈速度并通过模型转化为最大充血血流速度，故微循环阻力改变对QFR数值的影响较小，除非是采用腺苷等微循环扩张药后采集的冠脉造影进行QFR计算。

多项临床研究表明，以FFR作为参考标准，QFR可以有效地识别具有血流动力学意义的冠状动脉病变，且诊断精度显著高于传统的冠状动脉造影。QFR能够在常规冠脉造影的基础上快速获得功能学评估指标，提高导管室中冠脉功能学评估的普及度。

一、QFR准确度的验证

以FFR为金标准，多项临床研究验证了QFR在诊断具有血流动力学意义的冠状动脉狭窄方面准确度较高，在83%~94%[2, 4, 6-11]（表7-4-8-1）。前瞻性国际多中心FAVOR Pilot研究[2]分析了来自7个国家8家中心录入的84支中度狭窄病变血管，结果表明基于常规冠状动脉造影计算的QFR与采用压力导丝测量得到的FFR有较高的一致性（平均差值：0.001±0.059，P=0.90），QFR诊断准确度达到86%，相比于单独的冠状动脉造影，血管水平的诊断准确度提升了21%。

日本一项针对较难判断是否导致缺血的中度狭窄病变的研究发现[8]，基于造影剂血流模型的QFR对FFR≤0.80的诊断准确度达88%，与FFR具有较高的相关性（r=0.80，P<0.0001）和一致性（平均差值：0.01±0.05），相比于通过QCA得到的解剖参数（面积狭窄率、直径狭窄率、最小管腔面积），QFR的诊断精度有显著提高（对应的ROC曲线下面积分别为：0.93比0.68、0.76、0.78）。

荷兰一项研究[9]探究了基于造影剂血流模型的QFR与单光子发射计算机断层成像术心肌灌注成像（SPECT MPI）在判断心肌缺血方面的一致性，结果显示QFR的诊断准确度达90%，在QFR≤0.80的冠脉中有77%在SPECT MPI检查中发现缺血，QFR>0.80的血管中有91%在SPECT MPI图像上无缺血显示。多变量分析显示，QFR是与SPECT MPI图像中显示缺血独立相关的变量，而临床指标与QCA参数均不是独立相关的变量。

意大利一项前瞻性研究对QFR在ST段抬高型心肌梗死（STEMI）患者的"非罪犯"病变的临床诊断准确性进行了分析，结果显示FFR和QFR分别诊断出16例（33%）和17例（35%）潜在血流受限的"非罪犯"病变，QFR的灵敏度、特异度分别为88%和97%[6]。此外，也有研究表明[7]与陈旧性心肌梗死有关的病变血管相比于无对应心梗的血管，QFR的准确度虽有所降低（87%比92%），但依然能达到87%的诊断准确度。

西班牙一项研究以FFR作为金标准，探究了以微循环阻力指数（IMR）表征的冠状动脉微循环状态对QFR诊断准确度的影响[10]。结果显示，QFR与FFR的诊断一致性和QFR的诊断效率（ROC曲线下面积AUC）在低IMR组、高IMR组（微循环异常）和总体组中均较高：一致性：76%，92%和88%；AUC：0.88，0.96和0.93。

丹麦一项前瞻性研究（WIFI II研究）首次以具有足够统计功效的中度狭窄病变样本评估了QFR的诊断可行性与准确度[12]。结果显示，在连续入组的255处病灶中共有240（95%）处成功测量QFR，以FFR<0.80作为血流动力学意义狭窄的判断临界值，QFR能够准确诊断83%的病变。QFR与FFR具有良好的诊断一致性（平均差值：0.01±0.08）和诊断表现（ROC曲线下面积：0.86），且灵敏度和特异度分别为77%和86%。当去除样本中FFR在"灰色区域（0.77-0.83）"的病例后，QFR的准确度进一步显著提升至87%（P<0.01）。

上述临床研究的QFR测量均是由分析员利用已采集完成的造影影像离线完成，为进一步探究QFR在线分析的精度，FAVOR II研究分别在中国（FAVOR II China）、日本和欧洲（FAVOR II EUROPE/JAPAN）开展，目的在于验证QFR在介入导管室中在线实时分析的诊断准确度。

作为一项前瞻性多中心临床研究，FAVOR II China[4]以FFR为参考标准，评估在血流动力学显著狭窄病变中QFR与FFR的诊断一致性，主要终点设为QFR诊断精度达到预设值，主要次要终点设为QFR和QCA的灵敏度与特异度。研究的结果显示，QFR在血管水平与患者水平的诊断一致性分别为92.7%（95%CI 89.3%~95.3%）和92.4%（95%CI 88.9%~95.1%），均显著高于预设目标值75%（P<0.001）。在识

别具有血流动力学意义的冠状动脉狭窄时，QFR的灵敏度和特异度均高于QCA：灵敏度94.6%比62.5%，$P<0.001$；特异度91.7%比58.1%，$P<0.001$。

FAVOR II Europe/Japan[11]与FAVOR II China所设主要终点有所不同，是以FFR为参考标准，比较QCA与QFR在血流动力学显著狭窄病变中的诊断灵敏度和特异度。结果显示在识别具有血流动力学意义的冠状动脉狭窄时，QFR的准确度、灵敏度和特异度和曲线下面积均显著高于QCA：准确度86.8%比65.9%，$P<0.001$；灵敏度86.5%比44.2%，$P<0.001$；特异度86.9%比76.5%，$P=0.002$；ROC曲线下面积：0.92比0.64，$P<0.001$。FAVOR II研究结果证明了QFR在线实时分析具有较高的诊断准确度，为QFR实现介入导管室在线使用提供了有效可靠的保证。

二、QFR可重复性的验证

QFR的诊断准确度依赖于正确的冠脉管腔分割和血流速度计算，在QFR计算系统的操作过程中有个别步骤涉及分析人员手动操作。另外，若造影影像欠佳，QFR系统自动检测的血管边界可能需要分析员手动调整优化。已有研究[13]比较了三种QFR模型（aQFR、cQFR和fQFR）与FFR金标准的诊断一致性，结果表明不同QFR分析人员的测量结果均与FFR具有较高的一致性（分析员1测量差值：0.01±0.04［aQFR］，0.01±0.05［cQFR］，0.01±0.04［fQFR］；分析员2测量差值：0.00±0.03［aQFR］，−0.01±0.03［cQFR］，0.00±0.03［fQFR］），且不同分析员所得结果的平均差值分别为0.01±0.04（aQFR）、0.02±0.04（cQFR）和0.01±0.05（fQFR），说明QFR具有较高的可重复性。但此研究中的样本量较少（17例病人，20支血管），正在开展的基于FAVOR II China研究数据（328支血管）的一致性分析将为QFR的可重复性提供更加充足的证据。

此外，一项针对STEMI患者"非罪犯"病变的研究，对QFR评估"非罪犯"病变的可重复性进行了分析（31例STEMI患者，34处"非罪犯"病变），同一病变血管在急性期和亚急性期分别采集的影像所得QFR值也具有较好的相关性（r=0.98）和一致性（平均差值：0.004［−0.027，0.034］）[6]。在另一项评估QFR可行性与准确度的研究中也进行了QFR可重复性分析，由同一分析员对240处病变的后40处病变间隔六个月重新测量相应QFR值，两次测量具有较好的一致性（测量差值：0.00±0.06，$P=0.65$）[12]。

第四节 在心肌梗死中的应用

Hiroki Emori等在一项回顾性单中心研究[7]中探究了陈旧性心肌梗死的出现对QFR检测冠脉狭窄血流动力学显著性的诊断准确度。该研究共分析了150例病人的150支含有中度狭窄病变的血管（目测直径狭窄率在40%~70%），其中75支病变血管的灌注区域对应了患者的陈旧性心肌梗死区域（Prior MI（+）组，距心肌梗死发生30天以上），另75支病变血管无对应的陈旧性心肌梗死（Prior MI（−）组）。

所得结果证明虽然两组的QFR和FFR具有直接的相关性，但相比于Prior MI（−）组，QFR与FFR的一致性在Prior MI（+）组中会显著降低（87%比92%）。存在陈旧性梗死的心肌会降低通过狭窄的最大血流量，从而导致FFR数值上升。研究发现基于固定血流模型计算的fQFR结果在Prior MI（+）组中显著低于FFR，说明了在已有心肌梗死的患者中采用固定血流速度计算QFR会与FFR产生偏离。采用基于造影剂血流模型计算的cQFR结果可以部分反应下游由于心肌梗死所发生的血流量的改变，从而使得cQFR相比fQFR更加接近FFR，但在本研究中，Prior MI（+）组cQFR和FFR的差值依然会略低于Prior MI（−）组，并具有统计学意义（−0.02±0.06比0.00±0.04，$P=0.010$）。研究结果说明基于未扩张微循环采集的冠脉造影进行QFR检测不足以全面反映出存活心肌的大小，因此，对于患有陈旧性心肌梗死的患者可能需要采集使用腺苷等微循环扩张药后达到最大充血状态下的冠脉造影进行QFR计算。

由于本研究是采用定性方法分析陈旧性心肌梗死，没有计算存活心肌的体积，因此未来可以结合SPECT或心脏磁共振延迟强化等心肌测量的方法，进一步探索有效灌注区域大小与QFR数值之间的关系，为QFR的临床应用提供更加充足的证据。

第五节 在STEMI患者"非罪犯"病变中的应用

Giosafat Spitaleri等首次评估了QFR技术诊断STEMI患者的"非罪犯"病变是否需要血运重建的准确率及其临床价值[6]。STEMI患者的"非罪犯"病变的最佳重灌注方案存在诸多争论，相比于保守方法，目前临床往往更容易接受对所有目测显著狭窄的病变进行血运重建。然而，目测观察血管狭窄程度的准确度是有限的，如此可能使患者没有得到最佳的治疗方案。

队列C（110例STEMI多支病变且至少有1个"非罪犯"病变没有被治疗的患者）研究提出了无创FSS评分（Noninvasive Functional Syntax Score，NI-FSS），即用QFR取代传统的以有创FFR计算的FSS评分[14]，通过该NI-FSS评分体系评估QFR指导对"非罪犯"病变进行分类处理的前瞻性临床长期随访研究，以NI-FSS评分和5年随访患者水平的心脏不良事件的关系作为研究终点。研究结果显示在以上队列C 110例STEMI患者的随访结果中，QFR≤0.80的"非罪犯"病变患者的不良事件发生风险更高（Hazard ratio：2.3，P=0.01）。结果提示，在指导STEMI患者"非罪犯"病变血运重建方面，QFR是潜在的安全可靠的工具，及其作为指导可以有效降低临床不良事件发生的风险。为进一步验证QFR在STEMI患者"非罪犯"病变中的指导作用，可以通过开展大型的随机临床试验比较在FFR和QFR指导下进行完全血运重建的不良事件发生率。

第六节 在微循环异常中的应用

Hernán Mejía-Rentería等首次评估了冠状动脉微循环异常（coronary microcirculatory dysfunction，CMD）对QFR诊断准确度的影响。该研究小组以所有病人微循环阻力指数（microcirculatory resistance，IMR）值的第75百分位数（=23U）作为区分CMD的临界值，将248位病人/300支血管分为低IMR组（<23U）和高IMR组（>23U，CMD），以FFR为金标准，分别比较QFR诊断缺血性病灶的准确度。

结果显示，CMD的出现会降低QFR的诊断精度，但QFR的诊断精度在整体病人群体中仍然较高，且不论CMD是否出现，QFR的诊断准确度和与FFR的相关性均显著高于基于QCA的参数直径狭窄率（%DS）。另外，本研究表明，即使是在高IMR的病人当中，QFR的阴性预测值仍然高达87%，即可以较高的准确度避免病人进行FFR测量，QFR可作为对于低危病人缺血性病灶判断的先行手段。

微循环疾病越来越被认可为缺血性心脏病的重要组成部分，它的预后尤其具有重要作用。本研究结果显示，高IMR值（CMD）是FFR与QFR诊断结果不匹配的独立预测因素。在FFR与QFR检测结果不一致的病例中，CMD的出现率为54%，在QFR检测结果为假阳性（22支血管，占7%）和假阴性（15支血管，占5%）的病例中，CMD的出现率分别为68%和33%。针对本研究中QFR诊断出现假阳性与假阴性的情况，有学者作出了尝试性解释[15]。由于FFR值仅能表征狭窄-病灶处是否造成血流异常，无法说明微循环阻力状态，而冠脉血流储备（coronary flow reserve，CFR）可表征包括心外膜血管与微循环出现的血流限制性狭窄情况，已有研究表明，在CFR与FFR诊断缺血结果不一致的情况下，CFR的预后更为准确。相比之下，QFR是通过测量血流来间接评估病灶处的压降，其算法中考虑了血管下游微循环状态。因此，对于高IMR（即患有CMD）的病人，若其CFR值也低，则QFR测出的"假阳性"结果可能正好显示了血管的缺血信息，检测出了FFR无法检测出的微循环障碍。另外，对于出现率更低的假阴性结果，也可能是由于这些案例中CFR的值维持在正常水平，而QFR的检测结果正好反映病人处于低危情况。

由于该研究未收集冠脉血流储备（coronary flow reserve，CFR）数据并探讨其对FFR、QFR不匹配产生的影响，对研究结果的解释有待进一步研究证实。未来的研究方向可通过结合CFR、FFR和IMR来更为全面地探究并解读QFR的诊断精度。James P. Howard表示[15]，若QFR可准确测量血流量，它将不仅仅是一个侵入性更小的FFR的替代方法，更有望与之协同作用，从而提供一种安全、可靠、快速且可操作性强的CFR测量方法。

第七节　在评估介入器械疗效的应用

近期一项研究[16]将QFR用于评估冠状动脉支架手术后血管生理功能恢复情况。研究分析了PIONEER研究170例病人的196支病变血管，探究BuMA Supreme西罗莫司洗脱支架和Resolute唑他莫司洗脱支架植入血管后9个月的随访时靶血管生理功能的差异。研究发现，虽然两种支架植入9个月后靶血管管腔丢失存在显著性差异，但QFR数值无显著差异，提示了解剖与生理存在一定程度的不匹配性。

第八节　总结

QFR是导管室中的新工具，与FFR存在良好的相关性与诊断一致性，同时能够简化操作、减少副作用、提高安全性，有助于提高冠脉生理功能评估的普及度，为冠心病患者制定更合理有效的治疗方案。随着各项临床研究的进展，将会有更加充分的循证医学证据为QFR的临床应用提供支持，以影像为标准的传统诊断方法将会逐渐转变为融合形态与功能的优化诊断模式，进一步改善预后和医疗资源配置。

表7-4-8-1　定量血流分数准确度的临床验证

	中心	在线/离线	入组标准	病人/血管	LAD（比例）	金标准	准确度%	若金标准为FFR FFR均值	若金标准为FFR QFR-FFR	灵敏度	特异性	ROC曲线下面积
FAVOR II China[4]	多中心前瞻性	在线	30~90% DS	308/332	187 (56.3%)	FFR	92.7%	0.82 ± 0.12	−0.01 ± 0.06	94.6%	91.7%	0.96
FAVOR II Europe/Japan[11]	多中心前瞻性	在线	30~90% DS	272/317	160 (50%)	FFR	86.8%	0.83 ± 0.09	−0.01 ± 0.06	86.5%	86.9%	0.92
FAVOR Pilot[2]	国际多中心前瞻性	离线	30~80% DS	73/84	46 (54.8%)	FFR	86%	0.84 ± 0.08	0.001 ± 0.059	74%	91%	0.92
Yazaki, K.[8]	单中心回顾性	离线	中度狭窄 DS: 48.8±8.2	142/151	96 (63.6%)	FFR	88.7%	0.84 ± 0.07	0.01 ± 0.05	88.7%	89.1%	0.93
Smit, J.M.[9]	单中心回顾性	离线	病人的所有冠状动脉主支	85/255	85 (33.3%)	SPECT	90%					
Spitaleri, G.[6]	单中心前瞻性	离线	STEMI"非罪犯"病变 DS≥50%	45/49	25 (56%)	FFR	94%	0.84 ± 0.11	−0.011 ± 0.095	88%	97%	0.96 (cutoff=0.81)

续表

		中心	在线/离线	入组标准	病人/血管	LAD(比例)	金标准	准确度%	若金标准为FFR		灵敏度	特异性	ROC曲线下面积
									FFR均值	QFR-FFR			
Emori, H.[7]	Prior MI(+)	单中心回顾性	离线	40~70% DS	75/75	48(64%)	FFR	87%	0.79 ± 0.11	−0.02 ± 0.06	94%	62%	0.93
	Prior MI(−)				75/75	49(65%)	FFR	92%	0.76 ± 0.13	0.00 ± 0.04	92%	82%	0.97
Hernán Mejía-Rentería[10]		国际多中心回顾性	离线	进行了FFR与IMR测量的患CAD病人	248/300	177(59.0%)	FFR	88%	0.80 ± 0.11	−0.013 ± 0.065	89%	87%	0.93
WIFI II Study[12]		多中心前瞻性	离线	30~90% DS	172/255	129(51%)	FFR	83%	0.82 ± 0.11	−0.01 ± 0.08	77%	86%	0.86

DS（直径狭窄率），SPECT（单光子发射计算机断层成像），STEMI（ST段抬高心肌梗死），NCL（"非罪犯"病变non-culprit lesion），Prior MI（陈旧性心肌梗死）

（涂圣贤）

参考文献

［1］Tu S, Barbato E, Köszegi Z, et al. Fractional flow reserve calculation from 3-Dimensional quantitative coronary angiography and TIMI frame count: a fast computer model to quantify the functional significance of moderately obstructed coronary arteries. J Am Coll Cardiol Intv, 2014, 7(7): 768-777.

［2］Tu S, Westra J, Yang J, et al. Diagnostic accuracy of fast computational approaches to derive fractional flow reserve from diagnostic coronary angiography: the international multicenter favor pilot study. J Am Coll Cardiol Intv, 2016, 9(19): 2024-2035.

［3］涂圣贤. 定量血流分数的原理与应用. 2018现代心脏病学进展. 主编: 葛均波, 方唯一; 北京: 科学出版社, 2018: 128-132.

［4］Xu B, Tu S, Qiao S, et al. Diagnostic accuracy of angiography-based quantitative flow ratio measurements for online assessment of coronary stenosis. J Am Coll Cardiol, 2017, 70(25): 3077-3087.

［5］杨峻青, 李泽杭, 涂圣贤. 血流储备分数的原理、验证与发展. 中国介入心脏病学杂志, 2017, 25(8): 464-468.

［6］Spitaleri G, Tebaldi M, Biscaglia S, et al. Quantitative flow ratio identifies nonculprit coronary lesions requiring revascularization in patients with ST-segment-elevation myocardial infarction and multivessel disease. Circ Cardiovasc Interv, 2018, 11(2): E006023.

［7］Emori H, Kubo T, Kameyama T, et al. Diagnostic accuracy of quantitative flow ratio for assessing myocardial ischemia in prior myocardial infarction. Circ J, 2018, 82(3): 807-814.

［8］Yazaki K, Otsuka M, Kataoka S, et al. Applicability of 3-dimensional quantitative coronary angiography-derived computed fractional flow reserve for intermediate coronary stenosis. Circ J, 2017, 81(7): 988-992.

［9］Smit JM, Koning G, Van Rosendael AR, et al. Relationship between coronary contrast-flow quantitative flow ratio and myocardial ischemia assessed by SPECT MPI. Eur J Nucl Med Mol Imaging, 2017: 1-9.

［10］Mejía-Rentería H, Lee J M, Lauri F, et al. Influence of microcirculatory dysfunction on angiography-based functional assessment of coronary stenoses. J Am Coll Cardiol Intv, 2018, 11(8): 741-753.

［11］Westra J B, Et Al. Diagnostic performance of in-procedure angiography-derived quantitative flow reserve (QFR) compared to pressure-derived fractional flow reserve. the functional assessment by virtual online reconstruction: (FAVOR II) Europe Japan study. J Am Heart Assoc, (In Press).

［12］Westra J, Tu S, Winther S, et al. Evaluation of coronary artery stenosis by quantitative flow ratio during invasive coronary angiography: the WIFI II study (wire-free functional imaging II). Circ Cardiovasc Imaging, 2018, 11(3): E007107.

［13］Van Rosendael A R, Koning G, Dimitriu-Leen A C, et al. Accuracy and reproducibility of fast fractional flow reserve computation from invasive coronary angiography. Int J Cardiovasc Imaging, 2017, 33(9): 1305-1312.

［14］Nam CW, Mangiacapra F, Entjes R, et al. Functional syntax score for risk assessment in multivessel coronary artery disease. J Am Coll Cardiol, 2011, 58(12): 1211-1218.

［15］Howard J P, Murthy V L. A song of pressure and flow, or thereand back again *. J Am Coll Cardiol Intv, 2018, 11(8): 754-756.

［16］Asano T, Katagiri Y, Collet C, et al. Functional comparison between BuMA Supreme biodegradable polymer sirolimus-eluting and durable polymer zotarolimus-eluting coronary stents using quantitative flow ratio: PIONEER QFR substudy. Eurointervention Journal Of Europcr In Collaboration With The Working Group On Interventional Cardiology Of The European Society Of Cardiology, 2017.

英文缩略语

急性冠状动脉综合征（acute coronary syndrome，ACS）

动脉粥样硬化性心血管疾病（atherosclerotic cardiovascular disease，ASCVD）

急性支架贴壁不良（acute stent malapposition，ASM）

金属裸支架（bare metal stent，BMS）

生物可降解支架（bioresorbable vascular scaffold，BRS）

冠状动脉旁路移植术（coronary artery bypass grafting，CABG）

冠状动脉钙化（coronary artery calcification，CAC）

冠状动脉造影（coronary artery angiography，CAG）

钙通道阻断剂（calcium channel blocker，CCB）

冠状动脉血流储备（coronary flow reserve，CFR）

钙化结节（calcified nodule，CN）

管腔横断面积（cross sectional area，CSA）

慢性完全闭塞性病变（chronic total occlusion，CTO）

药物涂层球囊（drug coated balloon，DCB）

药物洗脱支架（drug-eluting stent，DES）

外弹力膜（external elastic membrane，EEM）

外弹力膜横断面积（external elastic Membrane cross sectional area，EEM-CSA）

依维莫司药物洗脱支架（everolimus-eluting stent，EES）

频域OCT（frequency domain OCT，FD-OCT）

血流储备分数（fractional flow reserve，FFR）

高密度脂蛋白胆固醇（high density lipoprotein cholesterol，HDL-C）

血管内超声（intravascular ultrasound，IVUS）

背向散射积分血管内超声（integrated backscatter IVUS，IB-IVUS）

瞬时无波型比率（instantaneous wave-free ratio，iFR）

支架贴壁不良（incomplete stent apposition，ISA）

支架再狭窄（intrastent restenosis，ISR）

新生动脉粥样硬化（in-stent neo-atherosclerosis，ISNA）

血管内光声成像（intravascular photoacoustic，IVPA）

前降支（left anterior descending artery，LAD）

晚期获得性支架贴壁不良（late acquired stent malapposition，LASM）

脂质核心负荷指数（lipid core burden index，LCBI）

富脂质核心斑块（lipid core plaques，LCP）

回旋支（left circumflex coronary artery，LCX）

低密度脂蛋白胆固醇（low-density lipoprotein cholesterol，LDL-C）

左主干（left main coronary artery，LM）

晚期支架贴壁不良（late stent malapposition，LSM）

主要心血管不良事件（major adverse cardiovascular events，MACE）

多层螺旋电子计算机断层扫描（multidetector computed tomography，MDCT）

最小管腔横断面积（minimal lumen area，MLA）

最小管腔直径（minimum lumen diameter，MLD）

最小支架内面积（minimum stent area，MSA）

新生内膜增生（neo-intimal hyperplasia，NIH）

近红外光谱成像（near-infrared spectroscopy，NIRS）

非ST段抬高型心肌梗死（non ST-segment elevation myocardial infarction，NSTEMI）

不均匀旋转伪像（non-uniform rotation distortion，NURD）

光学相干断层显像（optical coherence tomography，OCT）

斑块负荷（plaque burden，PB）

经皮冠脉介入治疗（percutaneous coronary intervention，PCI）

斑块侵蚀（plaque erosion，PE）

斑块破裂（plaque rupture，PR）

粥样斑块体积百分比（percent atheroma volume，PAV）

定量测定（quantitative coronary angiography，QCA）

定量血流分数（quantitative flow ratio，QFR）

肾素-血管紧张素-醛固酮系统（renin-angiotensin-aldosterone system，RAAS）

右冠状动脉（right coronary artery，RCA）

分支血管（side branch，SB）

自发性冠脉夹层（spontaneous coronary artery dissection，SCAD）

西罗莫司药物洗脱支架（sirolimus-eluting stent，SES）

ST段抬高心肌梗死（ST-elevation myocardial infarction，STEMI）

斑块总体积（total atheroma volume，TAV）

总胆固醇（total cholesterol，TC）

薄帽纤维帽粥样硬化斑块（thin-cap fibroatheromas，TCFA）

时域OCT（time domain OCT，TD-OCT）

组织脱垂（tissue protrusion，TP）

时间分辨荧光光谱成像（time resolved fluorescence spectroscopy，TRFS）

不稳定性心绞痛（unstable angina，UA）

虚拟组织学血管内超声（virtual histology intravascular ultrasound，VH-IVUS）

极晚期支架内血栓（very Late stent thrombosis，VLST）

血管壁的剪切应力（wall shear stress，WSS）

佐他莫司药物洗脱支架（Zotarolimus-eluting stent，ZES）